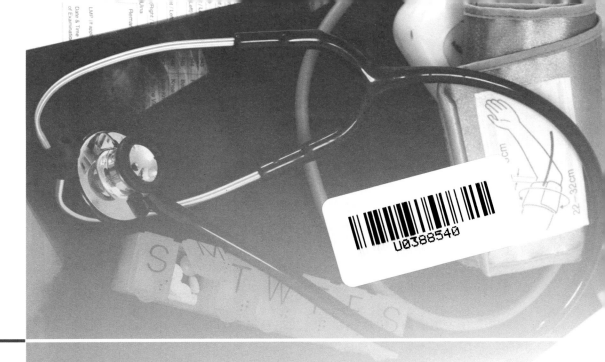

宁夏医科大学支持学术著作

医联体背景下
常见慢性病护理与管理

宁艳花　刘国莲　主编

YILIANTI BEIJING XIA
CHANGJIAN MANXINGBING
HULI YU GUANLI

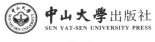

中山大学出版社
SUN YAT-SEN UNIVERSITY PRESS

·广州·

图书在版编目（CIP）数据

医联体背景下常见慢性病护理与管理/宁艳花，刘国莲主编.—广州：中山大学出版社，2023.12

ISBN 978 - 7 - 306 - 07868 - 1

Ⅰ. ①医…　Ⅱ. ①宁… ②刘…　Ⅲ. ①常见病—慢性病—护理　Ⅳ. ①R473.2

中国国家版本馆 CIP 数据核字（2023）第 247187 号

YILIANTI BEIJING XIA CHANGJIAN MANXINGBING HULI YU GUANLI

出　版　人：王天琪
策划编辑：邓子华
责任编辑：邓子华
封面设计：曾　斌
责任校对：梁嘉璐
责任技编：靳晓虹
出版发行：中山大学出版社
电　　话：编辑部 020 - 84110283，84113349，84111997，84110779，84110776
　　　　　发行部 020 - 84111998，84111981，84111160
地　　址：广州市新港西路 135 号
邮　　编：510275　　　　传　真：020 - 84036565
网　　址：http://www.zsup.com.cn　　　E-mail：zdcbs@mail.sysu.edu.cn
印　刷　者：广州市友盛彩印有限公司
规　　格：787mm×1092mm　　1/16　　24 印张　　581 千字
版次印次：2023 年 12 月第 1 版　　2023 年 12 月第 1 次印刷
定　　价：120.00 元

如发现本书因印装质量影响阅读，请与出版社发行部联系调换

主 编 简 介

宁艳花　博士，教授、硕士研究生导师，兼任《中华护理杂志》编委，中华护理学会社区护理专业委员会青年委员，宁夏护理学会理事、副秘书长。主要从事护理教学与学术研究，研究方向为社区护理和营养护理。近年来，主持或参与国家社会科学基金青年项目、国家自然科学基金项目、宁夏自然科学基金项目、宁夏社会科学规划项目、宁夏卫生和计划生育委员会重点研究课题和宁夏教育厅课题等科研项目20多项；发表学术论文40多篇，作为主编、副主编出版专著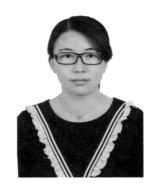
3部，参编护理专业教材5部；获宁夏自然科学优秀论文奖和宁夏护理学会优秀论文奖共10多项。

刘国莲　教授、硕士研究生导师，宁夏回族自治区政协委员，国家自然科学基金同行评审专家，宁夏护理学会社区护理专委会委员，宁夏医科大学教学督导组专家，省级硕士研究生毕业论文优秀指导教师，宁夏医科大学"教书育人楷模"及"优秀教师暨师德标兵"，宁夏医科大学"国龙基金"硕士研究生优秀指导教师。主要从事社区护理与护理教育的教学与研究。先后主持并参与国家自然科学基金、宁夏自然科学基金、宁夏科技厅重点研发计划项目、宁夏卫生和计划生育委员会重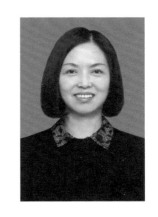
点研究课题、宁夏教育厅课题、宁夏医科大学课题等20多项。发表学术论文40多篇，主编出版专著4部，主编、副主编、参编护理专业教材10多部。获护理科技成果奖2项，优秀论文奖20多项，教学成果奖3项。多次获得校级年终优秀奖及被评为先进工作者。

前　言

医疗联合体（简称医联体）是我国特有的政策性名词，是不同层级、类别的医疗卫生机构通过纵向或者横向的资源整合所形成的医疗机构联合组织。医联体以社区首诊为基础，以双向转诊为途径，促进医联体成员单位相互协调、共同发展，缓解了医疗资源配置不均衡的状态，是解决"看病难、看病贵"问题、落实分级诊疗的重要举措。医联体的优势在慢性病管理中得到充分体现，真正做到关口前移，重心下移。护理是医联体的重要组成部分，直接影响医联体推行的成效和质量。

本书对医联体、医联体护理及医联体背景下常见慢性病的护理与管理模式相关研究文献进行分析，参考最新文献资料和相关学科进展信息，从医联体、医联体护理、医护一体化管理等方面，系统地论述医联体背景下常见慢性病的护理与管理方法及内容。其中，医联体发展概况包括医联体的定义、形式和模式、运行机制、发展存在的问题及对策分析，医联体背景下的护理模式包括医护一体化、延续护理等内容，医联体背景下常见慢性病的护理与管理包括高血压、糖尿病、冠心病、卒中和慢性阻塞性肺疾病等常见慢性病患者的常见健康问题、医联体护理与管理的方法和内容。本书对医联体、医联体护理的诠释，以及医联体背景下常见慢性病护理与管理的分析，对深化医疗体制改革进程中的护理实践及发展具有重要的指导意义。

全书共9章，其中，第一编第一章由刘国莲、姚文莲编写，第一编第二章由刘国莲、马佳慧编写，第二编第三、第四章由宁艳花、李美曼编写，第三编第五章由刘国莲、买娟娟编写，第三编第六章由宁艳花、刘瑛编写，第三编第七章由宁艳花、姜婷编写，第三编第八章由宁艳花、吕兄兄编写，第三编第九章由刘国莲、白亚茹编写。两位主编负责对全书的写作思路、总体架构进行设计，对书稿进行修改、完善并把关质量。

在编写过程中，我们参阅了学界不少前辈和同仁的相关研究论著，吸收、借鉴了一些有实际意义的材料和观点，除个别文献失记外，我们都尽量一一标明出处。对诸位学者，我们怀着无限的感佩和敬意！本书获得宁夏医科大学专著出版基金资助，评审专家给予本教材充分肯定并支持出版！本书可作为慢性病的管理与研究参考资料，希望能够为广大医科院校教学和科研、卫生服务机构慢性病管理提供一定的帮助，为推动医联体的发展提供参考。囿于编撰人员水平及时间，本书难免存在错漏，恳请广大读者批评指正。

编者

2023 年 3 月

目　　录

第一编　医联体发展概况

第一章　医联体概述

进入 21 世纪以来，随着人口老龄化进程的加快、慢性非传染性疾病（noninfectious chronic disease，NCD，简称慢性病）患病率的提高、疾病治疗经济负担的加重，以及疾病诊断复杂性的增加和居民健康意识的增强，世界各国纷纷提出构建整合型医疗服务的改革方向，旨在通过这种整体化体系的变革来促进医疗服务质量的提升和医疗成本的降低。我国在整合型医疗服务方面也进行积极的探索。

随着医药卫生体制改革的不断深化，我国全民医保体系逐渐完善，基层医疗卫生服务机构条件显著改善，基层人才队伍建设不断加强，基层服务薄弱的局面逐步改善，从而促进基层医疗服务公平性和可及性的提升。但优质医疗资源总量不足、分布不均、规划结构不够合理仍是强基层的短板。因此，国家医改方案将通过调整医疗资源配置、调整格局来提高卫生服务体系的效率作为区域医疗卫生体制改革的重要任务。推进区域医疗联合体系建设是深化医改、实施健康中国战略的重要步骤和制度创新，可以促进建立大型医院带社区的服务模式和医疗、康复、护理有序衔接的服务体系，更好地发挥三级医院专业技术优势及带头作用，加强社区卫生机构能力建设。构建医疗联合体（简称医联体）是整合医疗资源，进行合理分工、资源共享，提供优质高效服务的新型医疗服务体系的重要举措。由此可见，医联体的可持续发展在中国医疗服务体系高质量发展中至关重要。

第一节　医联体的概念及组织形式

一、医联体的概念

20 世纪末，整合医疗作为一种组织理念和组织模式兴起。20 世纪 90 年代，美国医疗服务体系面临前所未有困境——成本上升；医疗机构质量参差不齐；消费者需求更为多样化，期望值上升；对医疗的投资价值下降；等等。许多教学示范医院存在着收住院与实际不符的情况，即病床被普通患者占满而危重患者入住困难。

在这种情况下，美国医疗服务体系兴起整合的热潮。1992年，加利福尼亚大学伯克利分校公共卫生学院院长 Shortell 领导的研究团队将上述困境归结于缺乏一个能够将财力、人力、技术和理念进行融合并能提升效率的医疗服务体系的组织机制，相应地提出"组织化递送体系"（organized delivery system）的概念。随后，他们将上述概念发展为"整合医疗"（integrated health care 或 integrated health system）的理念。整合医疗被定义为一种组织网络，能够给患者提供一站式服务，并且与患者的身体状况和经济状况相匹配。

医联体最早起源于欧洲国家，旨在让更多的居民享受免费的医疗服务，提高国民健康水平。英国整合型医疗服务改革开始于1974年。英国国家医疗服务体系（National Health Service，NHS）建立于1948年。医联体基于 NHS，由以全科医生为主的初级医疗服务，以医院为主的次级、三级医疗服务，以及公共卫生和社区卫生医疗服务构成。其宗旨是在降低医院运行成本的同时提高医疗服务质量，降低卫生总费用，实现医疗服务的公平、可打破医疗服务壁垒，将社区医疗、全科医疗、门诊医疗和医院医疗协调整合在一起。瑞典的医联体起源于北欧模式，作为福利系统的一部分，形成职业专业化的组织，采用案例管理的模式解决健康医疗问题。社会工作者促使各个医联体层次发挥各自的优势，坚持共同、综合、合作的案例管理方法，形成高效优化的医联体。在新加坡，医联体被称作国家卫生保健集团或新加坡卫生服务集团，集团包括为居民提供基础医疗服务的家庭医生、拥有专业医疗资源的专科医院及大型综合医院。随后，德国及少数亚洲国家也陆续开始提出并探索医联体的不同形式。但由于整合型医疗服务体系自身的复杂性，国内外对其概念界定尚未统一。

虽然不同国家的实践和学者对于整合型医疗服务体系的概念表述有所不同，但其理念和内涵具有以下共同点：

（1）遵循以人为本的理念。以人作为出发点、基于个体健康状况，医联体为患者提供更加连续、有效、协调、经济的高质量医疗服务。

（2）整合服务内容包括多方面。内容包括资源整合、组织整合、人员整合、系统整合等。

（3）整合多个层次的服务主体。整合的机构不仅包括系统内同一层次的医疗机构和不同层次的医疗机构，还涵盖医学教育、疾病防治、医疗保险、行政管理，以及各类与人类健康相关的协会和与健康事业相关的社会机构。

（4）体现系统整合理论、社会网络理论和组织协调理论的核心思想。

20世纪80年代，整合型医疗服务体系的理念逐渐传入我国，并得到快速发展。随着我国对优化医疗资源的需要，医联体成为我国公立医院改革中一项新举措。《中共中央国务院关于深化医药卫生体制改革的意见》（国务院，2009年3月17日发布）中提出"明显提高基本医疗卫生服务可及性，有效减轻居民就医费用负担，切实缓解'看病难、看病贵'问题"。2012年，全国各地开展多种整合模式探索，但均很少纳入基层医疗机构，更多的是强强联手横向整合组建医院集团。2013年，专家在全国卫生工作会议上提出，"医疗服务联合体"建设应向纵深推进，开展"医院与社区"的一体化整合。这标志着我国新型基层整合型医疗服务正式开始。2015 年，国家卫生和计划生育委员会会议强调在巩固完善保基本、强基层、促发展的基础上，搭载医联体平台，大力推进分级诊疗工作。2016 年，国务院颁布的《"健康中国 2030"规划纲要》（国务院，2016 年 10 月 25 日发布）进一步明确指出要转变服务模式，构建整合型医疗卫生服务体系，并强调以基层为重点。2017 年 4 月，国务院出台的《国务院办公厅关于推进医疗联合体建设和发展的指导意见》（国办发〔2017〕32 号）明确提出医联体建设是深化医疗改革的重要举措和制度创新的必要步骤。随着《国务院办公厅关于推进分级诊疗制度建设的指导意见》（国办发〔2015〕70 号）、《国务院办公厅关于推进医疗联合体建设和发展的指导意见》（国发办〔2017〕32 号，2017 年 4 月 26 日发布）等文件的颁布，以医联体为载体，推进分级诊疗，进一步完善医疗服务体系已经是我国医改明确的重要任务。2020 年，党的十九届五中全会更是强调进一步完善我国医疗卫生体系建设，加快推进医联体高质量发展。在现实需求和政策导向的推动下，整合型医疗服务的概念不断被提出与完善。2021 年，面对突如其来的新型冠状病毒肺炎疫情，各地依托医疗联合体构建基层网格化治理体系，通过发挥体制、专业、协同作用，将一个个社区和街道打造成为严密、安全的"抗疫堡垒"，探索了一条以基层为重点，以医疗联合体为载体，全国人民联防联控、群防群控的新型卫生健康协同治理模式。

根据联合背景、产权关系、协作模式、发展特色、区域位置等方面的不同，各医联体的名称有所不同，但其内涵和目标比较一致。

医联体，指按照区域卫生规划，将同一个区域内的医疗资源整合成纵向的医疗集团，通常由一个区域内的大型公立医院联合若干二级医院和社区卫生服务中心（站）、村卫生站组成一个医疗联合体，实现引导患者分层就诊，促进上级医院带动下级医院发展，形成上下联动、分工明确、协作密切的城市医疗卫生服务体系。其构建目标是实现资源的优化配置、服务的安全高效和价格的公平合理，保证医疗卫生服务的持续性、公平性、高效性、可及性和安全性，避免资源浪费和过度消耗，方便人民群众就医，满足人民日益增长的医疗卫生服务需求，提升群众满意度。

医联体是在政府部门的推动下，优质医疗资源相对丰富的医疗机构主导，联合资源相对匮乏的医疗机构形成的整合服务体系；是对于解决卫生服务体系分割、资源分布不均衡并建设分级诊疗协作体系的一种整合尝试，类似于美国在 1990 年前后进行的医疗体系改革尝试——实力雄厚的医院重组、联合、兼并经营不善的医院以实现区域的医疗集团或医院集团。我国医疗联合体发展起源于 1967 年，各地开发和创新建设产生许多的组织形式，包括医疗集团、医疗共同体、健康联合体、医疗联盟、协作医疗网、县乡村一体化、整合医疗服务体系等。医联体的概念主要集中在以下三方面：

（1）协同理论角度。其基本理论包括协同效应、支配理论和自组织原理，主要强调系统内各机构之间的相互作用与影响，注重内部的子系统间和子系统与母系统间的协同作用从无序到有序结构转变，最终实现提高各子系统与母系统的有序度、促进其协同发展和提高效率等目标。

（2）服务整合角度。研究者认为整合方式一般分为纵向、横向、虚拟实体等。整合型服务具有无缝、连续、系统、全面等特点，更加聚焦于服务提供方和管理方影响，注重以人为中心进行服务流程、服务理念、服务质量的改善。

（3）分工协作角度。分工协作强调的是既有分工又有协作，其目的在于按照机构不同定位进行分工，通过机构间的优化资源配置，最终实现机构间的协作（江苏镇江医联体就逐步实现这样的服务整合体系）；而在内容上主要是确定机构定位，按照级别、规模、技术能力等相应的标准，明确分工与协作的具体内容，避免重复恶性竞争，实现分级诊疗。

二、医联体的组织形式

在社会经济生活中，组织之间形成联盟或者一体化，是优化资源配置和提升运营效率的重要途径。而在医疗服务领域，医疗联合体就是由若干医疗机构形成网络联盟或集团，为患者提供全环节的医疗服务，以促进医疗资源使用效率的提升。随着医联体建设全国性试点工作的推进，目前我国也出现多种组织形式的医联体。

（一）医联体的基本建设

1. 医联体建设的背景及相关政策

（1）医联体的建设背景。长期以来，中国医疗卫生资源发展面临着配置不均衡、不充分的问题。优质医疗卫生资源过分集中于城市，尤其是大中型公立医院，医疗卫生资源分布呈现"倒三角"结构；而医疗卫生服务的需求以多发病、常见病为主，在基层即可解决，呈现"正三角"的需求结构。随着居民经济收入和生活水平的提高，为追求优质的医疗卫生服务，居民多涌向城市大型公立医院。优质医疗资源的"倒三角"分布与医疗需求的"正三角"结构矛盾导致很多问题的出现，如医疗费用增长过快、社会资源浪费及"看病难、看病贵"等。

为解决"看病难、看病贵"问题，国家自 2009 年实施新医改政策，至今已逾 10 年，各级财政累计投入逾 7 万亿元，但新医改财政投入绩效并不令人完全满意。从需求方面来看，随着经济社会发展和居民生活水平的提高，居民健康保健意识逐渐增强，居民对优质医疗资源的需求不断增加，期待更优质的医疗服务。居民医疗卫生服务领域主要矛盾发生转变，由过去的医疗卫生水平整体较低的矛盾转变为当前优质医疗卫生服务发展不平衡、不充分及供给不均衡的矛盾。从供给方面来看，我国医疗卫生服务体系虽然有分级制度，但功能混淆，大型医院承担了多项本应由基层医疗机构承担的常见病、多发病的治疗任务，形成大医院过分拥挤而基层医疗机构"门可罗雀"的现象，造成医疗费用过快增长和社会资源的浪费。由于医疗卫生服务供需市场具有高度信息不对称的特点，加之基层医疗机构能力不足，服务质量无法满足居民需求，居民盲目追求大医院医疗服务的现象非常普遍，优质医疗资源供需结构的矛盾导致的就医秩序混乱，"看病难、看病贵"的问题未能很好地解决。

随着深化医药卫生体制改革，解决人民群众日益增长的医疗需求与医疗资源之间的矛盾，国家希望通过一系列医改措施，促进医疗资源合理配置，提高资源整体利用率，降低卫生总费用，让患者享受到更优质的医疗服务，从而使国民生活、生命质量得到显著提高。在此背景下，我国逐步提出区域医疗联合体系建设。新兴事物的发展进度总是领先于政策要求，我国医联体起步阶段十分漫长。1985年，哈尔滨医科大学第一医院医疗联合体成立。当年，为打破部门、地区所有制的界限，发挥大医院的技术优势，挖掘中小医院技术、设备和床位的潜力，相关部门决定在哈尔滨市成立医联体。遵循开放办院、人才流动、设备共用、床位全开、统筹规划、联合经营的宗旨，以哈尔滨医科大学附属第一医院为中心，医联体涵盖从市、区到街道卫生院等数十个单位。2002年，中国香港学习英国NHS制度后推行医院联网制度。香港医院管理局建立覆盖所有公立医院的综合医院信息系统，约3万台电脑利用医管局信息平台互联互通，为800万患者建立电子医疗档案，大大提高了公立医院的信息化水平和运营效率。同时，在联网管理上，每个区域安排一家大医院牵头统筹组织运营网内医疗资源，保证网内医疗机构定位清晰、互相配合、资源共享，避免资源的重复浪费和恶性竞争。2009年，江苏康复医疗集团成立，由镇江市第一人民医院、镇江市第二人民医院、镇江市第四人民医院牵头与区域内二级医疗机构、卫生院等组成紧密型医联体。该集团实行理事会领导下的院长责任制，院长对理事会负责，有医院的经营管理和人事管理权。该集团取消医院行政级别，拥有人事任命权，实行全员聘用、岗位绩效工资制度。同时，该集团内实现医疗资源共享、集约发展，优质资源向社区延伸。医院专家定期到社区坐诊，医院和社区实行双向转诊，形成小病在社区、大病到医院、大病康复进社区的就医格局。2010年，上海市静安区成立区域医疗联合体，以复旦大学附属华山医院（三甲医院）、静安分院（二甲医院）为核心，辐射全区5家街道社区卫生服务中心，形成"三二一区域医疗联合体"。通过专家兼职的方式，复旦大学附属华山医院及其静安分院定制定岗定时下沉到社区医院，在提供三甲医院优质医疗资源的同时，形成良好的带教体系，壮大基层医院医疗队伍。此外，建立包括放射影像、心电会诊、临床检验等六大远程会诊平台，让居民在家门口享受到优质服务外，复旦大学附属华山医院的原患者也能放心地在下级医院及社区中心得到便捷、高效、安全的医疗服务。随后，我国逐渐明确医疗联合体的建设目标、原则及指导思想，并提出四大组织模式。各地医联体雨后春笋般形成，规模迅速扩大。

（2）医联体建设的相关政策。医联体建设是近年来医改的热点、重点、难点，其建设发展离不开政策的出台和完善。自2009年，我国在深化医药卫生体制改革、推进分级诊疗制度和医联体建设、加强基层医疗服务质量、完善医保政策、完善绩效考核制度、加快信息化建设等方面出台相关政策及文件，为有序推进医联体建设提供理论依据及政策支持。部分政策文件及其相关内容如表1-1所示。

表1-1　我国医联体建设的相关政策及相关内容

时间	政策文件	相关内容
2009年	《中共中央国务院关于深化医药卫生体制改革的意见》（国务院，2009年3月17日发布）	制定分工协作机制，完善新型医疗卫生服务体系

续表 1 - 1

时间	政策文件	相关内容
2010 年	《关于公立医院改革试点的指导意见》（卫生部、中央机构编制委员会办公室、国家发展和改革委员会、财政部及人力资源和社会保障部，2010 年 2 月 11 日印发）	尝试实行分级医疗、双向转诊
2012 年	《"十二五"期间深化医药卫生体制改革规划暨实施方案》（国发〔2012〕11 号，2012 年 3 月 14 日发布）	建立健全分级诊疗、双向转诊制度，积极推进基层首诊负责制试点
2015 年 3 月	《全国医疗卫生服务体系规划纲要（2015—2020 年)》（国办发〔2015〕14 号，2015 年 3 月 6 日发布）	逐渐建立符合我国国情的分级诊疗制度
2015 年 5 月	《关于城市公立医院综合改革试点的指导意见》（国办发〔2015〕38 号，2015 年 5 月 17 日发布）	探索构建医疗联合体模式及相应的医保政策
2015 年 11 月	《关于推进医疗卫生与养老服务相结合的指导意见》（国办发〔2015〕84 号，2015 年 11 月 18 日发布）	鼓励建设医疗养老联合体等多种方式，整合医疗、康复、养老和护理资源
2016 年 10 月	《"健康中国 2030"规划纲要》（国务院，2016 年 10 月 25 日发布）	开展"医疗联合体建设"，作为实施健康中国战略的重要步骤和制度创新
2016 年 12 月	《国家卫生计生委关于开展医疗联合体建设试点工作的指导意见》（国卫医发〔2016〕75 号，2017 年 1 月 23 日发布）	确定医联体建设的总体要求、基本原则，逐渐形成科学的医联体组织模式
2017 年 4 月	《国务院办公厅关于推进医疗联合体建设和发展的指导意见》（国发办〔2017〕32 号，2017 年 4 月 26 日发布）	启动多形式的医联体建设试点
2017 年 6 月	《国务院办公厅关于进一步深化基本医疗保险支付方式改革的指导意见》（国办发〔2017〕55 号，2017 年 6 月 28 日发布）	探索对医疗联合体等分工协作模式实行医保总额付费
2017 年 12 月	《关于印发进一步改善医疗服务行动计划（2018—2020 年）的通知》（国卫医发〔2017〕73 号，2018 年 1 月 4 日发布）	促进医联体医疗服务各部分质量控制
2018 年 1 月	《国务院办公厅关于改革完善全科医生培养与使用激励机制的意见》（国办发〔2018〕3 号，2018 年 1 月 24 日发布）	健全全科医生培养制度，适应行业特点

续表 1-1

时间	政策文件	相关内容
2018 年 4 月	《国务院办公厅关于促进"互联网 + 医疗健康"发展的意见》（国办发〔2018〕26 号，2018 年 4 月 28 日发布）	鼓励医联体要积极与互联网技术进行融合，合理运用互联网技术
2019 年	《关于开展城市医疗联合体建设试点工作方案》（国家卫生健康委员会、国家中医药管理局，2019 年 5 月 22 日发布）	争取每个试点城市建成一个有成效的医联体
2020 年	《紧密型医联体和县域医共体新型冠状病毒肺炎疫情防控指导建议》	推动形成基层首诊、双向转诊、联合抗疫的新冠肺炎疫情防控战略格局

2．医联体建设的原则和指导思想

（1）医联体建设的基本原则。我国《医疗联合体管理办法（试行）》通过将各地成熟经验形成制度加以固化，明确了医联体"谁来建""如何建""如何联""如何考核"等重点问题，对促进医联体规范发展，特别是针对在疫情防控中出现的短板，从体制机制上补漏洞、强弱项，为各地加快推进医联体建设和逐步实现医联体网格化布局管理进一步明确了方向。

A．统筹规划，双向选择。重点推进城市医疗集团和县域医共体网格化管理，强调以政府规划为主，发挥地市、县级医院及代表区域医疗水平医院的牵头作用。统筹区域医疗资源，避免"无序竞争""跑马圈地"。推进肿瘤、心血管、脑血管等重大疾病，以及儿科、麻醉科、病理科、精神科等短缺医疗资源的专科联盟建设，发展面向边远、贫困地区的远程医疗协作网，主要由国家级和省级医院牵头建设。根据区域医疗资源结构布局和群众健康需求实施网格化管理，统筹规划。医疗机构通过双向选择、自愿结合的方式组建医联体。

B．坚持公益，明确权责。坚持政府办医主体责任不变，切实维护和保障基本医疗卫生事业的公益性。通过组建医联体，明确各医疗机构的责权利关系，形成分工协作机制。

C．问题导向，创新机制。坚持医疗、医保、医药联动改革，引导医联体内建立完善分工协作与利益共享机制。重点解决推进分级诊疗存在的问题，以管理、技术、人才、信息等为切入点，充分发挥政府、社会力量和市场机制作用。

D．资源下沉，网格化管理。应当坚持以人民健康为中心，引导优质医疗资源下沉，推进疾病预防、治疗、管理相结合，逐步实现医疗质量同质化管理。利用技术帮扶、人才培养等有效手段，让集中在大城市的医疗资源更多下沉到基层医疗机构，不断提升基层医疗机构服务能力。强调网格化管理，明确要求按照"规划发展、分区包段、防治结合、行业监管"的原则，网格化布局管理医联体。在城市，按照地缘、医疗资源、就医需求等因素，整合区域医疗资源组建紧密型医疗集团；在农村，以县级医院牵头组建县域医共体，推动县乡一体化、乡村一体化。以设区的地市和县域为单位，将服务区域按照医疗资源分布情况划分为若干个网格，每个网格由一个医疗集团或者医共体负责。由牵头医院负总责，会同公共卫生机构指导基层医疗卫生机构落实公共卫生职能。在行业监管方面，将传统的对单一医疗机构的监管转变为对医联体和医共体的监管。在实践中，山东省日照市将所辖2个区、2个县划分为3个网格，交由市人民医院、市中医院等牵头的3个医联体负责，实现区域内医疗资源有效整合共享，医疗机构间分工协作关系逐步形成。江苏省镇江市、深圳市罗湖区、上海市崇明区、浙江省湖州市、海南省三亚市、广州市番禺区网格化组建城市医疗集团，浙江省德清县、福建省尤溪县、江苏省常熟市、山东省无棣县推进县域医共体建设，实现优质医疗资源下沉和区域内资源共享。

E. 一体化管理，循序渐进。在网格化组建医联体基础上，推动医联体向紧密型发展，实现内部"统一"管理：对医联体内人员进行岗位管理，实行编制"池"，逐步实现医联体内人员统一调配；在财务方面进行统一管理、集中核算、统筹运营；将基础建设、物资采购和设备配置统一管理；将医学影像、检查检验等医疗资源进行共享，对信息平台进行统一建设。例如，上海市崇明区、广州市番禺区、浙江省德清县、福建省尤溪县县域医共体实现医联体紧密型合作，内部实现统一管理，医疗资源实现整合共享，逐步推进慢性病防、治、管整体融合发展，使基层具备居民健康守门人的能力，逐步实现医疗质量同质化管理。

（2）医联体建设的指导思想。

A. 医联体建设应当坚持以人民健康为中心，推动疾病预防、治疗、管理相结合。医联体作为医疗卫生服务供给的重要组织形式，在宏观目标上要与"健康中国建设"的战略要求相一致，与新时期卫生健康工作方针相匹配，要将健康理念和预防因素纳入其中，在医联体平台上实现"医防融合"，进而推动区域居民健康水平的提升。

B. 医联体建设应当坚持医疗、医保、医药联动改革。医联体建设作为医疗机构组织形式的重要变革，涉及外部治理体系变革与政策的调适，包括逐步破除行政区划、财政投入、医保支付、人事管理等方面的壁垒和障碍，需要通过"三医联动"来构建与医联体发展目标相匹配的外部治理体系，激发医联体发展的活力与动力。

C. 城市医疗集团和医联体建设应当坚持政府主导。医联体建设中应当坚持政府主导，以及落实政府对医联体内各医疗机构的财政资金投入责任，维护和保障基本医疗卫生事业的公益性，鼓励和监督公立医院承担其应有的社会责任；同时，强调医联体建设要根据规划开展，在区域内实行网格化管理。

3. 医联体建设的重点工作任务

开展医联体建设是推进分级诊疗工作的重要举措，要以医联体为载体，因地制宜地建立分工协作机制，重点要做好以下六点：

（1）科学实施双向转诊。根据医联体内各级各类医疗机构功能定位，明确双向转诊服务流程，畅通双向转诊通路。

（2）形成诊疗—康复—长期护理连续服务模式。鼓励护理院、康复医院、社会力量主办医疗机构等加入医联体，建立医联体内转诊机制，为患者提供疾病诊疗—康复—

长期护理连续性服务。

（3）落实医疗机构功能定位。医联体内建立利益共享和责任分担机制，调动医联体内各成员单位的积极性，落实各自功能定位。

（4）提升基层医疗服务能力。充分发挥牵头单位技术辐射作用，有效下沉优质医疗资源，提升基层医疗机构薄弱专业的服务能力。

（5）加强区域信息化建设。在医联体内部建立一体化信息系统，实现医联体内诊疗信息互联互通，发挥远程医疗作用。

（6）实现区域资源共享。医联体内依托牵头单位建立医学影像中心、检验检查中心、消毒供应中心、后勤服务中心等，为医联体内各医疗机构提供一体化服务，推进医联体内医疗机构间检查检验结果互认。

4．医联体建设的保障机制

医联体建设是一项系统工程，涉及面广，政策性强，具有长期性、复杂性、系统性，需要各级地方政府和相关部门坚持不懈、持之以恒地共同协作，加强保障机制。

（1）加强组织领导。体现政府办医主体责任，建立部门协调推进机制，做好顶层设计，完善配套措施，确保工作顺利开展。地方要抓紧制定适合本地区医联体建设的实施意见或方案。

（2）推进医疗服务价格改革。发挥医保经济杠杆作用，推动医疗服务价格、支付方式改革和医疗服务价格分类管理，逐步理顺医疗服务比价关系。探索基于医联体分工协作机制的打包付费，落实财政补助政策。

（3）建立基于医疗机构功能定位的绩效考核机制。加强督查评估，建立医联体评估机制，完善绩效考核方法。重点考核牵头单位资源下沉和基层医疗卫生机构能力提升情况，以及医院门诊和住院患者的病种结构、功能定位和分级诊疗任务的落实情况，遏制大医院"跑马圈地""虹吸"现象，完善医疗卫生机构人员保障和激励机制。

（4）加强宣传培训。要开展针对行政管理人员和医疗机构管理人员的政策培训，形成共识与合力。

（二）医联体的模式

在医疗资源总量严重不足、优质医疗资源分布严重不均的情况下，联合医疗模式作为一种医疗服务供给的组织方式，正在成为当前许多国家整合医疗资源的新选择。为了尽可能满足群众的医疗服务需求，各国、各地区因地制宜进行许多有益的探索，不同的医联体模式取得不同效益。与商业模式作用一样，采取不同的整合模式也会给整合型医疗服务的实施带来不同的作用效果。医联体通过不同层次的医疗机构的协同合作模式，促进医疗资源充分利用。

1．国外典型整合型医疗服务模式

不同国家卫生体制不同，经济社会发展存在差异，故医疗卫生服务体系整合形式多种多样。根据不同维度，可对国外现有医联体模式进行不同方式的划分。医疗制度的选择往往脱胎于其政治经济体制，与本国社会制度，特别是医疗服务体系形式高度相关。目前，对国外医疗联合体的研究主要集中在英国、美国、德国及日本等国家和地区。按照连接的方式，医联体可以分为以技术、管理等资源共享的虚拟联合和以资产、所有权整合为主的实体联合；按整合形态结构，医联体可划分为同类或同级医疗机构间合作联盟的横向整合、不同类型或层级医疗机构联合的纵向整合和兼具以上两种特点的纵横整合三种类型。国外典型医联体模式分类及特点如表1-2所示。

表1-2 国外典型医联体模式分类及特点

代表国家	分类	典型模式	特点
美国	虚拟联合纵向整合	全面整合、协同发展的凯撒医疗集团模式、责任医疗组织	由机构、公司、医疗机构内部管理层或核心医院对其他医疗机构进行代管、托管。托管单位所有权与经营权分离。包括民营机构托管、内部管理层托管和公司托管
英国	虚拟联合纵向整合	整合化、福利型的国家医疗服务模式	根据区域医疗需求划分等级，各层级医疗机构各有侧重，职能定位清晰：社区卫生服务中心提供包括医疗保健服务，二级医院提供重大意外事故或急诊患者救治服务，三级医院提供紧急救治和重大疑难病住院服务
德国	实体联合纵横整合	区域性、整合化的公共合同型模式	所有权实体结合，医院集团具有独立法人地位，资源整合力度更强。医院在服务范围、人员任用、设备投入、财务和日常管理方面具有自主权，保留索取利润和盈余的权利，引进市场机制，加强市场竞争力，降低交易成本
新加坡	集团式联合体	公司化、市场化的医疗集团模式	通过建立董事会统筹管理和配置集团内卫生资源。采取董事会领导下院长负责制，集团总部统一管理财务、质量、医疗事务、后勤、信息系统、教育等，通过医疗集团横纵模式，有同级、不同级医院，形成集团内的双向转诊机制

（1）美国的全面整合、协同发展的凯撒医疗（Kaiser Permanente）集团模式。20世纪70年代初，美国率先开始探索开展医疗服务整合，凯撒医疗集团是典型代表之一。作为美国最大的健康维护组织（Health Maintenance Organization，HMO），凯撒医疗集团为会员们提供整合、协同的综合卫生保健服务，具体包括疾病预防、疾病诊疗和病后康复等。

凯撒模式有效遏制了美国医疗费用的高速增长，成为过去15年美国医疗系统中服务质量最好又能自负盈亏的一种整合模式。另外，该模式以健康为中心和以人为本的理念，注重从预防、治疗到康复的全程医疗服务和医疗卫生服务提供对公众健康所产生的实际效用和价值，实现多个方面的整合规划。

A. 整合保险公司与医疗服务机构，让付费方和经营者融合，解决了因按项目付费导致医疗机构资金缺乏的问题。

B. 整合不同层级医疗机构的多级诊断服务。凯撒集团内设置医疗机构进行分级治疗，其中，医疗诊所负责诊治常见病、多发病，区域医疗中心负责诊治疑难重症。

C. 在服务模式和运营方面实现精细化整合。①服务流程方面，不同类型、不同级别医务人员之间的对接及预防保健、门诊服务、住院和家庭康复之间实现了整合；②医务人员方面，全科医生和专科医生之间的对接联系更为融洽，不同专科医生对同一种疾病的协作治疗更为密切，不同层级的医务人员之间相互辅助配合更为高效。

D. 通过信息共享的方式，将集团内部不同层级医疗机构进行整合。①集团内信息系统能为医生提供实时病历查询、电子处方、治疗方法指南、危险检查反馈提醒及疾病预防等情况；②可以为患者建立完整的电子健康档案和提供在线预约就诊、付费及接受健康教育等；③可以为医院医疗质量管理和监控提供数据，避免了重复的检验、检查。

E. 规范化和现代化集团管理。①在医疗质量安全方面，设定了严格的疾病诊疗规范、标准和临床路径，并建立起相应的质量监控体系，有效保证医疗质量和医疗安全；②尽量简化冗余的医疗程序；③在医务人员的绩效考核方面，建立非常严密的绩效考核体系；④在内部人力资源配置和利用方面，专业化、能级化配置集团内部人力资源。

（2）英国的整合化、福利型的国家医疗服务模式。英国整合型医疗服务改革开始于 1974 年，主要特点是将原本孤立的全科医生和医院整合。在英国，国家医疗服务体系是整合医疗和福利制度的代表。2013 年，英国医疗服务体系颁布《健康和社会保健法案》（英国政府，2011 年 1 月 19 日提交），这标志着英国整合型医疗服务的中心由医院全面转向基层。医疗服务体系提出利用体系内部各机构的整合实现居民的健康需求，把医疗、预防、保健、康复、健康教育和健康促进等进行整合，通过实施以社区全科医生首诊为基础和以双向转诊为途径的分级医疗体系来提供系统、连续、全方位的服务。具体的整合措施如下：

A. 体系层面。采取统一预算和统一管理制度，设立统一的服务协调者。

B. 机构层面。从纵向和横向两个维度整合了健康相关的各类机构。

C. 专业层面。由多个专业协作组建多学科团队，构建各病种及重点人群的服务路径。

D. 临床服务层面。由全科医生对当地居民的健康状况进行分类，筛查并识别出高风险人群，最后进行综合评估。如此，达到强化理念沟通、建立互利共赢的关系、开展创新性合作、分析更为广泛的健康决定因素、提升人群健康的目标。

（3）德国的区域性、整合化的公共合同型模式。21 世纪初，德国开始探索整合型医疗服务，其中最具代表性的是德国黑森林模式。其主要特点是引入第三方健康管理服务公司，并以全科医生为核心推动整个卫生服务体系的整合。具体措施如下：

A. 机构层面。除医疗机构之外，还整合了健身房、体育俱乐部及医学教育中心等相关机构。

B. 专业层面。以全科医生为主发起组建医生集团，然后按居民需求整合儿科医生、心理治疗师、理疗师等专科医生，居民可以根据健康需求自由选择就医。对健康居民，由全科医生与居民共同制订健康管理目标，并定期核查和调整健康计划；对患者，鼓励共同决策诊疗方案并强调自我康复和训练，全科医生与医疗服务团队定期开会讨论治疗效果，并提出诊疗建议。

德国黑森林模式非常关注社区人群的疾病预防、公共卫生服务和社会行为干预，这种以基层为重点的整合型医疗服务模式不仅改善了健康结果，还取得可观的经济效益和社会效益。

（4）瑞典的案例管理模式。瑞典医联体起源于北欧模式，作为福利系统的一部分，形成职业专业化的组织，采用案例管理的模式进行健康医疗问题的解决。社会工作者促使各个医联体层次发挥各自的优势，坚持共同、综合、合作的案例管理方法，形成高效优化的医联体。该医联体具有严格的疾病管理福利政策，健康社会工作者需要在复杂的医疗环境中处理各种医疗和非医疗需求、理念和文化融通等各方面的案例管理工作，社会工作者被赋予案例控制者和医疗小助手的双重角色。瑞典的健康社会工作者通过案例管理模式将各类医疗机构、政府、慈善组织和志愿团体等整合成一个责任共担、利益共享的优质医联体。

（5）日本的层次性、合作化的分工协作服务模式。日本与美国、德国等欧美国家不同，其政府在整合型医疗服务方面主要有以下的措施：

A. 健全、完善区域卫生规划。明确医疗机构功能定位、提高基层服务能力、宣传教育、人性化服务引导和经济调控等。

B. 三级医疗圈。日本政府根据地理、人口、交通等因素建立三级医疗圈，即一级医疗圈只承担常见病的诊治、提供基本的门诊服务，二级医疗圈提供一般的住院服务，三级医疗圈提供高端的医疗服务。

C. 严格落实分级诊疗。日本政府通过颁布医疗法明确规定各级医疗机构的职能和分工，并利用医生开介绍信、收取越级费用和越级不予报销等手段落实分级诊疗政策。

D. 加强协作。大医院和基层之间借助信息平台建立联系，及时交流转诊患者情况，相互协作、共同诊治。家庭医生与全科医生密切合作，实现疾病就近治疗。日本的家庭医生支援制度已经形成从预防到早期发现、早期治疗和康复的医疗保健体系。家庭医生的工作除了对患者的身心进行护理及向家属提供指导和生活方面的帮助，还要指导养老机构的医疗保健工作，并能够与各个系统的专科医生密切协作和进行适当的会诊。

E. 分工合作模式。建立以医疗机构分类和医院病床功能分化为主的医疗服务职能分工合作模式。日本医疗机构可分为特定功能型医院、地域医疗支援医院、中小型医院、疗养型医院等。日本以地区需求为中心对医疗机构进行功能分化，规定了不同功能床位的患者、医生、护士、药剂师之间的人数配比。此外，日本的很多医疗机构也开始向提供保健、医疗、福祉一体化的综合服务模式转变。

（6）新加坡的公司化、市场化的医疗集团模式。新加坡卫生部于1985年开始对下设的国立医院进行重组，组建新加坡保健服务集团和新加坡国立健保集团两大医疗集团。这两大医疗集团较好地整合了东西部地区的医疗卫生服务，在确保医疗服务提供体系等级结构的基础上，促进专科医疗服务之间能够进行更好的分工并建立有效的转诊制度。同时，进一步整合了政府公共部门的医疗保健服务，在资源层面上实现集团内部各医院间的大范围合作与共享，并在两大集团间建立有效的良性竞争机制，促使集团建立更加完善的医疗服务机制。其具体措施如下：

A．法人治理结构。新加坡卫生部对公立医院进行重组，按照地域划分为东部医疗集团（新加坡卫生服务集团）和西部集团（国家卫生保健组织），由卫生部控股，所有成员单位拥有经营自主权。各成员单位代表组建董事会，负责集团的战略方针制定和重大事项决策。董事会下设8个职能委员会，对财务、人事、医疗服务、安全监管、信息技术等方面进行管理。高级管理层由董事会任命，负责集团的日常运营与管理。法人化改革后的医疗机构引入竞争机制，优化了服务与运作程序，使运行效率有了很大程度的提升。

B．资金补偿方式。新加坡政府为遏制医疗费用过度上涨的趋势，采用总量控制的手段来规范医疗服务行为。综合考虑经济发展、技术进步、通货膨胀、服务量增加等因素，根据医院的级别类型、科室构成、病房人数、诊疗人次，实行逐年调整的动态补偿政策，医院超过预计总量的部分将从补贴中扣除。目前，新加坡政府采用病例组合与整笔拨款相结合的混合支付方式，在强调节约医疗成本、提高资源利用效率的同时，又可以弥补医疗服务供给不足的缺点。除直接拨款外，新加坡政府还通过保健储蓄、保健双全计划和保健基金间接影响医疗服务行为。

C．医疗信息共享。集团内部全面推进医院信息化建设，两大医疗集团的信息系统包含患者的经济状况、电子病历、医保账户等信息，这为患者有效转诊和长期护理提供了条件。为了让患者进一步了解就诊医院，新加坡卫生部要求各医疗机构公开门诊费用、检查费用、药品费用与病床费用，医疗信息的公布与共享对减少医疗费用、降低医患之间的信息不对称和提高服务质量发挥了重要作用。

D．医疗服务标准。为提高基层医疗机构的服务能力，缩小集团内部水平差异，新加坡卫生部要求所有医疗机构参与包括医疗安全、患者满意度、急诊护理、临床治疗在内的国际品质指标计划。新加坡是世界上唯一一个综合性医疗机构全部通过ISO9000与JCI认证的国家。统一规范的服务标准不仅提高了新加坡医疗集团的整体绩效与服务能力，还减小了基层首诊与分级诊疗带来的阻力。

2．我国医联体模式及代表案例

20世纪80年代，整合型医疗服务的理念逐渐传入我国，并得到快速发展。自2012年，全国各地开展多种整合模式探索，但均很少纳入基层医疗机构，更多为强强联手横向整合组建医院集团。2013年，卫生部部长陈竺在全国卫生工作会议上指出，在探索"医疗服务联合体"建设中应向纵深推进，开展"医院与社区"的一体化整合，这标志着我国新型基层整合型医疗服务的正式开始。2016年，《"健康中国2030"规划纲要》（国务院，2016年10月25日发布）进一步明确指出要转变服务模式，构建整合型医疗卫生服务体系，并强调以基层为重点。2017年，《国务院办公厅关于推进医疗联合体建设和发展的指导意见》（国发办〔2017〕32号，2017年4月26日发布）正式提出我国医联体运行模式。

（1）我国医联体模式。根据我国目前医联体的发展模式，其运行模式主要包括城市医疗集团（医联体）、县乡医疗共同体（县域医共体）、跨区域医疗专科联盟、远程医疗协作服务平台（表1-3）。

表1-3　医联体模式及其内容

模式名称	内容	代表
城市医疗集团	在设区的市级以上城市，由三级公立医院或者业务能力较强的医院牵头，联合社区卫生服务机构、护理院、专业康复机构等，形成资源共享、分工协作的管理模式。在医联体内以人才共享、技术支持、检查互认、处方流动、服务衔接等为纽带进行合作	深圳市罗湖医院集团
县域医共体	重点探索以县级医院为龙头、乡镇卫生院为枢纽、村卫生室为基础的县乡一体化管理，与乡村一体化管理有效衔接。充分发挥县级医院的城乡纽带作用和县域龙头作用，形成县、乡、村三级医疗卫生机构分工协作机制，构建三级联动的县域医疗服务体系	安徽省天长市县域医共体
跨区域医疗专科联盟	根据不同区域医疗机构优势专科资源，以若干所医疗机构特色专科技术力量为支撑，充分发挥国家医学中心、国家临床医学研究中心及其协同网络的作用，以专科协作作为纽带，组建区域间若干特色专科联盟，形成补位发展模式，重点提升重大疾病救治能力	北京市儿童医院儿科联盟
远程医疗协作服务平台	大力发展面向基层、边远和欠发达地区的远程医疗协作网，鼓励公立医院向基层医疗卫生机构提供远程医疗、远程教学、远程培训等服务，利用信息化手段促进资源纵向流动，提高优质医疗资源可及性和医疗服务整体效率	中日友好医院远程医疗网络

A. 城市医疗集团。城市医疗集团以1家三级医院为牵头单位，联合若干城市二级医院、康复医院、护理院及社区卫生服务中心，构建"1+X"医联体，纵向整合医疗资源，形成资源共享、分工协作的管理模式。以广州某医院区域医联体双向转诊为例，分析其有以下特色：①社区中心与三甲医院实现人力、财力、物力一体化管理，在结构上是以产权为纽带的区域型、纵向型紧密医联体，实现利益上与技术上的兼顾。②实现医技系统、护理质量、消毒供应、后勤维护、设备采购由三甲医院统一管理。③社区中心能更好完成政府下达给社区的公共卫生和基本医疗任务。"网格化服务和家庭医生"等特色服务得以巩固开展，与三甲医院形成"上下联动、分工协作、防治结合"的区域医疗服务体系。

B. 县域医共体。县域医共体是农村开展医联体建设的主要模式，通过把医保的支付方式改革和医共体的建设紧密结合起来，提供预防、治疗、康复一体化的服务，把县、乡、村连起来。其流程如图1-1所示。

C. 跨区域医疗专科联盟。跨区域医疗专科联盟是指医疗机构之间以专科协作为纽带形成的联合体，以一所医疗机构特色专科为主，联合其他医疗机构相同专科技术力量，形成区域内若干特色专科中心，提升解决专科重大疾病的救治能力，形成补位发展模式。根据我国相关政策，具体推进措施如下：①各级健康行政部门和中医药主管部门要根据患者跨区域就诊病种及技术需求情况，有针对性地统筹指导专科联盟建设。重点发挥委局属（管）医院、高校附属医院、省直属医院和妇幼保健院专科优势，辐射和带动区域内医疗服务能力提升。鼓励组建省级和地市级妇幼保健院牵头、以县区级妇幼保健机构为成员的区域性妇幼保健院联盟。②专科联盟建设应当针对群众健康危害大、看病就医需求多的重大疾病，加强建设重点学科，重点推进肿瘤、心血管、脑血管等学科，以及儿科、妇产科、麻醉科、病理科、精神科等短缺医疗资源的专科联盟建设。积极推进呼吸、重症医学、传染病等专科联盟建设，着力提升重大疫情防控救治能力。③专科联盟牵头单位应当将医联体组织管理情况报同级卫生健康行政部门和中医药主管部门。④专科联盟应当制定联盟章程，明确专科联盟组织管理与合作形式。牵头单位与成员单位应当签订合作协议，规定各单位的责任、权利和义务。⑤专科联盟应当以专科协作为纽带，充分发挥牵头医院的技术辐射带动作用，通过专科共建、教育培训协同合作、科研和项目协作等多种方式，提升成员单位的医疗服务能力和管理水平。⑥专科联盟应当在确保数据安全的前提下加强数据信息资源共享、安全管理。通过规范建立临床病例数据库、生物样本库，开展多中心临床研究等形式，充分挖掘临床数据信息，发挥多中心、大数据的积极作用。⑦专科联盟牵头单位应当加强医疗质量管理，细化医疗质量管理标准与要求，指导成员单位强化医疗质量管理工作，提升医疗服务同质化水平。

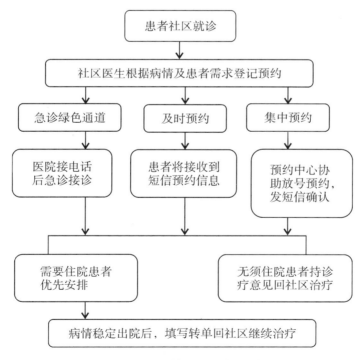

图 1-1　县域医共体模式实施的具体流程

D. 远程医疗协作服务平台。远程医疗协作服务平台是由牵头单位与基层、偏远和欠发达地区医疗机构建立远程医疗服务网络，用信息化手段促进医疗资源纵向流动，可提高优质医疗资源可及性和医疗服务整体效率。根据我国相关政策，具体推进措施如下：①各级卫生健康行政部门和中医药主管部门应当推进远程医疗服务发展，结合区域全民健康信息平台建设，以委局属（管）医院、高校附属医院、省直属医院和妇幼保健院等为主要牵头单位，重点发展面向边远、贫困地区的远程医疗协作网，完善省—地市—县—乡—村五级远程医疗服务网络；②牵头单位与成员单位应当签定远程医疗服务合作协议，明确双方权利和义务，保障医患双方合法权益；③各牵头单位应当充分发挥技术辐射带动作用，通过远程医疗、远程会诊、远程查房、远程教学、远程心电检查、远程监护等形式，逐步推进互联网诊疗，利用信息化手段，下沉优质医疗资源，提升基层医疗服务能力，提高优质医疗资源可及性；④医疗卫生机构在开展互联网诊疗、远程医疗服务时，应当严格遵守《互联网诊疗管理办法（试行）》（国卫医发〔2018〕25号，2018年7月17日印发）、《互联网医院管理办法（试行）》（国家卫生健康委员会、国家中医药管理局，2018年7月17日印发）、《远程医疗服务管理规范（试行）》（国卫医发〔2018〕25号，2018年7月17日印发）等要求，确保医疗质量和医疗安全；⑤医疗卫生机构开展互联网诊疗、远程医疗服务可依据相关规定合理收取费用。

（2）我国医联体模式典型案例。

A．深圳市罗湖医院集团。深圳市罗湖医院集团是我国城市医疗集团建设的典型。罗湖区作为深圳市老城区，医疗资源较为丰富，但存在着基层能力不足、资源重复投入、信息联通不畅等问题，医疗卫生体制亟待改革。2010年，深圳市被确定为公立医院改革国家联系试点城市。2015年，深圳市罗湖医院集团正式成立。2019年，中共中央国务院发布的《关于支持深圳建设中国特色社会主义先行示范区的意见》（国务院，2019年8月9日发布）提出"深圳要加快构建国际一流的整合型优质医疗服务体系和以促进健康为导向的创新型医保制度"，这为深圳医疗卫生服务体系的发展指引方向。深圳市罗湖医院集团整合医疗建设的主要内容：①医保支付方式改革。创新地实现"总额预付，结余留用"的打包付费方式，在不改变医保基金与各医院原有支付协议的基础上，通过开展按服务单元付费、按病种付费等多元支付方式的改革，激励医疗机构精细化管理，控制医疗费用，社康中心基于健康服务效果进行医保总额结算，关注未来疾病经济负担，形成"以服务及产出结果为导向的医保支付方式"。②资源下沉，提升基层服务能力。深圳市罗湖区政府调整财政投入方向和结构，从以医院建设为主逐渐向社康中心倾斜，逐年增加对社康中心的投入；同时，建立"以事定费、购买服务、专项补助"的公立医院政府投入机制，对医院承担的基本医疗服务采取"以事定费"的方式核补，与医院基本医疗服务的数量、质量和满意度挂钩，对医院承担的公共卫生服务采取"购买服务"或"专项补助"的方式核补；并且通过"以事定费"明确政府强化基层建设的政策性引导，拉开三级医院和社康中心的补贴标准的差距，形成以基层为重点的差异化补偿标准，依靠医疗保险的经济杠杆功能分流患者到社康中心进行诊疗；破解基层"缺医、少药、缺检查"的难题，从人员配置、药品提供和检查设备等方面加大投入，提升基层医疗卫生机构的服务能力，有效地让辖区居民"足不出户"便能享受到高水平的医疗服务。③构建医疗服务体系，促进居民身心健康。深圳市罗湖区医疗集团率先建立覆盖全生命周期的、连续的健康服务,从生命孕育阶段、儿童青少年阶段、中年阶段到老年阶段,针对年龄分段易出现的健康问题进行总结分析,建立不同的服务体系,促进居民的生命健康。④以信息化为纽带。深圳市罗湖医院集团构建以双向共享互动信息系统为支撑的分级诊疗体系,基层医生与大医院医生之间可以共享患者病历等就诊信息,从而转变了过去基层医生无法实时查看大医院医生诊疗信息导致的下转不畅局面。对于需要继续治疗的患者,不办理转诊就无法正常办理出院手续,以此强化双向转诊。通过影像中心的设置,实现区域内影像及跨区域影像的传输。同时,设置 5 辆流动检查车,在辖区内开展巡诊服务,大大提升检验服务的辐射范围,提升服务的便利性和可及性。⑤创新管理制度,组建法人代表紧密型医疗联合体。深圳市罗湖医院集团以让居民"少生病、少住院、少负担、看好病"为宗旨,进行全面的改革。该集团首先梳理各医疗机构现有的功能定位,然后从集团层面统筹,结合分级诊疗的要求形成各具特色的功能定位,对集团内资源进行深化整合,合并集团内部运营支持体系的"同类项",成立医学检验、放射影像、超声、消毒供应、物流配送和健康管理等 6 个资源共享中心,按照服务、人员、绩效考核、招标采购和固定资产一体化管理原则运营,在集团内各单位不再重复设置上述科室,避免重复建设和资源浪费,提高医疗资源利用率。

B. 安徽省天长市医共体。医共体是农村开展医联体建设的主要模式。其代表典型为安徽省天长市医共体。2012 年,天长市在全国率先开展县级公立医院综合改革,建立政事分开机制,实行基层首诊、双向转诊、急慢分治、连续服务的服务模式。具体措施:①管理体制。三家牵头单位分别与各成员机构签订合同,设立理事会作为决策机构,决定内部医疗机构的总体规划、运营政策、资产配置、收入分配、人力资源管理等重大问题。②人员培养。理事会对内部人员的培训、进修、考核、晋升、调资等事宜进行统一安排,在县级医院中设置 3% 的流动岗位用于基层医院人员的学习培训,基层医疗卫生机构设置 5% 左右的流动岗位用于县医院人员挂职锻炼,县级医院中级及以上职称的专业人员每周确保用三天半的时间向基层成员单位提供帮扶。③信息系统建立。建立检验中心、影像中心、消毒中心、病理、心电等信息共享平台,完成 CT、MRI、DSA 等大型优质医疗资源的内部共享,通过上下转诊平台实现了上转患者的预约就诊、检查和住院及下转患者属地卫生院的康复治疗。④分工协作机制。规定各级各类医疗卫生机构诊治范围;明确详细规范的双向转诊程序及其标准;在县域内开展家庭医生团队签约服务,为常见慢性病和老年患者提供个性化健康管理服务。

C. 北京市儿童医院儿科联盟。该专科联盟的代表典型是北京儿童医院集团。首都医科大学附属北京儿童医院在 2012 年搭建北京市儿科综合服务平台的基础上,自 2013 年,又开始跨省组建北京儿童医院集团。经过 3 年发展,到 2016 年,北京儿童医院集团成员已经从最初的 9 家医院发展为 20 家,形成服务覆盖华北、华南、西南和中部地区的国内规模最大的跨省医疗联动体,通过集团成员之间的专家、临床、科研、教学、管理、预防等 6 个共享,建设远程会诊中心,实现"患者不动,专家移动"的目标。北京儿童医院集团具体整合方式如下:①成立管理机构。理事会决定集团的章程、宗旨等顶层制度设计及处理集团科研、教学、医疗等事关集团发展的重大问题;秘书处负责具体执行理事会或理事长的决定，负责管理集团内部具体医疗事务及日常运营工作；学术委员会主要制订该集团内每年的学术工作计划，并进行检查和评估。②共享资源。该集团内部共享专家、临床、科研、教学、管理和预防等资源。③促成该集团内部成员质量管理体系的同质化。④建立远程医疗会诊中心，拓宽分级诊疗渠道。

D. 中日友好医院远程医疗网络。1998年，中日友好医院开始远程医疗，2年后成立远程医学中心。2012年，经卫生部批准，在中日友好医院设立卫生部远程医疗管理培训中心。结合互联网远程医疗与培训，积极推进分级诊疗，促进区域医联体和专科医联体。具体措施如下：①利用远程医疗网络在医联体内开展远程会诊，帮助社区提升诊断能力；②建立区域预约转诊平台，引导患者到社区首诊，通过转诊平台上转专科疑难疾病，形成分级诊疗模式，有效促进了区域医疗的协同发展；③积极发挥在呼吸、疼痛、中西医结合肿瘤等学科优势和技术辐射作用，牵头成立专科医联体，在医联体内部开展专科医师规范化培养、重大疾病防控等业务合作及技术帮扶，解决专科领域重大疾病问题；④开展远程会诊、远程影像诊断、远程教学查房、线上技术培训等业务，推动专科医联体业务发展和基层的学科建设。

（三）医联体的形式

在理论上，区域医联体的联合形式可以大体分为4种，包括水平整合、垂直整合、虚拟整合（技术援助和契约式联合）和实体整合（托管、资产重组、院办院管）。但是，在实践过程中，这4种形式并非相互独立，而是有交集部分。例如，在水平整合中也可能有虚拟整合，在垂直整合中也可能有虚拟整合和实体整合。将区域医联体按区域划分，包括城区、农村（县域）、城乡、跨行政区域医联体，各地区根据医疗机构之间的权力、责任、利益关系，资产所有权、管理权的变化及资源配置方式，可划分为紧密型医联体、松散型医联体和相对紧密型医联体这3种组织形式。在松散型医联体中，核心医院与其他医疗机构在经营管理上没有联系，仅在技术、人才、设备、培训等方面资源共享、共同发展。因为不受行政隶属、资产划归等管理体制和运行机制的限制，所以医联体的统一程度不高，存在条块分割的利益现象。与松散型医联体相比，相对紧密型医联体是在医联体内部医疗机构资产所属关系不变的前提下，核心医院与其他医疗机构签订经营管理合同，负责医联体所有医疗机构的运营管理。但相对紧密型医联体涉及行政、人事、财产管理权的分割，难以成为真正的共同利益体，因此，相对紧密型医联体面临的核心瓶颈问题是体制、机制。紧密型医联体对所有医疗机构的人、财、物实行统筹管理，形成一个利益共同体和责任共同体，但涉及产权重组、体制机制改革等问题，操作较难，成本较大。

1. 紧密型医联体

紧密型医联体内核心医院具有独立的法人地位，以资产为纽带，在所有权与财务管理权收归核心医院的基础上，通过直接管理、收购兼并等形式对医联体内的医疗机构进行直接经营管理，实现各成员单位管理体制与运行机制的相对统一，由核心医院统一进行利益分配、经营管理、人员调配与资产使用。在管理体制上，下级医疗机构不是真正意义上的独立法人，核心医院对成员单位的人力、财力、物力进行管理，形成利益共同体。在运行机制上，通过建立基层首诊、双向转诊制度，调动技术骨干到下级医疗机构兼任主任，定期进行门诊及患者资料共享，检查结果互认，实现资源高度共享。

2. 松散型医联体

松散型医联体主要是技术、资源方面的协作，核心医院与成员医院之间没有经营管理上的关系。核心医院与成员单位以技术的交流协作为纽带，由综合实力较强的核心医院向成员单位提供设备支持与专家指导以帮助成员单位提高服务能力，没有运营与管理上的联系，利益分配和人员调配相对独立。各级医疗机构管理体制均为独立法人，各医疗机构原有的体制制度、资产所属关系、人事关系等保持不变，以当地政府及核心医院等办医主体为管理委员会对医联体进行管理。运行机制采取合作联营的方式，在人员培训、技术、设备、检查结果等方面相互联合，实现医疗资源的共享。松散型医联体的瓶颈问题是医联体的统一程度及条块分割形成的利益体。这种模式仅仅采取合作服务关系，因为不受行政隶属、资产划归等管理体制和运行机制的限制，所以实施成本较小，可操作性最强，这也是当前国内大部分省、市的操作方式。对此，只需要政府适当引导、市场调节，牵头医院与基层医疗机构"你情我愿、自由结合"，就可以实现共同进步与发展。

3. 相对紧密型医联体

相对紧密型医联体兼有紧密型医联体和松散型医联体的特征，该形式是指核心医院通过与成员医院签订经营管理合同的方式对各个医院的运营进行管理。各级医疗机构管理体制均为独立法人，医院之间财政独立，资产所属关系不变，实行协议制。上级医院成立对口协作工作领导小组，设立专门的联络办公室。上级医院统一管理所在下级医疗机构的人力、财力、物力。在运行机制上，上级医院负责医联体内所有医疗机构的运营管理，通过下派专家团队到下级医疗机构进行技术指导，建立转诊制度和流程，畅通转诊就诊绿色通道，实现资源的纵向整合。

三种形式医联体特点比较如表1-4所示。

表1-4　三种形式医联体特点比较

形式	紧密型医联体	松散型医联体	相对紧密型医联体
政府财政投入	涉及产权、利益等重要因素，投入较高	不涉及管理体制时，成本较低	只涉及部分管理权限，投入适中
利益分配情况	真正的利益共同体	各个单位相对独立，只是达到互惠互利目的	通过协调可以产生有限的利益
资源调配效率	高	低	适中
组建操作难度	涉及产权改革与重组，触动利益较大，不易推行	不涉及管理体制机制问题，仅以技术、人才培训合作为主，容易组建	仅突破了部分管理权限，医联体难以真正独立，组建存在一定阻力

续表1-4

形式	紧密型医联体	松散型医联体	相对紧密型医联体
体制机制管理	将单位原有管理权与资产权转移至医联体，医联体为独立法人	保持原有独立法人地位，资产属性、管理体制不变	在保持原有独立法人地位、资产管理的基础上，部分管理权转移至医联体

第二节　医联体的运行机制与资源配置

一、医联体的运行机制

医联体的高效、有序运转需要良好的内部运行机制来推进，国家及地方政府部门出台多项医联体、分级诊疗等相关指导意见等，为医联体运行机制的建立指明方向；进一步明确牵头医院与其他成员单位的责任、权利和义务，强化牵头医院负总责，发挥牵头医院在医疗服务、质量管理、技术应用等领域的辐射带动作用；建立医联体内利益共享机制，推动医联体成为利益共同体，调动医联体内各成员单位积极性；强化医联体内医疗机构分工协作机制，建立牵头医院与成员单位间双向转诊通道与平台，为患者提供连续型诊疗服务；落实医疗机构功能定位；充分发挥医联体内慢性病医疗机构及康复、护理机构作用，逐步形成急慢分治模式。同时，医联体内医院在做好疾病诊疗工作的基础上，积极参与家庭医生签约服务，指导开展公共卫生工作，落实防治结合要求，实现服务模式由"以治病为中心"向"以健康为中心"转变。据此，在医联体探索过程中，各地应建立合理的利益分配机制、资源共享机制、人员建设机制、服务连续性机制和组织及管理机制确保医联体稳妥推进。各地医联体运行机制及整合实践措施如表1-5所示。

表1-5　各地医联体运行机制及整合实践措施

机制	具体措施	北京	上海	镇江	武汉
利益分配	财政预算拨款	财政直接投入至各成员机构	财政对医联体统一投入	同北京	同北京
	医保支付赔偿	—	总额预算＋按服务量付费，居民与医联体签约	总额预算＋按病种付费＋按人头付费；按病种临床路径	总额预付＋按病种付费＋按人头付费＋按服务单元付费；临床路径

续表1-5

机制	具体措施	北京	上海	镇江	武汉
资源共享	设备共享、结果互认	设置化验直通车、检验/影像中心，结果互认	签订协议，检验外包，结果互认	组建临检、影像、采购配供、消毒供应、信息和社区卫生管理六大中心，结果互认	明确各级功能，结果互认
资源共享	信息系统	建立影像信息平台、远程医疗信息平台	健康档案、远程医疗	健康档案	有社区医院对接的信息平台
人员建设	培养机制	组织进修、培训、示范教学和会诊等建设基层现有医务人员队伍；上级医院下派人才补充基层队伍			
人员建设	激励机制	—	—	人事分配：实行岗位聘用制；完善绩效考核体系；给予下派医生8万元补贴社区就诊免挂号诊疗费，实行门诊免费医疗救助制度；制定社区双向转诊管理办法，明确指征、病种和流程等，医院与社区签订双向转诊协议；发挥医保的规制作用	社区主任收入"低"补"高"发；给予下派医生每月2 000元补贴；新聘人员工资参考社区绩效
服务连续性	双诊	配备随访医生，下转时主治医生跟踪管理	推广家庭医生制，给予基层首诊、逐级转诊患者优惠；给社区预留转诊名额和接诊时间		建立管床医生电话随访制度和主任医生定期查房制度，社管办通知社区对接慢性病患者；规定上、下转诊患者比例不少于3：1；转诊优惠，补助下转患者200元医保门槛费

续表 1-5

机制	具体措施	北京	上海	镇江	武汉
组织与管理	成员机构	三级＋二级＋一级	同北京	同北京	三级＋一级
	组建方式	以技术和管理为纽带	技术＋管理	技术＋管理：资产	直管式（社区上移、财、物，以技术和管理为纽带）
	管理体制	成立独立的管理部门，由各成员机构负责人组成	成立理事会，由政府、上级卫生主管部门和成员机构等代表组成	同上海	没有成立单独的管理部门，设置院周会制度

（一）利益分配机制

利益分配问题是各地在医联体建设实践过程中面临的核心问题。由于医联体内各医疗机构隶属关系的多元化等，难以实现人力、财力、物力的统一管理，相应的利益分配机制和财务支付制度的建设进程也严重受阻。而在松散型医联体中，医疗机构之间不合理的竞争格局削弱了医联体的分级诊疗作用，各级医疗机构之间的职责和分工比较模糊，导致各成员方之间缺乏明晰的利益分配机制，各级参与主体仍然处于"逐利"和"博弈"的利益争夺格局之中。同时，患者的就诊数量会直接影响医疗机构的经济收益，一方就诊数量的增加，势必会减少其他成员的收益，各成员之间的利益冲突不可避免。在这种情况下，作为参与主体的各医疗机构之间往往是竞争大于合作，对患者的转诊也是上转容易下转难，从而又一次陷入了患者不断向大型医院集中的恶性循环。面对利益争夺的压力，不少大型医疗机构为增强其品牌优势，不断控制和抢占医疗优势资源，从而缺乏帮扶基层医疗机构、引导患者基层就医的动力，基层医疗机构获得人员支持和技术帮助的作用十分有限，过去医院之间的相互竞争转变为医联体成员之间的相互竞争。这使基层医疗机构的服务质量难以提升，患者对其的信任度得不到改善，原有的就医模式自然难以改变。由此产生诸如大医院下转患者动力不足、基层医疗机构积极性不高、下沉的优质医疗资源利用效率低下等一系列突出问题，导致难以建立有效的分工协作机制。因此，建立基于协作基础上的合理的利益分配机制，变强调竞争为协作共赢，是医联体得以良性运行和可持续发展的重要保障。

1. 建立利益整合机制促进成员分工协作

合作共赢是医联体建设的本质要求，它既包括各参与成员之间的地位平等，也包括参与成员之间的利益共享。因此，建立以协作为基础的利益共同体，弱化无序竞争格局，强调协作共赢，是医联体良性运行的基本保障。建立利益共同体具体措施：①采用医联体建设罗湖模式。实行医疗服务、人员编制、运行管理一体化，这是直截了当、易获得成效的模式，但推行起来涉及医院管理体制，困难较大。②在不改变体制的情况下，由政府引导构建"1＋X"医联体等紧密型医联体模式，使各级医疗单位形成利益共生的分级诊疗体系，同时引导、促进各医联体间的良性竞争。通过建立紧密协作关系，发挥大医院的资源和技术优势，带动内部各成员单位的协同发展。虽然大医院门诊量有所下降，但可将更多的精力花在疑难杂症上，并不减少甚至可以提高大医院的业务量，也能提高大医院和各级医疗机构的积极性和依从性，进而提高基层医疗卫生机构的服务水平和业务水平，最终实现患者有序就医。但是，医疗服务量是医疗机构收益的基础。医联体的收益来源主要包括两个方面，即参与主体各自的医疗服务量和参与主体之间协作完成的医疗服务量。在构建医联体的利益分配机制时，应当对医联体形成的整体利益进行分配，而非仅仅包括各参与主体协作完成的医疗服务的收益，这样将有助于打破医联体内部在收入上"自产自销"的现象，从而成为真正的利益共同体。

2. 探索科学的利益调节机制

我国医联体建设的首要任务是处理好医联体内部的利益冲突，具体实施措施如下：①探索劳务汇报制度。要解决现行医联体运行中医务人员薪酬问题和管理费用分担，政府和医联体各单位可探索出符合要求的医生劳务回报制度。②探索分配制度。在医联体内部可以探索利益按比例分配机制。例如，在医联体内统筹薪酬绩效，在保持公益性的基础上适当给予基层医院转诊利润分成，也可以通过医生下基层，提高医生获得性绩效补偿，打破工资总额管控。③紧密型医联体。探索按照不同模式收取一定的管理费用。例如，浙江省人民医院对其托管的医院固定收取总收入的 1.5%～4.0% 作为托管费用。④建立共享机制。通过财政投入、医保、价格等制度创新，在医联体内建立利益共享机制，激发医疗机构相互协作的内在动力。例如，对纵向医联体内按分工模式实行总额预付制，通过类似工分制的"点数法"动态分配医保基金，推动医联体各方主动落实功能定位，在保证医疗质量的基础上避免过度医疗。

3. 完善财政投入机制，落实保障经费

政府应在整合体系的构建中起到主导作用，完善相关财政配套政策，适时加大相关保障力度，这是整合体系有效运转的关键。短期内，政府层面可通过建立整合型服务财政专项的形式来落实保障经费，用于补偿整合体系日常运营经费、信息化建设和人员培训等，而不能仅仅依靠牵头医院自身的投入。建立监管机制及以成本－效果为核心的绩效评价机制，让资金使用更高效、更公平。医院层面可通过发放会诊费、加班费等额外补贴来鼓励医务人员更多地参与到整合体系的实践中。社区层面则可将整合型服务项目纳入标化工作量体系中，并在绩效考核体系中纳入整合型服务的数量和质量指标，真正做到多劳多得、优绩优酬。

4. 医保支付从机构总额控制向区域总额控制转变

在医保基金行政管理架构不变的前提下，可探索将医保基金的结算支付考核权下放到整合体系牵头医院，建立合理的按绩效利益分配机制，引导牵头医院提升服务能力，优化收入结构，积极收治疑难病例，主动控制不合理医疗费用，提高医保基金使用效率。调动整合体系内部的激励和约束机制，将优质医疗资源下沉到社区，按功能定位，发挥各级医疗卫生机构的积极性。在明确各级医疗卫生机构功能定位和建立有序转诊体系的基础上，结合家庭医生制度的推进，借鉴英国经验，积极探索将按人头付费与慢性病管理相结合，针对部分慢性病病种探索捆绑支付制度，针对社区卫生服务、预防保健和家庭病床实施按人头付费。加强社区卫生服务机构之间的竞争，给予患者更多的选择权，建立"钱跟人头走"的竞争机制，促使服务提供者为争取更多的患者而相互竞争，从而树立以患者为中心的服务理念，提高服务质量。对社区卫生服务的支付，医保应认可家庭医生开展的健康管理、健康教育等服务项目，通过支付制度引导服务提供者由注重医疗和药品转向积极开展预防保健和健康管理。

（二）资源共享机制

不同区域、城乡医疗资源不均衡，限制和短缺并存，如何有效地整合、重新分配，满足公众对医疗服务的需求，是我们亟须解决的问题。国务院办公厅印发《国务院办公厅关于推进医疗联合体建设和发展的指导意见》（国发办〔2017〕32号，2017年4月26日发布），通过多种形式的医联体试点，带动三级医院、二级医院及基层医疗卫生机构共同组建。在城市建设医疗集团，在县乡建设医疗共同体，跨区域建设专科联盟，在边远地区开展远程医疗。医联体内部分工协作，使优质资源得到有效利用。医联体要实现"1+1＞2"的效应，就不能只是简单的医疗机构组合，而是"上下贯通"，建立激励机制形成人力、财力、物力等的资源共享平台。优化资源配置，真正实现共享医疗。

资源共享机制具体是指相互关联的体系内部成员之间用于促进资源在机构间流动和分享的内在方式、制度、措施和外部手段、环境、规范等，是为了有效提高系统内部资源共享程度而实行的所有策略与解决方案的总和。具体是指在医联体内由牵头医院作为主动者，引导优质卫生人员、技术、设备等资源下沉至基层医疗卫生机构，这是迅速提升基层医疗卫生服务能力的重要手段。资源共享机制是资源共享保驾护航的最重要内容，资源共享的过程参与方众多，共享主体、客体、要素、保障、激励等都是其中重要的内容。对于复杂的运行系统，只有在共享过程中不断尝试、固化、总结、完善资源共享机制，整合体系，才能将合理化配置资源，促进成员之间的资源互动和共享，逐步提高各个成员的素质和竞争能力，进而促进整体竞争优势的形成和提高资源的利用效率。通过规范而完整的机制来支撑共享的行为，保证其发挥最大化的效益，并且促进成员之间资源合理配置和利用，逐步提高其综合素质和竞争能力，进而促进整体竞争优势的形成。

医疗联合体建设的出发点和落脚点是资源共享。理想的状态是在利益平衡和科学分工的基础上，通过利益共享实现优质医疗资源共享。通过资源共享，实现人才、患者、技术和管理的共享互通，使医疗联合体成为利益共享、责任分担、管理同质、服务大众的"四维共同体"，最终实现医疗联合体内人力、信息、药品、设备等资源共享。主要通过以下步骤：①通过允许医务人员在医疗联合体内多地点执业，在绩效考核、薪酬管理中加入医联体考量因素等多种手段，实现人力资源共享；②建立医联体信息共享平台，如医疗联合体内电子病历等系统，实现医疗联合体内业务统一管理、患者病历资料共享、远程诊疗和双向转诊；③推进医疗联合体内药事资源共享，建立药品统一集中招标采购及配送机制，以及医疗联合体内处方互认，方便患者购置药品；④在设备资源方面，在医疗联合体内建立医学影像等中心，建立有效的检查预约机制，实现检查结果共享互认，方便患者就医，减轻患者医疗负担。

1. 人力资源共享

人力资源（human resources，HR）起初所指的仅仅是指能够推动整个经济和社会发展、具有劳动能力的人口总和，现在其内涵得到丰富，不限于劳动能力，还包括脑力、体力劳动和文化影响力的总和。因此，人力资源具有三重属性或者说是 3 个层次：体力–劳动力属性、脑力–知识力属性和文化–影响力属性。同样，在医疗卫生领域，对于人力资源这一卫生核心资源，其共享意味着在同一系统中各实体之间通过调配、互动、协作等活动，实现提高利用效率的目的。卫生人力资源的共享，不仅是人作为劳动力的共享，还包括技术知识和能力的共享，最终实现文化和理念的共享。

（1）人力资源共享的基本内涵。

A. 人力共享。对医疗机构而言，每位工作人员（包括医技人员与辅助人员）都在与其有直接劳动关系机构（编制或合同）的特定岗位上任职，履行他们任职岗位的职责。若让这些医务人员跨机构或跨岗位兼任一些力所能及的工作，则可在不提高用工总量和员工劳动时间的情况下，使他们充分发挥自身人力资源价值，提高工作效率，有效增加其对于机构的贡献，最终实现互利共赢。

B. 知识力共享。知识力共享是人力资源共享的更高层次，基于人力共享，依托人力共享实现技术知识、管理知识、人文知识等的共享。在合理的制度设计和激励机制下，引导机构间的人员进行充分沟通和柔性互动，使机构独特、先进、高效的技术、能力和知识能够得到广泛的共享，不仅能让员工更好地学习和扩充知识，更能够在共同学习和交流过程中发现不足并得到改进。知识资源共享能够扩大知识的效能，提高知识的影响力和作用范围，放大其对于资源的驾驭力，同时降低系统的成本和资源消耗，提高效率。

C. 文化共享。文化共享是人力资源中最高级别的共享，建立在人力共享和知识力共享的基础上。文化共享的资源包括人脉资源、品牌资源、影响力资源等。各机构本身、人员本身和体系本身在长期工作过程中树立的良好的形象、较好的口碑及与区域内建立良好的交流关系，都是依靠人力资源产生的文化资源。

（2）人力资源共享及其机制现状。

A. 因地制宜，错位发展。在目前的医联体实践中，不同地区呈现不同的特点，在不同时间段开展的工作也有其特定背景。要以发展的眼光来看医联体建设，不能片面地要求所有地区都实行紧密型联合和共享。重要的是依据自身的特点、建设目标和需要，充分规划各机构发展目标和方向，分工整合、差异化发展，开展相应的、与之配套的人力资源共享形式和内容。用这种人力资源共享的互动模式，不仅要将人力资源本身的劳动力、人员等看得见的资源，而且要把知识技术、信息、文化管理理念等软的看不见的人力资源充分利用，改善人力资源分布不均衡、基层能力薄弱的现状，在顶层设计和优化结构的前提下，催化机构间的所有资源发生聚合效应，使之发挥"1＋1＞2"的双赢或多赢作用。

B. 关注基层的共享需求。现有医联体基本都是在政府指导、核心医院占主要地位下建立的，有些"拉郎配"的感觉。而以基层社区卫生服务中心、乡镇卫生院为主导建立的医联体和共享模式还比较少见，其优点在于可以允许基层在自己的发展规划上充分利用上级机构和政府的资源，最大可能地满足基层的共享需求。当然，这一做法也存在一定的问题，一方面，基层属于资源稀缺方，活动能力有限；另一方面，基层的管理和实践水平相对较弱，比较难在这个协作中占领主动。山东省济宁医科大学附属医院在建立医联体之初，就充分考虑和尊重基层的意见，与基层充分沟通确立共享目标和任务，确保基层在共享中的积极性，保证发展走向符合基层的利益。

C. 缺乏共享激励机制。激励机制缺乏是目前医联体人力资源共享普遍存在的共性问题，卫生领域的投入主要靠中央财政、地方政府和机构自身。目前政府投入不足，机构转向医保资金。这就导致医疗机构间的关系微妙，即使在同一个医疗集团，也同时存在下转困难、首诊困难、功能重叠、相互竞争的问题。不在医联体整体、机构之间和个人层面解决激励缺乏问题，主体间的不必要的"内耗"就不会停止，共享的动力慢慢会下降，依靠医务人员奉献的共享不具备可持续性。因此，在医联体建设和发展过程中，应考虑医药卫生体制改革的各项措施，突出医保的杠杆调节作用，适当扩大医保的作用范围，使其能够与相关的改革和共享配套起来，有利于政策体系的协同和部分改革路径的实现。

D. 信息化促进人力资源共享。随着信息技术和移动医疗的发展进步，依托网络信息技术的诊疗行为越来越多。在医联体的建设过程中，人力资源共享也可以采取线上沟通、远程会诊培训、影像检验实时传输等功能，这对于提高医疗资源效率意义很大。

E. 机构间利益关系未完全理顺，制约紧密型医联体发挥充分效能。在特殊历史背景下，县、乡两级实现整合和重组，但举办、管理、经营等核心的权限问题是困扰医共体发展的关键，并购后的卫生院与县医院人财物信息在管理上实现统一协同，但机构间的利益关系还未理顺，双向转诊缺乏实质机制和利益驱动。卫生院也存在核心医院、县卫计部门、乡政府等多头管理的情况，可能无法同时满足政府和核心医院的双重需求。此外，对政府投入分配、医保资金的分配比例等问题也需要进一步明确和完善。

F. 医疗联合体中医疗服务——公共卫生服务功能没有整合。医疗联合体建设之初是为了加强医疗资源的流动和共享。但是，在有基层机构参与的医联体内，公共卫生工作又是非常重大的一部分内容，其医疗卫生服务体系与公共卫生体系的分割会导致公卫职能的无法落实或效率低下。因此，在建立医联体尤其是紧密型医联体的过程中，人力资源共享也应该将公共卫生服务职能发挥细化到共享过程中，发展要始终坚持以提高基层服务能力为目标，兼顾医疗和公共卫生。

（3）资源的建设和共享。

在医联体构建过程中，人力发挥着重要作用，不仅是临床业务方面，更应在管理经验和理念方面发挥效能。因此，医联体的建设离不开人力资源建设。医联体的建设要依托人力资源共享带动各类资源流动和共享。在整个县的辖区内，村里的村医和卫生室、乡镇卫生院（中心）和县级医疗机构，是一个医疗卫生体系，更是服务于全县居民健康的利益共同体。对于这种形式的医联体，县、乡、村三级的所有资源应该一起协调调配，同时在县域内将医保和卫生行政部门整合进来，人力资源共享带动患者流向、优化医保资金分配、集成信息中心和平台；针对新时代的村医、卫生院的医生和县医院的医生，应该建立起联动机制和柔性流动机制，为其发展和工作开辟更多的机会的前景，这有利于基层留住人才；能力和资源的建设也应该通盘考虑，不能仅仅把强基层作为医共体建设和人力资源共享的唯一目标，而应该同样重视县域医疗中心的构建，扶持县级医院的发展和能力提高。

（4）人力资源共享机制存对策建议。

A. 重视共享管理，优化共享平台。共享平台最主要目标是整合政策和管理因素及结构，为医联体的人力资源共享提供良好的氛围和内环境。①增大人力资源共享宣传力度，提高认识。针对目前医联体的现状，各大医联体应该重视对共享的管理，首先应该统一并逐步提高各方对于人力资源共享的认识，增加对于实施人力资源共享的益处和机构间合作优势的宣传，提高共享参与者（机构和个人）对共享的认识，促进各项共享的稳定持续有效运行。②完善基础性组织和结构。梳理共享双方的责任义务和利益关系，明确功能定位、发展方向和整体的规划，综合区域内的医疗卫生资源，成立专门的医联体运营管理部门，规范医联体人力资源共享的各环节，逐步完善医联体的沟通平台、激励框架、信任基础、共享子系统等基础性组织和结构，以使医联体共享平台能不断促进机构间的共享和合作，提高人员和机构的感知。③建设和优化共享平台。不断与时俱进，将好的做法总结、借鉴后固化成共享平台的一部分，逐步优化，重点建设和优化共享平台的各部分：完善区域信息平台，实现和优化远程系统，最大化信息系统对于共享功能发挥的作用；实现区域的检验检查一体化、结果互认等，将医疗资源集约化使用；电子病历和健康档案共享互联，优化双向转诊和分级诊疗流程。

B. 形成利益共同体，增进互信互动。不论是对个人还是机构间，医联体的人力资源共享要进一步深化和互联，必须破除利益相关者之间的利益冲突，形成利益共同体，这样不仅能增进信任，而且可以提高积极性。应根据信任机制的演进和发展规律，保证机构间信任的基础和初始信任的稳固，即在行政命令的基础上，发展更多基于特征和过程的信任。①目标一致。应该保证机构和个人人力资源共享的目标一致，即双方应该都将构建科学合理的分级诊疗体系和整合的医疗服务体系和资源作为最终目标，不断优化自身功能定位和与之匹配的服务能力和技术水平。②加强信任。在合作和共享过程中，通过接触和共享行为逐步加强基于过程的信任——共享要求双方付出相应的劳动力、知识力和文化等人力资源和其他相关资源（如患者"资源"、医保资源、公卫和医疗资源），应该避免机会主义行为，在合作过程中增加相互依赖，为区域资源最大化利用形成协同合力，维持和发展信任的程度。③整合管理、资源和体制。应该看到各机构间更深层次的是核心的利益关系，建议整合机构间的管理、资源和体制，在结构层面和制度层面统一人才绩效考核薪酬分配，统一财政补助和医保支付，进一步增强机构间和个体间的文化认同，减少对信任的危机感和担忧。④文化认同。能在根基牢固、利益趋同、相互依赖的信任体系上，形成完全的文化认同，建立全方位信任，这也需要充分沟通，协调各项疑惑和问题，总结信任过程和内容，优化共享的信任基础，不断解除共享中可能存在的隔阂和问题，形成坦诚相待、互相理解的信任氛围，为共享创建和维持好软环境。

C. 拓宽沟通维度和层次，解决实际问题。共享过程就是沟通和完善的过程，在不同的环节沟通都有其不同价值和作用，应在医联体内倡导沟通的行为和建构并保护沟通的习惯和氛围，引导共享双方积极发展问题、主动沟通、及时总结、避免重复，应该看到多维度多层次的沟通对于信任、激励和平台建设都是非常重要的。①建立沟通形式。建立定期和不定期的正式沟通形式，机构间以周会、碰头会、员工大会、视频会等多种正式形式进行重大问题的意见听取和决策，引导医联体内人员站在整体利益的角度提出问题、分析问题、提出解决方案。②多元化沟通平台。依托 QQ、微信等 App 等非正式平台建立广泛的机构间、人员间的联系和互动，与正式沟通形成互补，并将相关经验及时总结固化，探索完善多种稳定的沟通路径和沟通平台。③解决问题。把沟通定位于及时高效地解决实际问题、保障共享持续和效果，极大化发挥沟通的效能，考虑对相应的重大贡献者进行奖励，激发沟通的主动性和动力。④通过自我学习、借鉴其他的方式在共享过程中不断优化共享沟通的机制和平台，让已经出现的问题都有成熟和快捷的解决途径，不断丰富共享沟通平台和提高沟通的及时性、便捷性、针对性，让共享沟通发挥最大效能。

2. 信息资源共享

信息共享（information sharing）是指在对信息进行标准化和规范化的基础上，以相关法律法规为依据，依托信息技术和传输技术，在不同层次、不同部门信息系统间实现交流与共享信息和信息产品的活动。其目的是优化资源配置，节约社会成本，提高信息资源使用价值。我国医联体政策要求牵头医院定期安排医联体内的基层医务人员到上级医院进行免费进修学习，对基层医疗机构进行技术帮扶。目前，部分医院建立重点科室对口扶持、医联体内医师多点执业、业务指导，派出专家常年在社区卫生服务中心轮流坐诊、查房，推广新技术和新项目的临床应用；对以前未在社区卫生服务中心开展过的诊疗项目，如腰穿、心脏彩超、胃肠造影等新技术、新业务，去更多社区卫生服务中心开展。牵头医院对基层医疗机构进行技术帮扶，可以在短期内迅速提升医疗服务质量，且有利于各级医疗机构统一医疗服务规范和质量标准，有利于双向转诊实施后患者医疗服务的连续性。但是，在进修与培训实施过程中，不仅应重视数量和形式，还应注重内容与效果。一方面，将进修与培训作为工作任务进行硬性摊派，让人力资源本就短缺的基层医疗机构派出人员轮番培训，可能造成反感情绪，影响进修与培训效果；另一方面，在现有考核数量的导向下，可能导致培训形式大于内容，培训内容应满足基层临床应用的需求。

（1）信息共享模式。医联体中涉及的机构类型和数量相对较小。信息共享一般存在于特定的医疗机构之间，范围相对较小，信息共享模式：①改造系统接口，实现信息系统的对接；②由大医院向下属的社区卫生服务中心、部署自己的信息系统，各医疗机构的业务在一个系统中运行；③建立数据共享平台，定时抽取各级医疗机构的电子病历及健康档案信息存储在该平台上，并基于该平台开展双向转诊、远程医疗等业务。

（2）信息共享内容。医联体中的信息主要基于医疗机构之间的业务协同需求来进行共享，因此，共享内容主要是医疗服务中产生的健康档案信息和电子病历信息中的核心内容。不同业务中其具体内容也有差异：①在双向转诊业务中，基层医疗机构可通过转诊平台提供患者基本信息、诊断信息和检验检查信息，并根据上级医院提供的号源信息进行预约转诊，在下转时上级医疗机构主要提供相关治疗建议，指导基层医疗机构进行后续康复护理和随访。②在远程医疗业务中，受邀方可调阅邀请方提供的影像检查、心电图检查、病理检查、患者病历资料，并向邀请方提供诊断报告。区域医疗协同服务模式覆盖机构类型和数量较广，信息共享的内容和范围涉及医疗服务、公共卫生和综合管理等领域。③在医疗服务方面，以区域卫生平台为支撑，可实现居民健康档案在社区之间、社区与医院之间的调阅，同时，居民可利用公众服务平台随时查阅个人健康档案和相关健康教育信息。患者在各个医疗机构中的门诊、住院信息可在区域内医疗机构之间共享。④在远程医疗服务中，医生可借助平台调阅患者影像检查、心电图、病理报告等相关检查结果，以及患者的病历资料，实现远程诊断。⑤在公共卫生服务中，通过借助健康档案系统的统一部署和区域平台与疾控部门、卫生监督部门和妇幼保健机构的对接，实现慢性病管理、传染病报告、健康体检、妇幼保健个案和统计信息在各个机构之间的共享，实现慢性病管理和妇幼保健服务的连续性和长期性，并为管理部门进行疫情分析、疾病控制、突发公共卫生事件处理提供数据支撑。⑥在综合管理方面，区域卫生平台能够为卫生行政主管部门与监管部门提供区域内医疗机构电子化的监控报表，包括疾病监控数据、医疗费用数据、医疗服务量、用药信息、床位及设备信息，在数据分析的基础上实现业务监管的及时性、准确性，并为政策制定、资源配置等政府决策提供相关依据。

3. 设备资源共享

即使依托互联网技术，医疗机构内部管理仍然需要合理的设备运营管理模式，否则很难取得高成效的利用效率。从医联体角度而言，设备所提供的检查及检验服务已然成为医联体协同发展的短板。目前，医疗设备的固定资产额占医院固定资产总额的很大比例，据统计，有些大医院，该比例达 50% ～ 70%。当前医院的设备管理大多还采用传统的方式，即采用简单电子表格记账的方式。这种方式操作起来工作量大，信息反馈滞后，设备利用率低，设备盘点困难，并易造成设备流失。研究者提出采用条形码技术对医疗设备进行管理，这在一定程度上提高工作效率，但是在应对设备盘点、高值设备的使用率和杜绝设备流失方面仍然鞭长莫及。其他研究者提出采用射频识别技术对医疗设备进行管理，这可以使设备的盘点更轻松，但是设备利用率、使用时间、使用状态等情况不能准确统计的问题仍然不能得到有效的解决。由于对设备位置不能实时跟踪，寻找设备费时费力，使设备整体维护、设备盘点开销很大。研究结果显示，2015—2016 年，成都市成华区 11 家社区医院 9 种常规检验项目中，血常规、生化、尿常规检验均超过 20 000 个标本，粪便常规＋隐血及糖化血红蛋白检验未超过 2 000 个标本。由此可见，标本的检测检验数量差异较大，这造成部分设备使用频率较低。患者的就诊偏好和检验设备的供给状态等因素也对检验设备的使用频次产生影响。多项研究结果表明，影响患者就诊选择的影响因素涉及设备条件、医生的资格、医院的级别、就诊环境、距离远近、医疗时间成本、医护人员服务态度、他人的推荐、等待时间、口碑、医德医风等。中心医院的受诊量几乎超过自身的医疗服务能力；而社区医院尚未完全发挥诊疗服务能力，由于人员配置较少、分类检验标本量过少但种类较多，还存在1名检验师要操作多个检验设备，在理解仪器原理、操作技能和质量控制上难以保障，检测结果不利于医联体组织间的比对和互认。因此，牵头医院的高精尖检查设备也应作为社区卫生服务中心社区医疗资源的补充和延伸。鉴于以上问题，急需为医院定制开发的设备管理一体化系统，集设备管理、设备定位、设备监控于一体的电子自动化系统。该系统可以充分运用集成电路、无线通信、信息系统、计算机网络等高新科技，使整个设备管理过程变得简单而高效。因此，通过基于互联网技术的设备管理协同服务，形成医联体内检查检验联盟，可解决医联体内设备运行及检查检验的现有问题。

（1）建立设备共享模式。以我国华西－成华城市区域医疗服务联盟内模式建立为例，设备资源中心配置系统的信息系统中心以存储信息为主，集检验设备管理、患者信息管理为一体。其中，患者信息主要由基层医疗机构进行信息统计，包括患者病情、病种、就诊偏好及人口信息学，并向基层医疗机构的信息平台导入华西医院的检验检查项目信息。资源调度中心则秉承"患者需求优先，设备利用兼顾"的原则，根据患者的病情病种、就诊偏好等个人信息，兼顾医联体内现有检验设备的使用状态信息综合得出患者的检验设备供应结果，以提高检验设备的使用率且提升患者的就医体验。

（2）共享模式的实现路径。检验结果的同质化是实现设备有限共享的基础，医联体内采用规范制度、人员培训、检验结果比对等手段大幅提高医联体内检查检验的同质化水平。在设备资源中心配置系统内，通过信息系统中心和资源调度中心的功能筛选，引导患者有序满意地完成检验环节。基于医联体内设备资源共享平台的就诊路径是以易于区分患者的人口信息特征为基础，进而细分患者就医需求，再结合医联体内各检验设备供应状态最终合理配置资源，社区进行标本集中收集及送检，并提供四川大学华西医院检查报告的线下打印服务，缩短病患的行走路径，有效减轻大型医院的拥挤程度，同时提升社区医院设备的利用率。

（3）上级医院对基层医疗服务机构基础设施的延伸措施：①提供赞助，包括为基层医疗机构出资购置检查检验先进仪器设备。②提供技术指导，辅助建设基层标准化病床，协助基层医疗机构制度发展方案的制定，并向卫生管理部门申请购置仪器设备。③共享上级医院生化检验等仪器设备，患者可在基层就诊采集检验样本，牵头医院定期收集样本进行检验，并反馈检查结果。该方式减少患者到牵头医院就诊的等待时间。

4. 药事资源共享

开展医联体建设是深化医改的重要步骤和制度创新，有利于促进医疗卫生工作重心下移和资源下沉，提升基层服务能力。在此背景下，全国各地纷纷开展以区域内三甲医院为龙头的区域医联体建设，在管理模式、技术支持、人才培养、双向转诊、慢性病管理等方面进行探索，并取得一定的成效。然而，医联体在以管理一体化、医疗同质化为目标的同时，药学服务的同质化进展则相对滞后。而药品采购供应、药事管理、合理用药是目前医药卫生体制改革重心之一，也是医联体整体顺利运行、上下顺畅衔接的基本保障。基于区域医联体的创新药学服务模式也是当前研究热点，医院药学工作模式转型、医院药师转型是社会发展使然，势在必行。但目前医联体内药品采购供应并不统一，药品配备品种多样，缺乏统一的药品供应保障体系。药事管理制度不同，合理用药水平差距较大给上下转诊造成一定困难。尤其各级医院的用药方案差别较大，使转诊过程中部分诊疗方案不能延续，具体疗效无法保证，不规范、不合理用药情况时有发生，用药安全存在漏洞，出现慢性病患者取药不方便等诸多问题。因此，探索医联体内统一药事管理模式及临床合理的用药衔接，解决医联体间信息孤立、管理松散、药学服务水平参差不齐等问题迫在眉睫。

（1）基层医疗机构医联体药事管理的现状分析。

A. 医联体建设中药学服务重视程度不足。在目前的医联体建设实践中，关于双向转诊、上下联动、临床技术帮扶及人才培养等方面研究较多，而在药学服务、药事管理等方面的研究极少。主要考虑以下四点：①药学服务存在于医疗服务的末端环节，具有显著的无形性；②深化医改，取消药品加成，药学部门成为非营利性质的服务性工作，必然会被视为医院运营成本，减少投入；③长期以来，受重医轻药思想的影响，基层医院药学服务重点在于保障药品供应，药师学历低，药学专业知识缺乏，从事的只是照方拿药，技术含量不高；④三级医院临床药师人员有限，忙于应付日常工作、检查及自我提升，无多余精力兼顾基层医疗机构药学服务。

B. 药事管理观念陈旧，药品贮存设施落后。基层医疗机构受传统重医轻药思想的影响，药事管理的重点在于药品供应及日常药品调剂工作。由于取消药品加成，药学部门成为医院运营成本，致使医院管理层对药事管理重视程度不足。目前，基层医疗机构药事管理制度建设不够完善，且未发挥药事管理委员会监督、管理职能，易引起医药购销中的不正之风。此外，药品作为医院的核心医疗物品，数量及种类繁多，在存储管理过程中难度较大；而基层医疗机构药房、药库面积普遍偏小，各项管理措施不够完善，工作区与生活区经常交叉混乱，药师亦未严格按照《中华人民共和国药品管理法》（第十三届全国人民代表大会常务委员会第十二次会议第二次修订）对医院药品进行合理贮存、养护与分发。鉴于以上因素，医院存在严重的用药安全隐患。

C. 人才缺乏、药学服务能力薄弱。在医联体模式内，二级医院和社区医疗机构的药学人员学历水平整体偏低，中高级职称的药学人员匮乏，加之医院无药事管理绩效考核机制，导致药师工作不够积极和主动。赵林梅等的随机调查结果显示，在某市49家市、县级公立医院，研究者发现仅10%的二级医院配备了3名药师，远远达不到《医疗机构药事管理规定》（卫医改发〔2011〕11号，2011年1月30日）的要求。此外，基层药师日常忙于调剂工作，缺乏自我学习的积极性，接受再继续教育学习的机会有限。由于受到自身专业水平、学历背景和临床用药知识的限制，基层药师无法满足新医改下医院管理层、医师、护士及患者对专业药学服务的需求。

D. 医联体内用药目录存在差异，基本药物制度不完善。三级医院与基层医疗机构的药品目录存在差异，加之国家基本药物制度仍有待完善，造成治疗多发病与常见病相关的药物不能配送至基层医疗机构，致使患者下转时不能及时得到诊治所需药品而再次转至三级医院购药，这给双向转诊带来一定程度的阻碍。于诊断明确、病情稳定、需要长期服用治疗药品的慢性病患者而言，基层医疗机构的药品匮乏导致只能选择去大医院挂号就诊、开药，造成大医院的门诊压力无形加大，也使患者本人极为不便，费时费力，甚至耽误病情。

（2）建立医联体内统一药事管理模式。

A．建立医联体内药品供应保障统一管理模式。①成立医联体内药品集中采购管理组织。例如，成立山东省立第三医院医联体药品集中采购管理小组。该小组由药学、临床医疗专家、基层医疗专家及医务部、医保、财务、审计、监察等部门人员共同组成，主要负责医联体集中采购的药品目录制定、品种筛选，并对采购执行情况定期进行监督管理。②建立医联体内统一药品供应目录。药学部充分调研医联体内各级医疗卫生机构的药品使用情况，以临床需求为导向，根据疾病谱和重点疾病诊疗需求，选取采购金额大、用量多、重合度高的药品来编制"医联体内药品采购供应目录"。

B．建立医联体内药物诊疗方案一致性管理模式。①规范医联体内药事管理制度，保证药品质量及用药安全合理。根据有关政策持续改进，医联体不断更新药事管理与合理用药相关制度，统一规范医联体内各级医院的药事管理与合理用药制度体系；对药品质量进行检查，包括备用药物管理、药物不良事件监测、合理用药管理，统一标准细则及管理模式，保证药品安全有效、使用合理。充分利用三级医院在药事管理体系上的成熟完善模式，引导督促基层医院规范药品质量检查和临床用药管理。②以临床路径管理为主要抓手，统一规范医联体内常见病药物诊疗方案。由临床药师及临床专家对医联体内常用临床用药进行共同审核，以统一对常见病的用药治疗方案，规范临床路径执行过程中各治疗阶段所用药物的具体种类品种。③加强处方点评工作并进行合理用药培训，提高医联体内用药合理性。针对药物常见问题及存在薄弱环节，如抗生素、激素类药物的合理使用、用药安全等，由专人进行合理用药培训。

（3）开展医联体内慢性病患者用药延伸服务。

A．临床药师深入基层医院开展用药指导服务，实现医联体内人才共享、技术支持衔接。部分老年慢性病患者使用药物时存在依从性不强、服用方法不规范等现象，用药风险较大，对慢性病用药服务需求大。医联体内上级医院临床药师逐渐深入基层医院进行处方审核和用药指导服务，并协助基层医师对常见病、慢性病患者的长期用药进行药物整合，减少用药风险及不必要的用药支出，节约医疗成本。

B．实现医联体内诊疗信息互联互通。探索建立医联体慢性病用药信息化管理系统，共享区域内居民健康信息数据和用药信息，便捷开展预约诊疗、双向转诊、健康管理、远程医疗等服务；利用互联网平台为慢性病患者远程诊疗，减少患者不必要的反复就医；同时，筹备处方共享平台，从而推进"互联网＋医联体"模式，合理调配线上线下资源，切实方便慢性病患者诊疗及用药。基于"互联网＋医联体"一体化药学服务体系制定的慢性病患者药物治疗管理流程总体框架如图1-2所示。

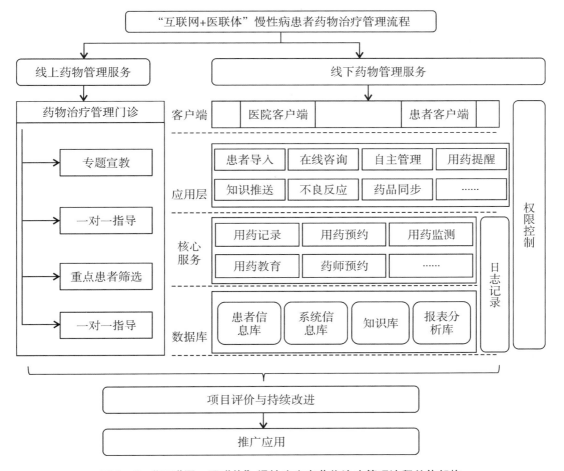

图1-2　"互联网+医联体"慢性病患者药物治疗管理流程总体架构

（4）基层医疗机构医联体药事管理建设策略。

A. 强化医联体内部同质化，保障药品供应同质化。以临床路径为抓手，促进医联体内常见病、多发病的同质化诊疗；以药品管理与合理用药指标为导向推进医联体内药学管理同质化；科学、统一制定医联体内的基本用药目录，统一药品招标采购，通过统一基本用药目录和药品招标采购，保证双向转诊患者用药的延续性，最大限度方便患者就医；成立医联体内药师联盟，加强药学人才培养，加强药师队伍人才建设，这是推进药学服务同质化为实现医联体内药学服务同质化的关键。

B. 加强人才队伍建设，促进药事资源共享。通过成立医联体内部药师联盟，搭建药师沟通交流平台，建立统一药学服务标准或规范，可实现医联体内药学服务的标准化，促进药事资源共享。具体措施如下：①牵头医院药学专家定期下基层医院开展合理用药培训，指导基层药师参与查房、会诊、病例讨论及开展用药咨询服务；②完善基层医疗机构处方点评规范，构建医联体同质化药事质量控制体系，促进建立合理用药监控实施方案；③搭建个体化用药平台，接受基层医院有关药物基因检测、血药浓度监测等并提供个体化用药建议，实现基层患者享受精准药学服务等。

C. 加快药学服务信息互联互通，实现远程药学服务及"智慧药房"发展。医疗联合体的服务对象是患者，在构建统一的诊治标准及药品目录后，应加快实现患者信息共享。具体建议如下：①加强医疗机构电子病历信息化建设，逐步实现医联体区域内处方、病例及检验结果的互认共享，从而促进药学服务信息互联互通；②牵头医院可充分运用人工智能和视频等方式面向基层提供远程药学服务，指导患者科学合理用药，解决患者药物咨询中遇到的问题；③基层医疗机构应利用信息化手段推进医院"智慧药房"发展，通过处方系统与药房配药提醒系统无缝对接，减少患者取药等候时间，提升群众就医获得感；④依托微信公众平台实现医联体内患者的紧密联系，患者通过微信公众平台不仅能够及时查询药物信息、用法用量和不良反应等，还可接受平台定期发布的合理用药知识及专业药师的指导和服务。

（三）人员建设机制

目前，我国各地医联体人员建设围绕人才培养、激励及管理等方面，对人员建设展开积极的探索。医疗系统发展的关键在于人才的培养，其重要举措是使人才资源双向流动，优化配置，发展更加全面的优质医疗资源。提高基层临床人才的整体医学水平，可促进分级诊疗模式的发展，有效促进人们的就医质量。

1. 人员建设的现状

在人才培养方面，数据显示，93.89%的医务人员认为培训是有必要的。但是从培训情况来看，从来没有在医联体内参加医疗机构培训或从未参加过培训的医务人员人数最多，而基层医疗卫生机构人员的稀缺会影响培训的次数与效果。目前，基层医疗机构医护人员的医学教育程度偏低，临床培训缺乏，由此基层医疗机构难以较好地承担医疗服务，长此以往在患者心中形成"不可靠"固化印象，严重影响基层医疗机构在人民群众心目中的信誉。在激励机制方面，各地采取多种激励措施鼓励人员流动，主要为经济激励措施，存在激励措施单一、执行力度不够、激励动态性不强等问题。但调查结果显示，30.22%的人认为医联体建设后收入待遇没有提高，甚至减少；对于核心医院下沉的专家，只有合作医院提供基本出诊费，科室及医院方面不给予激励。在人员管理方面，牵头医院医生下沉到医院没有很好的管理机制和轮岗机制，数据显示：医务人员对工作进行自我评价时，对工作总体满意度为"一般"的最多（322人，占57.91%）。调查结果显示，医联体实施对个人的不利影响中，工作量增加是主要构成部分（195人次，35.07%），并且28.78%的人认为自己的工作超负荷。而造成医务人员工作超负荷的原因之一是很多下沉到社区进行出诊的医生是继夜班之后连续出诊的。

2. 人员建设的发展策略

目前，我国的人员建设发展策略普遍为上级医院接收下级医院的进修及培训人员，采用示范教学、会诊等方式，提升基层已有医务人员的管理和临床能力，并下派人才以坐诊、出诊等方式补充基层医务人员，对工作内容进行创新。例如，选派专家担任社区首席健康顾问，负责社区的业务指导、质量监督和双向转诊工作；还通过"慢性病联合门诊"和下派护士长等方式帮助慢性病和康复期患者的诊疗护理和康复。

（1）加强人员培养。①建立人才培训的多方位长效机制。建立覆盖医联体组织的信息沟通平台，打破核心医院与成员单位间"信息孤岛"状态，为医生转诊、病房会诊、信息发布、网络培训、机构交流等提供支持保障。例如，筹划联合电信集团，运用互联网云服务模式，以区域数据中心为最核心组成部分，各级医疗机构提供相应数据，通过连接数据中心与医疗机构接口服务实现协同医疗活动和远程培训指导，利用远程教育系统，在集团内开展各个层次继续教育、专业学组教学及市级专科护士培训学习，并从教育层面设立基层卫生人才培养专门途径和方向。卫生行政部门要完善基层卫生人员规范化培训体系，增强基层卫生服务机构后劲建设，为基层医疗机构长远发展奠定基础。②建立全科性、实效性、能级性培训学习。综合考虑培训对象区域、类别、学历层次及职称等因素，针对性、动态性地进行临床培训。③建立双考核和双评价指标。地方政府及医联体成员单位应积极研究建立双考核和双评价工作指标，以保障医联体建设培训工作落地。例如，针对重点专科对口扶持、人员带教与培训和远程会诊等工作开展情况，制定考核和评价体系，并加快落实医联体建设过程中基层医疗机构薪酬、绩效、福利等相关机制，以保证医务人员创新工作积极性。

（2）完善激励措施。①可通过政府增加专项投入、医保调整其支付及运行方式、医联体内部整合资源等多方努力合作的方式，逐步腾出专门的激励性资源，用于有针对性、有层次、多维度的人力资源共享的激励。对于个人，主要体现在物质激励、职业发展、个人成就、精神激励等方面；对于机构和体系，则是医保投入、政府投入、行政资源（如基础用地、规模控制和社会责任）等方面，进行充分调研、整体设计，从需求层次出发，遵循激励理论的基本规律，完善共享激励的措施和体系。②许多激励措施在建设之初有一定的效果，但是随着时间的推移，其实施力度和重视程度就不了了之，直接影响共享的实施。可通过建立激励机制的动态调整循环，依据本文提出的激励机制动态运行路径，定期检测激励的效果并进行反馈，及时调整激励的内容、力度、形式和措施，确保激励的实施和有效。③激励动态性不强，激励措施一成不变，作用减弱。一方面，缺乏对全体的有针对性的激励；另一方面，激励一段时间之后，大部分的人员和机构已经满足了该层次的需求，使激励失效。应深入落实已经设计好的激励措施体系和动态调整体系，将承诺的共享激励一一兑现，不要许下空头支票，树立并保护良好的激励影响力。如果实施过程中经济激励无法到位，应重点考虑运用多维度的激励措施进行替代，发挥激励的实际作用。

（四）服务提供机制

医联体成立后，各医联体成员通过内部资源重组，各成员机构逐渐形成自身服务模式特色，主要是在慢性病和康复方面。为高效配置成员机构的资源，引导居民基层首诊和双向转诊，各地医联体均建立双向转诊通道，供预约转诊、检验/检查等，并设立专人负责和协调，及时上转急危重症患者，下转慢性病管理和康复期患者。

1. 服务连续性存在问题及现状

目前，双向转诊难，尤其是下转难。首先，双向转诊制度有待完善。对应下转患者的指征、重点病种和转诊规范不明确，且缺乏监督和追责措施。其次，社区药品种类缺乏是影响医院与社区卫生服务连续性的首要原因。基本药物制度实施以来，由于不同级别医疗机构间药品目录的差异，下转患者用药无法保持连续性。再次，社区床位少使一些仍需住院的患者不能在社区进行康复。最后，双向转诊政策宣传不到位也是居民不愿意去基层就诊的原因之一。

2. 服务连续性完善策略

根据目前服务提供存在的问题，需要构建可操作性的转诊程序，加强监督管理，落实追责措施，辅以医保杠杆调节，保障转诊患者用药的连续性，完善家庭医生签约制度等。

（1）完善家庭医生签约制度。医联体政策提出完善家庭医生签约工作，配合家庭医生签约制度，推行牵头医院全科医生团队到社区服务工作。以西电集团医联体为例，其采取"1+3"服务模式（"1"是指一个专家团队，"3"是指一名全科医师、一名公卫医师、一名全科护士），积极推进家庭医生签约服务和慢性病管理，成立52名责任医师团队。在每个责任医师团队编入1名牵头医院医师，其指导中心医师团队开展签约服务，协调患者转诊。应用电话服务指导常见问题；慢性病患者可准时预约专家门诊；特殊患者，由家庭医生预约相关专家下社区进行诊治；急诊患者由全科医生提供24 h保障服务，免费挂号。家庭医生是实现分级诊疗的重要手段，但家庭医生能够充当患者基层就诊的"守门人"角色的必要前提是提供有效优质的服务，与居民建立信任合作关系，为其提供连续性预防、治疗、康复全周期服务。

（2）双向转诊的建立与完善。根据医联体政策要求，在双向转诊机制方面，探索开展预约诊疗、检验检查结果互认等服务手段创新；完善双向转诊制度，建立绿色通道；对接医疗信息，实现医联体内各医院与基层医疗卫生机构的医疗服务信息互通。其建立与完善具体实施点：①制定科学、高效、规范、衔接的转诊规章制度，对各方权责关系进行明晰，确保转诊过程中涉及的各个环节高效衔接，为患者提供更为便利的转诊服务，是双向转诊实现的基础；②加强各级医疗机构信息共享，医疗服务质量标准统一，检查诊断结果互认；③强化患者对于双向转诊的知晓、态度和相关行为，进行多方宣传引导。

（五）组织及管理机制

1. 机构的功能定位

对医联体内各机构进行功能定位是组织管理机制设置的重要基础。以西安市为例，其政策要求提出医联体内牵头医院、成员单位及卫生管理部门进行功能定位和责任分工。牵头医院负责医联体日常事务和管理运行，承担基层业务管理指导、技术帮扶、质量控制、人员培训等任务；基层医疗机构负责常见病、多发病的医疗服务和慢性病管理，开展常规诊疗、康复和护理等服务；各级卫生管理部门负责提供各项政策支持。

2. 组建方式

我国各医联体成员既有各级公立医院，也有民营医院的参与。在组建方式上主要有3种：①以技术和管理为纽带的整合，如北京市、上海市和镇江市江滨医疗集团；②以资产为纽带的整合，如镇江市康复医疗集团；③"直管式"医联体，既有资产的整合，又以技术和管理协调运行，如武汉市五院的"直管式"医联体。各地医联体组建方式和管理体制不同，根据是否有资产整合和法人治理结构，其对内部成员机构管理力度不同。涉及资产整合的医联体管理力度更大，其中，"直管式"医联体内社区医疗卫生机构的人、财、物管理权已上移，通过定期会议制度协调开展，其协调范围最广，管理力度最大，以资产为纽带整合的医联体协调范围和管理力度次之。在仅以技术和管理为纽带整合的医联体中，采取理事会形式的医联体，其成员机构的负责人均为理事会成员，理事会拥有统一决策管理权，负责医联体的总体发展规划、资源统筹调配、人事任免和医保额度分配等重大事项的决策，有利于内部统一管理以及措施的落实，其协调范围和管理力度强于既无资产整合又无理事会的医联体。以西电集团医院互联网医联体理事会为例，其理事会下设医疗联合体办公室和综合管理办公室，负责医联体日常管理；同时，根据工作要求，医联体内成立了管理组、医疗组、后勤保障组等 11 个工作组，由牵头医院负责，以例会、考评、半年医疗质量安全督导检查和年终述职等形式对社区卫生服务中心进行全面管理。医院设立驻派主任负责管理监督基层医疗机构的日常工作，参与重大事项决策，如人才引进、设备购买、新技术和新业务开展等，医联体专门对驻派主任设置岗位任务及考核机制。驻派主任的设立保证了医联体运行的日常决策与监督工作的顺利进行，密切牵头医院与基层医疗机构的沟通联系，促进医联体政策在各级机构间的落实。西电集团医院互联网医联体理事会管理机制拥有两大优势：一是明确规定基层卫生管理部门职责，并将其纳入理事会组织，提高了医联体内各机构间沟通协调效率，有利于均衡各方利益，对各医疗机构行为有一定约束性；二是由牵头医院设置驻派主任负责基层医疗机构管理决策和监督考核，有利于医联体政策的上通下达与具体落实，从而解决各级医疗机构统筹协调和分工合作，为医联体运行提供了组织保障。

二、医联体的资源整合

医联体的资源整合是在现代医学模式条件下采取行政调控手段（如合并、调配等），对人才（群体）、技术和设备实施优化重组，充分提高现有资源的使用效率，以达到发展专科技术优势、满足医疗需求的目的，其核心是资源的优化重组。也有学者认为，卫生服务整合是指以人群健康需要为依据，以改变卫生资源的不公平、不均衡分布及利用效率不高为出发点，对医疗卫生资源和服务的提供进行整合，提供持续性的医疗、预防、保健、康复服务和健康促进一体化的医疗卫生服务，以改进医疗卫生服务的结果和卫生系统绩效。而区域医联体与医疗资源整合、卫生服务整合的关系是内容和形式的关系，通过政府主导，以区域内较高级别（一般是三级医院）的医疗机构作为核心单位，联合区域内一定数量的其他医疗机构为合作单位，以区域内居民为服务对象，以提高区域内居民的健康水平为产出，以利益共享作为运行基础，达到整合区域内的医疗卫生资源的目的。

（一）医疗资源整合的动因

1. 资源结构性矛盾及政府的政策推动

我国医疗机构间整合的一个重要原因就是优化资源配置，改善医疗资源配置中出现的结构性矛盾。长期以来，我国卫生行政部门条块分割、医疗机构重复建设、资源配置结构不合理且使用效率低下、基层医疗机构薄弱等问题是困扰我国医疗卫生服务系统发展的障碍。由政府部门主导、基于区域卫生规划的需要、开展自上而下的卫生资源结构性调整是很多医疗机构间整合的重要推动力。

2. 市场经济的发展与竞争压力的加剧

市场经济的发展、外国医院集团的进入等因素加剧了我国医疗市场的竞争。在竞争中，优势医院受规模经济的影响，扩张受到限制，而劣势医院资源闲置，经济效益低下。为了提高市场竞争力，优势医院与弱势医院通过联合，实现物质、技术、人才等资源的交流共享。实现共赢表现为区域内多家医院通过集团化联合成一个整体，发挥规模经济的效益，减少医疗成本，降低患者医疗费用，提高市场吸引力，增加竞争实力。

3. 不同医疗机构优势互补

不同层级的医疗机构存在各自的问题。大型医院设备、技术、人力等资源丰富，但承担着大量常见病的诊疗工作，不仅床位紧张，工作压力大，也影响对疑难病症的研究，希望通过与基层医院合作分流患者。基层医疗机构空闲床位多，但是软件、硬件缺乏，患者稀少，生存困难，希望得到大医院技术、人才等支持，提高自身竞争力。通过医疗机构集团化整合，可加强内部成员之间的人力、设备等资源流动，提高医疗技术水平，促进人力资源下沉等。从成本与效率的角度来看，每家医疗机构都有自身的一套管理部门，机构冗杂、管理成本高、效率低促使医疗机构间通过合作建立一体化管理，以降低成本、提高效率。

（二）医疗资源整合的类型

不同学者从不同的角度对医疗资源整合进行分类。从整合的方向来看，分为水平整合（horizontal integration）和垂直整合（vertical integration）。水平整合主要强调同类型医疗机构之间的整合，通过合作或者协议等方式实现规模经济。垂直整合主要是指不同类型和功能的医疗机构之间的整合，它强调各种功能之间的协调与相互配合、补充，为患者提供连续性的卫生服务。国外学者 Federico 把整合分为 P（product）型和 G（geography）型。P 型是指以医疗服务产品为核心的整合，如围绕特定疾病或特殊人群等，整合不同的医疗卫生机构。G 型则是指以地理区域为核心的整合，即整合一定区域内的医疗卫生机构。

（三）医疗资源整合的基本要素

1. 整合纽带

整合纽带是连接医疗集团内各成员机构的基础。整合纽带分为资产和非资产两种。受我国条块分割的卫生管理体制的影响，不同隶属关系的医疗机构进行资产整合较为困难，因此，目前仅有少数成员隶属关系相同的医院集团（医疗联合体）或通过"管办分开""去行政化"等一系列改革使不同隶属关系的成员单位脱离原隶属关系的医院集团，实现以资产为纽带的整合。其他医院集团（医疗联合体）分别以技术、品牌、管理、契约等非资产要素为纽带，在保持原隶属关系、法人地位等不变的情况下，组成多个法人的聚合体。但不涉及资产的整合使各成员单位之间的联系相对松散，随着利益分歧，各自为政等问题成为深入合作的障碍，一些以非资产要素为纽带的医院集团呈现出向紧密型集团（联合体）迈进的趋势，并在探索中形成资产与非资产纽带并存的形式，以兼顾一体化程度与各成员情况的差异。此外，随着成员范围的扩大，很多医疗集团存在两种整合纽带并存的现象。

2. 合作内容

无论是否涉及资产整合，医院集团（医疗联合体）成立后都采取一系列资源整合及共享的措施。实体整合的医院集团（医疗联合体）通常对集团内人事、财务、检验、采购、信息等要素进行一体化建设，成立相应的管理中心，在集团内实行人力资源统一调配、财务统一管理、检验结果互认、药品集中采购配送、信息平台建设等措施，提高资源管理和使用效率，降低成本。非实体整合的医院集团（医疗联合体）多通过核心医院对成员医院进行品牌、技术输出，上下级医院建立双向转诊关系，集团内人才联合培养等措施，进行资源共享。

（三）医联体资源整合利用的策略

1. 社会公平优先，兼顾社会效率

医疗资源的利用的公平性及效率性问题一直都是备受争议的难题。在学者争论是效率第一，还是优先公平的同时，似乎大家都在寻找第三种观点。关于医疗资源整合利用的制度要体现其社会公平性，而不是基于某种原因而受到歧视，其次在公平性的基础上兼顾社会效率，提高社会医疗方面的效率，尤其是医疗资源配置的效率。

2. 资源的适度均衡

（1）医疗器械资源均衡配置。现在，中国的医疗卫生领域的发展可谓"飞速"，一个主要体现就是医疗器械资源的飞速更新换代，医疗器械的种类越来越多。可是，随着医疗器械的不断更新换代，我们只能在大医院见到这些器械，而社区卫生服务中心可能连心电图都没办法检查。这里所谓的"均衡"并不是要求将大医院具备的器械设备全部按同样标准配备给社区卫生医院，而是将一些简单易操作的基本器械资源配备给社区卫生医院，再通过医疗信息共享，将结果上传，方便患者的后续检查和治疗。这样不但减少患者集聚大医院的数量，也减轻大医院的工作任务量，从而使医疗就诊的效率得到提高。

（2）医疗药品资源合理分配。从改革开放至今，无论是哪一类市场，都形成一定的开放性竞争体制的市场，药品市场同样如此。一些慢性病患者需要长时间使用的药品需要定时地到三级医院才可以购买得到。如果能够建立慢性病患者信息档案，患者只需要登记自己的信息，医联体结构中的社区医疗卫生医院负责将患者的信息整理后定期获取相应的药品，患者就可以在社区里领取自己的药物。

（3）医疗人力资源优化。医疗机构的核心在于优秀的医生和护士，他们是医疗体系的核心资源，可是基层医院的这些核心力量得不到好的培训与发展。如果可以对医联体中三级的牵头医院的医护人员实行轮岗交换制，三级医院的医生们下到基层社区医院坐诊，而基层社区医院的医护人员进到三级医院进修学习，就可加强三级医院与基层社区医院在专业上的交流，增强两者的配合效果。

（4）医疗保险体制的普遍覆盖。我国的医疗保险制度从 20 世纪末就已经逐渐形成规模，到 21 世纪初也相继出现城镇职工医疗保险、城镇居民医疗保险及现在的新型农村合作保险制度，这彰显我国医疗卫生事业沿着全民化覆盖的趋势发展。而对医疗卫生体制的改革则需要更全面性的一体化。在医疗资源上充分体现医联体的优越性及其显著特点，根据医联体结构的带动性，将医疗资源进行合理的转移和分配，使其不再只是拘泥于某一个层面上，而是下分到每一个层级，为更多普通居民提供更加公平方便的医疗卫生保障。

三、医联体的制度保障

医联体的可持续发展需要完善的制度保障，但我国尚未从法律法规和规章制度层面对医联体运行进行规范化管理，长效、稳定、一体化的医联体保障制度尚未完善。在推动医联体建设的内部一体化协作运营管理的过程中，需要将其视作一项系统性工程，具体包含区域内的政治力量、经济基础和文化惯性，这些力量在持续动态博弈和适配过程中逐渐达到一种均衡的状态。医联体建设的可持续性及深入演化受政策制度间的耦合程度的影响，尤其受到家庭医生签约制度、双向转诊制度及远程医疗制度等各项子政策的嵌入紧密度和制度间的衔接性影响。因此，医联体制度仍需要通过构建长效治理机制对其进行重构。在医联体的建设过程中，学界对市场、政府及第三方组织所发挥的具体角色作用研讨有待进一步深入。例如，市场在筹资、竞争、激励等方面的作用，政府有医联体共享平台的搭建、制度创业的支持与引导、医保制度的补充与完善、公共服务的买单、医疗质量的综合监管等职能，第三方组织在政府与医联体、各级医疗机构间、医联体与公众媒介间的润滑作用。这不仅需要在理论制度上进行创新，还需要探讨如何鼓励多方主体在相互信任、认可、依赖中积极融入医联体整合运营的精细化发展。在医联体发展的主导力量中，必然需要依靠行政力量的介入，但这又可能会转变为过度行政化。应发挥政治的催化剂效应，不能行政包办一切。对此，医联体的发展需要因地制宜、因需而变，在政府引导的基础上激发市场的潜力和活力。政府应该创设良好的制度环境，激励各个医联体单位间的竞争和制度创新，赋能医联体管理自主权，让各个医联体单位负责具体的运行管理。

（一）家庭医生签约制度

推进家庭医生签约服务是建立分级诊疗制度的关键环节，也是医联体可持续发展的制度保障。医改以来，基层发展得到关注。但医疗资源配置不平衡，导致优质资源聚集到三级医院，基层仍然存在医疗卫生人才、药品和设备短缺等严峻问题，基层全科医生人才短缺问题尤为严重。与此同时，基层的家庭医生签约配套政策、薪酬激励政策不够完善，缺乏有效的激励机制，家庭医生收入与劳动量不匹配，影响家庭医生的积极性，导致医疗水平滞后，服务无创新。加之家庭医生签约服务宣传不理想，群众知晓率低，部分群众对家庭医生签约服务理解存在偏差，患者就医体验差，在一定程度上影响患者的服务获得感，最终形成"拒签"的恶性循环。据此，因地制宜地进行合理的制度设计，着力推进医联体建设显得尤为重要。

（1）建立政府主导、社会参与的可持续投入保障机制。开展基层医疗卫生机构健康管理设施设备配置、基层医师人员培训等，加强全科医生人才队伍建设，提升家庭医生的医疗服务能力，与各级医疗机构签订合作协作，建立医联体服务模式，在医联体内部初步形成较为科学的分工协作机制和较为顺畅的转诊机制。

（2）通过对口支援、专家定期或不定期到基层医疗机构坐诊、查房等帮扶形式，提升基层医务人员对重大疾病的认识，增强对患者的紧急处理能力，提高基层医疗机构的技术水平和服务能力。

（3）加大对现有人才的培养力度，完善全科医生人才队伍的培训制度。针对特定情况开展人才定向培养，吸纳优秀人才，建立激励机制，拓展基层人员职业发展空间，提高收入待遇，稳定和优化全科医生队伍，使人才能够"引得进、留得住"，从根本上解决医疗卫生机构全科医生缺乏的问题。

（4）突出家庭医生的主体作用。建立由卫生计生、医保、财政、商业保险等多方联合的考核主体，以全科医生队伍为服务主体，以国家财政专项投入和绩效奖励为激励，从医保控费、居民健康改善、签约服务质量等多角度严格考核。

（5）家庭医生依托专业信息化平台，协助医保机构负责预审转诊患者每日及出院时的全部医保花费，并结合诊疗过程监督提供医保付费建议，做到事前审核、事中参与、事后监督。强化签约居民配合家庭医生引导和服务前提下的激励，做实做细家庭医生签约服务。

（6）加快建设应用家庭医生签约服务平台，通过信息化手段丰富家庭医生上转患者渠道，提供优质诊疗服务，推进网上便捷有效签约服务，形成长期稳定的契约服务关系，使家庭医生真正成为居民健康"守门人"。

（二）双向转诊制度

医联体政策要求，在双向转诊制度方面，探索开展预约诊疗、检验结果互认等服务手段创新；完善双向转诊制度，建立绿色通道；对接医疗信息，实现医联体内各医院与基层医疗卫生机构的医疗服务信息互通。目前，我国卫生服务体系存在协同不足的问题，还没有建立起相互协调的以基层卫生服务为基础的医疗服务体系。双向转诊和社区首诊制是近几年的医改重点，落实社区卫生双向转诊制度对深化医疗卫生体制改革，缓解群众看病难、看病贵等问题具有重要意义，同时，建立合理、高效、优质的患者就诊流程。便捷有效的双向转诊机制是医疗联合体目标之一，双向转诊机制建立在社区首诊基础之上，其目标是建立"小病在社区、大病进医院、康复回社区"的新格局。社区卫生双向转诊能够促进二级、三级医院与城市社区卫生服务机构之间形成业务联动、优势互补及疾病诊治连续化的管理机制，实现区域医疗资源高效利用。在区域医疗联合体建设的大背景下，推进社区卫生双向转诊制度是深化医改的重要步骤和制度创新，按病情变化情况进行及时便捷的双向转诊，利用三级医院优质资源集中的优势，推进区域医疗资源共享，发挥科技引领与支撑作用。通过上级医院的技术帮扶、人才培养等手段，利用信息化手段推进区域医疗协同服务，促进医疗卫生工作重心下移和资源下沉，提升基层服务能力。

落实双向转诊制度，加强分级诊疗体系建设需要进一步完善基本医疗保障政策措施，支持全科医生制度建立，促进基层首诊、分级诊疗，引导患者合理就医。常见原因及其策略如下：

（1）医患双方对双向转诊制度认知较低，须加强宣传力度。医患双方的双向转诊认知和态度对转诊制度的推进落实具有重要意义。2020 年，国家卫生健康委员会和中医药局联合发布的《医疗联合体管理办法（试行）》（国卫医发〔2020〕13 号，2020 年 7 月 9 日发布）强调，医联体牵头医院应将常见病、多发病及高血压、糖尿病等慢性病作为突破口，探索建立分工协作、上下联动的分级诊疗模式。建议以上述重点人群为主要目标，采取个性化宣传方式，针对年长者可举办定期社区知识讲座，医生随访指导，媒体宣传以电视、宣传栏等传统媒体为主；针对中青年可充分利用新媒体，如微信、微博、短视频等方式。因此，相关行政部门须与医疗机构共同合作，依托于医联体规范的管理平台和高效的管理流程，共同促进分级诊疗、双向转诊的宣传，并将宣传作为考核内容之一，这将更有利于医务人员和居民充分认识到实施分级诊疗、双向转诊是深化医改的重要举措，从而积极支持并主动参与到工作中来。

（2）居民对基层信任度不足，须重视提升基层医疗机构服务能力。《中华人民共和国基本医疗卫生与健康促进法》（2019 年 12 月 18 日第十三届全国人民代表大会常务委员会第十五次会议通过，2020 年 6 月 1 日起施行）要求积极推进基本医疗服务，实行分级诊疗制度，引导非急诊患者社区首诊，基层医疗机构接收医院下转患者，但基层医疗机构能否"接得住"是主要问题。国家卫生健康委员会发布的《关于全面推进社区医院建设工作的通知》（国卫基层发〔2020〕12 号，2020 年 7 月 8 日发布）要求对基层医疗机构医疗服务能力及基础设施建设和设备进行提档升级，并提高医护薪酬、补助待遇等，避免人才流失，提升基层医疗机构的服务水平。建议加强医生继续教育与培训，加强社区医疗服务体系建设，扩大社区全科医师队伍，完善社区医疗机构设备；强化信息技术在社区的应用，完善医联体信息平台建设，实现信息共享；改革薪酬管理，提升基层待遇。

（3）双向转诊的导向不清，须制定统一转诊指南，探索转诊机制。不同医生对当前转诊标准把握不同，导致部分医疗资源浪费、不必要的转诊及患者负担增加。由于没有明确的转诊规则，医生无法把握到底哪些疾病、病情处于什么情况才可以转诊。转诊指南与机制是实施双向转诊的重要导向，需尽快完善。建议政府与医疗机构合作，完善转诊指南，持续推进"互联网＋医疗"，完善信息平台；以单病种为重点，多部门联合研究建立不同病种的转诊临床路径，详细规定转诊疾病种类、时间、科室等，建立系统化、标准化的转诊机制，并就转诊指南对医生进行培训。总之，各级医疗机构需要根据实际情况建立相应的项目管理工作小组，加强双向转诊管理，需要由相应的主管领导负责、分管双向转诊的具体落实，由医务科具体负责双向转诊工作的组织实施、管理与协调，明确并严格把握上转诊指征和下转指征，按照患者自愿、分级合理、技术共享、连续服务等四个原则，为患者提供高质量的医疗服务。

（三）远程医疗制度

20世纪50年代初，美国医疗界开始提出医疗服务个性化、人性化和家庭病床化的理念。为满足这些需求，诞生了医疗远程会诊服务，这也是远程医疗的概念第一次出现在世人面前。我国则是在20世纪90年代引入远程医疗的概念，经过近30年的发展，远程医疗已经成为我国公立和社会办医疗机构中不可或缺的一种新型医疗服务模式。根据国家卫健委发布的《2018年我国卫生健康事业发展统计公报》中的数据，截至2018年底，二级及以上医疗机构共计11 565个，其中，52.9%的公立医院均开展远程医疗服务，三级公立医院远程医疗服务比例更是达到90%以上。社会办医院具有社会资本的属性，并同公立三甲医院和境外知名医院开展多种服务模式的合作，故二级及以上的社会办医疗机构开展远程医疗服务的比例更高。根据国内某远程医疗服务平台的数据，2018年全年提供远程医疗服务25万人次以上。

远程医疗又被称为远程医疗服务，是指运用计算机、通信、医疗技术与设备，通过对数据、语音、图像和视频等资料进行综合传输，向医生与患者、医务人员提供"面对面"沟通的一种新型医疗服务模式。其主要包括远程会诊、远程护理、远程教育、远程诊断、远程手术及提供远程医学信息服务等。随着我国医疗改革的不断推进和深入，为解决患者"看病难，看病贵"的难题，国家通过各种形式大力推行医疗联合体，以达到"资源共享，优势互补，互利共赢"的愿景，实现"基层首诊，双向转诊，急慢分治，上下联动"的新就医模式转变。远程医疗作为医疗联合体中一种重要的形式，以一个重要载体和工具的身份在医疗改革中起到举足轻重的作用，受到社会大众的广泛关注。

第三节　医联体发展中存在的问题及对策

一、医联体发展中存在的问题

医联体建设作为解决"看病难，看病贵"的重要举措，是我国深化医药卫生体制改革中推进医疗资源的调整、流动和实施分级诊疗、双向转诊的一项改革。目前，我国大部分地区都不同程度地开展了医联体的探索和建设工作。医联体试图实现区域范围内的医疗资源共享、医疗服务同质、医疗信息互联，以达到"大河有水，小河满"的效果。但囿于分级诊疗上下联动机制不够完善、配套政策还不到位等，在实践发展中还存在一些需要解决的问题。

（一）相关制度

医联体中大部分成员单位的合作模式以松散型为主，往往只是简单地签署医疗合作协议，因此，在制度规范的约束和利益分配机制的建立等方面均略显不足。另外，医联体成员单位由于隶属关系、发展规模和管理模式的不同，在医疗资源、诊疗服务、运营管理等方面也缺乏统一的规划和部署。若再分配不合理，则更容易导致医疗资源分布不合理。

（1）部分医疗机构和组织的积极性、主动性不足。部分医联体停留在松散的技术指导层面，还未形成独立的市场主体和法人实体。三级医院对基层医院的帮扶力度不足，有时下级医院对上级医院的决策感到困惑。

（2）医生多点执业配套政策还有提升的空间。医生多点执业，能有效地分流病源，促进人才交流，增加医疗人员收入和提高地区整体的医疗水平，对推动"社区首诊，分级诊疗"具有重要意义。2009年，医师多点执业在我国开始试点；2015年，全面实施。但从试点和逐步推广的过程来看，改革效果还有提升的空间。首先，现行的医疗体制和人事管理制度下的公立医院医生仍然是"单位人"，医生难以分散时间和精力到外面的医疗机构"多点执业"。其次，相关政策并未对医生自由执业做出明确规定，医生水平参差不齐，无法保证分级诊疗服务质量。

（3）医联体成员分工还不明晰，上下联动政策有待完善。医联体在组建之初就对其功能定位做了详细界定，即三级医院承担危重疾病和一般疑难疾病的诊疗，二级医院承担一般疑难疾病和常见多发病的诊疗，基层医疗机构承担多发疾病诊疗和慢性病的护理，同时上级医院承担对下级医院的业务指导。但是在实践过程中，各医联体的分工协作还有待商酌。这主要表现在各医疗机构对危重疾病、一般疑难杂症和一般常见病、多发病的界定标准不明确，分级诊疗的约束力不强。这使各医疗机构仍然延续医联体之前的诊疗模式，医疗行为差异化不明显。同时，有的医联体内"双向转诊"的协作过于片段化，双向转诊标准不够细化，容易出现上转受到上级医院床位限制，下转对下级医疗机构信息了解不足的局面。

（4）医联体尚处于以"以已病"为主的服务方式。我国深化医药卫生体制改革的原则是坚持以人民健康为中心，把人民健康放在优先发展的战略地位，以公平可及、群众受益为目标，促进人人享有基本医疗卫生服务目标的实现，使全体人民在共建共享中有更多获得感。医联体作为深化医改的重要举措，目前尚处于"治已病"的以治疗为主要的服务方式，未能很好地进行预防、保健、康复、健康促进等服务的整合；也未能很好地将基层医疗机构提供的基本医疗卫生服务和初级卫生保健作为核心，以发挥基层医疗卫生机构的居民健康"守门人"的作用。

医联体作为深化医改的重要步骤和制度创新，通过调整优化医疗资源结构布局，以资源合理配置为导向，可提升基层医疗卫生服务能力，进而更好地实现满足群众健康需求的改革初衷。然而在一些地区构建和实施过程中，部分地区的医联体组合未能很好地从区域人群健康需要的角度，从医疗卫生资源优化配置合理布局及提升基层医疗卫生服务能力的目的出发，而多从高层级医疗机构自身发展需求的角度选择加入的机构来推进。

国务院办公厅出台的《国务院办公厅关于推进医疗联合体建设和发展的指导意见》（国办发〔2017〕32号，2017年4月26日发布）提出，到2020年，要形成较为完善的医联体政策体系。该指导意见提出要使医联体成为服务、责任、利益、管理共同体，要推动医联体建设，与医保、远程医疗等相结合，实现医疗资源有机结合、上下贯通。每项医疗改革的成功实现都必须以完善的制度体系为基础，制度体系不仅包括顶层层面的制度设计，还包括必要的配套措施和运行机制，这是我们还需进一步完善的方面。

（二）经济因素

各级医院的运营管理均需要依靠收治和诊疗患者实现经济效益。在部分医联体运行的过程中，一方面，核心医院希望通过提高社区医院上转的疑难重症患者收治量来增加医疗收入；另一方面，基层医疗卫生机构又希望通过邀请三甲医院的临床专家下基层坐诊和手术，以提升自身知名度、增加患者量。这必然会导致医联体成员单位合作关系的稳定性不足，存在诸多现实问题，如医保支付模式不协同。有的松散型医联体实行总额预付的医保支付方式，一旦医保报销的额度用完，超支部分就由医院支付。这就容易造成医联体成员之间互相推诿患者的现象，出现患者"能上不能下"的尴尬局面。同时，在分级诊疗政策的落实过程中，医保支付模式和分级支付政策变革并未同步推动，医联体内各级医疗机构医疗费用报销比例差距不明显，大医院患者过于集中的现象并未得到更好的缓解。影响医联体可持续发展的根本在于医联体之间责任和利益的平衡。不同医疗机构的隶属关系、财政来源和行政区划比较复杂，使医联体成员之间在利益诉求、资源整合等方面存在一定的冲突。当前我国公立医院建设发展经费大部分由医院自己筹集和解决，医院在发展中也要考虑到医院的品牌效应，这对提高医院的经济效益至关重要。研究者基于Stackelberg博弈模型对医疗机构内医疗资源共享行为进行研究，发现期望收益是决定医联体模式下医疗机构进行资源共享的重要前提，大于零则倾向于合作，小于零则倾向于不合作。对于医疗机构而言，参与医联体建设，就是要看到一定收益，而自身又能够实实在在地得到发展。

（三）社会因素

医联体在运行过程中，各成员单位的医疗主体责任、业务收入分配、双向转诊流程等方面都有着具体规定，以确保核心医院与基层医疗卫生机构做到目标明确、权责清晰、公平有效。目前，医联体建设中采取的帮扶模式主要以技术帮扶为主，在学科建设、医院文化、管理理念等方面的帮扶力度仍有待提升。例如，高层级医疗机构（主要是三级公立医院）占有最优势的资源，在医联体中处于主导地位，应对医疗资源上下贯通、资源共享和人才下沉发挥引领作用。此外，医联体成员单位的绩效考核亟待落实，社区医师提升能力和增加收治的积极性也有待进一步增强。我国医联体建设工作还处于探索阶段，于广大患者和医疗卫生工作者而言仍然比较陌生，医患双方对医联体的认知不足成为阻碍医联体实施的一个重要因素。虽然医联体的建设促进基层单位服务能力的提高，但目前基层医疗机构设备落后、医疗水平不高的形象还有待改善，患者对基层医疗机构的看法没有发生大的变化，因此，患者对基层医疗机构的信任度偏低，导致患者首选的就医对象还是医疗水平高的大医院，分级诊疗效果不明显。

（四）技术因素

基层医疗机构人才配备、技术设备不足，是制约医联体发展的主要因素。医联体内核心医院的临床专家在疾病诊治上具有很强的专业性，其主要擅长特定专科领域疑难杂症的救治。而基层医疗卫生机构则主要承担常见病、多发病和慢性病的诊疗，因此，其对全科医生的需求度也显得更为突出和重要，需要多选派经验丰富的全科医生下沉基层、技术帮扶。目前就医联体而言，基层医疗机构建设管理的归属权在基层政府，"大医院"则归属上级政府主管部门，两者行政条块的不一致，医联体框架下的上下级机构合作难以从行政上加以约束，也难以从源头上推进医联体在人力、财力、物力上的统一。此外，基于医联体的一体化信息服务技术体系欠缺。目前，信息化已融入生活的方方面面。信息化可即时对医疗服务行为进行测量，对服务效果、物资使用等进行实时评价和反馈。医联体的良好运行依赖于医联体内部信息化的共建共享和互联互通，加强医联体的信息化建设，有利于内部管理的精细化和相互合作的规范化、科学化。但是各医疗机构之间的信息系统大多各成体系、互不兼容，无法实现各级医疗机构诊疗信息、检验资料等卫生信息的互联互通，形成"信息孤岛"。患者在转诊过程中容易出现信息空档，降低服务效率。此外，医疗信息平台的监管也是个重要的问题，若医疗信息监管不到位，就容易出现患者信息泄露、信息系统崩溃等问题，给患者和医疗机构造成不必要的损失。医联体成员之间的技术互通、病源转诊、经验互鉴等还存在一定的障碍，这也是我们需要着力解决的问题。

二、医联体发展的对策

医联体的目的是调整优化医疗资源配置，促进医疗卫生工作重心下移，加强基层医疗机构医疗资源配置，提升基层服务能力，促进医疗资源上下贯通，实施分级诊疗，提升医疗卫生服务体系整体效能，更好地满足民众的健康需求。目前，全国60%以上的地级以上城市开展医疗联合体相关工作。我国计划2020年全面推进医联体建设，而要想推动医联体建设顺利发展，必须发挥优势，克服劣势，抓住机遇，规避威胁。

SWOT分析法是一种由美国Weihric于20世纪80年代最先提出的现代管理中制定战略计划的经典分析方法。该方法将与研究对象密切相关的优势（strengt，S）、劣势（weakness，W）、机遇（opportunity，O）和威胁（threat，T）分析罗列出来，并按照矩阵排列，运用系统分析思维把各种因素相互匹配加以策略分析，从而得出相应对策。其中，S和W主要用来分析内部因素，O和T主要用来分析外部因素。SWOT分析要求准确识别优势、劣势、机会与威胁因素，发挥优势，抓住机会，明确发展方向，并找出自身存在的差距和不足，针对外部挑战，采取相应措施，最终实现目标。各研究者利用SWOT战略分析工具，对我国医联体建设现况进行系统分析，为推进医联体建设发展提供有价值的决策依据与对策。

（一）外部机遇与自身优势策略

1. 我国医联体发展的外部机遇

我国政策利于医疗联合体发展。作为分级诊疗的重要载体，医联体建设一直是国家重点关注和大力推进的医改项目。《国家卫生计生委关于开展医疗联合体建设试点工作的指导意见》（国卫医发〔2016〕75 号，2017 年 1 月 23 日发布）明确提出，开展医联体建设，是整合医疗资源、促进优质医疗资源下沉、提升基层医疗机构服务能力、完善医疗卫生服务体系的重要举措。分级诊疗制度是五项基本医疗卫生制度之首，而医联体的建设是推动形成合理有序的分级诊疗模式的重要内容，也是新医改的重中之重。而信息技术的应用促进资源共享，医联体的各项业务离不开信息化的支撑，新一代信息技术集约化发展催生互联网时代医学基础设施与应用服务模式的新形态，如网络医院平台、云影像技术等。利用信息技术，做好规划设计和接口衔接，打破信息孤岛，完善信息共享，更好地发挥医疗联合体功能，充分利用远程医疗、远程教学、远程培训等手段，延伸上级医疗机构的医疗技术和服务能力的服务半径，促进优质医疗资源下沉，提升基层医疗机构服务能力。此外，医联体作为新医改探索的新型医疗模式，为了避免医联体内各自以自身的利益为重，也是为了加强医联体模式的稳定性，各地纷纷安排专人专岗开展医联体工作。毫无疑问，政策的支持和引导必将会给医联体的进一步发展提供有力的外部环境。

2. 我国医联体发展的自身优势

通过构建医联体，充分实现上下级医疗机构之间的资源集成共享，以共建互赢的形式降低经营成本，有效提高医疗卫生资源的利用效率和服务效率，实现优质、高效、低耗三者的统一。《关于推进医疗联合体建设和发展的指导意见》（国发办〔2017〕32 号，2017 年 4 月 26 日发布）指出，医联体内部要建立起责任共担和利益分配机制，统筹人员调配、薪酬分配，充分实现资源共享，发挥现有资源的最大使用效率，通过多种策略保障医联体的运营机制，也更好地满足服务对象的健康需求。目前，我国存在多种不同模式的医联体，其整合纽带、治理结构、成员构成等各有差异，但其合作内容基本都涉及技术、管理、人才培养、品牌输出等几大内容。加入医联体后，成员机构的技术水平、管理能力得到提升，业务量及收入得到提高等是多数医联体最显著且最具有共性的成效。这充分说明了医联体在促进优势资源下沉中的独特优势。

3. SO 策略：抓住外部机遇，发展自身优势

根据多位研究者对医联体发展现状的 SWOT 分析可以看出，机遇（opportunity）+优势（strength）=杠杆效应，即将自身优势与外部机遇相结合，产生"1+1>2"的效应。医联体是政府深化医药卫生体制改革的重要举措，是推进医疗卫生资源重心下沉的有效方式。医联体的建设要结合自身实际，结合医联体成员的发展特点和目标定位，逐步实施差异化和个性化的医联体建设战略，进一步增强医联体品牌的核心竞争力和综合发展力。例如，针对慢性病患者较多的基层医疗机构，要重点探索和打造慢性病管理体系的建设，通过与基层医院的家庭医生共同成立家庭医生联盟，组建高血压、糖尿病等专科团队，以逐步实现慢性病治疗和管理社区化。而不同层级医疗机构的合理定位和平衡发展是建设医联体的核心。在组建医联体时，应改变各机构间相互割裂的局面，建立合理的责任分担和利益共享机制，充分落实各自功能定位，调动医联体内各成员单位的积极性。三级医院主要承担疑难杂症、重大疾病、复杂病症的诊疗服务。基层医疗卫生机构和康复医院、护理院等主要为常见病患者、多发病患者、慢性病患者、康复期患者、老年病患者、晚期肿瘤患者等提供治疗、康复、护理等服务。除此之外，还应建立一体化系统，促使医联体内医疗机构在人事、财政、医保统筹方面科学有序连接，提高资源利用效率，真正实现医联体内医疗机构优势互补和共同发展。

（二）自身优势与外部压力策略

1. 我国医联体发展的外部压力

目前的医保政策与医联体的发展并不完全配套。医保支付方式和比例是调节医疗服务行为、引导患者就诊流向、调整医疗资源配置的重要经济杠杆。医联体内部各医疗机构相对独立，因医疗机构级别和性质的差异，医保政策不尽相同，报销比例各异，患者在医联体内转诊后面临医保定点报销难的问题。虽然我国医联体已经经过较长时间的发展，且已经形成公认的比较有效的组织模式，但是与医联体发展相配套的医保政策尚未出台，目前按项目付费的医保支付方式仍占主导地位，导致患者和提供的服务越多，医疗机构的收入就越高，不利于发挥医疗机构双向转诊的积极性。另外，转诊标准不明确、责任承担机制不完善等导致法律风险增大，缺乏有效的转诊标准来规范医联体内患者的双向转诊，现有的标准可操作性不强，而且部分患者出于对基层医院的不信任等原因，在病情控制之后不愿意转诊回社区接受治疗。调查结果显示，医联体内的医务工作者对医联体运作模式的认识程度不高，对可能出现的纠纷处理方式缺乏了解。同时，患者对医联体也缺乏了解，对于在医联体内就医后发生医疗纠纷的正确处理方式也认识不足，由于患者认为规模更大的医院抗风险能力较强，一旦在转诊过程中出现医疗纠纷，患者及家属倾向于选择上级医院来承担赔偿或补偿责任。

2. ST策略：发挥自身优势，减轻外部压力

研究者根据SWOT模型，将定性分析与定量分析相结合，可以看出优势（strength）+威胁（threat）=脆弱性，即尽可能地利用自身的优势，减少外部环境带来的危害。强基层是推行医联体建设、实现分级诊疗的关键路径。调查结果显示，医联体内双向转诊机制之所以运行不畅，主要是因为部分患者不信任基层医疗机构服务能力，进而不愿意在基层医疗机构就诊或者病情稳定后不愿转诊到基层医疗机构。提升基层医疗服务能力，首先要明确基层医疗机构的定位。基层医疗机构不需要科室齐全、检查治疗全能、疑难杂症全会，基层医务人员最重要的作用是对居民进行健康管理、健康干预，并及时识别疾病状态，判断病情，适时转诊。通过组建医联体，充分发挥牵头单位的技术辐射作用。通过临床带教、业务指导、教学查房等多种方式，针对区域内多发病、常见病、重点病的诊疗需求，不断提升基层医疗机构服务能力。

（三）外部机遇与自身劣势策略

1. 我国医联体发展的自身劣势

目前，不同层级的医疗机构往往隶属不同的部门，导致医院集团内成员行政隶属关系不同。在这种情况下，进行不涉及产权的整合较为容易。但由于各成员单位联系不够紧密，利益存在分歧，容易产生各自为政的现象，统一管理难度大，转诊效果不理想。治理结构与管理机制不健全，对于未实现资产整合的医联体，在产权障碍的影响下，较难建立起真正意义上的治理结构和完善的管理机制，成员之间多以协议、契约等约束彼此之间的权利与义务。医联体建设的两个重要目的分别是"强基层"和重构就诊秩序，基层医疗机构应当成为医联体中重要的组成部分。但目前多数医联体对于基层医疗机构绩效的考核以与医院相同的收入、业务量等为指标，对基层医疗机构在医联体中取得的成效也多以诊疗技术的提高、业务量攀升、收入提高来描述，而忽略基层医疗机构的预防、保健、康复等功能的实现。同时，信息共享平台建设不完善，影响资源共享。在信息化技术逐步发展的形势下，医疗机构工作人员对信息系统的依赖程度越来越高。只有搭建功能完善的信息共享平台，实现充分的信息互通，才能实现医联体内的双向转诊。此外，利益分配机制不明确，缺乏激励机制，导致内生发展动力不足，积极性、自主性和创造力下降，改革积极性不高，医联体建设发展缓慢。

2. WO策略：利用外部机遇，克服自身劣势

根据SWOT模型分析，机遇（opportunity）+劣势（weakness）=抑制性，即尽可能地利用外部机遇，减少自身劣势带来的损害。通过医联体成员单位间的信息互通，实现优质医疗资源共享，不断提升医联体的效率和水平；依托国家和政府的配套支持，加快建立医联体集团的信息沟通平台，逐步实现医疗信息的互联互动，如实现远程影像诊断、远程心电诊断、远程会诊与基层医疗机构的无缝对接。此外，持续加强对医联体运行效果的定期考核与评估，以推行临床路径、病案质控检查为抓手，综合运用PDCA循环法处理医联体运行中存在的问题，逐步实现医联体成员单位间医疗质量的同质化管理。

（四）外部威胁与自身劣势策略

1. 我国医联体发展的外部威胁

目前，在我国法律法规及政策文件中，对医联体的运行模式、所有权归属、绩效分配等方面尚未有明确规定。医联体核心医院和成员单位间，常常会基于自身的利益需求进行博弈。另外，核心医院与成员单位的利益追逐点往往不同，从而限制医联体集约优势的发挥，很不利于医联体建设的可持续发展。而各医联体单位在技术能力、人才结构等软件资源和财政资源、患者资源等硬件资源的提供能力上有一定的差异，尤其是在双向转诊过程中存在一定的利益分配不均的现象。就现阶段情况来看，部分医联体模式已经突破行政区域的限制，但同样也会因为行政区域和隶属关系的不同，医疗机构间的业务帮扶、分工协作和资源共享等方面很难实现真正的融合。新形势下，医联体集团医疗和管理同质化的实现，需要信息化服务提供强有力的技术保障。但医联体成员单位间的信息化水平发展不统一，同时又缺乏信息化平台的顶层设计，很大程度上制约了双向转诊、预约诊疗、远程会诊等信息化诊疗的长远发展，也会影响医联体内部的资源共享、信息流通，大幅降低医联体集团的整体运行效果。

2．WT 策略：解决自身劣势，回避外部威胁

SWOT 分析模型分析结果显示，劣势（weakness）＋威胁（threat）＝问题性，即尽可能规避风险，降低自身劣势带来的损害。探索建立医联体现代法人治理结构，逐步实现医联体单位人力、财力、物力的统一管理，有效解决医联体模式下医疗、医药、医保"三医联动"的瓶颈问题，以不断理顺产权关系、强化产权联结，确保发展方向逐渐向紧密型医联体模式倾斜。医联体的资产纽带、整合方式、成员构成、治理结构、管理机制等都仅是医联体的表现形式，医联体的真正内涵在于实现优质资源下沉。因此，只要从实现优质资源下沉这个目的出发进行的医疗资源整合，都可以成为医联体。医联体的整合，未必是医疗机构之间的联合，也可以是专项技术的联合，只要实现技术的下沉，就达到医联体的目的。而政府作为医联体的举办主体和监管者，应落实政府办医责任，切实维护和保障医联体的顺利发展。

第二章　医联体在慢性病中的应用

第一节　概述

一、慢性病的概念

（一）背景

伴随着现代工业的快速发展，城镇化的推进，人口老龄化进程的加快及生活方式的快速转变，心脑血管疾病、癌症、糖尿病和慢性呼吸道疾病等的患者数在全球范围内快速上升。这些疾病造成脑、心、肺等重要人体器官的严重损害，影响患者的日常生活活动及生活质量，且容易导致患者发生伤残。此外，慢性病无疑使患者在日常生活的经济支出中多出一项医疗费用方面的支出，不仅给患者及其家庭带来严重的经济负担，同时带来精神负担，对社会发展的方方面面都带来深远的影响，成为当前学术界讨论研究的热点问题之一。

慢性病的研究和发展从单病种的防治开始。我国慢性病防控工作最早可追溯至20世纪50年代末，当时高血压和糖尿病的患病率处于较低水平，防治高发区肿瘤成为当时的首要任务。随着心脑血管疾病患病率的上升，20世纪60年代，我国学者开展多项心脑血管疾病流行病学调查和病因学研究。20世纪70年代，陆续成立一批心脑血管病和肿瘤防治基地。1984年，明确防控重点并开展"四病"防治，分别是高血压、卒中、冠心病、恶性肿瘤。1997年，在北京等17个地区建立社区慢性病综合防治示范点。1999年始，经过前期的不断摸索，我国防治慢性病在防治指南、规范等方面形成相对统一的规范和要求。慢性病危险因素不断复杂化、多样化，流行情况愈发严重，我国慢性病经历着防控重点从关注疾病到关注危险因素的这一转变。慢性病防治的"十个转移"由我国卫生部于2001年提出。但疾病的危险因素及疾病流行状况也在发生着变化，我国在之后的十几年不断探索、实践和总结后，慢性病防治"3·3·3"的策略被归纳出，将"3·3·3"策略作为核心，又总结提出"1·2·3"和"4·4·4"的慢性病防治目标和重点。2005年，我国启动由中央补助地方公共卫生专项资金的癌症早诊早治项目。我国政府为深入落实对慢性病的防治策略，于2007年在北京启动"全民健康生活方式行动"，包括行动的主题、行动口号、倡导方式、实施方法、健康生活方式的核心及具体内容组成。这一行动为科学、有效地对慢性病的病因进行干预提供理念和技术支撑。随后，"健康中国2020"战略被提出，全国各地根据这一战略陆续开始创建"健康城市"，如湖北省印发的《"健康湖北"全民行动计划（2011—2015 年)》。各地积极的推进使这一战略得到实施实践。2009 年，我国全面实施基本公共卫生服务项目，出台相关规范。这一举措为慢性病防治工作健康有序地朝前发展提供了保障。我国在 2011 年创建国家和省级慢性病综合防控示范区后，授予 18 个省（自治区、直辖市）的 39 个县（市、区）国家级慢性病综合防控示范区称号。2012 年，《中国慢性病防治工作规划（2012—2015 年)》由卫生部等 15 个部委联合印发，慢性病防治"十二五"规划为全国慢性病防治工作的发展在政策上又提供一道强有力的保障，为慢性病防治明确工作方向。

此外，慢性病防治不应仅靠国家政府层面，还需要慢性病患者自身的积极预防，故须积极遵循四级预防策略。①零级预防，从源头上防治或减少致病因子的发生，将预防工作的关口前移，也称为病源预防。②一级预防，针对健康人群，在疾病易感期通过提出的综合性预防措施对其进行理念指导，病因预防、消除危险因素，从而促进健康，也称为病因预防。③二级预防，在临床前期进行预防，早期发现，早期对慢性病做出诊断，也称为症候前期。④三级预防，在临床期通过对患者进行有效、及时的治疗，延缓疾病发展，预防因慢性病造成的并发症和后遗症，也称为临床预防。

由此可见，我国不同阶段慢性病防治工作的内容及重点，体现防治策略的转变。具体体现在 5 个阶段：①初创阶段（1949—1979 年）。中华人民共和国成立至 1965 年，该时期多针对传染病开展防疫工作，如鼠疫、霍乱等。1966—1976 年，疾病预防工作的进行受到阻碍。②起步阶段（1980—1995 年）。1980 年后，我国进一步拓展公共卫生的概念，把从前只是单纯应对传染性疾病扩展到慢性非传染性疾病领域，并把传统的"卫生防疫"以"疾病预防控制"概念替代，将慢性病防治纳入公共卫生服务范畴。③探索阶段（1996—2001 年）。自 1996 年，社区的慢性防治、示范点建设逐步开展。④体系完善阶段（2002—2009 年）。该期间加强了农村慢性病防控及老年保健，开展以高血压、糖尿病为代表的慢性病社区防治，提出普及健康宣教，倡导健康生活方式的防治策略，以及开展慢性病危险因素监测、高危人群筛查和干预。⑤规范化阶段（2010 年至今）。慢性病综合防控示范区得以创建，此阶段的工作重点是全人群与高危人群结合的病因预防。

综上所述，在对这些单病种疾病的防治过程中，人们逐渐发现这类疾病有相似的流行病学特点和危险因素。虽然这类疾病往往起病隐匿、病因复杂、与传染性因素无关，而与生物、心理、社会环境因素和个人的长期生活方式有密切联系，病程长且往往伴随终身，但可以通过改善不良的生活方式，创造良好的生活和工作环境，早期发现高危人群和疾病等来预防和控制。学者们把具有这些特点的疾病整合归纳起来，一般统称为慢性非传染性疾病（包括高血压、心脏病、糖尿病、恶性肿瘤、慢性阻塞性肺疾病、慢性胃肠炎、慢性肾炎等）。

自 2006 年，世界卫生组织（World Health Organization，WHO）等将癌症重新定义为可以通过医疗手段进行治疗和控制，甚至可以治愈的慢性病。此外，癌症的发生与发展是一个渐进的、长期的过程，要经过多个病理阶段：正常细胞→轻度不典型增生（分化障碍）→中度不典型增生→重度不典型增生（原位癌）→早期癌（黏膜内癌）

→浸润癌→转移癌，这一事实已被现代研究清晰地揭示。从正常细胞到发展成癌细胞，再到形成癌症，通常需要 10 ~ 20 年，甚至更长。在治疗上，癌症不能在短期内治愈，需要长期多学科综合治疗。孙燕院士明确指出，通过加强预防，早发现，早诊断，早治疗，以及研发更具有针对性的新药，癌症可以得到一定程度的控制，也可延缓病程的发生发展。癌症被重新定义为慢性病，实际上包含两个概念。①癌症的发病是一个漫长的阶段。癌症发生可分为 3 个主要阶段，即启动、促进（隐匿期）和演进（临床期）。研究结果表明，常见癌症（如大肠癌、宫颈癌、乳腺癌等）有较长时间病理学改变过程。②医生通过运用一系列医疗手段让癌症的进展变得缓慢，使癌症像目前的糖尿病、高血压这一类的慢性病一样，在一定程度上得到抑制，从而延长患者的生命期限，同时使患者的生活质量得到一定程度的保障。例如，对于慢性粒细胞白血病患者，通过医学手段的治疗可以使其继续生存约 20 年。

此外，我国疾病谱已从急性传染性疾病向慢性非传染性疾病的流行模式转变，后者成为影响我国居民健康的主要问题。根据疾病发病的缓急程度和是否具有传染性可以将疾病分为 4 种：①急性传染性疾病，如伤寒、霍乱、痢疾等。急性传染性疾病发病急剧，具有传染性，易传染和流行。②急性非传染性疾病，如阑尾炎、胃穿孔等。急性非传染性疾病急性发病，但不具有传染性。③慢性传染性疾病，如性病、艾滋病等，具有传染性，在特定人群中造成传染，但病程缓慢。④慢性非传染性疾病，如癌症、心脑血管疾病、糖尿病等，不具有传染性，且病因不明，病程长，不易治愈。

（二）概念

WHO 对慢性病的定义为从发现之日起算超过 3 个月的非传染性疾病，这类疾病主要由职业和环境因素、生活与行为方式等暴露史引起，如心脑血管疾病、肿瘤、慢性阻塞性肺疾病、糖尿病、精神疾病等，一般无传染性。慢性病具有病程长和无传染性的特点。

在我国，2002 年发布的《慢性非传染性疾病预防医学诊疗规范（试行）》对慢性非传染性疾病的定义为：长期的、不能自愈的、也几乎不能被治愈的疾病。卫生部办公厅 2011 年发布的《全国慢性病预防控制工作规范（试行）》指出，慢性病是对一类起病隐匿、病程长且病情迁延不愈、缺乏明确的传染性生物病因证据，病因复杂或病因尚未完全确认的疾病的概括性总称。

美国疾病预防控制中心（Centers for Disease Control and Prevention，CDC）对慢性病的定义是：慢性病及慢性状况包括心脏病、2 型糖尿病、癌症、卒中、肥胖，以及关节炎等最常见的、昂贵的、可预防的健康问题，是长期的、不能自愈的且几乎不能被治愈的疾病。这类疾病的病程较长，并且在通常情况下病程发展缓慢。

二、慢性病的分类及特点

（一）慢性病的分类

按照不同的诊断和分类标准，如依据其发病急缓、病程的分期及疾病对患者的影响和造成的损伤等不同，慢性病的分成的类型也不尽相同。

1. 按疾病国际分类第十版分类标准

WHO 制定的《疾病和有关问题的国际统计分类第十次修订本》（International classification of Diseases，ICD-10）分类标准主要依据疾病的 4 个主要特征，分别是病因、部位、病理和临床表现（包括症状、体征、分期、分型、年龄、急慢性、性别和发病时间）。

（1）循环系统慢性病。循环系统是分布于全身各部的连续封闭管道系统，由心脏、血管和调节血液循环的神经体液组成。其主要功能是为全身各器官组织运输血液，通过血液将氧、营养物质等供给组织，维持人体正常生命活动，并把组织产生的代谢废物运走，以确保人体新陈代谢的正常运行。另外，循环系统还具有内分泌功能。

常见的循环系统慢性病包括高血压疾病（如原发性高血压、高血压性心脏病、继发性高血压等）、缺血性心脏病（如心绞痛和心肌梗死等）、脑血管病（如脑梗死、蛛网膜下腔出血、脑内出血等及其后遗症）、风湿性心脏病、心衰、肺源性心脏病、先天性心脏病、心肌病、心脏瓣膜病、慢性感染性心内膜炎、慢性心包炎、动脉和毛细血管病（如动脉粥样硬化、主动脉瘤等）、静脉疾病（如静脉炎、下肢静脉曲张、痔等）、淋巴管和淋巴结疾病及低血压等。

（2）消化系统慢性病。消化系统的组成包括消化道、消化腺及腹膜、肠系膜、网膜等脏器。消化道由空腔、咽、食管、胃、大肠和小肠等部分组成，消化腺由唾液腺、胃腺、肠腺、胰、肝等组成。摄取和消化食物、吸收营养和排泄废物是消化系统的主要生理功能。此外，消化系统还具有免疫功能。肝脏是体内物质代谢最重要的器官。胃肠道的运动、分泌功能受神经内分泌调节。

常见的慢性病包括脂肪肝、慢性胰腺炎、慢性胃肠炎、慢性胆囊炎、消化性溃疡（包括胃溃疡、十二指肠溃疡）、肝硬化、胆结石等。

（3）内分泌系统、营养和代谢疾病。内分泌系统是由内分泌腺和分布于人体各组织的激素分泌细胞（或细胞团）及其分泌的激素组成。外界环境不断改变，人体为适应这种改变并且保持机体内环境的相对稳定，必须依赖神经、内分泌和免疫系统的相互配合和调节，共同完成机体的生长、发育、新陈代谢、衰老和生殖等生命活动。

常见的慢性病包括慢性甲状腺炎、甲状腺功能亢进症、甲状腺功能减退症、糖尿病、肥胖、脂蛋白代谢异常、营养缺乏症等。

（4）骨骼、肌肉系统和结缔组织疾病。骨骼系统由身体的各种骨骼、韧带与关节组成。骨骼系统按照所在部位不同分为中轴骨骼和附肢骨骼，其作用是支撑躯体、保护体内重要器官、供肌肉附着、作为运动杠杆等，部分骨骼还有造血、维持矿物质平衡的功能。按照肌肉组织的形态和分布地方，肌肉系统可分为3种：平滑肌组织、横纹肌组织和心肌组织。结缔组织由细胞和大量细胞间质构成。

常见的慢性病包括各种慢性关节炎（包括类风湿性关节炎、骨性关节炎等）、脊椎病、痛风、椎间盘疾病、系统性红斑狼疮、骨质疏松等。

（5）呼吸系统疾病。人体与外界环境间进行气体交换的器官系统是呼吸系统，包括气体的通道（鼻、咽喉、气管、支气管），以及进行气体交换的肺（呼吸系统通过肺通气和肺换气完成整个呼吸过程，最关键的是外呼吸这一步，即肺呼吸，因此，一般将外呼吸简称为呼吸）。

常见的慢性病包括慢性鼻炎、哮喘、慢性咽炎、慢性阻塞性肺疾病（chronic obstructive pulmonary disease，COPD，包括慢性支气管炎和肺气肿）、硅肺等。

（6）血液系统及免疫相关的慢性病。血液系统包括血液和造血器官及组织。血液包括血液中的细胞成分和血浆。造血器官和组织包括肝、脾、骨髓、淋巴结及分布在全身各处的淋巴组织和单核－吞噬细胞系统。

常见的慢性病包括各种原因造成的慢性贫血、凝血缺陷、免疫缺陷等。此外，血液病的种类较多，其共同点多表现为外周血中的有形成分（如红细胞、白细胞及血小板）和血浆成分的病理性改变、机体免疫器官的结构及功能异常。

（7）神经系统慢性病。神经系统主要由神经组织组成，是对机体内生理功能活动的调节起主导作用的系统，也是人体最精细、结构和功能最复杂的系统。根据解剖结构，神经系统分为中枢神经系统（包括脑、脊髓）和周围神经系统（包括脑神经、脊神经）根据其功能神经系统又划分为躯体神经系统和自主神经系统。

该系统慢性病如常见的神经退行性疾病，包括多发性硬化症、帕金森病、阿尔兹海默病、小脑萎缩症等。此外，该系统常见的慢性病还包括癫痫、偏头痛、认知障碍等。

（8）泌尿生殖系统慢性病。泌尿系统包括肾脏、输尿管、膀胱和尿道等。其中，肾脏是人体重要的生命器官，其主要功能是生成尿液，调节水、电解质和酸碱代谢的平衡及排泄代谢产物，维持机体内环境的稳定。生殖系统是生物体内的和生殖密切相关的器官成分的总称，女性生殖系统由内生殖器（包括阴道、子宫、输卵管及卵巢，后两者被称为子宫附件）和外生殖器（包括阴阜、阴蒂、大阴唇、小阴唇和阴道前庭）构成。生殖系统的主要功能是产生生殖细胞，繁殖个体，分泌性激素和维持副性征。

常见的泌尿系统慢性病包括慢性肾炎、尿石病、膀胱炎等。男性生殖系统常见的慢性病包括前列腺增生、前列腺炎性疾病等；女性生殖系统常见的慢性病包括输卵管、卵巢、子宫宫颈等器官的慢性炎症，宫颈糜烂，月经过少或过多，等等。此外，ICD-10将女性的乳房疾病也纳入该类别，如乳腺炎和乳房未特指的肿块等。

（9）精神障碍。精神障碍又被称为精神疾病，是在各种因素的作用下（包括各种生物学因素、社会因素等）造成大脑功能失调，而出现感知、行为、思维、情感、意志及智力等精神运动方面的异常，需要用医学方法进行治疗的一类疾病。

常见的精神障碍包括抑郁症、精神分裂症、强迫症、广泛性焦虑、特殊恐怖症、孤独症、非器质性睡眠障碍、非依赖性物质滥用等。

（10）癌症。男性常见的癌症包括肺癌、结直肠癌、肝癌、胃癌、前列腺癌、食道癌、白血病等，女性常见的癌症包括乳腺癌、子宫颈癌、肝癌、胃癌、甲状腺癌等。在中国，肝癌、胃癌和肺癌的新增病例和死亡人数均居世界首位。

（11）其他慢性病。除上述慢性病外，常见的慢性病还包括眼及其附属的慢性病（如白内障、青光眼和其他慢性视力障碍等）、耳慢性病（如慢性中耳炎和其他慢性听力障碍等）、皮肤及皮下组织慢性病（如牛皮癣）。

2．按疾病严重程度分类

根据慢性病对患者生命所造成的严重程度不同，可将慢性病分为以下3种：

（1）致命性慢性病，主要包括：①急发性致命性慢性病，包括急性血癌、肺癌、恶性黑色素瘤、胰腺癌、乳腺癌转移、肝癌等；②渐发性致命性慢性病，包括肺癌转移中枢神经系统、骨髓衰竭、后天免疫不全综合征、肌萎缩侧索硬化等。

（2）可能威胁生命的慢性病，主要包括：①急性发作可能威胁生命的慢性病，包括血友病、镰状细胞贫血、卒中、心肌梗死等。②渐发性可能威胁生命的慢性病，包括肺气肿、慢性乙醇中毒、老年性痴呆、胰岛素依赖型成人糖尿病、硬皮病等。

（3）非致命性慢性病，主要包括：①急发性非致命性慢性病，包括支气管哮喘、胆结石、痛风、偏头痛、季节性过敏等。②渐发性非致命性慢性病，包括高血压、帕金森病、胃溃疡、慢性支气管炎、风湿性关节炎、骨关节炎、青光眼等。

3．按疾病造成的损伤分类

（1）认知障碍型慢性病，指慢性病造成记忆、判断、语言等能力的障碍，如老年性痴呆、卒中等。

（2）感觉障碍型慢性病，指慢性病造成失明、耳聋等感觉障碍，如糖尿病引起的视网膜病变等。这些病症都会导致视力慢慢下降，甚至完全失明。高血压与动脉硬化是当今最常见的致聋性疾病。

（3）运动障碍型慢性病，指慢性病造成运动功能障碍，如卒中导致的瘫痪，帕金森病导致的静止性震颤、运动障碍，等等。

（二）慢性病的特点

1．全面性与系统性

慢性病并不是指某一个特定的疾病，而是多种疾病的统称。这些疾病具有共同的特征，可以按照同一系统进行划分，如胃癌、直肠癌等恶性肿瘤类疾病，抑郁症、精神分裂症、焦虑症等慢性精神类疾病，高血压等心脑血管疾病。慢性病的含义涵盖全面，疾病具有系统性。

2．复杂性

（1）病因的复杂性。慢性病病因具有复杂性的特点，有时某种疾病没有具体的感染源和病因，这可能会与患者的生存环境、饮食习惯、家族史有联系。

（2）疾病及治疗方法的复杂性。慢性病中，每个病种的特性不同，治疗方法也不尽相同。而且患者本身有时会患有多种慢性病。这种慢性病的共患病情况普遍存在，导致慢性病的治疗方法也变得尤为复杂。

3．发病隐匿，潜伏期长

慢性病发病时不易发现，在初期没有明显的疾病症状，经过长时间的病程发展蔓延，症状日益严重。

4．疾病周期长，引发并发症

慢性病是一种的病程进展缓慢的疾病。慢性病的患病周期长，若对疾病的治疗及控制不及时、不到位，就极其容易诱发慢性病的一系列并发症，如糖尿病足，糖尿病引起的视网膜病变，高血压引发的卒中、猝死，等等，对患者的生活质量无疑是雪上加霜。

5．疾病病理改变不可逆，不易治愈，可预防

由于慢性病具有潜伏期长、复杂的病因网络系统等特点，错过最佳的治疗时机，后期慢性病的治疗只能做到缓解症状，导致大多数疾病难以痊愈。同时，这也是导致慢性病难以控制的因素之一。但是，可通过自我管理、可改变因素（如环境等）的干预来预防或减缓慢性病的发病。

6．一因多果、一果多因的疾病特点

一因多果是指一种病因或危险因素是多种慢性病的影响因素。例如，吸烟、不健康饮食和缺少体育活动是当前心血管病、肿瘤、慢性阻塞性肺部疾患和糖尿病这4种最为突出的慢性病的共同危险因素。一果多因，顾名思义，即一种结果对应多种原因。一般而言，一种慢性病往往由多种因素共同作用引发，而并非单一因素所致。这种特点使疾病的控制策略也发生转变——由单纯的单因素控制向综合因素控制转变。

7．疾病负担重的问题凸显

近年来，患者的疾病负担凸显，主要体现在：①疾病负担。近几十年慢性病导致的死亡比例大幅上升，其造成的疾病负担已远远超过传染性疾病。②患者本身负担。慢性病患者不但需要从心理上接受现实，还要坚持不间断的治疗工作；疾病迁延时间较长，会造成功能性损害，致残和致死率高。③经济负担。慢性病一方面使患者多了一项支出，另一方面也促使国家在慢性病的医保方面加大资金的投入，影响社会经济的发展，带来沉重的经济负担，已成为当前的一个重要公共卫生问题。

8．需要长期的治疗和照护

慢性病使患者需要长时间用药和康复治疗，在日常生活中需要严格进行自我管理。一些患者由于疾病严重发展而需要长期卧床或出现身体残疾，进而日常生活能力降低，甚至终身需要他人的照护，这给患者个人、家庭及社会造成长期沉重的压力与负担。

三、慢性病的流行病学特点

（一）近年来我国部分慢性病行为危险因素流行水平呈现下降趋势

慢性病危险因素高发是慢性病高发的主要原因，其中，吸烟、过量饮酒、身体活动不足等一系列个体行为是慢性病的主要危险因素。但值得关注的是，《中国居民营养与慢性病状况报告（2020）》指出，我国部分慢性病行为危险因素流行水平呈现下降趋势。

1. 吸烟率下降

1996—2010 年，中国 15～69 岁居民标化现在吸烟率由 35.3% 下降至 28.7%。绝对人口的增加和未见明显下降的现在吸烟率造成全国吸烟居民规模继续呈持续扩大的态势。2013 年，我国成年男性现在吸烟率报告显示已高达 51.8%。而 2015 年全球成人烟草调查报告结果显示，中国 15 岁及以上居民现在吸烟率为 27.7%。其中，女性现在吸烟率则基本稳定于 2%～3% 的较低水平，但男性现在吸烟率高达 52.1%。另外，二手烟对非吸烟者的影响显著。2010 年，非吸烟者二手烟暴露为 72.4%。但近年来，居民吸烟率略有下降，非吸烟者的二手烟暴露率由 72.4% 下降到 68.1%，其中，几乎每天都暴露于二手烟的比例为 35.5%。

2. 经常饮酒率下降

2012 年我国成人人均酒精摄入量为 3 L，饮酒者中有害饮酒率为 9.3%。但在 2016 年，全球男性饮酒率为 39%，平均每天饮酒量为 17 g；女性饮酒率为 25%，每天饮酒量为 7.4 g。近年来，我国饮酒者中几乎每天饮酒的比例由 25.5% 下降到 19.9%。

3. 家庭人均每天烹调用盐下降

虽然居民烹调用盐摄入量由 2002 年的 12 g 下降至 2012 年的 10.5 g，但是鉴于 2012 年居民在外就餐比例较 2002 年的有大幅上升的情况，而烹调用盐调查中未纳入在外就餐摄入的盐量，因此，居民实际盐摄入可能未有下降。家庭人均食盐摄入量超过 6 g 的比例为 66.4%，农村的为 71.3%（明显高于城市的 60.5%）。但相关研究结果显示，2020 年家庭人均每天烹调用盐 9.3 g，与 2015 年发布的结果相比下降了 1.2 g。

（二）重大慢性病过早死亡率逐年下降

《"健康中国 2030"规划纲要》中的一项重要指标是重大慢性病过早死亡率。《"健康中国 2030"规划纲要》提出，到 2020 年、2025 年和 2030 年，力争 30～70 岁人群由心脑血管疾病、癌症、慢性呼吸系统疾病和糖尿病导致的过早死亡率分别较 2015 年的降低 10%、20% 和 30%。近年来，我国重大慢性病过早死亡率逐年下降，慢性病导致的劳动力损失明显减少。2019 年，我国居民由心脑血管疾病、癌症、慢性呼吸系统疾病和糖尿病等四类重大慢性病导致的过早死亡率为 16.5%，与 2015 年的 18.5% 相比下降了 2%，降幅达 10.8%。

（三）居民心理行为问题和精神障碍的人数逐渐增加

精神疾病、心理卫生健康问题是当前慢性病防治过程中一个很重要的问题，WHO 已经将精神疾病纳入五类重大慢性非传染性疾病中。我国政府对此同样高度重视，在中国共产党第十九届中央委员会第五次全体会议通过的建议中明确提出要重视精神卫生和心理健康。近年来，随着我们国家经济和社会的快速发展，人们的生活节奏、工作压力都在明显加大，民众心理健康问题日益凸显。

1. 抑郁症

WHO 指出，21 世纪人类面对的最大疾患是精神疾病，而抑郁症是其中的重点，并认为抑郁症大规模暴发的危险率为 15%～20%。2005 年，亚洲精神疾病高峰论坛报告显示，中国的抑郁症患者人数已达到 2 600 万人。2017 年，中国抑郁症患病率、发病率和伤残损失寿命年率中，女性的均高于男性的，约为男性的 2 倍。男性、女性患病率分别为 2 984.87/10 万、5 039.61/10 万，男性、女性发病率分别为 2 459.07/10 万、4 113.04/10 万，男性、女性伤残损失寿命年率分别为 455.86/10 万、765.39/10 万。总体而言，中国抑郁症高年龄段的患病率、发病率、伤残损失寿命年率基本上高于低年龄段的。患病率的增长变化速度最快，其次为发病率、伤残损失寿命年率。随着年龄段的增长，中国抑郁症患病率、发病率、伤残损失寿命年率总体呈现上升趋势。2009—2019 年，我国大学生抑郁症的患病率为 31.38%，存在着升高的趋势，我国大学生抑郁症的发生情况为男生患病率（33.27%）高于女生的（32.94%），北方地区高校抑郁症患病率（32.35%）高于南方地区高校的（29.38%），农村地区的大学生抑郁症患病率（35.87%）高于城市地区的（32.85%）。2010—2019 年，中国老年人抑郁症患病率为 25.55%，女性患病率（26.40%）高于男性的（20.47%），北方患病率（27.39%）高于南方的（19.70%），农村患病率（31.02%）高于城市的（22.34%）。

2. 焦虑症

全球疾病负担（Global Burden of Disease，GBD）研究机构的数据显示，2017 年全球焦虑症的患病率为 3 721.764/10 万，在精神障碍类问题中，其患病率居于首位。2017 年，我国焦虑症的流行率为 3 167.89/10 万。虽然我国焦虑症的流行率低于发达国家的，但我国人口基数大，是世界上焦虑症患者人数最多的国家之一。2019 年数据显示，我国抑郁症的患病率达到 2.1%，焦虑障碍的患病率为 4.98%，抑郁症和焦虑症的患病率接近 7%，我国居民心理行为问题和精神障碍的人数逐渐增加。研究结果显示，2010—2019 年中国孕妇焦虑症有 84 786 例，总检出率为 16%；南方地区孕妇的孕期焦虑率（15.3%）低于北方地区的（21.3%）；各孕期焦虑症检出率也有差异，晚期的最高（18.2%），早期的其次（17.4%），中期的最低（14.6%）。

（四）重点慢性病的流行现状

《2011 年世界经济风险报告》再次提出警示：心血管系统疾病、肿瘤、糖尿病、呼吸系统疾病及精神类疾病等五大类慢性病在未来 20 年对国家的医疗体系和经济体系有着深远的影响。2012 年全球总死亡人数为 5 600 万人，其中，3 800 万人死于慢性病，占总死亡人数的 68%，而 2008 年这一比例为 63%。在我国，全国居民慢性病死亡率为 533/10 万，占总死亡人数的 86.6%。心脑血管病、癌症和慢性呼吸系统疾病为主要死因，占总死亡的 79.4%。WHO 预测慢性病的总死亡人数将会在 2030 年激增到 5 200 万人。慢性病的流行，已经替代传染性疾病，成为威胁人类身心健康的一大杀手。2015 年，中国居民慢性病死亡率为 594.3/10 万，死亡数占全部死亡的 87.2%，其中，心脑血管疾病、糖尿病、慢性呼吸系统疾病和恶性肿瘤这 4 类主要慢性病导致的死亡占慢性病的总死亡的 88.5%，占全部死亡的 77.1%。随着我国经济社会发展和卫生健康服务水平的不断提高，居民人均预期寿命不断增长，慢性病患者生存期的不断延长，加之人口老龄化、城镇化、工业化进程加快和行为危险因素流行对慢性病发病的影响，我国慢性病患者基数仍将不断扩大。同时，因慢性病死亡的比例也会持续增加，2019 年，我国慢性病导致的死亡占总死亡的88.5%，其中，心脑血管病、癌症、慢性呼吸系统疾病死亡比例为80.7%。

1. 心脑血管疾病

中国心血管疾病患病率处于持续上升阶段。据推算，心血管疾病现患人数为3.3亿人，其中，卒中患者1 300万人，冠心病患者1 139万人，肺源性心脏病患者500万人，心力衰竭患者890万人，心房颤动患者487万人，风湿性心脏病患者250万人，先天性心脏病患者200万人，下肢动脉疾病患者4 530万人，高血压患者2.45亿人。

2018年，心血管疾病死亡率仍居首位，高于肿瘤及其他疾病。农村心血管疾病死亡率从2009年起超过并持续高于城市水平。近年来，我国心血管疾病发展迅速，患病率及致残率高，医疗费用快速增长，成为家庭及社会的巨大经济负担。2018年，中国居民心血管病死亡率为149.49/10万，占总死亡人数的22.33%。在所有死亡原因中，脑血管病位列恶性肿瘤（160.17/10万人）和心脏病（156.73/10万人）后，为死因顺位的第3位。2003—2018年，农村居民心血管病各年度的死亡率均高于城市居民的。

（1）冠心病。2015年，中国城市居民冠心病死亡率为110.67/10万人，农村居民冠心病死亡率为110.91/10万人，与2014年的（110.50/10万人、105.37/10万人）相比略上升。根据《中国卫生健康统计年鉴2019》，2018年，中国城市居民冠心病死亡率为120.18/10万，农村居民冠心病死亡率为128.24/10万，农村地区的高于城市地区的。无论是城市地区还是农村地区，男性冠心病死亡率均高于女性。农村地区冠心病死亡率上升明显，到2016年已超过城市水平。2012—2016年心血管疾病的治疗费用中，位居前3位的依次是冠心病、原发高血压和脑梗死。2012—2016年，冠心病、卒中等动脉粥样硬化性心血管疾病费用由889.97亿元增长至1 442.09亿元，占心脑血管疾病治疗费用的比例基本保持在近30%。

（2）脑血管疾病。2018年，中国居民心血管病死亡率为149.49/10万，占总死亡人数的22.33%，位居死因顺位的第3位。城市居民心血管病死亡率为128.88/10万，农村的为160.19/10万。男性的（164.31/10万）高于女性的（134.15/10万）。2003—2018年，农村居民心血管病各年度的死亡率均高于城市居民的。全球疾病负担研究机构的数据显示，中国卒中人群发病年龄为70岁以下的患者的比例由2007年的61.85%增长至2017年的62.48%；我国男性卒中年平均发病率为264/10万，高于女性的200/10万；2007—2017年，我国男性卒中年平均死亡率为160/10万，女性为109/10万；农村脑血管病年平均死亡率约145/10万，高于城市的124/10万；我国出血性卒中死亡率也表现为下降趋势，由2007年的83/10万逐渐下降至2017年的65/10万，年均下降2.4%；而2007—2017年，我国缺血性卒中死亡率则趋于平稳，年平均死亡率为52/10万。

2. 癌症

我国癌症发病仍然处于逐渐上升的态势。目前，我国癌谱正处于发展中国家向发达国家癌谱过渡的阶段，发达国家高发的肺癌、结直肠癌、乳腺癌等不断上升，发展中国家高发的消化道癌症（如食管癌、胃癌、肝癌等）与20世纪七八十年代相比有所下降，但整体负担仍然较重，癌症整体防控形势还是比较严峻的。

2018 年，全球人口癌症新发病例数约 1 810 万例，较 2008 年增加了 42.5%，前 10 种癌症依次是肺癌、乳腺癌、前列腺癌、结直肠癌、胃癌、肝癌、食管癌、子宫颈癌、甲状腺癌和膀胱癌，占全癌症发病总数的 60.8%。到 2020 年，全球估计新发癌症 19 292 789 例，前 10 位癌症类型的发病例数占全部新发癌症的 60% 以上。乳腺癌、结直肠癌和肺癌是女性中最主要的癌症，女性乳腺癌首次超过肺癌成为最常见的癌症。2020 年，新发乳腺癌 2 261 419 例，占总体癌症发病的 11.7%，其次是肺癌（11.4%）、结直肠癌（10.0%）、前列腺癌（7.3%）和胃癌（5.6%）。男性以肺癌、前列腺癌和结直肠癌最常见。2020 年，全球约 9 958 133 例癌症患者死亡，前 10 位癌症类型的死亡例数占全部癌症死亡的 70% 以上。肺癌仍是导致癌症死亡的首要原因，约有 1 796 144 人死于肺癌，占总体癌症死亡的 18.0%；其次是结直肠癌（9.4%）、（8.3%）肝癌、胃癌（7.7%）和女性乳腺癌（6.9%）。肺癌和女性乳腺癌分别是导致男性和女性死亡的首要原因。

3. COPD

COPD 为代表的慢性呼吸系统疾病由于病程长、反复发作，并对全身多个器官产生严重影响，导致沉重的经济负担，制约患者的健康。据估计，2015 年全球 COPD 患者约 1.7 亿例，与 2005 年相比增长了 17.0%，但年龄标化后下降了 5.8%；死亡约 318.8 万人，与 2005 年相比增长了 2.8%，但年龄标化后下降了 22.9%。一项荟萃分析结果显示，2010—2019 年，我国不小于 40 岁人群 COPD 患病率为 9.4%。既往研究结果显示：日本不小于 40 岁人群 COPD 患病率为 7.0%，韩国的 8.2%，非洲的为 13.4%。我国不小于 40 岁成人 COPD 患病率低于非洲的，但高于日韩等的；男性 COPD 患病率（13.42%）远高于女性的（6.0%）；年龄越大，COPD 患病率越高；吸烟是 COPD 的主要危险因素，吸烟者的 COPD 患病率（16.39%）远高于不吸烟者（7.39%）；文化程度越低的人群，其 COPD 患病率越高；南方人群 COPD 患病率（9.56%）高于北方的（9.21%）；此外，农村人群 COPD 患病率（10.6%）高于城市人群的（9.25%）。2019 年《慢性阻塞性肺疾病急性加重抗感染治疗中国专家共识》指出，我国 40 岁以上居民 COPD 的患病率为 13.7%，60 岁以上老年人群的已超过 27.0%，约有 1 亿 COPD 患者。COPD 已经成为与高血压、糖尿病"等量齐观"的最常见慢性病，造成巨大的社会和经济负担。

4. 糖尿病

2017 年国际糖尿病联盟（International Diabetes Federation，IDF）发布的第 8 版全球糖尿病地图数据显示，目前全球共有 4.25 亿成人（20 ～ 79 岁）糖尿病患者，估计患病率为 8.8%；而我国成人糖尿病患者数量高达 1.14 亿，位居世界第一，占全球成人糖尿病患者总数的 1/4 以上，且这一数据仍在继续增长，预计到 2045 年将增至 1.2 亿。中国糖尿病不仅患者数量惊人，患病率也高于全球水平。1980—2017 年，我国进行多次糖尿病患病率调查。2015—2017 年，在中国 31 个省、直辖市、自治区对 75 880 名成人的横断面研究结果提示，基于 WHO 诊断标准，我国成人糖尿病患病率为 11.2%，糖尿病前期检出率为 35.2%。糖尿病的流行带来严重的社会及经济负担。2017 年，全球约 400 万人死于糖尿病，糖尿病占全球死因的 10.7%，糖尿病相关健康支出高达

7 270 亿美元。2017 年，中国有超过 84 万患者死于糖尿病，其中 33.8% 的年龄小于 60 岁。2019 年国际糖尿病联盟发布的全球糖尿病地图显示：全球糖尿病患者人数不断上升，全球平均增长率为 51%，目前全球有 4.63 亿糖尿病患者，每 11 个成年人中就有 1 个成年人罹患糖尿病。2019 年糖尿病患者数量最多的国家地区中中国排在第一位，总人数约为 1.164 亿人。另外，中国也是老年糖尿病患者数量最多的国家。我国糖尿病患病率的递增趋势影响患者生命质量及预期寿命，严重增加医疗花费。

四、慢性病的危险因素

病因（cause of disease），顾名思义，是指引起疾病发生的原因。在医疗卫生领域，病因是流行病学和预防医学的重要概念。流行病学关于病因的研究起源于对传染病病因的探索。病因研究不仅是预防医学和公共卫生发展的前提，也是慢性病预防的前提。第二次世界大战以前，威胁人类健康的主要疾病是传染病。瘴气说和生源说（细菌学说）是有关传染病病因的两个著名学说。瘴气说认为传染病的流行与环境相关，生源说认为传染病的病因是微生物。随着 19 世纪细菌等病原微生物的发现，人类对传染病的病因有了新的认识，关于疾病病因的生源说亦得到验证。然而，20 世纪中叶以来，慢性病逐渐取代传染病成为威胁人类健康的主要杀手。细菌学说在解释慢性病病因时则显得捉襟见肘，无所适从。一些急性非传染病、传染病和外伤等的病因较为单一、明确。而慢性病则是复杂的多种因素作用的结果，很难用单一的病因进行解释，并且大部分慢性病的病因与发病机制尚未阐明。慢性病病因的复杂性促使人们在病因研究的过程中，不断寻找慢性病发生的可能影响因素，从而逐渐发展、形成健康危险因素的概念。

健康危险因素（health risk factors），是指能使疾病或死亡发生的可能性增加的因素，或者是能使健康不良后果发生概率增加的环境、生物、社会、经济、心理、行为等因素。疾病的发生与危险因素有一定的因果关系，但是尚无可靠的证据能够证明该因素的致病效应。当消除危险因素时，疾病的发生概率也随之下降。慢性病的危险因素复杂且多，主要的危险因素大致可以分为行为因素（不良的生活方式）、环境因素（自然环境和社会环境）和机体因素（个人的遗传和生物及家庭因素、精神心理因素）。一系列多种危险因素在慢性病的发生、发展过程中亦存在综合作用。

（一）不良的生活方式

在全球范围内，吸烟、过量饮酒、膳食结构不合理、缺乏体育锻炼等都是慢性病的主要生活行为危险因素。

1. 吸烟

烟草在燃烧时会释放出上千种化学物质，其中数百种为有害物质，至少 69 种为致癌物质。以上有害致癌物质是直接引发恶性肿瘤等疾病问题发生的罪魁祸首。

WHO 报道，每年约有 600 万人死于烟草使用，其中的 60 多万人属于"二手烟"接触者。如不加以节制，估计到 2030 年，死于烟草使用的人数将超过 800 万人。据相关调查可知，中国是世界上最大的烟民消费国，随着绝对人口的不断攀升，我国的烟民数量也在扩大。在慢性病高风险人群中出现非常普遍的吸烟行为，特别是在文化水平较低的成人中，吸烟问题更加普遍。2016 年发布的《中国成人烟草调查报告》指出，我国烟民总数为 3.18 亿人，吸烟人数和吸烟量都有显著增加，此外还有 7.8 亿人受到"二手烟"的影响，其中尤以女性受到的影响最大。在我国，60 岁以上人群的吸烟率为 22.4%，男性吸烟率（41.5%）显著高于女性的（4.3%），吸烟者患心脑血管疾病的风险相比不吸烟者高出 2 倍，吸烟的数量越大和吸烟史越长，越容易对身体造成损伤。吸烟与慢性病的关系如下：

（1）吸烟是导致肺癌的主要危险因素。部分健康危险因素可以通过干预来降低其对健康造成的影响，对吸烟亦然。因此，相对于遗传和环境污染等肺癌危险因素，戒烟的预防措施更为可行。烟草中的致癌物进入人体后，可能通过以下途径导致肺癌的发生：①自由基氧化应激；②吸烟直接导致原癌基因或抑癌基因的突变；③烟雾活化致癌代谢酶，使致癌物损伤 DNA 致细胞恶变；④长期暴露在香烟烟雾中导致肺部损伤及炎症细胞因子表达失衡。WHO 在 2019 年世界无烟日的宣传中提到，每年约 120 万人死于吸烟所致的肺癌；与不吸烟者相比，吸烟者有高达 22 倍的风险更易患上肺癌。一项针对美国行为危险因素监测系统的结果显示，吸烟频度是 65 岁及以上男性患肺癌的主要致病风险因素，吸烟相关因素是老年肺癌的最重要危险因素。另外，个体所处环境的环境烟草污染导致肺癌的风险也是值得关注的问题之一。在家或者工作场所接触"二手烟"的非吸烟者发生肺癌的风险增加 30%。此外，"三手烟"暴露于肺癌的关系也是近年来学术界比较新的环境烟草污染相关研究方向。

（2）吸烟是心脑血管疾病的独立危险因素。研究结果显示吸烟能够增加各类心血管疾病的发病风险，按风险效应值（95% CI）由大到小依次为急性冠心病事件 1.54（1.43～1.66）、缺血性心脏病 1.28（1.24～1.32）、脑梗死 1.18（1.14～1.22）、脑内出血 1.07（1.00～1.15）。在导致冠心病的 9 个独立危险因素中，吸烟仅次于高胆固醇，排在第 2 位。无论是亚洲人群还是西方国家人群，女性吸烟者发生冠心病的风险均比男性高 25%。此外，相关研究结果同样表明，心脑血管疾病的发生发展都与吸烟年限、吸烟数量、吸烟剂量、吸烟起始年龄呈正相关。被动吸烟同样会增加心脑血管病的发病及死亡风险。

（3）吸烟是 COPD 的主要危险因素。吸入烟草中含有很多的有毒有害物质，如焦油、尼古丁、一氧化碳等，吸入后会使人的气道阻力增加，造成直接损害，从而造成阻塞性损伤。此外，吸烟行为可诱发慢性气道炎症，香烟烟雾会刺激支气管的内壁，使支气管肿胀和黏液黏稠，香烟烟雾也会减慢纤毛运动，使尼古丁残留在肺部。吸烟时间越长，吸烟量越大，患 COPD 的风险就越高。吸烟成瘾会加剧 COPD 的病情，加重肺功能的损伤，进一步发展到严重程度时可导致严重的并发症。相关研究结果显示，吸烟组患者的肺功能低于非吸烟者的。提倡 COPD 患者及早戒烟。

（4）"二手烟"暴露可导致非吸烟者发生肺癌、心血管疾病等严重疾病。"二手烟"暴露尤其危害孕妇、婴儿和儿童的健康，使新生儿猝死综合征、儿童中耳炎和低出生体重等情况或疾病的发生风险上升。

2. 过量饮酒

WHO 的比较风险评估结果提示，酒精是全球疾病负担的 5 个最重要的风险因素之一。有害使用酒精已成为损害个人健康和社会发展的全球性问题，是导致 200 多种疾病和伤害的危险因素。

对饮酒与慢性病的关系的研究很多，造成损害的饮酒剂量说法不一。但是相关调查报告结果显示，饮酒过量会加大患慢性病的风险，通过影响神经、体液或引起心肌增大使血压升高，进而诱发很多慢性病。全球每年有超过 300 万人死于过量使用酒精，占所有死亡人数的 5.9%。有害性饮酒不仅对自身健康有影响，还给个人和社会带来大量的经济损失。在我国，老年人危险饮酒（导致不良后果的饮酒）率约为 9.3%，老年男性过量饮酒率（10.5%）高于老年女性的（4.2%）。国内学者的研究结果表明，饮酒频率和饮酒剂量不断增加后，相比于不饮酒的人群，其高血压的患病率显著增高。过量饮酒与慢性病的关系如下：

（1）酒精摄入也是与卒中发病相关的前 10 位可控危险因素之一，但全球各地健康指南中建议的饮酒量标准存在着很大的差异。《中国脑血管病一级预防指南 2019》中建议：男性不超过 25 g/d，女性不超过 12.5 g/d。相关研究结果显示：大量饮酒是卒中发病风险增加的危险因素，几乎呈线性的剂量－反应关系。其潜在的机制可能与过多酒精摄入引起血压变异性增加相关。血压增高的原因与饮酒后血浆皮质醇、肾素血管升压素水平的升高及肾上腺素神经活动加强相关，并导致高凝状态、减少脑血流量及增加心房颤动风险，从而导致卒中风险增加，这也可能是酗酒人群更容易发生出血性卒中的原因之一。

（2）随着我国人群饮酒增多，慢性乙肝患者饮酒群体人数也在逐渐增多。对于患有慢性乙肝疾病且饮酒的患者，不仅乙型肝炎病毒（hepatitis B，HBV）对肝脏产生慢性损伤，患者的有害饮酒导致酒精在肝脏氧化过程中产生的乙醛也会促使 Kupffer 细胞释放炎性物质（如肿瘤坏死因子）。患者饮酒中的酒精成分本就会诱发肝脏炎症，而酒精摄入剂量的不同对肝纤维化的进展也具有不同的影响，在 HBV 感染的背景下，严重者甚至会与 HBV 产生协同作用从而加重肝脏炎症，进一步损害肝脏功能，可能会促进肝纤维化甚至肝硬化的发生。另外，研究结果表明，过量饮酒对慢性乙肝患者肝脏的损伤可能是持久的，在治疗慢性乙肝过程中出现酗酒也可能降低治疗的疗效，削弱机体对药物的敏感性。另外，过量饮酒的慢性乙肝患者很可能造成患者处于失代偿期，严重者通常会因此而死亡。

3. 膳食结构不合理

在 2019 年发表的一个关于全球饮食领域的报道称，195 个国家和地区的死亡率和发病情况都与饮食不合理相关，2017 年因饮食问题导致的死亡率问题调查结果显示我国居首位。脂肪摄入过多、蔬菜水果摄入不足、食盐过多等膳食结构不合理的行为都与慢性病相关。

（1）脂肪。膳食脂肪是维持人体正常功能及活动的重要产能营养素，摄入过少引起机体功能紊乱，摄入过多则又会导致一些疾病的发生及发展。研究结果表明，成年人将摄入的脂肪总量减至总能量的 1/3 以下，可有助于维持正常的体重，预防多种慢性病的发生。

反式脂肪酸（trans fatty acid，TFA）并不是一种脂肪酸，而是一类脂肪酸的总称。TFA 主要存在于加工食品中，通过饮食摄入并在身体中慢慢累积。长期摄入过量 TFA 会通过细胞膜磷脂结构改变、胰岛素抵抗、脂代谢异常、细胞凋亡、氧化应激、内质网应激等途径诱导多种慢性代谢性疾病的发生。①TFA 是产生肥胖的原因之一，而肥胖不但是一种常见的营养代谢紊乱性疾病，更是多种慢性非传染性疾病的重要危险因素。因此，控制膳食脂肪酸，尤其是 TFA 的摄入量对降低体重和体脂十分重要。②心血管疾病死亡率与 TFA 摄入量呈正相关，荟萃分析数据显示，总 TFA 使全因死亡率增加 34%，冠心病死亡率增加 28%。动脉粥样硬化是发生心血管疾病的基础，主要由细胞凋亡引起的内皮细胞功能障碍，而 TFA 能促进细胞凋亡，间接引发心血管疾病。③非酒精性脂肪肝是一种与膳食脂肪酸摄入密切相关疾病，其中 TFA 是非酒精性脂肪肝的有害因素，可进一步发展为肝炎、肝纤维化、肝硬化和肝细胞癌，故限制膳食 TFA 的摄入有利于缓解非酒精性脂肪肝的形成。TFA 被认为是非酒精性脂肪肝疾病发生发展的不利因素。2018 年，一项人群健康与营养调查研究表明，血浆 TFA 和非酒精性脂肪肝之间存在直接的关联，发生非酒精性脂肪肝的可能性随着 TFA 水平增加而逐步增加。④TFA 已成为多种癌症的危险因素，如前列腺癌、霍奇金淋巴瘤、皮肤癌等，绝经后妇女中乳腺癌风险与血清 TFA 呈正相关。因此，减少 TFA 摄入可缓解癌症进程。

（2）蔬菜水果。蔬菜水果是人类保持平衡膳食重要的一个环节，富含机体必需的多种维生素和矿物质、膳食纤维、碳水化合物。《中国居民膳食指南（2016）》中指出"多吃蔬菜、奶类、大豆"；中国居民膳食宝塔中，蔬菜、水果位居第 2 层，建议每人每天应摄入"蔬菜 400 ～ 500 g、水果 100 ～200 g"；美国国家科学院也建议每人每天食用 5 份（每份约 80 g）不同品种的蔬菜水果，特别要有绿色、黄色蔬菜和柑橘类水果。全球约 170 万人死于蔬菜和水果的摄入不足，占全部死亡人数的 2.8%，其所致伤残调整寿命年大概为 1 600 万人年，占总伤残调整寿命年的 1.0%。近年来，越来越多的研究揭示出摄入足量蔬菜水果能够降低患肥胖、高血压、血脂异常等慢性病的发病风险。蔬菜水果与慢性病的关系如下：

A. 蔬菜水果与心血管健康。膳食纤维可以降低血浆胆固醇水平，减少血栓形成的风险。大量研究结果表明，蔬菜水果摄入量与心血管系统疾病发病率、死亡率呈显著负相关。充足的蔬菜、水果摄入可降低两种类型卒中的发生风险。与每天摄入少于 3 份水果和蔬菜的人相比，每天摄入超过 5 份者发生卒中的相对危险度为 0.74（95% CI：0.69 ～ 0.79）。每天吃水果和蔬菜者发生高血压的风险降低 1.2%。在西方国家，充分摄入水果能显著降低冠心病的发生风险；但在亚洲国家需要进一步的研究以证实。美国国立卫生研究院的研究表明，水果（$OR = 0.95$，95% CI：0.91 ～ 0.99）和绿叶蔬菜（$OR = 0.87$，95% CI：0.87 ～ 0.90）的摄入可以降低患糖尿病的风险。

B. 增加蔬菜水果摄入量可减少患癌症的风险。摄入叶酸、膳食纤维、β－胡萝卜素与大肠癌的发生呈负相关。哈佛大学的研究结果表明，增加蔬菜摄入，特别是深绿色叶菜，可以增加血中叶酸浓度，从而减少患大肠癌的风险。70% ～ 90% 的结直肠癌与饮食因素相关，多摄入蔬菜水果，少量摄入肉类可以降低结直肠癌的发生率；大量摄入蔬菜水果可显著降低乳腺癌患者的发病率。此外，摄入足量新鲜蔬菜，如圆白菜、胡萝卜、大蒜、花椰菜，都可以减少患胃癌的风险。葡萄牙波尔图大学流行病学教研室的一项队列研究结果显示，摄入足量蔬菜水果可减少患胃癌的相对危险度。

（3）食盐摄入过多是高血压等多种心脑血管疾病主要的危险因素。WHO 推荐人均每天食盐摄入量不应超过 5 g，进而达到预防慢性病的目的。相关研究结果表明，每年由心脑血管疾病导致的死亡病例中，有 170 万死亡病例可归因于食盐摄入过量。据调查，我国居民摄入的盐量过大，家庭人均每天食盐量约为 10 g，72.6% 的居民的钠摄入量超过 5 g。与 2009 年的相比，2018 年居民的盐摄入量有所下降，但在农村地区表现得不是很明显。全球范围内每年造成的数千万人死亡原因中很多都是高盐、低杂粮和低水果饮食导致的。

《中国高血压防治指南》提示，原发性高血压患者每人每天食盐量逐步降至 6 g/d 以下，收缩压下降 2 ～ 8 mmHg。中国营养学会（Chinese Nutrition Society）组织对食物与健康的科学证据进行综合评价，检索文献中，中文文献为 1997 年 1 月至 2015 年 6 月，英文文献为 2002 年 1 月至 2015 年 6 月。其中，高盐（钠）摄入能够增加高血压发病风险的综合评价等级最高，为 A 级；高盐（钠）摄入可增加卒中、胃癌的发病风险，综合评价等级为 B 级；高盐（钠）摄入可增加心血管病的发病风险，综合评价等级为 C 级。高钠摄入与骨质疏松、直肠癌、2 型糖尿病、哮喘，以及肥胖等其他疾病的相关研究也有文献报道。通过 2013 年全球疾病负担研究（Global Burden of Disease Study 2013，GBD 2013）结果分析出的我国高盐饮食导致的疾病负担结果显示，2013 年我国高盐饮食导致的死亡占全部死亡的 12.6%。慢性病、肿瘤、心血管疾病、慢性肾病导致的死亡中，归因于高盐饮食的分别占 14.5%、7.8%、25.2%、22.9%。高盐摄入对健康的危害与钠的生理功能相关，钠存在于细胞外液，对维持体内渗透压和酸碱平衡起重要作用。体内钠离子过多，可引起水钠潴留，导致血容量增加，血压上升；高血压可进一步导致卒中等心血管事件发生。胃黏膜细胞与外界的渗透压较高可损伤胃黏膜，增加癌变风险；钠离子过多，还可使尿钙排出增加，增加骨质疏松风险。

4. 缺乏体育锻炼

国内外大量研究已经证明，通过科学合理的体育锻炼可以在一定程度上降低慢性病的发病率，可以有效预防慢性病中肥胖这一主要危险因素，不仅对患者本身患有的慢性病具有积极作用，对改善患者的生活质量也有正向作用。养成长期适时适当的运动，于心血管疾病的患者而言百利而无一害，有助于有效提高其心肺功能，降低其患病及并发症发病的风险。体育锻炼于神经系统而言，有助于神经系统发挥其调节功能，提高神经系统面对内外环境变化时敏感性，可以使人体在面对有差异性的内外环境时迅速适应其变化，维持机体正常的生命活动。此外，体育锻炼与个体合理膳食结构相结合，又会发挥更大的效果，对于预防慢性病或者慢性病的发展都具有积极的作用。WHO 报道，每年超过 300 万的人死于缺乏运动。于长期工作时处于久坐或其他原因久坐缺乏体育锻炼的人群而言，每天久坐时间不少于 4 h 或每天看电视时间不少于 3 h 会导致糖尿病风险增加 73%，脑血管病的患病风险增加 80%。相关研究结果显示，45% 的冠状动脉、30% 的高血压、60% 的卒中和 59% 的骨质疏松均由缺乏锻炼造成。

社会在不断进步发展，人们对医疗卫生的要求不再只是单纯的治疗疾病，而是提出更多的要求，如治疗过程的疼痛最小化、治疗造成的并发症风险降低、提高患者的治疗预后等。目前，癌症已被纳入慢性病的范畴，医疗卫生的发展使癌症患者经过有效治疗，其五年生存率得到大幅度提升。大量的研究结果提示，体育锻炼不仅可以预防癌症（体育锻炼至少可以预防 7 种类型的癌症），而且可以改善癌症患者的生活质量并使其生存期延长，如乳腺癌、结肠癌和前列腺癌患者。体育锻炼又可以分为无氧运动和有氧运动，其中的有氧运动具有使一氧化氮增加的作用，于心血管疾病的患者而言安全可靠且有效，具有改善患者心肺功能的作用。但个体具有差异性，尤其是对于心血管疾病患者，其疾病进展及疾病类型不同，个体身体耐受性也不同。制定具有针对性的适合个体的运动处方，有助于改善冠状动脉中的血管舒张，改善心肌缺血症状，降低死亡率。

（二）　自然环境与社会环境

社会和环境是与慢性病息息相关的环境因素，以上两者都与人体的健康密不可分。

1．自然环境

人处于自然环境，必然避免不了环境因素对疾病所产生的作用，自然地理环境对相应地区的人群长寿起主导作用，而多数疾病是环境因素中危险因素与遗传因素中的基因相互作用所产生的产物。与慢性病相关的环境因素包括空气污染、有害化学污染物、水污染、噪声污染和气候因素等。考虑了个人风险因素后，环境因素仍是慢性病高发的主要原因。

（1）空气污染。空气污染包括室内空气污染和室外空气污染，会导致呼吸系统疾病，如支气管炎、肺癌等。①室内空气污染。全球约 30 亿人采用在室内燃烧固体燃料（如木材、煤炭、粪便和农作物废料等）的方式做饭、取暖或照明，传统的炉灶和开放的火源会向室内排放危害人体健康的粉尘颗粒和一氧化碳等。较差的房屋内粉尘颗粒可能达到可接受剂量的 100 倍以上，在室内时间较长的妇女和儿童是其最大受害者。②室外空气污染。室外空气污染主要来自工业设施、机动车尾气、民用供暖系统和炉灶的废气排放，其污染物包括粉尘、一氧化碳、氮氧化物和硫化物等。在 2016 年，全世界人口中因室外空气污染导致的死亡人数超过 400 万人，空气污染成为影响人群健康的第 6 位危险因素。研究结果表明，对于老年人群，其所居住地区空气污染中的 $PM_{2.5}$ 的暴露浓度和血压水平显著相关。

（2）有害化学污染物中毒。除空气污染会引起慢性病的发生外，也对人体造成长期损害。工厂中所长期接触石棉可导致肺癌、间皮瘤和肺纤维化等慢性病。某些地区天然地下水中含有高浓度砷，这些地区的人因日常生活饮用、农作物的灌溉、食品加工等而长期接触这些高浓度的砷，进而引发当地人患神经中毒等慢性病。

2．社会环境

卫生政策、医疗卫生服务体系、社会资源、教育程度及文化习俗等都会影响人们的健康。社会环境与慢性病之间存在的因果关联被历史上著名的英国"白厅研究"揭示。我国研究者同样通过研究发现，社会经济水平与慢性病的患病呈负相关，且慢性病患病率在不同社会经济地位人群间存在差异性分布；老年人慢性病患病与职业类型相关；职业地位较高的人群罹患慢性病的风险低于职业地位低的人群。以上研究结果均揭示社会环境与慢性病之间的关系，物质条件和社会支持不但可以改善慢性病患者的生活生存质量，对慢性病患病率的降低也有显著的意义。

（1）卫生政策。联合国、WHO 在慢性病的防控工作方面出台了一系列策略和措施。2010 年，WHO 在《阿德莱德宣言》中提出：要改善健康的社会决定因素，采取的关键策略是"将健康融入所有公共卫生政策（Health in All Policies，HiAP）"。HiAP 强调的是，更好地使下属各组织及人群实现政府确定的各项发展目标的前提是政府所有部门要将健康作为制定政策的重要内容。针对某些政策，如果国家或卫生部门设计的一系列国家层面的策略不仅仅局限于卫生部门，而是各部门联动，那么将对促进健康产生积极且显著效应。

在推进慢性病防控的进程中，我国在慢性病的健康社会决定因素方面采取一系列措施，包括不断发展国民经济、开展大规模精准扶贫、改善居民日常生活环境等。我国将营养改善和慢性病防控融入出台的一系列公共卫生政策。2017 年 1 月，国务院印发了《中国防治慢性病中长期规划（2017—2025 年）》（国办发〔2017〕12 号，2017 年 5 月 11 日发布）。《中国防治慢性病中长期规划（2017—2025 年）》围绕我国慢性病的现实需求和未来发展趋势，明确了今后 5 ～ 10 年实施慢性病综合防控战略的总体思路，提出要坚持正确的卫生与健康工作方针，以提高人民健康水平为核心，以深化医药卫生体制改革为动力，以控制慢性病危险因素、建设健康支持性环境为重点，以健康促进和健康管理为手段，坚持统筹协调、共建共享、预防为主、分类指导，推动由疾病治疗向健康管理转变。《中国防治慢性病中长期规划（2017—2025 年）》明确提出，"到 2020 年和 2025 年，力争 30 ～ 70 岁人群因心血管疾病、癌症、慢性呼吸系统疾病和糖尿病导致的过早死亡率分别较 2015 年降低 10% 和 20% 的核心目标，并提出了 16 项具体工作指标"。《中国防治慢性病中长期规划（2017—2025 年）》以慢性病的三级预防为主线，强调防治结合、全程管理，针对一般人群、高危人群、患者三类目标人群提出了针对性的策略措施，同时按照从主体到支持性环境的顺序，针对政策支持、社会支持和技术支持等方面提出了相应的措施要求。

面对高危人群及患者的慢性病防控策略包括健康教育、慢性病早发现和患者健康管理。2015 年，中华人民共和国国家卫生和计划生育委员会等 16 个部门联合印发《中国癌症防治三年行动计划（2015—2017 年）》，提出"推广癌症筛查及早诊早治策略，以肺癌、肝癌、胃癌、食管癌、大肠癌、乳腺癌、宫颈癌、鼻咽癌为重点，扩大癌症筛查和早诊早治覆盖面"。2019 年，国家启动实施健康中国癌症防治行动，印发《健康中国行动——癌症防治实施方案（2019—2022 年）》（国卫疾控发〔2019〕57 号，2019 年 9 月 20 日发布），围绕目标要求提出"早诊早治推广行动"等 8 项主要行动，提出"健全癌症筛查长效机制""健康肿瘤登记报告制度""完善诊疗质控体系"等任务要求。国家卫生和计划生育委员会办公厅同体育总局办公厅、中华全国总工会办公厅、共青团中央办公厅、全国妇联办公厅联合印发《全民健康生活方式行动方案（2017—2025 年）》（国卫办疾控发〔2017〕16 号，2017 年 4 月 25 日发布）。第二阶段该行动目标要求开展行动的县（区）结合当地情况，深入开展"三减三健"（减盐、减油、减糖、健康口腔、健康体重、健康骨骼）、适量运动、控烟限酒和心理健康等4个专项行动。实现到2020年全国居民健康素养水平达到20%，2025年达到25%，形成全社会共同行动，推广践行健康生活方式的良好氛围。

（2）社会经济。排除一些无法干预的因素，如遗传因素等，慢性病还与许多社会性因素相关。经济发展推动着社会方面的发展，这其中也包括人民的物质生活水平。经济快速的发展不但有利于增加卫生及教育方面的投资，促进劳动环境及卫生设施的改善，还会对居民的衣、食、住、行、工作等生活方式产生长期的影响，从整体层面提升人群的健康水平。但经济的快速发展也会带来负面影响，如会产生打破生态平衡、造成环境污染、不健康的生活方式流行、社会流动人口增加等不利因素，不利于人群的健康。

在大多数高收入国家，糖尿病的患病率与社会经济地位呈负相关。但在中低收入国家，高社会经济地位人群的患病率更高。在中国，收入对于糖尿病的影响可能是双向的。在经济比较发达的地区，收入高可能意味着闲暇时间增多、精神压力降低、适当的体育锻炼增多。而在经济落后的地区，相对高水平收入可能意味着膳食不合理、职业性的身体活动减少，从而从两方面影响患病率。

大多数慢性呼吸系统疾病（如慢性支气管炎、COPD等）的患病率与社会经济地位呈现负相关，在老年群体中的差异更大。但哮喘的患病率和社会经济地位的关系较为复杂：在高收入和低收入国家呈正相关，在中等收入国家呈负相关。

较低的社会经济地位可能导致该群体因优质食物可及性差以致膳食模式不合理、吸烟，以及因采取健康行为受到阻碍以致体育锻炼较少。经济水平较低的人群容易因自然环境（如自然灾害等）的和人为的危机、不良的住房条件和社区环境、危险的工作条件、社会排斥等产生较大的影响，以上因素一旦严重化，会导致这一类人群出现压力过大、抑郁、焦虑等心理症状。而行为因素和心理因素会共同作用，直接导致慢性病的发生。

（三）个人的遗传、家庭因素及生物因素

遗传因素是慢性病的一个重要影响因素。一些疾病（如苯丙酮尿症等）是学术界已经明确了的单基因遗传病。一项针对环境因素与慢性病之间的关系的研究结果表明，受到遗传因素的影响，尽管人们处于相同的环境下，但不同的人群个体患癌症、原发性高血压、糖尿病等慢性病的概率各不相同。相关研究结果表明，癌症、原发性高血压、糖尿病等慢性病都具有很强的家族聚集倾向。当家族中某一成员患有以上某种慢性病时，家族中与该病患者之间的血缘关系越亲近者，该疾病的发病率越高。

我国学者通过对国内发表文献进行荟萃分析也发现，具有原发性高血压家族史的人群是无家族史人群患病率的2.56倍，这表明遗传因素是原发性高血压的重要危险因素之一。就糖尿病而言，不仅是1型糖尿病，目前国内诸多研究均发现2型糖尿病也受遗传因素影响，这体现在两方面：一方面是2型糖尿病患者中有较高的糖尿病阳性家族史，另一方面是有家族史的人群发病年龄也有所提前。此外，国内相关研究者对中国人群卒中发病的危险因素进行研究，发现具有家族史的人患卒中的风险是没有家族史的人

的1.58倍，这表明家族遗传史为中国人群卒中的危险因素。虽然家族遗传病由遗传因素决定，但遗传因素不是决定因素，家族遗传病往往是多因素综合作用的结果。

生物因素是指病原体（包括各种微生物和寄生虫）和各种有害动物。生物感染可导致癌症、慢性呼吸系统疾病等多种慢性病的发生或加重。流行病学研究结果提示，15%～20%的恶性肿瘤与病原体感染相关，特别是病毒感染。HBV感染是肝癌发生的主要原因，人乳头瘤病毒与宫颈癌相关，EB病毒与人类鼻咽癌相关。幽门螺杆菌（*Helicobacter pylori*，*Hp*）感染是慢性胃炎的主要原因。慢性阻塞性肺疾病的起病与呼吸道感染有密切关系（如季节性流感病毒的感染），而且呼吸道反复病毒感染和继发性细菌感染是慢阻肺进展和加重的重要原因。美国一项研究结果提示，*Hp*感染可能导致糖尿病发病率上升，肠道病毒与1型糖尿病可能存在联系。

（四）精神心理因素

现代社会发展迅速，也带来了现代生活节奏的加快。人类不但要在身体方面承受着快节奏生活带来的影响，还要承受着因快节奏生活带来的过度的心理压力。根据最新的生物－心理－社会医学模式，长期心理压力也是引起亚健康和各种慢性病的重要因素。长期处于如此快节奏的生活会使人类精神神经状态处于高度紧绷的状态，这不仅会导致个体产生许多如焦虑症、躁狂症、抑郁症等的心理问题，还会对人身体的各系统造成严重的副作用，如因心理问题导致的失眠和睡眠时间的减少，进而造成内分泌紊乱（与内分泌系统相关）、免疫力降低（免疫系统）、精神状态差，部分个体会出现头疼症状（与神经系统相关）等问题，这严重威胁着个体的健康。对于患有慢性病的人群，长期心理压力会使疾病加重，还会诱发多种疾病，严重者产生并发症。相关研究结果显示，老年人对自身健康状况的自我评价无论是好、一般还是差，都是老年人患慢性病的重要影响因素。研究结果表明，自身健康状况较好的老年人容易产生自满心理，对自身的生命质量状况感觉良好而使自我约束能力变差，日常生活中忽视对饮食的控制与锻炼，反而不利于慢性病的预防与控制。而自评健康状况一般及自评健康状况较差的老年人，若患有一种或一种以上的慢性病，再加上健康相关知识掌握较差，容易导致疾病的预防与控制不理想，加重老年人的心理负担，对各方面都会产生负面影响。

目前医疗领域认为心理因素通过神经－内分泌－免疫调节系统影响个体的健康，许多慢性病（如肿瘤、神经性皮炎、类风湿疾病、高血压、哮喘等）的发生、发展与心理因素密切相关。愤怒、恐惧、紧张性焦虑等容易引起大脑皮质功能失调、神经内分泌紊乱、血管收缩、冠状动脉生理与结构发生变化，从而不同程度地引起血压升高。心理因素同样也是冠心病的危险因素，且是独立危险因素，对冠心病的发生、发展起重要作用。一项大型国际心脏病心理社会危险因素研究显示，工作压力、家庭压力、严重的经济压力、过去1年中应激性生活事件及抑郁在心脏病患者群体中更为常见。抑郁与冠心病存在高度相关性，轻型抑郁可使冠心病的发病风险增加1～2倍，而重型抑郁则增加3～4倍。心肌梗死患者在发病前6个月内的负性生活事件明显较多，如疲劳、生气等。

综上所述，慢性病的发生与流行并非单纯只由单一因素造成，而是多种危险因素相互综合作用的结果。多种危险因素相互作用的模式比较复杂，而且在不同人群、不同慢性病、个体所处地域地区不同方面，危险因素的作用模式有所差异，因此，慢性病的预防与控制更为复杂化。临床和流行病学研究结果显示，吸烟、过量吸烟、不合理膳食、身体活动不足等是高血压、多种癌症和糖尿病等慢性病共同的危险因素。在人群中，通常肥胖、高血压、血脂异常、冠心病等几种慢性病共存，这提示多种慢性病可能互为危险因素：高血压是最常见的心脑血管疾病，也是冠心病、卒中等慢性病的危险因素；糖尿病也是心脑血管疾病重要的危险因素；超重和肥胖可以引起多种慢性病，如冠心病、高血压、糖尿病等。

在慢性病病因与危险因素研究过程中，通常将危险因素划分为不可改变的危险因素（个人的遗传及家庭因素）和可以改变的危险因素（环境因素）。通过改变因素能够达到预防和控制慢性病的作用。因此，慢性病病因和危险因素研究的重要意义之一是为慢性病防控提供科学依据，深入研究多种危险因素对不同慢性病的作用机制，为制定慢性病防控策略和措施提供科学依据，从而开展慢性病的精准预防。

五、慢性病对个人、家庭和社会的影响

慢性病对患者的影响并不局限于身体功能的损害，还涉及患者生活的方方面面，患者的心理、患者的家庭、家属及照顾者也会受到不同程度的影响。此外，整个社会经济、医疗服务等方面也受慢性病的影响。

（一）慢性病对个人的影响

1. 对身体功能和日常生活的影响

慢性病对身体功能和日常生活的影响体现如下：

（1）慢性病引起的各种症状及后遗症，影响患者参与社会活动的能力。例如，高血压引发的卒中导致的患者吞咽障碍、语言障碍、活动障碍，严重者导致瘫痪、残疾、疲劳、疼痛，糖尿病引起的糖尿病足、睡眠质量差，风湿病引起畸形，等等。

（2）长期患慢性病的患者，容易出现抵抗力下降而继发感染，胃肠消化、排泄功能紊乱，等等，从而导致营养不良、便秘、骨质疏松、肌肉失用性肌萎缩及各系统受损等问题。例如，患有癌症需要长期化疗的患者，容易并发：①常见的消化道反应。患者容易出现恶心、呕吐等症状，影响患者的食欲，导致患者食欲不振出现营养不良等问题。②骨髓抑制。患者会出现血象异常，即红细胞、白细胞、血小板降低，导致患者容易发生感染。

（3）部分慢性病会导致患者体育锻炼活动的减少，容易导致患者身体功能障碍。例如，对冠状动脉支架植入术后患者进行心脏康复，能够很好地促进冠心病患者生理、心理及社会功能水平的提高，降低心肌梗死的风险，改善预后情况，减轻患者焦虑、抑郁现象。但研究结果提示，冠心病支架植入术后 20% 的患者存在运动恐惧现象，许多冠心病患者发病之后会恐惧运动再次给心脏带来损害，因此，他们会从生理、心理避免身体活动或运动，拒绝或减少心脏康复活动。在急性期，运动恐惧症是正常的心理反应，是可以被理解的。但急性期之后，患者的运动恐惧若一直处于较高水平，并拒绝尝试运动，则会产生不可挽回的后果，如抑郁、终身残疾。

（4）严重的慢性病会导致患者长期卧床，易造成患者出现压疮、皮肤破溃、深静脉血栓、坠积性肺炎等问题。

（5）由于慢性病具有缺乏明确的传染性生物病因证据、疾病造成的病理改变不可逆、起病隐匿、潜伏期长等特点，因此，当确诊为慢性病且疾病已经进展到严重的地步，其造成的病理损害是无法通过医学手段来复原的，严重者会影响患者的日常生活，降低其生活质量。

2．对患者心理的影响

慢性病对患者的心理影响体现在以下五个方面：

（1）慢性病对患者情绪的影响。当机体健康状态出现改变时，个体的情绪也随之发生变化，患者可能会因突然诊断出的疾病而出现一系列情绪上的变化。例如，患者刚开始难以置信地否认，甚至会产生愤怒，而后慢慢接受后产生的焦虑、抑郁，以及对疾病知识的欠缺，不了解疾病的严重程度、治疗及预后等因素会导致患者出现害怕等情绪。患者在接受患有慢性病这一事实的过程中及最终接受后，患者可能会因慢性病导致的身体的改变、造成的生活方式的改变、家人亲属及朋友对疾病做出的反应等因素而变得敏感，情绪变化较大。例如，因癌症需要长期化疗的患者，长期饱受疾病的痛苦，再加上当出现化疗副作用导致脱发时，患者可能因个人形象的改变而出现焦虑、抑郁及羞愧等情绪变化，这使患者的身心都受到伤害。部分老年慢性病患者可能因缺乏对疾病的正确认知，以及机体正常衰老的生理因素导致的认知及记忆力的下降而降低对疾病的自我管理能力；慢性病具有病程长、不断进展等特点，当病情严重时，并发症的出现会加剧患者情绪的变化。以上都可能会打击患者治疗的信心，一方面不利于疾病的控制，另一方面患者的情绪波动较大影响病情和家庭氛围。另外，老年慢性病患者中有部分人会因疾病的限制，参与家庭劳动的时间减少，这会使其认为自己对家庭和社会没有贡献、家庭成员造成负担等，从而产生失落感。

（2）对心理过程和个性心理的影响。在慢性病的影响下，患者可产生视觉、听觉等感觉障碍，也有可能会有记忆、思维等障碍。在多重疾病的影响下，有些患者一时无法接受，甚至可能会出现人格障碍。

（3）隔离感。在职场上，慢性病可能导致患者的职业角色的改变；在家庭中，慢性病可能导致患者扮演的家庭角色改变。以上都可能会使患者产生被隔离的感觉，患者角色的改变使其总感觉到自己与之前不同，难以融入别人，与别人之间产生了隔阂，但慢性病患者本身又害怕孤独。这种隔离的感觉在慢性病的进展期表现尤为明显。

（4）自尊心增强，情绪不稳定。马斯洛需求层次理论中第4层——尊重的需要明确指出，每个人都希望自己有稳定的社会地位，要求个人的能力和成就得到社会的承认。尊重的需要又分为内部尊重和外部尊重，内部尊重即人的自尊。疾病因素导致其他的需求出现满足障碍，慢性病患者的自尊心比正常人的增强。位于马斯洛需求层次理论中最高层次的需要是第五层次的自我实现的需要，由此可见其对个人的影响之大。自我实现的需要是指为实现个人理想、抱负，将个人的能力发挥到最大程度，达到自我实现的境界，接受自己也接受他人，解决问题能力增强，自觉提性提高，善于独立处事，要求不受打扰独处，完成与自己的能力相符合的一切事情的需要。对于患慢性病患者，因为疾病，家庭成员或亲朋好友较患病之前常会更加关注患者。以上的关注会使慢性病患者认为自我实现的需求没有得到满足，自己的能力没有得到发挥，产生无助感。无能为力感会使患者怀疑我自价值，又因此常会拒绝别人对自己的帮助。以上情况使患者常会出现矛盾多疑心理。

（5）依赖性强，行为幼稚。患者患病后的一系列心理变化可能在最初的生长发育阶段就已经产生。成年前，患者患病后父母及其亲属常会以患者中心，照顾患者的各个方面，无论是心理情绪还是疾病本身，从而促进其康复，因此，在成年患病后会重复出现这种心理变化过程。对于老年慢性病患者，受到正常的机体衰老生理变化及疾病本身带来的一系列变化的影响，老年人的适应能力、认知能力、生活能力等均较之前有所降低，希望能够得到子亲属对自己更多的照顾，对其产生较强的依赖性。慢性病疾病周期长，且所造成的病理改变不可逆，出现并发症时严重影响患者情绪及日常生活，会使患者出现疲怠感，依赖性增加，有时会出现与自己年龄不相符合的幼稚行为。

3．对职业的影响

慢性病可能在一定程度上使患者的生活方式发生改变，这其中自然避免不了实现自我价值及保障个人经济来源的工作。部分慢性病（如癌症等）在一定程度上对患者的工作时间、工作性质、工作强度等方面都带来影响，更为严重者甚至不得不放弃原有的工作，或者使患者提前退休。对于事业成功者或事业型患者，疾病突然导致的职业变更或停止工作使患者短时间内无法接受这样的现实，产生巨大的心理反差。

4．对社交功能的影响

慢性病可能会影响或阻碍患者参与正常的社交活动。由于慢性病患者的机体衰弱、出现慢性病容或病态，特别是当慢性病导致身体有残障时，患者不愿意将自己的身体残缺暴露在外，拒绝参加各类社交活动，主动地疏远朋友、同事及家属，造成患者的社交孤立感。其表现为缺少朋友，拒绝朋友及亲人的帮助，性格孤僻，从而导致情绪低落，甚至丧失生活的信心。

（二）慢性病对患者家庭的影响

慢性病患者在很多方面与急性患者不同，慢性病会对患者的整个家庭产生一定的影响。家庭是个人生活的场所，是其成长的摇篮，家庭与个人的物质生活与精神生活及身心健康有密切的联系。家庭又是构成社会的基本单位，家庭的健康对社会的稳定和社会的健康起到积极的作用。家庭具有5种特征：①养育和教育子女社会化、保护和照顾家庭成员的功能；②家庭作为社会的最小单位与社会保持着密切的关系，并随着社会的发展而变化；③家庭成员间承担各种的角色与责任，并在不断相互作用中培养良好的互动关系；④不论是婚姻、血缘还是同居家庭，其家庭成员都认同家庭是生活的港湾；⑤家庭是发生健康问题的重要场所。当某一家庭成员生病时，整个家庭必须全力应对疾病所造成的角色改变、精神压力、经济压力等问题，要具备适应变化的能力，故每一位家庭成员都会受到不同程度的影响。

1. 对家庭成员情绪的影响

当家庭中有一位慢性病患者，而照顾者本身也患有慢性病且年龄较大时，照顾者承担家庭照顾的任务时，自身也感受较重的生理性负担；特别是长期患病的老年人需要长期细微照顾，由于没有帮手，照顾者只能足不出户地照顾老人。研究表明，绝大多数家庭照顾者的照料时间偏长且缺少休息和调整的时间、空间，久而久之也会产生心理压力。这些压力主要表现在：①消极、无助感。老年人健康状况欠佳，照顾者担心老人的病情，往往思想消极，对未来感到迷茫与无助。②厌烦、枯燥感。一些老年人生活完全不能自理，身边时时刻刻需要有人陪伴，照顾者由于自己大量的时间被占用而不得不改变原来的生活习惯与规律，易产生厌烦情绪。③经济负担重。首先，老年人往往患有一种及以上的慢性病，需要长期服用药物，急性期则需要门诊或住院治疗，家庭照顾者也承担着较为沉重的经济负担。其次，对于中青年照顾者，一般而言，家庭中主要以子女作为照顾者，而子女为家庭经济来源的主要贡献者，承担着家庭中的多重身份，因此，受多重复杂身份的影响往往存在明显的生理、心理、社会、经济压力。最后，照顾者的职业、经济收入、文化程度、认知水平等影响照顾者对患者疾病的认知程度，从而影响照顾者的心理压力水平。

2. 对家庭角色、功能及关系的影响

家庭的特征之一为家庭成员承担各自的角色与责任。疾病必然会影响患者的家庭角色，需要家庭成员能够随着家庭的改变而调整角色及职务分配，以承担患者的照顾及代替患者日常的家庭生活角色。这种角色的变化及调整可能会改变家庭原有的平静与和谐的气氛，产生家庭适应困难或问题。

近年来，我国的人口生育率下降，家庭结构发生很大变化，传统的几代同堂的大家庭模式逐渐被三代人组成的"四二一"式核心家庭模式所取代，家庭内老人的照顾者明显减少，花在照顾老年人身上的时间也在减少，这从客观上使老年人无法得到稳定的照料。另外，值得注意的是，我国人口老龄化问题日益突出，患有慢性病的老年人及照顾者负担问题也备受关注。对于老人的子女来说，既要工作，又要照顾老人和家庭，照顾者角色和职业角色、照顾时间和工作时间常常发生冲突。很多照顾者为方便照顾老人和家庭，选择工作时间较为灵活但工资较低的工作。甚至有些照顾者由于时间冲突和角色冲突无法得到很好的解决，放弃工作，在家专职照顾老人。例如，阿尔兹海默症的患者需要专人照顾，避免其走失或者发生危险；当疾病进展到严重程度出现瘫痪时，更需要照顾者全天候陪护。以上暴露出两个弊端：一是对于经济收入一般或者收入低的家庭来说，他们又失去了一部分的经济来源，影响生活质量；二是照顾者的社会角色及家庭角色变得单一，使照顾者自我价值无法最大化实现，长此以往会给照顾者带来心理苦恼和精神问题，使家庭中的矛盾冲突问题进一步演变。

3. 对家庭经济的影响

慢性病患者需要长期的治疗及疗养，医疗护理费用的支付具有长期性，疾病对患者的工作产生影响也使其收入减少；同时，家庭成员可能由于照顾患者而影响收入，加之患者的营养需要，各种医疗护理器械的费用，都会给家庭造成沉重的负担，甚至会使患者的家庭陷入贫困。另外，很多老年慢性病患者退休后的退休金不高，还要长期支付医

药费用,而随着物价的不断上涨,他们在经济方面的压力会越来越大,甚至因经济问题产生家庭矛盾,从而对老年患者的心理状态、精神状态产生负面影响。以上多种因素都使患者容易烦躁、焦虑、敏感,甚至不配合治疗,因此情绪变得更加压抑。

相关研究结果显示,我国中老年慢性病患者补偿前后人均疾病经济负担增长迅速,其中,住院负担增长最快,2015年超过门诊成为中老年慢性病患者补偿前疾病负担占比最高的部分。结果提示,住院经济负担的增长是慢性病患者住院率升高和住院费用增长所致。年龄对多种慢性病同患及住院费用的正向影响已被证实,因此,老龄化导致的高龄患者和多病同患比例增高可能是当前慢性病患者住院经济负担增长的重要原因。从慢性病住院费用构成看,现有研究表明,药品费为最主要构成部分,占比甚至高达40%。这凸显控制药品费用对慢性病住院经济负担控制的重要性和紧迫性。

中老年慢性病患者自我医疗利用率远高于门诊和住院,因此,尽管单次花费不大,但自我医疗经济负担却并不小,2015年补偿后占比接近1/3。目前,学术界对自我医疗存在两种认识,一是认为自我医疗具有比较成本优势,是应对老龄化和慢性病的有效防治措施;二是认为自我医疗始于经济贫困,需要谨慎对待。但进一步分析2015年中国健康与养老追踪调查慢性病患病门诊未就诊情况,发现仅17.8%患者是因为经济困难,49.2%是因为病情不严重,这说明中老年慢性病患者自我医疗经济负担增长并非替代效应产生的被动性增长,而是自我认知提高和比较成本优势带来的主动性增长,自我医疗可以成为我国缓解卫生资源紧张和慢性病经济负担的选项。

(三) 慢性病对社会的影响

1. 社会负担加重

慢性病患者工作能力的衰退和生活自理能力的下降,从整体上降低了社会工作效率,慢性病患者及其照顾者创造的社会经济效益也会随之减少。随着家庭结构的变化,传统大家庭逐渐被核心家庭所替代,患者照顾更多依赖社会,均加重了社会负担。

相关研究显示,2015年中老年慢性病患者医保补偿比例相较2011年上升3.5%,医保在改善中老年慢性病患者疾病个人经济负担方面正在发挥越来越积极的作用。当前医保慢性病补偿比例仍不足1/3,患者自付比例仍较高。研究者发现,我国慢性病防治费用慢性病患者个人支出占比远高于同期卫生总费用中个人筹资比例,慢性病患者面临较高疾病经济风险属于医保制度保障中的重点。医生有责任采取措施提高慢性病患者补偿比例,以缓解慢性病患者疾病经济压力。

从服务类别看,中老年慢性病患者住院经济负担补偿比例最高,2015年的比例为50.0%,是同期门诊补偿比例的2倍余。这是由于我国医疗保障水平整体有限,补偿侧重费用较高的住院服务。与此同时,慢性病门诊则被迫采用以限定病种、限额支付为主的补偿方式,这使慢性病门诊保障不足,一方面导致患者门诊负担沉重,另一方面诱发门诊转住院、"挂空床",增加慢性病对社会整体经济的负担。

2. 需要完善医疗保险制度和福利保障体系

由于慢性病患者需要终身的疾病治疗,目前的医疗费用又不断上涨,慢性病患者对社会医疗保健制度的完善和社会互助措施等福利保障体系的需求更为迫切。

（1）首先，现阶段虽然我国已经将一部分慢性病纳入医保范围，但各省市地区采取的年内报销比例不同，于多数慢性病患者而言长期用药及检查会对其家庭经济有一定的影响；其次，由于缺乏完善的居家护理服务支持体系及相应的服务标准规范，因而社区护理、家庭病床、日间看护及家庭访视发展较慢，直接制约我国慢性病管理的发展；最后，在具体实施干预过程中还面临医疗制度不够完善，给予照顾者相应的支持缺乏有力的法律及物质保障。因此，我国相关部门应该加快健全医疗保障制度，扩大慢性病医保报销比例及范围，完善居家护理服务支持体系，鼓励发展居家护理，给予照顾者有力的支持。

（2）家庭是我国慢性病患者主要的照顾场所，家庭成员是我国慢性病患者的主要照顾者。对于老年慢性病患者这一群体，如果只是单一地依靠老年人家庭照顾者个人的力量，会使照顾者不堪重负。因此，需要借助家庭之外的社会化养老服务来予以改变现状，给予照顾者支持与帮助，协助共同照顾慢性病患者。社区是居民主要聚集的场所，因此，社会化的养老服务应当以社区为中心开展。社区也是管理慢性病患者主要的场所，在慢性病患者熟悉的环境下对其进行有效的疾病信息支持等干预使其更易接受管理，从而提高照顾质量，同时也节省照顾成本，使社会资源得到最大化利用。以上措施也可以直接降低照顾者负担水平，使家庭照顾者有一定的时间进行休息和调整。目前，我国很多地区也在尝试对照顾者采取社区直接干预，如社区日托的建立、照顾者聚会交流、技能指导、健康宣教、心理咨询等。依托社区给予照顾者相应的支持能节约慢性病管理的成本，最大限度发挥慢性病管理的效果，而且利用社区的资源给予照顾者支持也是可行的。

第二节　医联体在慢性病中的应用研究

一、医联体在慢性病中的管理模式

（一）医联体"专全结合"慢性病管理模式

现代科学技术不断发展，"互联网＋"的时代也随之而来，"互联网＋"在教育、金融、对外贸易、社会治理等各行业、各方面都迅速发展。人体健康是社会发展不可忽视的一部分。继《国务院关于积极推进"互联网＋"行动的指导意见》（国发〔2015〕40号，2015年7月1日发布）的推出，"互联网＋"医疗健康也在医疗领域得到发展，社区、医院、医院各科室、各疾病等都与"互联网＋"相结合，推动互联网的发展，也推动政策的落实。慢性病患者是一个相对较大的疾病群体，慢性病管理也是一直以来被探讨的话题。相比于传统的慢性病管理的方式，采取"互联网＋"的方式可以有效降低就诊门槛，提高依从性和管理效率，促进分级诊疗的落实。目前，全国已经有900多家互联网医院，远程医疗协作网覆盖所有的地级市的2.4万余家机构，5 500多家二级以上医院提供线上服务。新型冠状病毒性肺炎疫情防控期间，"互联网＋医疗健康"发挥重要作用，为广大群众提供防疫科普、在线咨询、心理疏导、远程会诊、药物配送，开展一系列的服务。尤其于慢性病患者而言，他们可以及时进行慢性病复诊、进行慢性病管理。

以上是"互联网＋"在促进慢性病的管理中的积极作用。尽管我国出台了各种医改政策，医疗卫生领域的发展也在日益增进，但也存在部分问题未得到很好的解决，如医疗资源分配不均、基层医疗卫生服务基础薄弱等造成的患者首选上级医院就诊的问题日益突出，急需相应的医疗资源整合政策来解决这些制约我国医疗卫生事业发展的难题。而医联体的提出，就为上述问题提供很好的解决方案。医联体通过调整优化医疗资源结构布局，促进不同层级的医疗机构协同合作，将医疗卫生工作重心下移和资源下沉，完善以社区首诊为基础，以双向转诊为途径的分级医疗体系，促进医疗资源的充分利用，提升基层服务能力，实现医疗资源的纵向整合，引导患者分层次就医。不仅如此，医联体的顺利开展还有助于明确各级医疗机构功能定位，进而促进社区卫生服务中心的发展。

1. 医联体在慢性病中的应用

在我国，由于缺乏相应的关于慢性病种的特殊管理方式，导致患者对 COPD、糖尿病、卒中的预防及患病后的后期管理知识匮乏，以至于这些病种在我国的发病率及致残、致死率明显高于其他国家。基于此种情况，不少医院构建关于 COPD、糖尿病、卒中后康复的医联体模式，在减少患者花费的同时，也加强医院间的合作，赢得患者对医联体的信任，使他们愿意配合基层社区医院的管理。

2. 医联体"专全结合"慢性病管理模式

目前，我国供给侧结构性改革是经济社会的核心工作。在医药卫生领域，存在着医疗供需失衡的情况，优质的医疗资源多集中在大型三级医院，而基层医疗卫生机构的优质医疗资源相对缺乏，医疗资源分布的"倒三角"状态，导致轻症患者和重症患者均倾向于去大医院就医。医疗卫生领域供给侧改革的重要任务是在我国建立完善的分级诊疗体系。在分级诊疗制度的落实过程中，如何引导优质医疗资源下沉和强基层是重点和难点。医联体作为一种实践形式，可以发挥积极作用。通过建立医联体，将三级综合医院的专科医师与社区卫生服务中心的全科医生相结合，建立"专全结合"的慢性病管理团队，即医联体"专全结合"慢性病管理模式。这一措施既提升社区卫生服务中心的诊疗能力，又可以将分级诊疗工作和全科医学人才培养结合在一起，通过医疗机构的纵向结合逐步实现区域内医疗资源的合理配置及优质医疗资源下沉的目标。

医联体牵头单位是三级医院或三甲医院，医院及专科医生在其中发挥着无可替代的作用，专科医疗负责疾病形成以后一段时期的诊治，担负诊治疑难、危重症患者的重任。医联体成员单位多为二级医院或者社区卫生服务中心，主要承担患者健康保健及预后工作。全科医生是医联体成员单位医务人员的主体人员，在医联体中的作用不容忽视。全科医疗负责健康时期、疾病早期乃至经专科诊疗后无法治愈的各种病患的长期照顾，全科医生的诊疗水平代表医联体成员单位的诊疗水平。

《国务院办公厅关于改革完善全科医生培养与使用激励机制的意见》（国办发

〔2018〕3号，2018年1月24日发布）指出：加快培养大批合格的全科医生，对加强基层医疗卫生服务体系建设、推进家庭医生签约服务、建立分级诊疗制度、维护和增进人民群众健康具有重要意义。培养高素质全科专业人才是我国现阶段医疗卫生体制改革任务中的重中之重，也是制约我国社区卫生服务可持续发展的关键问题。医联体的发展使基层卫生服务工作得到更多的关注，促进各医疗机构的分工合作，推动分级诊疗制度实施，使医联体内部全科师资的流动和人才培养也得到进一步优化，医疗资源的配置及利用也更加合理。

社区卫生服务中心工作的重心之一为慢性病管理。在医联体背景下，社区全科医生在慢性病管理中发挥重要作用，对其能力更是有了更高的要求。全科医生只有具备全面的医学基础、专业素养、医学实践及解决问题的能力、医患沟通能力、服务社区的能力、临床诊断的思维模式、通晓伦理及法律的能力，才能在工作中发挥出应有的作用，才能更有效地引导卫生资源从上层向基层的流动，使卫生资源的配置与需求相对应，改善卫生资源配置效益，加强预防战略，构建高效、均衡的卫生服务体系，有效发展全科医学专业。

因此，通过医联体使全科医生与专科医生相互配合，最终可以达到全科医生与专科医生双向转诊、分工合作、合理利用卫生资源的目的，做到资源共享，促进我国正在倡导的分级转诊顺利实施，促进医联体"专全结合"慢性病管理模式，减轻就医困难等社会压力，缓解医患紧张关系，最终实现"小病在社区，大病进医院，康复回社区"的就医格局。

（1）医联体"专全结合"慢性病管理模式的应用现状。近年来，国内多个城市及地区按照医改的工作要求，相继出台分级诊疗相关政策与措施，其中，上下联动成为分级诊疗的关键。医联体模式下，二级、三级医院专家负责疾病诊疗和管理路径的顶层设计，并与基层医疗机构结对，督导社区医疗服务的规范化运行；而全科医生则重点加强健康随访，关注患者健康管理。此种医联体模式下的"专全结合"模式在不同地区、不同慢性病的管理都展开了广泛的探索和研究。

A．冠心病。近年来，研究者发现，专科医疗机构参与社区慢性病规范化管理对冠心病社区管理更具有优势。随着医改分级诊疗制度的推进，国家卫生和计划生育委员会提出《关于印发冠状动脉粥样硬化性心脏病和脑血管疾病分级诊疗技术方案的通知》（国卫办医函〔2016〕1424号），全科–专科团队协同管理能充分发挥分级诊疗的作用，指导患者合理就医和规范遵嘱治疗，为患者提供连续性医疗服务，使患者疾病得到有效控制和治疗，提高患者生活质量，降低疾病及并发症的发病率及病死率，减轻患者家庭和社会负担。但目前我国冠心病社区管理仍存在诸多问题，包括：①冠心病专业知识人才队伍匮乏，激励机制不完善，医务人员的冠心病相关专业知识水平有待提高。②尚未将冠心病管理纳入国家基本卫生服务规范。③信息化系统不完善，对冠心病的危险因素、心血管发病风险的评估、二级预防管理的内容无法及时提醒。④基层冠心病相关药物的种类明显少于上级医院。这些情况导致冠心病的社区管理现状不理想。

赵继华等在医联体框架下组建全科–专科团队，设立联络机制，由全科医生首诊、筛查高危人群、根据患者病情给予社区诊疗或转诊上级医院的管理措施，做到定向精准转诊，然后专科医生从专科的角度给予治疗方案和建议，待患者的病情稳定后将患者转回社区，与全科医生进行协同管理。这种在原有全科团队的基础上加上专科的力量组成的联合团队是一种新的医学运作模式，可充分发挥各专业的特长，提高医疗质量，使患者在社区得到连续、规范、个体化的健康教育和指导。以上模式的实施取得较好的效果，减少时间成本及经济负担，患者及家属非常满意目前的方案和诊疗模式。

在医联体框架内组建全科－专科团队具有一定的优势，此模式由传统的学术组织改为政府单位主导，国家卫健委对分级诊疗工作进行督导，将工作情况纳入绩效考核。三级医院给予社区全科医生可以直接转诊挂号的权限，可以为社区急性患者上转开放绿色通道，以及派驻三级医院专家到社区出诊。以上举措均增加了患者对社区全科医生的信任的，也加大了患者在基层就医的吸引力。注重核心优质人才队伍的建设，在医联体框架内全专团队每年定期开展疾病讨论和同质化培训班，不但为基层培养了具有心血管专长的全科医生，同时增加了全科医生和专科医生之间的交流，促进他们之间的磨合，能更好地对患者进行管理。以临床为主导，共同推动冠心病的社区管理，使分级诊疗真正落地。

B.　心房颤动。心房颤动（简称房颤）被认为是室上性心律失常表现。近年来，心房颤动发生率增高，年龄增长、心肌组织损伤等均是其高危因素。该疾病影响生活。治疗被耽误后，该疾病会加重心肌损伤程度，有较高的卒中风险。房颤是一种常见的心血管疾病，随着其发生率增高，在医联体的背景下加强社区对其诊断的能力就显得尤为重要。为有效管理心房颤动患者，四川大学华西医院建立有地方特色的心房颤动管理模式，该模式以"心房颤动－卒中一体化管理"门诊为载体，联动全科和专科进行心房颤动规范化管理，形成"基层首诊、双向转诊、上下联动、急慢分治"的心房颤动一体化管理模式。

团队组成："专全结合"。"全"指社区医院的全科医生和华西医院的全科医生，"专"指华西医院的专科医生，包括心内科专科医生、非心内科专科（神经内科、神经外科、血管外科、老年科、急诊科）医生。

该模式中社区医院负责房颤宣教、筛查、治疗、康复、长程管理。三级医院负责诊疗合并严重并发症的房颤患者，开展手术治疗，对社区医院进行专业培训、技术指导、质量控制。

社区医生主要职责为对社区居民进行体检初筛，筛出可疑的高危人群，根据房颤诊疗标准填写"房颤绿色通道卡"，上转至华西医院"房颤－卒中一体化管理"随访门诊。居民完成住院或药物方案制定后返回社区，社区全科医生根据专科医生治疗意见，为其提供个性化健康教育与生活方式指导干预，督促患者按照医嘱规范用药、按时就诊、定期复查，养成自我管理习惯。医院全科医生与专科医生主要职责为在固定门诊时间内进行接诊，每次接诊 5 ～ 10 例上转患者，对患者进行相关评分后，满足手术条件并同意手术的患者，在随访门诊开具检查单完善术前检查，通过"房颤绿色通道"入住心内科住院病房行手术治疗，节省等待床位时间；不需要或者拒绝手术治疗的患者，随访门诊医生制定抗凝药物、控制心室率/心脏节律药物治疗方案后下转回社区。

将房颤综合管理模式建在社区无疑是一种最佳的管理方式。近年来，国外学者对房颤管理模式进行探索，发现以患者为中心的综合护理及多学科协作的连续管理模式有助于对房颤患者进行个性化治疗，减少并发症发生率，改善生命质量，提升患者满意度。以社区为主要场所，通过三级医院专科医生，三级医院全科医生联合社区医院全科医生，将房颤管理下沉到基层，进行更精准的分级诊疗和双向转诊。通过专科医生的培训，使试点社区全科医生对房颤的认识水平提高，能更好地落实循证医学和房颤防治指南，使房颤筛查率达到 94.0%，管理率达到 100%。此模式利用社区管理网络覆盖广、档案管理全、与居民联系密切及随访便捷等优势，提高房颤患者的药物治疗率、服药依从性，提高居民对社区全科医生的信任度及对医联体满意度，有利于改善患者预后及房颤综合管理。

（2）首都医科大附属北京朝阳医院医联体"专全结合"慢性病管理。该医联体由 1 个三级医院、2 个二级医院、7 个社区卫生服务中心组成。"专全结合"的慢性病管理涉及高血压、糖尿病、冠心病、卒中、COPD 这 5 种慢性病。

团队组成：包括三级综合医院专科医师、社区卫生服务中心全科医生及健康管理师，每个专业团队由 1 名团队长、2 ~ 3 名全科医生及 4 ~ 6 名健康管理师组成，实行团队长负责制。团队成员分工明确，团结协作。

团队长承担以下职责：①负责对团队成员进行专业知识及技能培训；②每周固定时间到社区卫生服务中心出门诊，并与全科医生共同开展医疗和慢性病管理工作；③手机保持 24 h 畅通，随时接听和解答全科医生的问题；④对符合下转标准的患者，应结合社区条件为其制订治疗方案，将其转回社区卫生服务中心，保证患者治疗过程的有机衔接；⑤团队签约患者符合上转标准时，协助安排转诊。

全科医生承担以下职责：①在家庭医生式服务中作为责任医生与患者签约，提供签约服务，对签约人进行长期、细致的病情观察，给予恰当的治疗；②日常诊疗工作中，遇到问题及时与团队长沟通；③签约患者符合上转标准时，与团队长联系进行转诊；④对上转患者及时进行追访，了解患者病情变化和治疗进展。

健康管理师承担以下职责：①为患者建立健康档案，向患者推介相关专业团队，促进患者与全科医生即责任医生签约，协助全科医生提供签约服务；②按照相关规范要求，主动对已签约的慢性病患者进行随访及提供其他相关公共卫生服务；③做好门诊患者体格检查信息采集，及其他相关信息录入；④负责接听预约电话，帮助患者进行咨询、就诊预约。

该项管理模式的实施期间，截至 2018 年 6 月，双向转诊已超过 10 000 人次，制定三级综合医院与社区卫生服务中心共同适用的高血压、冠心病、糖尿病、卒中慢性病管理规范并印刷成册，使其更具有规范性和科学性，有利于双向转诊的无缝衔接，提高医疗资源的配置效率。

综上所述，医联体"专全结合"慢性病管理模式，为患者进行双向转诊、分级诊疗体系的建立提供基础，有助于优化医疗资源的配置，实现医院、社区的同质化管理。医联体的实施还可以控制医疗费用，减少经济负担，对患者的病情控制及患者满意度具有积极的意义。

（二）医联体背景下慢性病分级诊疗管理模式

1. 概述

建立区域医联体，可以促使优质医疗资源纵向下沉，实现"强基层"，从而达到医疗资源利用率的最大化和居民就诊合理分流的效果，实现分级诊疗格局。我国在推进医联体建设和发展过程中，利用三级公立医院优质资源集中的优势，通过技术帮扶、人才培养等手段，发挥对基层的技术辐射和带动作用。由此可以看出，三级综合医院在促进全科医学发展方面不仅承担了人才培养的责任，更为重要的是要与基层医疗卫生机构建立合作关系，构筑分级诊疗体系。

分级诊疗制度，是指按疾病轻重缓急和治疗难易程度进行分级，不同级别的医疗机构承担不同疾病的治疗，形成"基层首诊、双向转诊、急慢分治、上下联动"的诊疗秩序。在分级诊疗制度下，大中型医院承担的一般性门诊、康复和护理等分流到基层医疗卫生机构，其核心是要引导优质医疗资源下沉，提高基层的诊疗水平，不同级别的医疗机构各司其职，提高医疗资源的使用效率，从而带动全科医生人才队伍建设，吸引更多优秀医学人才从事全科医学工作，发挥居民健康"守门人"的作用，将重视疾病治疗转移到重视疾病预防和控制上，最终目的是提升群众就医的获得感，提高居民健康水平。此外，分级诊疗制度是我国深化医改的重要课题，该制度的实施有助于卫生资源使用效率最大化、患者服务精细化，保障人人享有基本医疗服务。

慢性病管理已被列为医改的重点，分级诊疗是目前我国大力推行的诊疗模式，在目前医联体这一大背景下，二级以上医院与基层社区卫生服务机构之间形成业务联动、优势互补、疾病诊治连续化的分级诊疗管理机制，缓解"看病难、看病贵"问题。

2. 医联体背景下慢性病分级诊疗管理模式应用现状

（1）糖尿病。糖尿病是临床上常见慢性病之一。近10年来，随着医疗技术不断向大型公立医院集中，其医疗设备不断更新，医院规模不断扩张，糖尿病患者选择到大医院就诊的格局越来越明显，导致省市级医院门庭若市，与县区级基层医院形成巨大反差。基于此，曾杉等建立适合所在地区的医联体内糖尿病分级诊疗模式，旨在为所在地区糖尿病的分级诊疗提供参考，以减轻社会、医院、患者个人三方的负担。

研究组实施医联体模式下糖尿病分级管理的慢性病分级诊疗模式。包括：①制定糖尿病分级诊疗标准。首先制定糖尿病分级诊疗评分系统，并由上级医院委派相关专业专家，对下级医院或基层医院医师实行同质化培训。培训结束时进行统一笔试和临床实际接诊患者能力考核，对考核达标的下级医院医师颁发资格认证证书，实现医联体内诊疗水平的同质化。②实现分级诊疗信息共享。建立糖尿病分级管理小组，由医院3名临床药师及4个社区卫生服务中心的10名药师组成。临床药师定期至社区卫生服务中心指导社区药师掌握各种疾病的评价标准、用药方法，培训患者用药教育、处方适宜性审核等实践技能，查看工作记录，提出建议，解答社区药师工作中遇到的问题，采用电话、微信等方式进行实时沟通、共享信息。将糖尿病分级诊疗评分系统导入医师计算机的工作系统平台，由基层医院评分后，如需转诊到上级医院，能直接通过系统进行转诊，也能实现该患者在基层就诊信息的共享。③实施糖尿病分级诊疗。基层医务人员能规范化治疗糖尿病，处理糖尿病常见急慢性并发症；根据糖尿病分级诊疗评分系统，医联体单位对所有糖尿病患者实施评分管理，对糖尿病患者进行动态评估，依据评估结果落实分级诊疗。

研究结果表明，医联体模式下糖尿病分级诊疗模式的开展可使医务人员对患者进行综合性评估，根据评估结果指导患者合理选择医疗机构就诊，形成统一协调、分工明确、转诊有序的分级诊疗机制，在取得良好血糖控制的基础上充分利用医疗资源，有助于缓解看病难的现状。这不仅能提高基层医务人员工作满意度，还可改善患者对诊疗模式满意情况。此外，这对平衡我国医疗资源的利用以及完善就医格局意义重大，可有效减少患者不必要支出，从而减少费用。

（2）慢性胃肠病。全球范围内，每年数以百万计的患者因慢性胃肠病的并发症死亡。慢性胃肠病无特异性临床表现，消化不良症状及严重程度与其分类、内镜下表现无明显相关性，需要专业的技术和全程的照护共同管理。然而医疗资源有限，通过分级诊疗则可以实现资源的合理分配和充分利用，重构中国医疗生态。

厦门市以慢性病作为切入点，将诊断明确、稳定期的慢性病患者，通过适当的机制下沉到基层医疗卫生机构，抓住矛盾的主要方面。通过建立慢性胃炎、慢性腹泻等慢性胃肠疾病的管理路径来对患者进行规范化分级诊疗，将"小病、低风险"留在基层，将"大病、高风险"患者转至有条件的上级医院，将诊断明确、控制良好的患者再转到基层进行管理。

慢性胃肠病的管理中，往往缺乏专业的慢性病管理团队。厦门市利用医联体协作模式，创新性通过"大医院专科医师＋基层家庭全科医师＋健康管理师"共同服务，建立"医防融合、防治结合"的"三师共管"的慢性胃肠病管理团队，充分发挥各自的优势，构建紧密型医患关系，提高医护工作者和患者的满意度。通过构建"三个体系"（包括厦门市消化道肿瘤早诊早治防控体系、全市消化内镜医师技术培训体系和消化道早癌内镜技术支撑体系）来提高慢性胃肠病和消化道早癌的防治力度。通过对体系内的基层医师进行能力、技术的培养，提升区域内的整体医疗水平，提供连续性、一体化的卫生健康服务，并在医联体内签订双向转诊协议以明确双方职责，开辟双向转诊绿色通道，切实为双向转诊提供便利和保障。这种以专科为指导的医联体模式，在人才培养、技术同质化方面更具有针对性。

此外，厦门根据本市具体情况，在慢性胃肠病的管理中引入以居民健康需求为导向的家庭医生签约制度，强调以专科医生为技术指导，以基层医生为主力完善分级诊疗服务体系，对慢性胃肠病进行首诊和全程负责，强化分级管理，为慢性胃肠病管理提供连续性、综合性、个体化的管理。

通过实证，厦门市在医联体背景下建立的慢性胃肠病分级诊疗管理模式不仅有效缓解医疗资源供需之间的矛盾，提供连续性、一体化的卫生健康服务，还能有利于提升慢性胃肠病综合防治与管理的成效，是一种可复制、可推广的工作模式。

（3）高血压。目前，我国的慢性病管理依然存在很多不足与各种亟待解决的问题，因此，我国慢性病管理过程依旧是一项长期、持久的过程，需要继续开展深入研究。马长娥通过对医联体环境下原发性高血压管理模式的探索，包括原发性高血压慢性病管理系统的建立、原发性高血压管理运行机制的建立、原发性高血压慢性病管理效果评价中指标选择和数据采集、对医联体环境下原发性高血压管理模式推广，以实现对不同诊疗需要的原发性高血压患者的分级诊疗，提高医疗服务的可及性，减轻患者个人和医疗机构的经济负担，提高患者的健康水平和生活质量。

建立的医联体环境下慢性病（如原发性高血压）管理模式主要包括：①原发性高血压的现状调查。②中日友好医院医联体环境下原发性高血压管理团队建立。中日友好医院设 1 名原发性高血压专职医师（具备中级以上职称）定期到社区卫生服务中心坐诊。参与调研的社区卫生服务中心各设原发性高血压主管医师（中级以上职称）1 名，5 个社区卫生服务站各设 3 名原发性高血压接诊医师（为全科医师）。形成原发性高血压管理团队，共计 18 名医师、90 名患者。③中日友好医院医联体环境下原发性高血压管理运行机制研究。组织中日友好医院原发性高血压专家（正高职称）、社区卫生服务中心主任、原发性高血压社区主管医师、接诊医师等研究制定 60 名原发性高血压患者的慢性病管理方案、社区接诊流程、双向转诊流程等，方案应该囊括原发性高血压分级标准、监控指标、管理措施及各级医师职责等。基本形成接诊医师负责患者的日常管理、主管医师负责患者的一般诊疗、专职医师负责高危患者的整治等分级诊疗管理运行机制。

社区高血压接诊医生根据患者就诊记录将患者分为信息技术组、分级诊疗组和传统组进行为期 10 个月的血压检测记录。研究结果表明，现阶段实行的三甲医院专家进行社区的分级诊疗模式对改善社区慢性病患者身体状况，控制慢性病的发展有很大帮助。相比于传统组，信息技术组和分级诊疗组的原发性高血压患者的血压值向正常值方向改变，患者的生活质量有所改善、月均医疗支出有所减少及月均就诊时间减少。

（4）COPD。COPD 不仅病程绵长，还易于急性加重，严重影响患者的工作能力和社交能力，使其生命质量不断下降，甚至危及生命，给患者、患者家庭乃至社会造成沉重的经济负担。

张欢等探讨了医联体分级诊疗模式在 COPD 患者诊疗中的效果。医联体共管分级诊疗模式具体方法为：①建立全面完整的 COPD 患者档案。②采用多媒体方式定期对 COPD 患者进行健康教育，每月 1 次；向患者发放 COPD 健康手册；每次随诊时进行个体化健康教育并解答患者提出的问题。对接受吸入药物治疗的患者开展专题讲座，详细讲解吸入药物的作用及相关注意事项，患者自述应用吸入药物的全过程，从中发现问题并对其进行及时指导。医护人员依据患者在接受吸入药物治疗过程中存在的误区、恐惧等，进行个体化的心理疏导与健康教育，帮助患者减轻心理性抵抗，提高治疗依从性。要求患者参与，在活动过程中相互交流，帮助患者树立战胜疾病信心。③管理架构。区域中心医院负责系统诊治急性加重期患者，维持治疗与防控缓解期患者。区域中心医院专科医师定期到社区卫生站坐诊、义诊，解答患者的各种疑难问题，社区卫生站医师与护士共同对患者进行健康教育。④对患者进行 1 年的随访。主要采用电话随访方式，每月 1 次。同时督促患者定期到区域中心医院接受肺功能气流受限程度评估，每 3 个月 1 次。

研究结果表明，采用医联体共管分级诊疗模式的研究组急性发作次数、住院费用、医疗费用均显著少于对照组的，与相关研究结果一致，显示医联体分级诊疗模式较普通诊疗模式能更有效地改善 COPD 患者的预后。

此外，有研究指出，可在借鉴如《安徽省慢性阻塞性肺疾病分级诊疗指南》等基础上再有机结合中医药分级诊疗规范化流程和方案，中西医双管齐下狠抓 COPD 防治工作，促进中医三级医院与县中医院、社区医院建立紧密的中医医联体，帮扶基层医务人员提高中医辨证施治能力，掌握防治 COPD 简便的中医适宜技术，予以广泛推广应用，为人民提供可靠的中医医疗健康服务；将 COPD 列入中医优势病种，提高报销比例，惠及更多基层患者。

（5）儿童慢性病。2016 年 5 月，徐州市儿童医院牵头成立淮海经济区儿科医疗联合体，覆盖整个淮海经济区，开展分级诊疗试点工作。研究者蔡盈所在医院尝试在淮海经济区儿科医联体内建设儿童慢性病护理同质化平台。首先成立管理小组，明确职责以及管理模式的设计。管理模式实施包括：①调研阶段。主要是确定淮海经济区儿科医联体儿童慢性病护理同质化平台构建的考核项目。②分析阶段。在分析第一阶段调研结果的基础上，护理对口帮扶专项组首先统一疾病常规与作业规范，并统一质量控制标准，制订护士临床实践能力培训考核方案。③同质化护理平台建设及实施阶段。建立"淮海医联体"信息化平台，包括"护理助手""蓝墨云班课"等 App，用于医联体内信息交流、培训考核、临床护理共享等。医院是总管理，医联体内成员单位共同参与，每家医院护理部有 1 位分管管理员。基于此，该医院出资为多家医联体单位安装远程会诊设备，开展儿童慢性病远程护理会诊、护理诊断等指导，同时下级医院可随时上传护理问题，医院护理专家进行 24 h 线上答疑，增加患儿基层就诊的意愿。组建儿童慢性病专科护理小组，现场指导成员医院对临床科室的质量检查及持续改进工作，定期参加科室及护理部护理不良事件讨论，并指导受援医院制定不良事件警示录，对出现的问题指导其运用管理工具进行分析，跟踪检查护理质量改进效果，从系统、制度、流程的实用性和可行性方面进行持续改进，并进行评价。经过实证研究，淮海经济区儿科医联体内儿童慢性病护理同质化平台的建设可以减少慢性病患儿平均住院时间，降低慢性病患儿的疾病风险及减少并发症，间接性减少患儿住院费用，提升患儿的满意度。此外，同质化不仅使单个医院的医疗资源得到合理利用，也优化配置了区域医疗资源。该平台可以将地方基层医院建设成优质医院，同质化儿童慢性病医疗水平，打造儿童慢性病管理中心，从而改善慢性病儿童的生活质量，节约社会医疗成本及为淮海经济区儿童建设一个安全、有效、廉价、分级、连续的医疗卫生服务环境提供科学依据，进而推进分级诊疗制度的建设。

张伟等所属医院建立的基于医联体"专全结合"模式的儿童哮喘合并过敏性鼻炎分级管理有助于优化医疗资源的配置，实现医院、社区的同质化管理，对患儿病情控制及患者满意度具有积极的意义。

综上所述，医联体的优势在慢性病管理中得到充分体现，真正做到关口前移，重心下移。建立医疗联合体，可以在一定意义上化解当前阶段政府对社区卫生服务中心在硬件卫生资源供给上的不足，提高社区医院的慢性病诊断率，规范社区医院的慢性病筛查、诊疗模式，提高慢性病的综合诊治治疗质量及效率。当前，大多数重点地区的医联体建设的单位已大体上做到双向转诊，但是有些县级区域特别是一些医疗条件欠发达地区，医疗体建设的研究很少，而这些地区的慢性病患者数量巨大，管理滞后，如何带动这些地区进行医联体建设和有效的慢性病管理是有待解决的问题。此外，目前医联体建设中虽然实现了医疗资源下沉，但患者的用药合理率并未改善，如何在医联体模式下进行药学干预，实施药学服务也应是改革的重点。

二、医联体在社区慢性病管理中应用

（一）医联体在社区慢性病管理形式

我国的慢性病管理起步较晚，20世纪80年代才在部分地区逐步开展，而社区由于连续方便的医疗服务性质成为慢性病管理的理想平台。疾病管理模式是将症状控制、疾病监测、健康教育、患者自护能力练习、各种方式的跟踪随访等综合起来的医疗照护模式。传统的社区慢性病管理方式大多是根据慢性病的特征及国家公共卫生服务规范的要求制定慢性病防治工作流程。但随着社会人口的老龄化、服务需求的增长、医疗卫生成本的快速增加及管理工作复杂性的增强，这已经不能满足社区慢性病管理的需求。而医联体因具有分级医疗、双向转诊、急慢分治等有效手段，可以引导患者分层就医，优化就医秩序，形成上下联动、分工明确、协作密切的社区慢性病综合管理体系，逐步受到重视。区域医联体是指遵照区域卫生规划，将同一个区域内的医疗资源整合成纵向的医疗集团，由1～2所大型公立医院联合若干二级医院和社区卫生服务中心组建成功能齐全、层级分明、资源共享的城市医疗卫生服务体系。

1. 运用金字塔式的慢性病管理

传统的慢性病管理，是以社区为单元，由基层全科医生为慢性病患者及其家庭成员提供基本诊疗服务、相关随访、健康教育等。但由于全科医生的专业技术薄弱，患者在医院治疗后转回社区无法得到相应的延续护理及良好的后期管理。而金字塔式的慢性病管理突破原有的三级医疗卫生机构与社区医院分开的管理方式，以区县行政区地域为单元，实施属地管理，通过整合区域内医疗卫生资源，实现总部、分部、社区三个层级的上下联动，完善后续管理。①2015年4月，陕西省率先将西安市雁塔区确定为陕西省城市医院分级诊疗首个试点单位，成立西安交通大学第一附属医院雁塔区医联体。该医联体以西安交通大学第一附属医院为区域医疗中心，带动和辐射雁塔区区域内西安航天总医院、兵器工业五二一医院、西安市雁塔区中医院、西安同济医院四家二级医院及12家社区卫生服务中心，实现双向转诊，形成三级联动。②新华-崇明区域医联体以西安新华医院有限责任公司为牵头单位，以新华医院有限责任公司崇明分院为核心单位，内设18所社区卫生服务中心，实现金字塔式的管理。

2. 构建双向转诊绿色通道，并使其更加人性化

双向转诊不只可以帮助患者获得更便利、更高效的就医，还可以大大减少医疗消费。针对传统的慢性病管理中双向转诊不畅，如无统一的转诊标准、上转容易下转难等问题，为保障慢性病患者能得到及时有效的医治，医联体构建更加人性化的双向转诊绿色通道。①重庆医科大学附属第一医院医联体以托管形式与周围 5 家二级医院签订合约，相互协作。它们之间以部分经营管理权为连接纽带，遵循自愿、平等、协同、共赢原则，由重庆医科大学附属第一医院为其所托管医院提供专家和技术支持，通过帮扶、共享及人才培养等对策，成功开创了通畅的双向转诊绿色通道，大大增加其托管医院的医疗技术水平及住院患者人数、手术量，同时，其相应的科研能力也得到进一步的提升，实现以上级医院带动下级医院的发展目标。②首都医科大学附属复兴医院组建全科医学科，设立全科医学病房，建立"基于系统（hospital information system，HIS）的双向转诊系统"，使检查结果和医学影像资料能够通过网络即时传输，电子病历实时共享，对上转患者的既往病史、转诊原因、转诊前处理等信息，以及下转患者的诊治经过、用药情况、出院注意事项等信息，均能在信息化平台上即时查询，通过信息化手段构建医院与社区之间快速双向转诊绿色通道，实现社区中心—医院门诊—住院病房的无缝衔接，真正形成基层首诊、急慢分治、上下联动、双向转诊的医疗格局。首都医科大学附属复兴医院与首都医科大学附属复兴医院月坛社区卫生服务中心、各社区卫生服务站建立的双向转诊通道，一方面，社区全科医生可以根据病情需要将患者及时、便捷地转往上级医院，减少患者滞留，避免其延误病情，保障基本医疗安全；另一方面，通过全科医生和专科医生明确的分工和沟通，大量减少专科医生的重复工作，提高工作效率、节约时间成本和人力成本，同时还能缩短患者住院日，提高病床周转率，降低患者经济负担。③首都医科大学附属北京朝阳医院的慢性病和康复期患者可转至同区社区卫生服务中心延续治疗和康复，对于联盟成员单位的患者，朝阳医院将优先进行处理与诊治。

3. 开展远程医疗服务

远程医疗服务，是指上级牵头单位与基层、偏远和社区医疗机构建立远程医疗服务网络，通过远程会诊、远程查房、远程课堂等，为社区患者提供高质量的医疗服务，帮助社区全科医生提升临床技能。例如，随着科学信息技术的发展和医疗水平的提高，远程心电图检查逐渐应用在基层医疗机构上。远程心电图通过智能终端和通信网络技术进行远程传输，为医护人员提供患者的心电图数据信息，共享医学、专家、技术设备和医学科技成果信息等资源，实现心电图在基层医疗机构与三甲医院之间的诊断。医联体通过建设与发展远程心电图服务模式，开展远程心电图会诊，建立心电图会诊中心，提升基层医疗心电服务能力。程宇探讨了医联体下基层医疗机构中远程心电图的应用，患者在社区医院进行远程心电图的检查采集，社区医院工作人员及时将患者的心电图相关数据传输到三甲医院心电图会诊中心。三甲医院心电图医师及时审核心电图报告，并将检查结果公布在心电图会诊平台。基层医疗机构中医师通过心电图会诊平台下载患者心电图诊断结果，作为治疗参考。研究结果表明远程心电图操作简单方便，检查所需时间少，对心脏异常的检出率较明显，有助于推动医联体下分级医疗及转诊制度的执行，还有效提升了基层医疗机构的综合服务能力及医护人员诊疗能力。此外，随着医联体的不断发展和建设，远程心电图提高了基层医疗机构中的心电图诊断能力及卫生服务能力，在基层医疗机构中具有重要的现实意义。

4．提供下级社区技术支持

由医联体领导，结合各个社区医疗服务站的具体情况，对其提供针对性的技术帮扶，如提供技术培训、专业人才的进修机会，以及定期专家坐诊等，使患者在社区服务站享受到专业化的医疗服务。

5．搭建患者信息共享平台

在社区慢性病管理的传统模式中，患者的健康档案多以纸质版进行保存，这种方式存在很大的资料丢失、资料收集不齐全的风险，且在一定程度上增加了对其的人力、财力、物力的投入，资源没有得到最大化程度的利用。同时，由于为纸质版资源，调档患者健康信息时工作量增加了，且三级医疗机构也无法在第一时间获取，在日常诊疗中无法实现社区－医院患者的信息实时共享，会使信息获取延迟，不利于患者系统性治疗。而在医联体下的慢性病管理是以计算机数据库的形式储存患者的相关信息，利用网络平台使医联体内部共享患者信息和就诊资料，使接诊医生对转诊患者的病情了解更加全面，方便患者就诊。①南京医科大学附属苏州科技城医院于 2016 年 4 月 12 日与苏州市高新区 4 家社区卫生服务中心签署合作协议，成功构建高新区医联体，并选择与通安卫生服务中心合作，构建区域紧密型医联体。在紧密型医联体内，将糖尿病作为重点疾病，对社区糖尿病患者进行分层管理，建立"小病在社区、大病在医院、康复回社区"的医联体模式。该院将 HIS 与通安卫生服务中心成功对接，采用统一 HIS 诊治患者，实现医疗资源共享。统一 HIS 主要功能包括血糖管理。患者监测后，末梢血糖值会自动上传到 HIS，系统设置警戒值，血糖值达到或超过警戒值会自动报警。内分泌科医生对其进行管理。三级医院内分泌科医生能够在 HIS 中实时查看非内分泌科糖尿病患者的血糖值并获得详细治疗方案，且医生具有独立开具医嘱（包括长期医嘱）的权限。通过 HIS 长期医嘱界面，可查看当前患者的详细治疗方案。该系统有全面的远程监测技术和完备的信息平台，具有血糖、血压等健康数据采集分析、医患双向互动及反馈环路的特点，将三级医院的医护人员、社区的医护人员和糖尿病患者紧密联系在一起。

6．四元联动的疾病管理模式

慢性心力衰竭缺乏理想化的根治方法，有效的院外管理至关重要。但患者出院后，因为缺乏系统有效的管理，疾病管理与康复意识会日渐减弱。因此，需要建立一种合理可行的院外疾病管理模式，为患者提供连续性的疾病管理。

阳江市人民医院组建的医联体，目前有 12 家基层卫生机构，由医联体协调科负责日常管理。作为医联体内的牵头单位，为了将医院内护理延伸到社区家庭，该院在医联体内实施"医院专科－医联体协调科－健康管理中心－社区全科"四元联动的疾病管理模式，对出院后的慢性心力衰竭患者进行社区－家庭康复干预。

慢性心力衰竭四元联动干预的管理模式：①医院心血管内科与医联体内基层医疗机构建立技术帮扶与双向培训的模式，定期派遣专家到基层培训，同时，基层医疗机构工作人员分批到医院接受系统性的慢性病管理培训。②基层医疗机构根据医院提供的后期康复方案，积极跟进患者的院外康复，通过电话随访和家庭随访的方法对患者进行个体化指导和健康监测。③医联体协调科负责医联体内各成员单位的互联互通，保证出院患者与基层医院的无缝对接。④健康管理中心提供线上慢性病管理和居民电子健康档案动态共享，通过远程信息技术搭建医院间协同、医生间协作、医患间沟通的平台，共同构建疾病防治体系。心内科在患者计划出院后，将患者后期康复方案上传至健康管理中心的信息平台，为社区康复提供参考，社区卫生机构将患者监测数据及社区诊断结果上传至信息平台，与上级医院共享，实现医联体内资源共享、信息互通、医生上下流动、患者双向转诊。研究结果表明，在该管理模式中，上级医院为患者提供专业的出院评估和出院指导，为患者的院外自我管理提供了指引，促进自我管理；健康管理中心为患者提供实时、动态的健康监测，保证了院外自我管理的安全性；社区医院的管理能提高患者自我保健意识和自我管理能力，并督促患者自我管理与家庭康复。

7. 中医医联体家庭医生团队慢性病管理模式

中医在慢性病的治疗管理方面有多种方法，如针灸、拔罐、推拿、药浴、熏蒸等，治疗简便，花费少。慢性病多有久病正虚、病邪深入脏腑的特点，对此中医有缓则治其本的治疗原则。随着中西医结合水平的发展和提高，三甲中医医院的慢性病管理专家已具备很高的中西医相结合的医疗水平。西医明确诊断，中医辨证论治是慢性病专家的主要治疗方法。中西医结合的优势不仅能够缩短疗程，还提高诊疗效果。这也有利于中医中药走向世界，对中医中药的推广和发展具有重要的意义。

中医医联体家庭医生慢性病管理团队由三甲中医医院慢性病专家、对口帮扶的基层社区卫生服务中心全科医生和健康助理师组成，开展慢性病的治疗管理家庭医生签约服务。每个慢性病治疗管理团队由 1 名专家组长、1 个专家组、2～3 名全科医生及 2～3 名健康助理师组成，实行专家组长负责制。团队成员分工明确，团结协作，实现基层首诊、专家巡诊和远程会诊相结合、上下联动、双向转诊的慢性病管理模式。医联体内慢性病专家组长和专家成员负责提升对口帮扶社区卫生服务中心慢性病的医疗能力，引导三甲中医院病情稳定的常见病、慢性病患者到基层社区卫生服务中心就诊治疗。专家组长负责协调多学科的专家资源，组织专家定期到社区卫生服务中心巡诊。专家组成员从三甲中医医院各慢性病学科副高级及以上职称专家中产生，应具有丰富的慢性病管理与诊疗经验。专家组长从专家组成员中产生，应具有主任医师职称。

在我国目前的家庭医生签约服务模式中，缺乏中医治疗慢性病和养生保健等健康服务的内容，因此，出现中医医联体家庭医生团队针对慢性病患者的管理模式。该模式以"中医慢性病专家组＋全科家庭医生"为核心，解决了优质医疗资源下沉和分级诊疗、急慢分治的问题，使慢性病患者在基层医疗单位就可以得到三甲中医院的同质救治及康复指导，保证慢性病患者的医疗安全，改善慢性病患者的生活质量。因此，在中医医联体中以三甲中医院为依托，以社区医院为前沿，建立家庭医生慢性病管理签约团队，为慢性病患者提供康复和治疗服务，符合国家提出的分级诊疗的要求，有效改善了慢性病患者的生活质量，缓解大型医疗机构看病难和看病贵的难题，对国家的经济发展和人民生活水平的提高具有重要意义。

（二）医联体在社区慢性病管理中存在的问题

1. 有待完善模式中的缺陷

由于我国公办医疗服务体系中机构编制与财政补助分离，国内更多的是松散医联体。虽然医联体中一般以三级医院为中心，其下属的社区卫生服务中心作为组成成员，上级医院会定期派遣三级医院的专科医生到社区坐诊，但实质上各机构之间相互独立，各规范制度在一定层面各不相同，在一定程度上可能会导致各个机构间缺乏准确的自身定位、医务人员之间责任分工不明确、人员的福利标准缺乏明确的标准等问题，无法很好地做到医疗卫生资源的整合，使其利用率最大化，也无法凸显社区和医院机构各自的优点，实现资源互补的作用。

2. 双向转诊的阻碍因素较多

各级医疗机构的药品采购和使用，国家有相应的规定和管理方法。自实施基本药物制度以来，基层医疗机构全面实施基本药物制度。基本药物是确保患者在慢性病治疗中药物可及性的关键，而要实现和大医院的有效互动，就要确保基层医疗机构在用药上与大医院保持一定程度的一致性，能够满足大医院转诊治疗并长期控制患者疾病的用药需求，这需要基层在药品的采购设计制度上与大医院具有某种程度的相关性。在采购环节未能达成一致的情况下，社区医院与三级医院在用药的对接上难免存在一定的问题。以上都导致基层医疗机构药品种类的限制，一些慢性病患者无法在社区配药，这给患者，尤其是老龄患者带来极大不便。另外，社区由于部分医疗资源配置有限的问题，如社区床位不足，而社区的慢性病患者较多，存在供需不平衡的问题。例如，在三级医院治疗结束后，患者需要转诊至下级社区卫生中心，但有可能存在社区卫生床位不足、社区可以提供的医疗服务有限等问题，阻碍居民转诊至社区。此外，医院与社区的药物配置不同，社区卫生服务中心无法为患者提供医院转诊意见中建议给予患者的某种药物。以上情况都严重阻碍着医院与社区的双向转诊，也从侧面影响着社区居民的社区首诊意愿，不利于在社区开展医联体对慢性病的管理。

3. 社区首诊存在的制约因素较多

我国目前已大力宣传医联体，通过社区卫生中心与上级医院建立联系，在社区内依据患者病情给予患者双向转诊的绿色通道，以及三级医院专家坐诊社区，这虽然在一定程度上增加社区居民的就诊意愿，但是存在一周内专家坐诊社区的时间有限，以及社区资源配置较三级医院相对不是很完善、与社区居民特别是老年人在沟通上可能存在一定的问题，对医联体认识不足、居民对基层医院的不信任等问题，导致社区居民在社区首诊率不是很高，制约医联体在社区慢性病管理中发挥作用。

（三）医联体在社区慢性病管理中发展趋势

1. 完善模式中存在的缺陷

首先，出台统一的规范、临床指南等，明确上级医院与社区卫生服务中心的各自诊疗职责与范围，使医联体内各机构明确自身的定位，明确医院与社区卫生服务中心间的转诊标准，转诊程序。其次，在基于明确各职责定位的基础上，要巩固已有的成熟的值得继续延续的优点，要定期对社区与医疗机构进行考核与评价，明确医疗机构职责、医务人员的职责，及时寻找问题、发现问题、解决问题，充分发挥医联体的优势，发挥各级医院职能，缓解上级医院的"门庭若市"的局面，使医疗资源能最大化地整合，做到便民。最后，无论是三级医院还是社区卫生服务中心，要充分地考虑人员福利待遇的问题，明确标准，建立完善的奖惩制度，不但可以完善医联体的缺陷，还可以调动医联体内各机构、各医务人员的积极性。

2．完善社区医疗资源配置

社区慢性病管理是社区卫生服务的重点之一。针对三级医院与社区卫生服务中心存在的药品对接问题，社区卫生服务中心在慢性病用药上，要与医联体内三级医疗机构达成相对统一的意见和共识，促进用药有效对接，实事求是地削减患者的药品开销，真正打通双向转诊。各级医疗机构要在明确功能定位基础上实现上下协同，进一步推进医联体建设，纵向整合医疗资源，形成互相联系的整合机制，鼓励选用一次性通过评价的药品，加强二级以上医院与基层医疗卫生机构之间的用药衔接。

3．提升基层医疗水平

医联体建设是一个重大的系统工程。在这个系统工程中全科医生的地位举足轻重。基层的全科医生是居民的健康守护人，充分调动他们的积极性是医联体顺利推进和发展的重要基础。医联体，在理论与实践的结合中强化基层全科医生健康守门人的能力，真正实现"守门人"的作用，促进强化全科医生健康守门人的能力。要建设好"百姓家门口的医院"，方便群众就近就医，全科医生技术水平不足势必是一个短板。为弥补这一短板，集中整个医联体的力量，对全科医生进行系统性的全科培训，对高血压、糖尿病等慢性病为主的专科培训势在必行，并由全科医师对慢性病患者的康复、治疗、转诊等进行管理。另外，可以借鉴部分学者研制的针对医联体社区慢性病管理模式中的优秀之处，如将社区医生与医院医生进行同质化培训，统一考核，以此更能提高基层的医疗水平。

4．增加社区居民对社区卫生服务中心的信赖

无论是通过举办讲座，还是在日常的患者就诊过程中，可以多向患者介绍什么是医联体、医联体的优势是什么、医联体带来哪些方面的改变、社区卫生服务中心在其中扮演着哪些关键作用、社区卫生服务中心能解决患者的哪些健康问题，进一步加深慢性病患者对医联体的认识、对社区的认识，改变慢性病患者对社区的态度，增加其信赖。例如，向慢性病患者宣传社区卫生服务中心除了进行常见病、多发病的诊疗，还负责康复患者的家庭随访、宣传慢性病健康知识、慢性病护理、用药方法、饮食调理、运动保健及病情自我监测等。这就要求基层医院的医疗人员服务到位，勤走访，多与患者沟通，不仅做到对基层医院的宣传，还能了解患者的康复情况。同时，基层医院的医疗人员举办一些义诊活动，增强居民对社区医生的信任度，以此转变患者对社区的态度。

5．智慧医疗在社区慢性病管理中的发展应用

随着5G时代的到来，医疗物联网的迅速崛起，"互联网＋"医疗服务模式已逐步被智慧医疗的概念所取代。在大医院与基层医院转诊程序的顺利开展有赖于双方获得完整的患者信息，此时需要建立信息共享平台，实现信息资源共享，这有助于患者在转诊至该医院前，其相应的接诊医生便能了解到患者以往检查信息及做过何种治疗，及时调整其治疗方案及完善其他相关检查。此外，不少学者以"互联网＋"为新的角度，利用大数据、计算机科学进行医疗信息和医疗技术共享，通过信息共享平台的建立，方便不同层次医院之间信息互认，减少医疗资源的重复使用，不仅避免在检查方面人力、物

力的浪费，还减少患者的经济负担，解决医联体内医疗资源配置问题。通过利用高科技信息化，进一步实现医疗资源的整合。这对慢性病患者，尤其是于老年慢性病患者而言，记录病程更为方便，在进行社区与医院的双向转诊时也能提高转诊的效率。另外可以，借助手机 App 进行信息的推送，提醒患者注意相关事项，这有助于他们进行更加完善的检查。患者可事先在手机 App 上描述出自己的不适状及最近的身体状况，让患者的签约医师对患者的病情及身体状况有所了解。因此，未来智慧医联体建设也将成为社区慢性病管理新的热点与发展趋势。

　　综上所述，我国医联体用于社区慢性病的管理已经起步。它作为新型资源整合的医疗共同体，与传统以社区为平台的流程化慢性病管理形成巨大差别，必将引起医院与社区关系巨大转变。因此，在医联体模式用于社区慢性病管理中，不仅需要考虑患者的发病程度、就诊条件等，还需要社区与上级医院信息共享，协同合作。与此同时，政府应加大对医联体的支持，调整相关政策，引导患者合理就医，从而实现医联体内各级医疗机构的真正一体化整合。

第二编　医联体背景下的护理模式

第三章　医护一体化工作模式

第一节　概述

一、医护一体化概述

（一）医护一体化概念

目前，医护一体化还没有统一的概念。医护一体化是本土化概念，在国际上被称为医护合作（physician-nurse collaboration）。自医护合作概念被提出以来，其内涵不断得到丰富和发展，各学者的观点虽然并不完全相同，但又包含一些共同内容。

起初，研究人员认为，医护合作的本质是跨学科交流，医护双方在患者评估、决策、临床目标制定和解决问题的整个过程中，共同参与和承担责任。Lindeke 等认为，医护合作是一个强调知识共享和责任分担的过程，包括面对面的沟通和快节奏的信息互动，互动的方式包括语音信箱或电子邮件等。无论是时间的推移还是组织结构的变化，医护合作都将遵循这样的轨迹。2003 年，美国护理协会（American Nursing Association，ANA）将医护合作定义为医护之间一种基于信任并且可靠的合作过程，医护双方都能认可并接受各自的行为和责任范围，共同保护双方利益并努力实现共同目标。医护之间既能合理分工，又紧密联系，能够互相理解，共同协作。李露露等提出，医护一体化是以患者为中心，医疗护理相互渗透，整合各种医疗资源的服务理念，为患者形成全方位、多学科的合作服务模式，其目标是提高医疗护理水平和患者满意度。

由此可见，医护合作不是医生制定医疗方案、护士执行医嘱的传统工作方式，而是在平等自主、相互尊重、彼此信任的前提下，通过开放的沟通协调方式，共同决策，分担责任，为患者提供优质医疗护理服务的过程。

（二）医护一体化研究现状

随着全球经济及医学理念的发展，"以疾病为中心"的医学模式逐渐被"生物－心理－社会"模式取代，传统的"主导－从属型"医护关系已然无法适应现代临床工作。医生和护士都要适应"并列－互补型"医护关系的转变，医生和护理是医院工作中两个独立的、不可分割的系统。20世纪50年代，一些发达国家在临床上相继采取医护合作的工作方式，医护合作的核心理念是"以患者为中心，医生参与护理中"。换言之，医生和护理联合形成多学科医疗管理小组，共同分管同一组患者，通过综合评价、联合行动、共同制定并执行诊疗护理方案的过程，参与患者从入院到出院的整个临床过程。经过研究发现，该模式能很好地提升医疗护理服务质量及工作效率，既满足医护双方的角色期望，又提高了患者满意度。由此，医护一体化模式兴起并被逐渐推广。

1. 国外一体化现状

20世纪下半叶以后，在美国、英国、德国、加拿大等国家兴起和发展高级护理实践活动，随后，各个领域出现高级实践护士（advanced practice nurse，APN）。美国护士协会将APN定义为是与其他对健康环境有影响的人建立团队共事关系的护士，如护理同行、医生、其他的医疗专业人员等，他们也被称为护理专家。护理专家与团队成员共同配合，为患者提供医护一体化的完整护理模式。

美国波士顿的麻省总医院病房开展院前－院中－院后的医护一体化创新病房工作，包括骨科、普通外科、神经外科、心内科等多个科室。创新病房建立在关系护理（relationship based care，RBC）基础上，强调护士与患者或家属、医生、护理同行之间的关系，对医护一体化进行较为全面的诠释，具有规范性和完整性。具体的实施过程为，将主治医师、护理专家、责任护士、康复理疗师等人组成多学科联合小组，共同参与每日查房，形成高效医疗护理机制，为患者提供全程优质的医疗护理服务。多学科联合小组从各自的专业出发，共同商讨患者的病情、治疗及护理要点，及时沟通和解决护理、康复中遇到的问题，向患者和家属进行健康教育，强调病情检查、护理和康复的要点和注意事项，制定患者出院后的康复护理方案，保证治疗的时效性和患者的依从性，为出院患者做好延续服务工作。

国外学者的研究结果表明，高效的医护合作能有效减少医疗差错的发生，缩短患者平均住院日，降低医疗费用，提高患者的满意度。美国、日本等国家已经开始探索建立医院－社区－家庭医护一体化康复管理系统。该系统强调医护积极合作，为患者提供从医院到社区再到家庭的医护一体化优质无缝隙连接服务体系，主要运用于慢性病管理，如原发性高血压、糖尿病、COPD、冠心病患者的疾病管理方面。将医护一体化模式应用于慢性病患者的出院随访中，为医生和护士创建患者的电子档案和提醒信息，督促医护完成随访工作，健康教育的完成率和患者的自我管理能力均得到有效提升。国外研究者发现，临床医护人员对医护一体化新模式的认知度、参与度及评价较高。目前医护一体化模式已经通过美国医学会认可并在临床中推广普及，在医护人员的工作中也被广泛应用。

2. 国内一体化现状

与国外相比，我国医护一体化研究起步较晚。1992 年，甘茹秀将医护一体化应用于护理教学。传统的护理教学中，护理部分与疾病病因、病理生理、诊断治疗等临床内容相互独立，想要彻底理解护理部分的原理，就必须重复临床教学的相关内容，不仅浪费教学资源，还降低学生的学习效率和学习积极性。甘茹秀提出采用医护一体化教学，既能突出教学重点，避免进行重复教学，又激发了学生的学习热情，受到教师与学生的一致好评。实施医护一体化教学，体现了医护整体观的思想，即将护理和治疗相结合，避免了内容的脱节和重复，加强了护生对医护整体观的认知。此后医护一体化教学被临床工作者引入临床医疗实践，受到广泛关注。

北京市回民医院于 2000 年开展医护一体化模式后，医护患关系明显改善，医务人员业务能力明显增长，医德医风也得到加强。自 2010 年，以四川大学华西医院为主要代表的国内众多医院将医护一体化模式应用于临床。四川大学华西医院在神经内科、肝胆外科、胸心外科、骨科、急诊科、泌尿外科等多个科室相继开展医护一体化工作模式，通过规范收治病种、成立综合病房管理小组、多学科人员共同制定临床路径等措施，医护一体化取得良好成效。哈尔滨医科大学成立医护合作协调小组，并将医护合作理念融入患儿门诊住院系统和康复治疗系统，使医生和护士能够进行有效协作，形成医生、护士和患者三位一体的工作平台。青岛大学附属青岛市中心医院开展医护一体化管理模式，改善患者的负面情绪，患者能积极配合治疗，疾病预后及生活质量均得到改善。

国内研究结果表明，医护一体化主要应用于专科健康教育、医护查房、护理人才培养、专科疾病护理等方面。于艳华将医护一体化模式应用于神外重症昏迷患者，分析一体化模式的临床应用价值。该研究将昏迷患者分为对照组（纳入 50 例）和干预组（纳入 50 例），对照组接受常规护理模式干预，干预组接受一体化模式干预，采取建立干预小组、建立医护护理模式框架、急诊干预、心理干预和并发症护理等措施。结果显示医护一体化模式能明显改善患者的神经功能及昏迷严重性，减少并发症，有利于改善护患关系，提高科室护理满意度。李婷婷等将医护一体化模式应用于手术患者，发现医护一体化模式可提高手术室护理质量，减少不良事件发生率，从而提高患者护理满意度及医院整体护理质量。医护一体化模式的实施，使医生、护士、患者的满意度均得到提升，改变科室的工作氛围，也提升了护士的综合护理能力，因此，临床大多数科室都支持医护一体化工作模式，而且，临床医护人员对该模式的知晓度、参与度和评价不断提升，其临床价值和必要性不断凸显。

（三）医护一体化意义

医护一体化是医护可靠的协作体系，其重要意义和效果表现在对医护的作用和对患者的作用两方面。

从医护的角度出发，重点强调护士作为基础，医生参与护理。传统医疗模式中，医生处于主导地位，护士被动执行工作，医护间缺乏沟通交流和通力合作。但是，医护一体化模式认为，医疗和护理是两个相对独立但又密切相关的学科，没有主次之分，在缓解患者痛苦、维护患者健康方面具有同等重要的作用。医护合作的工作模式能够促进医护的和谐关系，增进医护合作行为，拓展医护工作内涵。医护合作的工作模式能有效改善工作环境，使护士拥有较好的工作心态，增强了护士的职业自豪感。医护合作能提高医护人员的专科知识和工作效率，使护士主动学习并且积极参与科研，医疗和护理队伍的素质均得到提高。

对患者而言，医护一体化模式可以让其从中受益。医护一体化模式有利于改善患者的就医体验，使患者能够更好地了解自己的病情和治疗状态，重视各项检查和对并发症的监测，提高患者的依从性，从而改善患者预后，提高生活质量。同时，医护一体化模式还可以降低患者的住院费用和护理成本，使医生和护士有更积极的工作态度和更高的工作效率，能够改善患者的临床治疗效果，提高医疗效率、护理质量和服务质量，减少医护、医患、护患之间紧张冲突的发生，提高患者和家属的满意度。

医护一体化的护理服务模式有助于形成一支相对固定的医护人员队伍，以综合责任制的形式为患者提供整体性医疗服务，能够促进患者的治疗、护理和康复。医护一体化加强了医护人员间的沟通，医护联合进行查房和病例讨论，医生和护士能够共同制订诊疗和护理计划，共同决策治疗护理方案。医护一体化能够整合医疗资源，形成多学科协作模式，为患者提供全程优质的医疗护理服务。医护一体化还能有效提高临床工作的质量和效率，激发医护人员的工作积极性。因此，综合医院应大力推行医护一体化护理模式，这不仅是实现护理管理可持续发展的战略，也是对接医院医疗优势、促进临床护理学科发展的有效手段。

二、医护合作的态度

（一）医护人员对医护合作的看法

在临床工作中，许多医疗差错的发生与医疗专业人员之间缺乏沟通和协作有关，而积极的医护合作能为患者提供高质量、安全的医疗护理服务。随着现代医学的发展，医疗护理相互独立又相互协作，医护间形成良好积极的合作态度至关重要。明确了解医生和护士对医护合作的看法，有助于改善医护合作的状况。国外学者通过对医护合作的系统综述发现，护士对医护合作具有更高的积极性，希望与医生合作，制订患者的护理计划，并与医生进行良好的沟通交流，想要得到医生对护理计划的意见和建议。医生的协作性评分和合作满意度较高，外科和急诊科的医护人员对医护合作的积极性高于病房的医护人员。国内学者调查并比较了医生和护士对医护合作所持的态度，研究者发现，护士对医护合作的态度得分高于医生，护士比医生的合作态度更积极。

（二）医护合作的测量工具

目前的医护合作测量工具，没有普适性量表，并且大部分量表的研发来源于国外学者，本土化、适合我国国情的医护合作量表有待开发。常用的医护合作测量工具见表3－1。

表 3-1　医护合作的测量工具

量表名称	研发者	年份	量表适用性	维度/条目数	计分法	总分范围	Cronbach's α 系数
临床实务合作量表（Collaboration Practice Scale, CPS）	Weiss	1985	评估医生和护士在临床实践中的合作关系	医生版 10 个条目；护士版 9 个条目	李克特（Likert）六分制计分法	医生版为 10～60 分，护士版为 9～54 分	医生版为 0.85，护士版为 0.83
Jefferson 医护合作态度量表（the Jefferson Scale of Attitudes Toward Physician-Nurse Collaboration, JSAPNC）	Hojit	1985	调查医生和护士对医护合作所持的态度	15 个条目，4 个维度：共同教育和团队合作、护理和治疗对照、护士工作自主性、医生主导地位	李克特（Likert）四分制计分法	15～60 分	医生版为 0.84，护士版为 0.85
医护合作量表（Nurse-Physician Collaboration Scale, NPCS）	Ushiro	2009	用于评价"以患者为中心"的临床医生和护士合作状况	27 个条目，3 个维度：患者信息的交流、共同参与治疗或护理的决策过程、医生和护士的关系	李克特（Likert）五分制计分法	27～135 分	0.85～0.93
工作相关医护合作量表（the Workrelated Collaboration among Doctors and Nurses Scale, WCDNS）	Xu	2013	用于评价公立医院里与临床工作相关的医护合作状况	28 个条目，3 个维度：工作自主性、工作相关技能、工作相关关系	李克特（Likert）四分制计分法	28～113 分	0.83
医护合作量表（Collaboration with Medical Staff Scale, CMSS）	Adams	1995	用于测评急危重症科室的医护合作状况	9 个条目	李克特（Likert）四分制计分法	9～36 分	0.86

续表 3-1

量表名称	研发者	年份	量表适用性	维度/条目数	计分法	总分范围	Cronbach's α 系数
ICU 医护问卷（ICU Nurse-Physician Questionnaire，ICU NPQ）	Shortell	1991	用于调查病区水平医护合作的组织因素	82 个条目，3 个分量表：协作（13 条目）、交流（43 条目）、问题解决（13 条目）；7 个维度：团队导向、人员安全任务安全导向、领导力文化、病区协作交流冲突管理、团队协作、病区效能	李克特（Likert）五分制计分法	82～410 分	0.61～0.88
照护决策合作与满意度量表（Collaboration and Satisfaction About Care Decisions，CSACD）	Baggs	1994	用于调查医生和护士在护理决策过程中合作状况和对决策的满意度	9 个条目，1 个维度：护士对参与医护合作满意度	李克特（Likert）七分制计分法	9～63 分	0.93～0.98
中文版医护合作态度量表	杨晓莉	2005	测量医生和护士对医护合作所持有的态度	15 个条目，4 个维度	李克特（Likert）四分制计分法	30～60 分	医生版为 0.835，护士版为 0.848
中文版医师与护士合作量表	杨晓莉	2005	测评医师和护士实际合作的状况	9 个条目	李克特（Likert）四分制计分法	9～36 分	医师版为 0.764，护士版为 0.629
中文版医护合作量表	陈静	2014	评价医护之间的合作状况	21 个条目	李克特（Likert）五分制计分法	21～105 分	护士版为 0.946，医生版为 0.947

续表 3 – 1

量表名称	研发者	年份	量表适用性	维度/条目数	计分法	总分范围	Cronbach's α 系数
中文版医护合作量表	廖春丽	2014	评价医护合作行为	27 个条目	李克特（Likert）五分制计分法	27 ~ 135 分	0.96
中文版临床实务合作量表	尹祚芊	2002	评价医生和护士在临床实践中的合作关系	20 个条目	李克特（Likert）六分制计分法	20 ~ 120 分	医生版为 0.86，护士版为 0.83

第二节　医护一体化的应用研究

一、医护一体化工作模式的运用现状

医护一体化使医生、护士、患者三条独立的平行线相交，形成三位一体的医疗护理平台。医护合作并非简单指医生和护士一起工作，而是医生和护士之间既独立自主又分工协作，是共享信息、相互帮助、共同承担责任的过程。在医护一体化工作模式的实施中，医护共同评估患者病情、进行联合查房、实施健康教育、制订诊疗护理计划和出院计划等，为患者制订个性化的、综合性的治疗、护理、康复、出院后随访的方案，是一个不断评估、反馈和改进的过程。医护一体化是以患者的需求为中心，以提升医疗护理服务质量和患者及家属的满意度为终极目标，调动医生和护士工作积极性的同时也调动患者及家属参与治疗护理的主动性，医护患共同协作，完成优质的医疗护理服务。

（一）医护小组协同化

在临床护理方面，医生和护士组成协作组，共同探讨和制定临床常见病的护理路径，并在临床实践中严格执行。通过临床诊疗转变护理模式、重组资源、优化流程、提高护理服务效率和质量，深化优质护理服务内涵。

福建医科大学附属第一医院肝内科为进一步提升人工肝支持系统治疗重型病毒性肝炎的效果，于 2017 年组建医护一体化人工肝治疗小组。该小组由医护共同查房，在查房过程中，责任护士将观察到的病情及时主动地反馈给医生，医生也会向护士告知患者的病情及诊疗计划，医护互相交换信息，在全面掌握患者病情的基础上，医护共同制定诊疗和护理方案。另外，医生和护士主动与患者进行访谈，了解患者的心理状况，医护患共同讨论治疗期间存在的问题，从而制定相应的干预措施解决问题。在医护一体化模式下，患者从入院开始便可得到同一专业组医护队伍的全程护理，这能及时为患者解决问题，减少医患矛盾和纠纷，也可以提高患者及家属的满意度，减少患者的住院天数。因此，医护一体化人工肝治疗小组对于规范人工肝治疗重型病毒性肝炎的护理具有重要意义。

临床上，查房是每天必不可少的工作。交接班有利于护理工作的开展，通过交接班护士能清楚了解患者病情，避免差错事故的发生。然而，在工作中，交接班仍存在诸多的质量缺陷，并且医疗查房与护理查房分开进行，医生与护士之间的信息难以共通，会造成患者满意度和医疗护理服务效率较低等问题。有学者将医护联合查房的模式应用于ICU科室，在科室内进行能级划分，成立责任小组。责任小组成员包括5名护士，其中责任组长1名、高级护士1名、初级责任护士1名、助理护士2名。医护联合进行查房时，护士汇报患者病情、治疗、护理情况及体检结果，并向医生请教护理问题，医生结合病例向护士讲解理论知识、诊疗计划等，医护双方针对查房遇到的重点及疑难护理问题进行讨论，制定解决办法，汇总当天查房意见，深入分析诊疗护理方案并进行整改。研究结果提示，医护小组联合查房能够提高责任护士对ICU患者病情的掌握程度，能有效规避护理缺陷，提高患者和家属的满意度。

（二）门急诊住院流程优化

传统的门急诊就诊按照预检—挂号—候诊—就诊—收费—化验—等报告—回诊—开具住院证—办理住院手续—住院的流程进行，程序烦琐，患者等待就诊的时间较长，对于病情危急的患者，可能会延误治疗时间，导致医患纠纷的发生。医护一体化的门急诊住院是通过门诊－急诊－住院一体化护理模式为患者提供高效的医疗服务，优化患者的就医流程。

中山大学中山眼科中心为了解决传统急诊管理模式下的急诊难题，积极探索眼外伤门诊急诊与住院病房一体化管理模式。急诊小组全程负责分管的急诊就诊患者，追踪急诊患者就诊时间、诊疗操作和急诊患者是否完成手术等情况，最大限度优化患者就诊流程，从根源上解决患者就诊问题。四川大学华西医院针对现代急诊专业化分区细化、患者量大且病种多、住院床位不能完全满足患者需要等问题，建立医护一体化急诊入院流程管理模式，同时开发待床管理系统软件，医院内部实施改进方案。四川大学华西医院的医护一体化急诊入院流程管理模式能够节约急诊一线医护人员的时间和精力，合理利用住院床位资源，提高医疗护理服务效率，从而提高患者及家属满意度。

新型冠状病毒肺炎发生以来，疫情的传播范围之广和感染速度之快，加大了疫情防控的难度。医院承担着救治疫情患者的任务，门/急诊作为就诊患者聚集的场所，承担着疫情常态化防控的重任。针对疫情防控要求，各医院均采取积极应对措施，如门急诊三级预检分诊管理模式、门急诊引导员服务管理模式、缓冲病区和病房分区的设置，门急诊医护一体化等。重庆市中医院构建急诊－发热门诊－感染病房一体化运行机制，形成具有特色的突发公共卫生事件防控体系，既能满足疫情筛查、急救的任务，又能节约医疗资源和提高医疗护理服务质量。一体化管理模式包括部门一体化、团队一体化和专业一体化。其中，部门一体化是指建立集中病区，将急诊病区和感染病区合并，进行资源整合和设施共享。团队一体化是指设置病区医疗团队（医生团队包括急诊发热门诊医疗组、急救医疗组和感染病房3个医疗组，护理团队分为急诊病区和感染病区2个护理组）、建立医疗质量控制小组及护理质量管理小组。专业一体化是指要培养一支应对传染性公共卫生事件的专业化应急队伍，包括西医应急队伍建设、中医应急队伍建设、专家会诊队伍建设和医院感染管理队伍建设，能够随时应急响应。

文献提示，门诊-急诊-住院一体化管理模式的实施，离不开一体化管理小组的成立和一体化管理流程的制定。管理小组成员分工明确、相互协作，管理流程切实可行、积极落实，才能够真正实现门/急诊与住院的无缝衔接，最大限度地保障医疗护理服务质量和患者安全，从根本上优化传统门/急诊入院流程问题。

（三）健康教育一体化

在临床工作中，除了必要的临床治疗和护理操作，开展健康教育也是促进患者治疗和康复的有效方法。健康教育在提高患者疾病认知、改善患者心理情绪、促进健康行为、满足患者信息需求等方面发挥着重要作用。基于此，健康教育可以缓解患者的负面心理，减少术后并发症的发生，提高患者的生活质量。健康知识的普及，对于降低疾病的发生率和人群的健康保健也具有积极的意义。随着相关研究的不断深入，在健康教育的内容和模式上进行了诸多创新。目前，常用的健康教育方法有临床护理路径、个性化健康教育、思维导图模型、健康信念模型、知信行理论、互联网平台、一体化健康教育模式等。医护一体化健康教育模式是指医护组成相对固定的健康教育团队，能及时互换信息并进行有效沟通，形成医护患三位一体的健康教育平台，可以更好地满足患者需求，提升患者对健康教育的满意度，取得较好的健康教育效果。

钟春连等将医护一体化健康教育应用于垂体瘤术后患者，干预措施包括组建医护一体化健康教育小组，成员包括2名主治医师、1名护士长、3名专科护士、3名同伴支持者，共同制定一体化健康教育方案。实施健康教育的过程中，要做到同步化、协同化、主体化、多元化和阶段化。健康教育同步化，医护要做到3个同步，分别为评估同步化、查房同步化、随访同步化。健康教育协同化，健康教育小组的成员分工明确、各司其职，协同配合进行健康教育。健康教育主体化，根据健康教育手册和患者疾病特点，进行内容多样的健康教育活动主题。健康教育形式多元化，向患者发放健康教育手册，进行集中与个体指导、微信支持教育、同伴支持教育和家属支持教育、定期进行门诊随访、电话随访和家庭访视等。健康教育阶段化，院内侧重于患者认知水平和健康行为知识的提高，院外的健康教育重点为督促患者养成良好的健康行为。研究结果表明，将医护一体化健康教育应用于垂体瘤术后患者，能够促进患者健康行为方式的养成，减轻症状困扰程度，提高患者术后的生活质量。

韩凌采用医护一体化模式结合临床路径对糖尿病患者进行健康宣教，具体干预方法为组建一体化工作小组，制定"医护版"临床路径和"患者版"临床路径，将临床路径应用于一体化模式中。从以下8个方面制定并实施患者健康宣教干预：个性化讲解治疗方案、饮食指导、运动指导、药物指导、血糖监测指导、心理指导、出院前指导及宣教后反馈。结果显示，采用一体化模式联合临床路径实施健康教育，对提高健康教育效果具有显著的作用，提高患者对糖尿病知识掌握的达标率及对医护人员工作的满意度，提升患者血糖控制的水平及自我管理能力，同时缩短住院天数、减少医疗费用。

（四）医护科研联合化

科研能力是指人们在进行科学研究活动时，运用科学的方法探索事物的本质和规律所表现出来的知识和技能。科研能力包括选择科研课题、设计科研课题、检索医学文献、阅读和撰写论文的能力。2011 年卫生部将护理学确立为一级学科，这对护理人员的科研能力提出更高的要求，护理科研也受到越来越多的重视。护理科研是促进护理学科发展、提高临床护理质量、体现护士自身价值的重要手段。想要进行一流的学科建设，就必须锻造一支具备高水平科研能力的护理人才队伍。然而，大多数护理人员在开展科学研究的过程中存在一些障碍，如缺乏科研相关知识、缺乏科研相关的培训、接触科研的机会较少、缺少学习科研的途径等，导致护理人员科研效率低、科研意识和科研能力弱，护理科研水平不容乐观，科研能力亟须提高。研究结果表明，医护科研联合化有助于提高护士的科研能力。

中国医学科学院自 2008 年采用医护一体化的科研模式以来，护士的临床科研能力得到有效提升。医护一体化科研模式，即医生和护士合作，使医生和护士共同参与临床科研工作。在科室组建医护人员科研兴趣小组，定期开展科研活动，如定期举办讲座、开展科研讨论，医护共同收集并共享数据库中的临床资料，加强医护科研合作。采用医护科研联合化模式后，护士的科研意愿被激发，护士科研知识知晓率明显提高，在科研活动中医护合作，护士得到具体的指导和帮助，对优化护理流程、提高护理质量起了积极作用。

丁玲等探讨了医护一体化科研模式对提高护士护理科研能力的效果。对照组采用传统的科研模式，观察组采用医护一体化科研小组模式，主要包括成立科研小组、定期组织科研活动、定期组织科研讨论、加强医护合作、加强医生对护理论文的指导等措施。结果显示，观察组在问题发现、文献查阅、科研设计、科研实践、资料处理和论文写作等方面能力强于对照组的；观察组的投稿数量、录用数量和一次投稿成功率高于对照组的；观察组的论文质量也明显提高。一体化的医学科研团队，有利于充分发挥医护人员各自的科研优势，同时，医护人员相互尊重，共同提高，促进医护的沟通和科室的和谐，有助于临床工作的开展。

（五）护理发展专科化

随着现代护理模式的转变和医学领域专业差异化、精细化的出现，专科护理化和专科人才培养已成为全球临床护理发展的战略和方向，专科化护理的发展对丰富理论知识、提升护理学科地位起到了重要作用。21 世纪后，我国专科护士的发展越来越受到关注。"十三五"规划强调大力发展专科护理，继续实施专科护士培训制度，重点培养临床护理骨干。通过护理发展专科化，单一临床护理转变为多层次、多专业、多领域的新型护理。专科护理加快护理专业化进程，拓展护士职业生涯，使护理人员的职业自豪感不断提升，能够更好地服务患者。专科护士运用自己的专业知识和专业技能，提高专科护理的质量，为患者提供更加优质高效的护理服务。专科护理的发展使护士得到了更多的认可和支持，护理人员不再被动地执行医生的医嘱，而是成为专科护理专家，在康复、伤口管理、慢性病等领域发挥着越来越重要的主导作用。

哈尔滨医科大学附属第一医院在心脏大血管外科开展医护一体化工作模式，探索该模式在临床重点专科建设的应用效果。全新的医护一体化合作模式包括医护一体化查房、病例讨论、伤口护理、健康教育、流程改造、科研及培训等，结果显示医护一体化提升护士的综合素质，能够拓宽护士的职业生涯。医院注重亚专科的发展，护士拥有更多发展的空间，护理人员愿意主动学习，积极加入静脉输液组、伤口造口组、糖尿病小组、科研小组等，致力成为一名护理专科人才。

医护一体化工作模式被广泛应用于疼痛管理、伤口治疗、导管护理等专科护理中，均取得良好效果。刘嘉等对 102 例子宫腺肌病并接受高强度聚焦超声治疗的患者进行研究，对对照组 51 例应用常规护理模式，研究组 51 例采用一体化护理模式对围术期疼痛进行联合管理。具体干预方式是成立围术期疼痛管理小组，医护协同进行治疗和护理，给患者营造舒适的治疗环境。对存在恐惧疼痛心理的患者，给予积极心理暗示，术前术后实施疼痛管理。研究结果表明，医护患一体化疼痛管理模式，可以有效帮助患者正确解读及评价治疗中所产生的疼痛，从而提高护理疼痛管理水平，缓解患者术后疼痛、焦虑，减少药物使用及提高患者满意度。王胜琴将医护一体化管理模式应用于慢性伤口的治疗，研究纳入 65 例慢性伤口患者（对照组 33 例，观察组 32 例），对照组采用常规护理模式，观察组采用医护一体化管理模式。研究结果表明医护间的合作和沟通，有助于及时掌握患者伤口的愈合情况，可明显加快患者慢性伤口的愈合过程，缩短伤口愈合时间。有学者将医护一体化模式应用于肿瘤化疗患者的 PICC 管理，研究结果显示，实施 PICC 医护一体化全程管理模式后，患者接触性皮炎发生率、导管异位发生率、静脉炎发生率、PICC 相关血栓形成率均显著下降，患者的满意度明显提高，抑郁和焦虑情绪明显降低。医护一体化模式下 PICC 全程管理，有助于减轻肿瘤患者的负面情绪，降低并发症的发生率，提高其满意度。

二、医护一体化发展的影响因素

（一）护理人力资源不足

护理人力资源是医疗卫生体系中关键的资源之一，护理人力短缺问题也是全球性的人力资源难题。随着护理人才需求的扩大，我国护士的数量将无法满足人们的保健需求。护理人员的短缺，使医疗护理服务质量难以得到有效保障，甚至会引起医护矛盾、护患纠纷。

通过阅读文献及相关政策文件发现，我国各类医院的人员配置比例一般为床位与护士比为 1：0.4。然而，随着医疗模式和护理理念的转变，以功能为基础的护理体系逐渐转变为以患者为中心的整体护理模式。护士的工作任务不仅仅是简单的执行医嘱，完成各种护理技术操作，还要进行心理护理、健康教育、发展专科护理等，1∶0.4 的床护比已然不能适应现代临床护理的需求。有研究指出，我国人均护士数尚未达到全球平均水平。我国护理人员年龄和资历都趋于年轻化，学历层次相对较低，没有形成合理的人才梯度结构。"十二五"期间，我国护士数量大幅增长，但护士与医生的整体比例与发达国家相比仍有较大差距。目前，医护比已从 2015 年的 1∶1.07 变为 2021 年的 1∶1.15，但距离《"十三五"卫生与健康规划》中提出的 1∶1.25 的要求仍具有一定差距。此外，患者多、人力不足、过度劳累、夜班频繁等给护士造成培训负荷和身心负荷，护士极易产生愤怒和厌恶等负面情绪，从而产生职业倦怠，导致较高的离职倾向甚至发展为离职行为。翟海昕等进行一项横断面研究，抽取我国 7 个行政区内 10 家三甲医院的 10 781 名护士进行研究，结果显示，全国范围内有 33.5% 的青年护士存在离职意愿，离职意愿处于较高水平。护士较高的离职意愿和离职行为不利于护理队伍的稳定发展，也给医院人力的配置带来巨大的压力。

护理人力资源的短缺成为当前综合保健模式中的一个主要问题，人力资源的配备是影响医护患三方合作正常实施的重要因素。于医护合作而言，由于护士配备不足，护士经常加班。在班的护士每天忙于工作，紧锣密鼓地完成各项治疗与护理工作，没有更多的时间和精力与医生沟通讨论患者的病情，导致医护合作不畅。于护患而言，护士倦怠程度增加、工作压力增加，严重影响护理质量，使患者的治疗护理效果受损。人员配备不足还会延长患者等待就诊的时间，增加不安全因素，导致护患矛盾增加。医护一体化管理模式，强调医生和护士要相互配合工作，及时沟通，共享信息。因此，护理人力资源不足也成为当前实行医护一体化模式的一大难题。

（二）医护一体化的重视程度不够

医院医疗服务质量已成为社会各界关注的焦点。医护一体化作为新型护理模式，强调医疗和护理相互独立同时又全力协作、共同决策和分担责任，其目标是为患者服务。该模式的重要性已在临床护理和健康保健方面得到体现，有助于提高护理服务质量，确保患者医疗护理安全，并最终提高护理行业的整体素质。医护一体化模式在临床中的推广和广泛应用，离不开社会、医院和临床医护人员的重视。

1. 社会文化

在传统观念的影响下，社会上一直存在"重医轻护"的倾向，认为医疗的重要性优于护理，导致护理长期处于被动地位。在医主护辅的工作模式中，以医生的诊疗为主，护士的护理为辅，通常认为护士的作用就是执行医嘱，进行注射、发药、生活护理等简单的护理工作，在促进患者恢复、维护患者健康方面护理的作用不是很大。

国外学者认为，医护一体化的合作行为不仅受到不同地域文化和教育水平的影响，还受到所处环境下社会文化的影响。在传统的等级医护关系模式中，医生是主导权威，护士是医生的助手，类似于上下级之间的命令与执行关系，医生指导护士工作，护士的基本职责就是执行医嘱。社会文化下的传统观念和传统的工作模式，均导致护理长期处于被动地位，不利于医护一体化的开展。研究者发现，与倡导等级模式的国家相比，提倡互补型医护关系模式的国家的医护之间有更积极的合作态度和行为，医护一体化工作模式也更容易开展。因为在互补的医护关系模式中，双方都强调以患者为中心、信息共享及医护之间的相互尊重和理解，不会认为医生和护士仅仅只是从属关系。

随着社会的变革和医学的发展，护理学已经发展为现代医学领域的必要组成部分，护理贯穿于医疗活动的全过程，发挥着不可替代的重要作用。目前，社会对医疗各方面的要求越来越高，对医护人员的要求也在不断提高，护理工作也得到更多的重视，在新的临床医学诊疗模式中开始具有不同的地位和价值。因此，医护合作受到社会重视程度和文化观念的影响。

2. 医院文化

医院文化是指医院在长期的医疗活动中逐步形成的以人为中心的文化理念、价值观、工作方式和行为规范。它是一种内在的规范信念，指导着医务人员的行为。同一家医院的医务人员有着共同的价值观、强烈的认同感和目标。医院的重视程度是发展和创新医护合作模式的关键，医院组织文化与医护合作之间存在正相关关系，平等良好的医院文化能够有效促进医护合作。医护合作不仅仅是医院管理层的问题，也是每一位医务人员的责任和义务。

领导重视是医护一体化模式发展的关键。管理者对医护合作的重视程度与医护的合作行为呈正相关关系。医院领导重视护士培训、量化考核等工作，重视医疗、护理的合作，重视护理行业的发展，才能不断提高护理的工作价值，获得医生和社会的认可，促进医疗护理一体化模式的开展。

3. 医护人员本身

医护人员自身的情况影响着医护合作行为，如工作年限、编制、知识技术、角色预期等。工作年限是影响医护合作的重要因素。高素质的临床医生与护士合作得更好，因为有经验的临床医生理解护理的重要性，并重视护理人员的反馈。年轻护士愿意和资深医生一起工作，年轻医生愿意和资深护士一起工作，因为他们可以在工作中相互学习业务知识和经验。有编制的医护人员可能有较长的工作资历，具有扎实的临床知识和技能，比较愿意参与到医护合作中。知识技术在医生和护士之间差别较大，一些护士或初级医生的技能、经验和协调技能较低，可能无法跟上医护合作的步伐。医生认为，护士要做到准确执行医嘱，及时观察患者病情变化，具有良好的沟通技能，从护理角度提出合理的治疗意见。而护士认为，医生必须做到诊断明确、医嘱正确、治疗措施得当，尊重护士、配合护士做好医患沟通，帮助护士提高业务水平。当医生和护士的角色期望出现偏差时，医护合作行为也难以继续维持。

4. 医护合作态度

医护合作是医生和护士在临床工作中相辅相成，共同参与诊疗。医护人员之间有效、紧密的合作是建立良好医护合作关系的前提。良好的医护合作可以提高医疗护理水平，促进患者康复。积极的医护合作态度是促进医护合作的重要因素，对医护人员的职业行为具有导向作用。医护合作态度是指医生或护士对医护合作的评价，以及对医护合作态度的心理倾向。通过查阅文献发现，护士在医护合作中的积极性高于医生，但随着优质护理的深入开展，护士和医生对于医护合作的积极性均明显提高。对于医护间应积极合作、共同决策的观点，医生和护士都表现出积极支持的态度。急诊、外科、手术室、重症医学科等科室的医护合作优于内科，可能与这些科室的工作性质相关，在急危重症科室团队合作非常重要，他们必须紧密合作，才能为患者提供更好的治疗和护理。

（三）医护患之间的沟通不畅

沟通能力是护士的四大核心能力之一，有效的医护患沟通是保证医疗安全的重要手段。沟通障碍是不良事件发生的主要原因，不仅会对患者及其家庭造成伤害，还会对相关医护人员造成严重的身心创伤。在影响患者安全的因素中，医护沟通障碍是60%以上预警事件的主要原因之一。美国医学会理事会和医疗认证机构已经将医疗团队成员之间的沟通障碍确定为医疗事故的主要原因。沟通障碍还会导致医护合作不畅，如医生和护士分开查房、缺少沟通协作，护士对患者的病情变化缺乏了解，可能导致治疗延迟、康复指导和健康教育延迟，使护理质量和患者满意度较低。另外，一些护士在与医生沟通时表现犹豫和担心，可能会延误关键信息的传递。还有一些新护士由于缺乏经验，不能与医生充分沟通，也不能及时回答医生提出的问题，最终可能延误患者的治疗。

沟通不畅的原因是多方面的，包括沟通前信息不充分、沟通障碍、信息接收不清晰、沟通后不能理解等，可以将众多的原因概括为三个方面，分别为医护间原因、医护患间原因和社会原因。

1. 医护间原因

医生和护士思维方式的差异是阻碍医护沟通的重要因素。思维方式的差异可能导致双方的沟通标准不同，从而影响具体的沟通行为。缺乏面对面的沟通、沟通时准备不充分也是导致医护沟通不畅的重要因素。大多数护士在向医生报告时往往局限于表面现象，缺乏对问题的深入分析和思考。另外，在沟通前，护士没有进行准备，不能准确地向医生报告所有相关信息，医生对沟通不满意或不重视，不能及时做出反应。如果护士在沟通前做好充分的准备，医生往往会对问题有更好的了解，并能更好地做出反应。医护间沟通的态度也是影响医护沟通的因素之一，医生和护士对彼此的态度会对医护沟通产生积极或消极的影响。良好的沟通态度，会使彼此对信息的感受、认知、接受程度和认同感更高。

2. 医护患间原因

医生、护士、患者之间沟通不畅的原因包括医护人员工作超负荷，导致工作情绪不佳和沟通时间不足。患者扎堆到大型医院就诊，使医务人员的工作量急剧增加，超负荷工作使工作人员没有时间与患者充分沟通。医护人员在工作中承受较大的压力和负面情绪，一些医务人员将不良情绪带到工作中，可能会引起医患或护患矛盾。另外，医护人员在与患者沟通时缺乏耐心和沟通技巧。由于工作量大，时间紧迫，一些医务人员没有足够的时间倾听患者的意见、回答患者的问题，可能会给患者留下不负责任的印象。部分医务人员在与患者沟通时，不注意语言的组织，语言不当，沟通态度不端正，声音过小，语速过快或者使用医疗术语，使部分患者听不懂、听不清，不了解治疗进展，造成患者满意度降低。另外，医务人员没有认识到医患或护患沟通的重要性，对患者漠不关心的现象客观存在。在临床中，医生和护士往往比较关注具体的治疗和护理措施，而忽视患者的心理需求和情绪状态。一些医护人员不善于与患者沟通，或在与患者沟通时表情冷漠，除按规定的程序和步骤外，对患者没有过多的关心和解释，导致沟通的过程缺乏"人情味"，从而影响沟通的效果。

患者对医务人员的不信任也会导致沟通障碍。患者或家属在看病就医时，如果治疗进展顺利，会心存感激；如果治疗未达到预期，会失望、怨恨，还有可能怀疑医生和护士工作的失职。患者相对缺乏医学知识、不了解医疗工作的风险，对医生的期望过高等，均会导致患者对医生产生怀疑和不信任的心理，医患互动易产生摩擦，影响沟通的有效性。

3. 社会原因

舆论的负面宣传加剧了医护之间的防范心理，一些公众因此而质疑医疗行业，将矛头指向医院和医务人员，尤其是向医务人员发泄不满情绪，造成医护患沟通障碍。

(四) 制度和流程的不健全

医疗过程具有很强的完整性，需要医生和护士不断交换信息，是一个动态信息不断传递和反馈的过程。目前，医生和护士的管理隶属不同的部门，一些医院没有形成完善的管理制度，或者规章制度只是流于形式而没有具体落实的举措，更没有相应的考核机制，导致管理制度的制定与执行脱节，医疗过程不完整，难以达到医护合作的预期成果。医护一体化制度和流程的不健全，主要表现在医护合作的制度与程序不完善和缺乏公平公正的绩效考核。

医护合作过程中的制度和程序不完善，阻碍医务人员间的良好合作。例如，医生开具医嘱的时间和护士执行医嘱的时间不一致，或者医疗不理解护理程序，护理不理解医疗计划，导致医护对医嘱的后续追踪不力，以及对患者病情变化的应对不力等。医护一体化强调医生和护士在相互尊重和具有一定专业知识与能力的前提下，组成一个能良好沟通协作的小组。小组内成员明确各自职责和范畴，共同决策、参与讨论，分工完成各自工作。这一模式的实施需要形成完善的制度和程序，首先修订的制度要切实可行，实施环节做到环环相扣；其次责任明确到人，定期反馈实施效果；最后评估制度可行性，定期修改以完善制度。在一体化模式实施的过程中，制度的修订、实施和评估也暴露一些问题：制度上存在形式主义，在制定制度时没有进行深入研究，缺乏问题导向，导致制度缺乏针对性和可操作性，不符合临床工作实际，不能发挥有效的规范和指导作用。制度的知晓率较低，在制度成型后，没有向医务人员积极宣传该制度的目的和重要性，一些医务人员对一体化知之甚少。制度执行不到位，在执行过程中，没有严格按照规定的程序进行。制度的实施缺乏文件记录，在实施过程中忽视记录和资料的收集，缺乏实施情况的相关信息和数据，不利于制度的后续改进和不断优化。

绩效考核方案不健全、不科学也会影响一体化工作模式的开展。目前，绩效考核办法在医院中被广泛使用，用来衡量医生和护士的工作绩效。《三级综合医院评审标准（2011 年版）》（卫医管发〔2011〕33 号，2011 年 4 月 22 日发布）明确了以工作量、质量、患者满意度为基础，结合工作难度和技术要求的综合绩效评价体系。在临床上，通过综合绩效考核体系的建立，各科室医护人员明确工作目标，密切配合，形成竞争机制，全方位满足患者需求，提高医疗质量和患者满意度。绩效考核指标的确立不能以偏概全，要做到多方位、全面、科学，体现能级对应、多劳多得、优绩优酬、同工同酬的原则。但是，在制定或实施综合绩效考核体系时还存在考核方法不科学、绩效考核指标缺乏科学依据、绩效考核标准难以确定、工作绩效标准缺乏明确性和指向性等问题，不能真实反映医务人员各自的工作成效。另外，在"重医轻护"的传统观念影响下，护士在绩效考核中的参与度低于医生，这使部分护理人员难以得到公平、公正的待遇。因此，如何运用不同的绩效考核指标衡量医护人员在诊疗过程中的工作价值和对团队做出的贡献，如何根据考核结果确定薪酬福利、职称评定、进修考核、评优评先等，还需要管理者进一步探索。

三、医护一体化发展的对策分析

（一）优化护理人力资源

人力资源配置是以人类生命有机体为载体的社会资源。它是指在特定的组织或团队中整合和优化内部人力资源，高效和高质量地实现组织和团队的目标。人力资源配置的本质是把最合适的人才用在最合适的岗位上，充分调动人的积极性和创造性，使个人可以完成组织和团队的任务。护理队伍是一支工作范围广、护士数量多、在医疗卫生服务体系中影响力大的队伍。护理人力资源是医院人力资源体系的重要组成部分，提高护士的整体素质和优化护理人力资源是临床护理人力资源管理的重要内容。研究者指出，护理人员的配备与护理不良事件的发生有一定的相关性。国内外的研究也表明，优化护理人力资源的配置，充分发挥护理的作用，直接关系到护理服务的质量和医疗的安全性。因此，如何优化护理人力资源，转变护士岗位管理，科学合理地配置护理人力资源是护理管理者亟须解决的问题。

在人力资源配置过程中，根据国家出台的政策或标准，采用合理的人力资源配置计量方法，有效解决护理人力资源配置不足或浪费的问题。对于护士离职导致的护理人力资源短缺问题，维持护理人力资源的稳定是非常重要的。要了解护士离职意愿高的原因，在人力资源管理视角下找到重点关注的群体，针对这部分人的诉求与建议，采取针对性的措施，以减少离职行为的发生，增加护士人力的配备。研究结果表明，低年资护士的离职意愿较高，这不利于科室的稳定运转，还会造成护理人才的流失。管理者要重点关注低年资护士，给予心理疏导，制定培养方案，规划好年轻护士的职业发展。儿科、外科、重症监护室或急诊科的护士离职意愿更高，可能是由于科室工作比较繁忙，护士面临着更高的职业风险和工作压力。对此，针对不同科室的不同情况，要合理安排工作时间，缓解护士工作压力。长期加班或上夜班的护士离职意愿高，针对夜班这个特殊的工作性质，要探索更合理的排班与休息制度，制订切实有效的措施改善护士工作与休息条件。因此，针对工作年限低、上夜班次数多、所在科室工作繁忙的护士，管理者要密切关注这些重点人群，采取针对性的措施，保障护理队伍的稳定发展。

注重对护理人才的培训，有效提升护理服务质量。发展科学化、规范化的护理人才教育，制订完善、规范、合理的护士继续医学教育培训计划。根据不同层次护士的需求和对护士的绩效考核结果，安排定期的继续医学教育内容。进一步提高护士的业务素质，鼓励护士参加自学考试或专科进修等，以适应临床护理工作的发展需要，提高护理专业和整体队伍的素质。医院管理者要积极选派护理骨干参加专科护理等各类进修项目，紧跟国内外护理专业发展步伐，有计划、有重点地培养护理人才，并根据实际情况调整层次结构，适当调整招聘条件，发挥高等职业护理教育的作用。同时要推进护理科研团队建设，培养护理学科带头人，促进护理人才队伍建设和学科发展。

优化护理程序，有效利用护理人力资源，提高工作效率。目前，如何减少人员浪费，提高工作效率，是值得管理者思考的问题。在一些医院里，护士做着大量非护理工作，如运送物品或药品、记账等。对此，医院应尽快建立和完善医院临床支持体系，将护士从琐碎、复杂、重复、低效的非护理工作中解放出来，充分发挥护理服务的内涵和功能，让护士有更多的时间和精力去护理患者。对于部分对护理技能需求较低的科室，可通过培训技术人员上岗，减少对护理岗位的需求。医院可以通过建立药品配送中心、组建护送队伍、加大计算机网络技术应用、完善后勤保障体系等措施，简化护理工作流程，提高护理服务质量，从根本上减轻护士的额外工作，降低护理风险，保障医疗安全。

（二）革新医护一体化管理思路

医院管理不能一成不变，在新时期、新背景下，医院内部管理要有新气象。推进医护一体化模式改革，关键是要积极探索建立现代医院管理制度，从规模扩张向质量提升转变，从粗放式管理向精细化管理转变，从物质配置管理向人力资源管理转变，推动公立医院高质量发展。在现代医院管理制度背景下，要建立规范的决策机制，把握方向，做好顶层设计。在管理模式上，坚持优质服务与护士职业生涯规划相结合，调动护理人员的积极性，提升护士的职业价值。在管理实践上，要培养护理人员的主人翁意识，培养其注重服务质量提高和持续改进的意识，打造学科品牌，促进医疗、护理、教学、科研的全面发展，提高医院的核心竞争力。在医疗护理服务方面树立高效意识，有效利用资源，实现区域协同，带动基层医院护理服务能力提升，有效履行社会责任，实现资源利用最大化。

医护一体化管理模式的主体包括主任、护士长、主管医生、责任护士、医疗护理员等，建立符合一体化模式的医护联合管理体系，做好一体化队伍管理，为患者提供优质的医疗服务。医护人员要做到明确责权，形成行之有效的良性团队规范，满足患者治疗和护理需求，保障患者生命安全。要建立完善协调的沟通标准、首诊负责制、医患纠纷处理原则等各项制度，强化制度的落实，使广大医护人员在各自的执业和职责范围内遵纪守法，减少医生和护士在责权上的分歧和冲突。建立公平公正的绩效考核制度，有效调动医务人员的积极性和主动性。医院在制定考核评价体系时，应当根据医院实际情况，科学制定绩效指标和评价标准，合理分配奖金。加强医务人员的思想教育和继续教育培训，提高医务人员的业务素质，通过举办医学知识和技能培训班，建立跨专业的医护共同语言，增加医护之间配合的默契度。

医护一体化管理模式的服务对象是患者,改革的重点是患者的入院、住院和出院环节。从医疗过程的每一个关键环节入手,改进工作、注重实效,提高服务质量。患者入院时,通过优化门急诊收治流程、集中常规术前检查、优先收治急危重症患者、建立和完善患者收治信息管理系统等方式,缩短患者入院等待时间。患者入院后,注重服务质量和服务效率,以医护一体化护理模式为基础,医护联合查房,为患者制定个体化的治疗康复方案,医疗、护理、患者三方沟通协作,确保患者医疗安全。患者出院时,建立患者社区管理流程,建立与基层医疗机构双向转诊机制,建立与合作医院或社区的网络医疗护理技术支持系统,提供在线会诊、在线咨询、在线指导等网络医疗技术,使服务质量及医疗安全得到进一步保障。

(三)优化一体化合作机制

医护一体化管理模式的本质是医疗团队合作模式,该模式形成若干个跨领域、高效率的团队,医务人员优势互补、各司其职,充分发挥整体优势和协同效应,为患者提供优质、高效、全方位、全过程的服务。在一个高效的医疗团队中,虽然其成员担任不同的角色,但地位都是平等的。和谐的团队关系是实现团队治病救人目标的根本保证。护士在制定治疗方案时更多地参与咨询、决策,并有效运用护理专业知识,与医生合作促进医护一体化工作模式积极健康发展。医护在合作的过程中,需要分析和改进各自工作中的不足和薄弱环节,不断优化流程,有效整合资源,加强医护沟通与协作,深入讨论和完善合作机制。

在医疗服务体系中,医生和护士既是独立的个体,又是不可分割的整体。明确医务人员的责任和分工,是确保患者治疗护理顺利进行的关键。医务人员之间的良好沟通对患者在诊疗过程中的安全、康复和保健起着重要的作用。在临床工作中建立有效的沟通机制,改善医护人员沟通协作的能力,提高医护工作的效率和质量,向患者提供个性化、持续性、高质量的护理,提高患者满意度。

医护合作的过程中,医生和护士间的沟通要灵活运用技巧和方法。金央波等通过对医护标准化沟通的研究发现,该方式可以有效提高护理人员向患者传递全面高效的临床信息,帮助医务人员及时掌握患者的真实医疗数据,便于相关的诊断决策,从而提升护理管理质量和患者满意度,降低不良事件的发生率,有效减少医患纠纷的发生。钟映飞对医护间"4 + X"沟通模式的效果进行研究,该模式可根据工作需要划分时间节点,通过"固定沟通 + 随机沟通"的方式,促进团队成员之间的相互了解,实现队伍素质的全面提升。医护实行"4 + X"模式,能够增进医护双方对彼此的了解和认可度,实现信息的有效传递,促进医疗和护理质量的提升,使医护团队趋于整体化。

(四)加强信息化建设

近年来,信息技术在医疗服务领域发挥着越来越重要的作用,医院信息化建设也取得长足的进步。随着医院网络信息技术的不断进步,医疗系统各模块的信息管理能力越来越强,医疗护理工作也从传统的经验管理向科学化、现代化管理转变。信息化是提高医疗护理工作效率和质量的重要手段之一,是未来医学发展的方向。信息化平台的建设不是局限在下达、查看或执行医嘱方面，而是在人力资源管理、健康教育、绩效考核、不良事件报告等方面也发挥着重要作用，可以提高医务人员工作效率，在相同的资源下创造更多的价值。目前，临床移动医生系统、临床移动护士系统、医护一体化信息数据整合、医护一体化管理交班系统、医护一体化云病房等信息化系统都取得了长足的进步和发展。

临床移动医生系统和临床移动护士系统，作为信息化建设的重要组成部分，能实时评价医疗护理全过程，基于循证医学和一体化模式制定诊疗方案，简化医疗护理流程，让患者得到最佳诊疗护理措施和更便捷的诊疗途径。医护一体化的服务模式增加了临床工作人员之间对患者信息共享和互动的需求。然而，临床移动医生系统和临床移动护士系统下的数据相互隔离，无法共享数据。因此，在移动系统下有效整合现有的数据资料，为临床决策提供快速有效的数据支持已成为信息化建设的重中之重。信息化整合是在一定组织领导下，对信息资源进行系列化、共享化、协同化的管理过程，以实现信息资源的优化配置，拓宽信息资源的应用领域，最大化实现信息价值。医护一体化信息数据整合了相对孤立的临床移动医生信息数据和临床移动护士信息数据，能更好地适应医护一体化的新型医疗服务模式，是医护一体化信息数据整合的必然趋势。

医护一体化信息数据整合，不是简单实现医护数据的共享，而是根据不同用户的业务需求和实际应用情况，以现有数据资源为标准进行信息资源规划，通过对数据的处理和提取，将分散在医疗系统和护理系统中的有效信息资源进行转化、细化、整合，给医护人员提供详细、系统的临床信息数据。医护一体化信息数据整合，有效弥补了临床医护人员缺失的信息，便于医护人员全面、动态、及时地掌握患者病情信息，保证制定的治疗方案发挥最大的作用。医护一体化信息数据整合，可提高医疗护理质量，加强医护患三方的沟通交流，改善患者的就医体验，提高患者满意度，实现信息化提升医院软竞争力的目标。因此，为了医护一体化的长足发展，要加强信息化建设，发展更多有利于医疗工作开展的信息化系统。

第四章　医联体背景下的延续护理

第一节　概述

一、延续性护理概述

（一）概念

延续性护理又被称为连续性护理或过渡性护理，是一种有经济效益的健康护理，服务对象主要是有康复需求的患者。延续性护理概念于 1969 年被蒙特利尔国际护理理事会首次提出，是指一种能让患者在所需时间和所需地点获得专业人员护理照护的系统。20 世纪 70 年代，Hennen 提出延续性护理的概念包括纵向的（按时间顺序管理和诊断患者的病情变化）、信息的（服务机构之间信息传递的准确性）、地理的（在不同的环境下照护患者）和人际的（主要指医患关系或医护关系）。目前，国内外公认的延续性护理概念由美国老年病协会提出，将延续性护理定义为通过一系列的行动，设计出完整的护理方案，以确保患者在不同的健康照护场所受到不同水平、具有协作性与联系性的照护。照护所需的健康场所可以是从医院到家庭，也可以是医院的不同科室。但通常所说的延续性护理是指从医院到家庭的延续，在患者疾病康复或病情稳定的过程中，由经验丰富的护士为患者提供一系列护理服务，包括出院后护理计划的制订、出院后的转诊、患者出院后回归家庭或社区后的持续随访和指导。

（二）内涵

随着医疗保健日益区域化、专业化和多学科化，护理的连续性是指对患者各方面的护理从医院一直延续到出院后的任何一种环境。2003 年，Haggerty 等针对延续性护理概念模型提出 2 个关键要素，即护理服务时间的延续和个体的卫生服务。目前大部分学者认同将延续性护理归纳为 3 个领域的连续性：①关系的连续性，指在患者接受不同的健康照护者提供服务的同时，也一直保持忠诚和信任的医护患关系；②管理的连续性，指对患者的病情变化，能够及时地做出与医院的条件一样的护理，确保患者得到延续性的健康照护；③信息的连续性，指对患者出院以后患者的病情发生状况及发生时间详细的记载，也是医护与患者的一个互动过程。

（三）特点

延续性护理具有复杂的多机构、多维度、跨专业的属性，强调患者在疾病急性期及出院后的需求，尤其是患者出院回归家庭后的延续服务。根据香港学者黄金月提出的"4C"延续护理模型，可将延续性护理的特征概括为综合性（comprehensiveness）、协调性（coordination）、延续性（continuity）和合作性（collaboration）。运用该模型开展针对慢性病患者的延续性护理实践，如糖尿病、COPD、高血压等，均取得良好的延续性护理成效。其理论框架模式如图4-1所示。

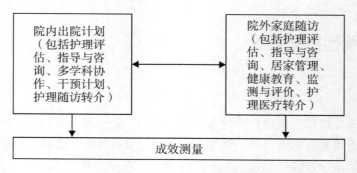

图4-1 "4C"延续性护理框架

综合性是指全面评估患者心理、生理、健康行为及社会环境的健康状况，实现医院到社区或家庭的延续性服务，主要包括：①支持性护理干预，指在日常生活中，医务人员、患者家属及朋友给予患者更多心理支持，主动与患者交流沟通，鼓励其主动表达负面情绪，用积极的态度克服心理障碍；②认知护理干预，指定期开展健康讲座，讲授相关疾病科学知识，促使患者积极纠正不良生活习惯；③强化性护理干预，指向患者讲解治疗恢复者的典型事例，提高患者克服疾病的自信心；④拓展护理干预，指患者出院回家后，可通过多种放松措施释放压力，消除紧张心理，提高患者的生活质量。

协调性是指多学科之间的相互对接协调，包括医护人员之间或医护人员与患者照护者之间的沟通协调。当患者存在护理问题时，由主要护理负责人员组织协调，进行医院、社区卫生服务中心及患者家庭三方面的联动，最大限度地得到临床治疗及疾病护理支持。

延续性是指为出院患者提供持续、定期的护理跟踪服务，确保常规随访的持久性，将干预措施贯穿于"4C"延续性护理计划方案当中。

合作性是指患者与医护人员就彼此设定的特定目标而进行的相互合作。住院医护人员和社区医护人员及患者家庭成员相互合作，可通过电话、微信、QQ等多种联系方法沟通交流，以利于随时调整患者的护理计划。

（四）延续性护理的应用

1. 延续性护理的服务模式

延续性护理的开展首先要建立以护士为主的多学科专业合作团队，针对患者具体疾病制订系统的、以循证为基础的延续护理计划，建立护士、患者及照顾者的沟通渠道，重视三者之间的协调合作。出院前对患者进行综合性护理评估，出院后进行电话随访或家庭访视，及时评估患者病情变化，根据患者的需求提供个性化护理干预，协调解决患者的健康问题。此外，通过健康教育增强患者对疾病的认识和自我护理技能，转变患者的态度和行为，鼓励患者参与到自我护理活动中，改善其护理行为，提高患者自我护理能力。

2. 延续性护理实施的服务对象

（1）入院率高或出院后对居家护理仍有需求的患者。

（2）老年、高龄、独居或缺乏社会支持者。

（3）慢性病患者，如高血压、糖尿病、卒中、COPD 患者等。

（4）外科疾病及手术后患者，如髋部骨折、周围血管疾病、冠状动脉搭桥术后患者。

（5）长期接受放、化疗的肿瘤患者。

（6）有反复跌倒史的老年患者。

（7）其他患者，如大小便失禁、长期置管、须长期换药患者等。

3. 延续性护理的内容

（1）药物指导。使用简洁明了、通俗易懂的语言向患者解释用药过程中可能出现的不良反应，服用方法和注意事项等。

（2）饮食指导。针对不同患者提供个体化指导。向患者讲解健康搭配六大原则，包括粗细搭配、荤素搭配、粮豆搭配、酸碱搭配、干稀搭配及蔬菜水果搭配。注意膳食平衡，并尽量满足患者的口味，促进患者食欲。

（3）症状管理与识别。针对不同疾病的特点，多学科专业合作团队向患者及其家属讲解疾病相关知识和技能，提高居家照护质量。

（4）环境指导。整洁干净的环境，能促进患者健康。护理人员首先对患者居家环境进行全面评估，然后进行相应的指导，如采取合适的照明措施，保持光线柔和，注意开窗通风。同时居家老人较多，指导老年人防跌倒、防坠床。

（5）运动指导。团队成员综合评估居家患者的病情及耐受力，对患者进行合理运动指导。同时，向患者及其照顾者讲解运动时间、运动方式、运动量及强度等。

（6）康复指导。出院后回归家庭的患者常常伴有身体缺陷或功能障碍，护理人员应该协调团队为患者制订合理的康复计划，指导患者进行康复训练，防止功能障碍进一步加重。

（7）社会支持。定期评估患者的社会支持状况并给予针对性的干预措施，提高社会支持水平有利于改善患者的生活质量，促进恢复。

（8）心理指导。居家患者由于病程较长容易出现焦虑、紧张甚至绝望心理，护理人员应该鼓励患者表达内心的真实想法，给予心理指导。对于空巢老人，鼓励其参与社会活动，重视老年人的心理健康状况。

（五）基于奥马哈系统的延续性护理

奥马哈系统（Omaha system）是美国奥马哈家访护士协会以社区护理为基础，由相关组织批准和认定的一种护理程序和标准化护理实践分类系统，由问题分类、干预、效果评价三个系统组成，对患者进行全面评估，并根据评估结果提出相应措施，进而提高患者的生活质量。自1975年，国外很多领域都使用奥马哈系统，如科研领域、教育领域、护理领域等。该系统具有科学性和有效性的特点，可以实现个性化的指导。

奥马哈系统的核心是以患者为中心，重视患者的生物、心理和社会因素。基于奥马哈系统的护理能够为患者及其家人提供全方位、系统的护理，可以让患者的个体化需求得到满足，进而调动家庭资源和社会资源，帮助患者改善治疗效果，使患者可以获得更好的康复及护理。基于奥马哈系统制订护理计划时，要考虑不同疾病的病理特点和发生发展的特点，并考虑家庭和患者在生理、心理和社会各方面的需求，制定详细的、动态化的干预策略。由此可见，运用奥马哈系统，医护人员能够更有效、更科学、更客观地评估患者的护理问题，制定干预方案和评价指标，为患者提供科学化、个体化和系统化的延续护理服务。

对奥马哈系统进行分析，可以明确其问题系统包括健康、社会心理、环境等多个方面；其干预系统包括咨询、指导等多个方面，涵盖76个干预方向，4个分类；分析效果评价系统可以发现，评价时采用的方法是李克特5级计分法，在评价问题时，分为3个方面，分别是状况（1～5分）、行为（1～5分）、认知（1～5分），并将三者得分相加。Wong等将奥马哈系统应用于卒中患者的延续护理中，通过评估延续护理问题提出干预措施和效果评价。结果表明，给予患者以奥马哈系统为基础的延续护理，可以让患者的延续护理结局显著改善，提高患者的护理满意度。Young等将奥马哈系统运用在社区卫生中心，护士采用奥马哈的问题分类系统评估个人和家庭卫生需求，制定干预措施，最后运用评分系统评估干预效果，结果提示奥马哈系统对改善护理结局具有重要意义。Semra等将奥马哈系统应用于本科护理教育实践中，并证明奥马哈系统作为护理教育工具的有效性、系统性和可靠性。

二、国内外延续性护理现状

（一）国外延续性护理现状

1. 国外延续性护理的发展

19世纪50年代，延续性护理这一理念由美国国家联合委员会提出，其最初目的是让患者拥有一个私人照护服务者，随后其焦点转为让患者过去和现在的照护服务"关联"和"协调不间断"。通常情况下，患者出院后医院的治疗及护理也就随之结束，该理念的重点是将治疗与护理由医院转移到家庭和社区，使患者能得到进一步的护理。

　　20 世纪 70 年代，Hennen 提出延续性护理的概念包括 4 个方面：按时间顺序的或称纵向的（随着时间的推移使用重复的患者观察作为诊断和管理工具）、信息的（从一个健康照顾机构到另一个健康照顾机构之间提供可利用信息的准确性）、地理的（在不同的地理环境下的患者护理）和人际的（医患关系）。

　　自 20 世纪 80 年代，美国宾夕法尼亚大学详细地总结并形成延续性护理模式。该模式详尽、可靠，与其他模式相比具备明显的优势，因此，该模式受到了极大的推广。延续性护理模式很快得到发达国家的关注与认可，在临床中得到了广泛应用并取得了良好的效果。

　　20 世纪 90 年代末，Naylor 等经过深入研究认为，应该在患者出院之后也对患者的情况进行评估，不仅需要对患者进行精神干预，还需要让患者家属学习一些护理知识和健康知识。研究结果表明，通过此种延续性护理服务，可以显著减少患者的再入院率，进而使患者的生活质量得到明显提升。

　　21 世纪初，Freeman 等经过深入研究，提出延续护理的相关模型。该模型包括 6 个维度，最早提出延续性护理是指患者所体会到的服务延续性的过程，需要实现患者信息的延续、跨机构服务的延续、团队合作的延续、卫生服务需求灵活性的延续、纵向时间的延续、医护患关系或个人的延续。

　　2003 年，Haggerty 等通过研究阐述了延续性护理的定义，并对其具有的 2 个核心要素进行分析，一个是护理服务时间上的延续，另一个是卫生服务的延续。

2. 国外延续性护理模式

　　国外延续性护理起步较早，模式较成熟，护理团队较专业，研究内容广泛且注重研究的延续性。经过不断总结及发展后，制定详细全面的延续性护理方案，取得令人满意的成效。国外延续性护理模式可总结为以下 8 种：

　　（1）APN 延续性护理的质量 – 成本模式（the quality cost model of APN transitional care）。该模式是首个延续护理模式，高级实践护士通过家庭随访来维持住院时的部分护理，是一项低成本、有效的健康服务。最初，这个模式特为较早出院的极低体重儿童设计。随后，该模式在计划外剖宫产、妊娠糖尿病和妊娠高血压的研究中进行了测试、完善和调适。

　　（2）TCM 模式（transitional care model，TCM）。该模式于 1990 年由 Mary Maylor 创立，是由高级实践护士制定、完善和主导的多学科医学团队模式。该模式首先对患者进行随访，主要目的是帮助患者实现自我管理，同时需要详细询问并如实记录患者的健康状况，做到早发现、早预防，及时进行延续性护理。此外，需要对患者及其家属进行有效的培训。大部分患者出院后需要继续服药治疗。医学团队对患者及家属进行用药指导和培训，通过一系列措施增强患者健康意识，帮助患者了解病情恶化的征象，指导如何处理突发状况。

　　（3）BOOST（better outcomes for older adults through safe transitions）模式。此模式由美国医院协会创立，主要帮助非计划再入院患者。该模型的实施原则是质量改进，一共分为 5 个关键部分：全面的护理干预；详细全面的干预实施指南；面对面培训，并且提供为期 1 年的专家指导；医院及家庭之间的相互协作；在线资源中心。

（4）CTI（the care transitions）模式。该模式是由 Eric Coleman 制定的一种转换护理模式，服务对象是出院后回归家庭的患者。此模式可以使患者更有效地管理自身健康，当出现相应问题后可以与护理者进行有效的沟通并及时解决，包括出院 30 天内 2 ~ 3 次的家庭随访。

（5）慢性病护理模式（the chronic care model）。该护理模式在 1998 年由 Edward Wagner 提出，指以医生为主导，一切以患者为中心，为慢性病患者提供安全、有效、全面的护理，主要包括 6 个要素，分别是自我管理支持、临床决策支持、传送系统设计、社区资源与政策、临床信息系统及医疗保健组织。此模式已广泛应用于美国门诊诊所，尤其在慢性呼吸道疾病的预防治疗中具有明显效果。

（6）INTERACT（interventions to reduce acute care transfers）模式。该模式的主要目的是减少急性护理，主要针对老年患者和慢性病患者，如肺炎、COPD、心力衰竭等，地点为从养老院到医院。该模式提供的各种工具可以早期发现居民健康状态的变化，有利于进一步详细、全面地评估患者的健康状态，及时更新并详细描述老年人的病情变化。早期及时识别老年人健康状况的变化，可以有效降低非计划再入院率，降低医疗成本，缓解医保压力。

（7）RED（project reengineered discharge）模式。该模式由波士顿大学医学中心提出，主要用于改善医院的出院程序，改善出院患者的安全，降低非计划再住院率。通常包括五个方面，分别为诊断、健康教育、出院护理指导、应急计划、随访。在对患者实施 RED 模式后，急救资源的使用数量及使用率明显下降，能有效降低医疗保健成本。

（8）以患者为中心的居家医疗（patient-centered medical home，PCMH）+ 延续护理模式。该模式是居家医疗和延续性护理两种模式相融合的创新护理模式。该模式的应用效果并不是很理想，遇到的最大挑战是各部门之间的沟通问题。为应对这些系统挑战，学者正在着力设计和测试 PCMH 与延续护理模式结合的新照护模式。

（二）国内延续性护理现状

在我国，延续性护理起步较晚，但延续护理项目目前被视为卫生保健系统的优先成果。2001 年，黄金月将延续护理的概念引入香港，并以糖尿病患者为研究对象，实施延续护理，取得理想的效果。随后，黄金月等又在其研究的基础上提出"4C"延续护理模式。2007 年，中国台湾地区的延续性护理团队将"整合性医疗团队资源"运用于出院准备服务，取得较好成果。2009 年，香港延续性护理团队通过"4C"延续性护理模式对 COPD 患者开展延续性护理服务并取得较好成果。2011 年，我国正式将延续性护理纳入卫生部课题研究的主要内容中，同时也对我国老年人常见的慢性病开展护理研究，取得突破性的进展。延续性护理能显著提高患者的生活质量及满意度，可明显降低非计划再住院率，同时也可以降低卫生服务成本及缓解医疗压力，不仅大幅度提升了患者的满意度，而且提高社会的整体效益。

近年来，受国外延续护理研究的启发，我国延续护理的研究逐渐受到重视，推动国内延续护理研究的发展进程，尤其是在临床应用领域。韦武燕等将综合延续护理运用于卒中患者，提高患者独立生活的能力，同时提升卒中患者的生活质量。张俊娥等对早期直肠癌结肠造口的患者实施综合延续护理模式，结果发现该模式可提高患者造口自我护理能力和自我效能水平。朱笑葳等对癌症患者实施延续护理，结果表明延续性护理能够提升癌痛患者在出院后的用药依从性，减轻其疼痛感并提高患者的生存质量。

综上所述，高质量的延续性护理与患者的满足感、生活质量及精神健康状态呈正相关，对于缓解慢性病患者的病情及促进患者康复有很大的帮助。在当前医疗资源紧缺的形势下，延续性护理服务能有效解决我国基层卫生服务水平低下的问题，改善患者的生活水平，有效解决医患问题，降低患者的再住院率和卫生服务成本，提高经济效益和社会效益。

第二节　我国延续性护理模式

一、基于社区的延续性护理模式

从传统意义上讲，患者出院意味着治疗的结束和护患关系的终结。但随着护理学科的发展和护理内涵的提升，护理工作内容不断延伸，护理工作的范围也从医院扩展到社区和家庭。在国外，延续性护理模式以社区或居家护理模式为主，即患者到社区服务中心或护士上门服务，患者在出院后仍然能接受社区医生的诊治和指导、社区护士的健康照护等。而国内多是基于社区开展延续护理，如日间病房、家庭病床的使用及家庭签约医生服务。《全国护理事业发展规划（2016—2020 年）》提出大力推进老年护理，加快社区护理发展，开展延续性护理服务的具体措施。社区作为医院治疗后的补充和延续，对于有居家照护需求的患者而言，具有重要的现实意义。

（一）社区延续性护理的实现形式

1. 日间病房

日间病房（day care ward）是在医院内部介于门急诊与住院病房之间设立的一个诊疗单元区域，真正的日间病房应是"患者白天在医院接受相应治疗，晚上回家休息"的模式，具有"短、平、快"的特点。最初的模式是日间手术（day surgery），又被称为当日手术，之后逐渐延伸至日间治疗、日间住院观察等多项内容。2015 年和2018 年，全国范围内开展《关于印发进一步改善医疗服务行动计划实施方案（2015—2017 年）的通知》（国卫办医发〔2015〕33 号，2015 年 6 月 12 日发布），将推行日间医疗服务、提高床位周转率、缩短住院患者等待时间作为提高人民群众获得感的重要举措。日间病房在一定程度上可以缩短患者住院天数、提高床位利用率、减轻患者经济负担等，深受患者和医疗机构的好评。目前，我国主要有 2 种日间病房管理模式：正规病房管理模式和分开管理模式。两种模式在运营和管理中存在一定的差异，研究者可根据医院自身的条件和情况，因地制宜地开展日间病房诊疗模式，改善患者的就医体验。

日间病房模式是围绕"以患者为中心"的服务理念所作的有益尝试，是对传统住院模式的完善和补充，达到患者与医院的双赢效果。护士成为日间病房管理的主导者。日间病房的管理体系可总结为配套独立的日间病房、人员的配备与管理、采取一站式的患者接待服务。日间病房延续性护理的管理特点为护理人员的选择、制订合理的护理计划、护理安全管理和出院随访制度。

2. 家庭病床

家庭病床（hospital bed at home，HBH）是社区卫生服务的一种形式，也是医院住院服务的院外补充形式。它是以家庭作为治疗护理场所，设立病床，对适合居家治疗又需依靠医护人员上门服务的患者提供治疗、康复、护理、临终关怀及健康指导，并在家庭病床病历上记录的医疗服务过程，是一种适合中国国情的医学服务模式。家庭病床服务可以降低卫生服务成本，减少医疗支出，节约医疗资源。

社区家庭病床的功能主要分为医疗功能、预防功能、保健功能和康复功能。医疗功能主要针对患者群，其他功能主要针对曾患严重疾病并留下后遗症或出院后不久需要后续治疗和保健的人，以帮助他们获得更高的生活质量。但是，无论人群类型如何，都必须满足以下疾病特征：病情较重但不需要住院的患者，如精神不稳定，有波动或复发迹象但不表现出严重的自伤或伤害他人倾向的患者；本应住院但因各种情况不能住院的患者，如住院困难，经济条件有限等；慢性病及复发性疾病患者；精神疾病、艾滋病等特殊疾病患者。还有其他适合居家治疗的疾病，如进行性肌萎缩、肺结核等。

国外研究中又将家庭病床称为家庭医院服务（hospital at home，HAH），服务宗旨是把医院中的常规检查、治疗送上门，为社区老年患者提供方便。19世纪末，在南丁格尔和勒斯朋的倡导下，英国创建为城市贫苦居民服务的家庭病床护理服务模式。其宗旨是以居民为服务对象，其任务是鉴定生理、心理、社会及环境等因素对健康和疾病的影响，协同专业人员、群众、社区团体等，根据社区需要，开展一般和特殊性防治服务。我国家庭病床最早出现在20世纪50年代的天津，被认为是一种行之有效的医疗服务方式，并在全国范围内迅速推广。但是后来很多地方又陆续取消这种服务形式，主要原因有：①不合理的卫生资源配置使患者偏向在大型医院就医；②家庭病床的利润相对较低导致医院对设立家庭病床的兴趣锐减；③家庭病床服务的管理不规范，医疗安全得不到有效保障；④医院与社区卫生服务中心未形成真正有效的双向转诊机制等。

3. 家庭医生签约服务

家庭医生签约服务是以全科医生为载体、全科服务团队为依托、社区为范围、家庭为单位，以全面健康管理为目标，通过契约服务的形式为家庭及其成员提供连续、安全、有效且适宜的综合医疗卫生和健康管理服务。在新医改背景下，开展家庭医生签约服务是贯彻落实党的十八大提出的"保基本、强基层、建机制"总要求的重要举措，也是慢性病规范化管理的重要保障，是实现分级诊疗的开始。我国于20世纪80年代出现全科医学后，开始兴起家庭医生签约制度。在我国主要建立以家庭医生为核心、专科医生提供技术支持的"3 + X"签约服务团队，其中，"3"指家庭医生、公卫医生、护士，"X"指中医师、药师、健康管理师、心理咨询师等。家庭医生签约服务的对象主要为社区常住居民，以高血压、糖尿病、COPD、卒中康复期等适宜在基层医疗卫生机构接受治疗和健康管理的慢性病患者为重点签约服务对象。

近年来，我国政府对家庭医生签约制度更加重视，颁布一系列政策文件来积极推动家庭医生签约服务的开展，以充分发挥全科家庭医生的"健康守门人"作用。家庭签约医生模式下的社区延续护理，实现了医院专业护理在家庭中的延续。与此同时，"以居家为基础、社区为依托、机构为支撑"的城市养老服务体系已初步建成。因此，将家庭医生签约服务与延续性护理服务有机结合，通过社区平台，以建立契约服务的形式联合多学科团队，结合社区老年患者需求构建一个比较完善、推广性较高的延续护理模式，实施有组织、有计划的延续护理服务工作，是需要研究人员密切关注的热点。

（二）基于社区延续性护理的慢性病研究

慢性病种类较多且该类病症病程长，往往迁延不愈，长期住院治疗又加重了患者家庭经济负担与社会负担。慢性病患者出院后，仍需在家进行康复治疗，具有较高的照护需求。大多数慢性病患者对疾病知识知之甚少，生活自理能力较低，出院归家后，因再无医护人员干预，在饮食、用药、运动和复诊等方面的遵医行为较低，受到潜在健康问题的影响，而这将会直接影响最终的治疗效果，甚至会导致再次入院。延续性护理使医院的医疗护理服务不再局限于患者住院过程中，而是充分延伸、拓展到出院之后，能够满足患者希望在家中就能获得护理服务的要求，让患者获得持续性的指导，提高治疗效果，降低慢性病患者的再入院率。

1. 高血压

延续性护理可以使老年原发性高血压患者接受长期的治疗和护理，将医院的护理服务延伸到社区、家庭，医护人员通过对患者进行家庭随访，能够了解到患者出院后的血压变化情况，同时能够了解到患者出院在家的遵医行为和治疗效果，并在家庭随访中给予患者相应的疾病指导。针对原发性高血压患者实施基于社区的延续性护理模式，其优点在于：①医护人员能够在充分评估老年原发性高血压患者的生活质量后，对患者开展个体化护理，缓解患者对疾病的恐惧和焦虑情绪，提高服药依从性；②老年原发性高血压患者血压控制不稳定，易造成心、脑、肾等脏器的并发症，医护人员通过对患者实施延续性护理，能够及时发现潜在危险，减少并发症的发生和严重后果的出现；③向老年原发性高血压患者及其家属讲解高血压的医学知识，对患者进行跟踪随访，能够让医生随时修订治疗方案，这有助于控制血压。

2. 糖尿病

延续性护理可为糖尿病患者提供连续的、专业的、全面的护理服务，使患者在院内、院外得到持续性的照护，缓解当前阶段医院与社区及家庭之间医疗护理服务存在的脱节状态，有助于改善糖尿病患者的治疗依从性并增强其自我管理能力，降低再入院率，延缓、减少并发症的发生，降低医疗费用，提高其生活质量。延续性护理的主要实施形式有：①糖尿病专科护士门诊；②电话跟踪随访；③居家护理；④远程护理；⑤多学科团队模式。加强糖尿病患者的延续性护理服务是患者获得糖尿病知识并提高其生活质量的有效途径。在整个护理过程中突出健康宣教和出院后随访，加强患者的自我管理能力，使患者达到积极配合治疗所需的最佳身心状态。

3. 冠心病

随着社会与环境等多种因素的影响，冠心病的发生率及病死率急剧上升，严重影响患者的生活质量。张鹤等应用延续性护理对冠心病进行干预，取得明显的成效。延续性护理的主要实施形式有：①成立延续性护理小组。由专业医生及护理人员组成护理小组。②护理评估。护理小组成员对患者的病情、生活习惯等情况进行详细的评估，根据评估的结果对患者实施靶向性护理。③随访护理。在患者出院后护理小组以电话、微信等形式进行随访，定期上门随访，根据患者的实际情况提供科学的护理服务。护理小组成员加强与患者的沟通交流，指导患者保持良好的心理状态，养成良好的生活习惯，当出现异常情况时应及时回院进行复查。

4. COPD

目前，虽然COPD不能治愈，但是对COPD患者实施延续治疗能够有效地提高患者的肺功能，从而提高生活质量。在黎彩云等的研究中，针对COPD患者的延续性护理主要实施形式有：①电话随访。每2周对COPD患者进行1次电话随访。电话随访一般是采用"1+1+2"的形式，即1名主管医师、1名护士长和2名护士共同参与，内容包括对出院患者的症状评估、持续的健康教育和情感支持。每次电话随访时，确保访问内容和时间的一致性与严谨性，并及时记录随访内容。②家庭氧疗护理。COPD患者通常都有慢性低氧血症，会出现气短和呼吸困难的症状。而长期家庭护理能够提高COPD患者的生活质量和生存率。家庭氧疗护理一般采用鼻导管吸氧，氧流量为 $1.0 \sim 2.0$ L/min，吸氧时间为 $10 \sim 15$ h/d。③健康教育。内容主要有COPD的诱因、常见病因、早期COPD的临床表现、并发症、心理调节、饮食护理、运动指导、有效呼吸等，提高患者对慢阻肺的认知。

5. 卒中

卒中的康复治疗时间较漫长，在医院无法完成，出院后需要继续进行治疗和护理。延续性护理模式是面向有医疗性护理需求的出院患者提供的一项健康指导、康复促进及医疗护理的综合性服务，是住院护理服务的延伸。在张敏等的相关研究中，针对卒中患者应用延续性护理的实施形式是：①硬件和软件准备。病区设立卒中患者咨询专用电话，成立专门的延续性护理服务小组，成员由康复医师、主管护师及责任护士共10人组成。②实施健康教育。患者出院前1周，护理小组对患者及其家属开展健康教育讲座，主要包括如何加强对卒中危险因素的预防、卒中后健康生活方式指导及家庭康复训练。③实施出院前护理评估。患者出院前3天，主要对健康行为、环境、生理及心理等方面进行评估，并进行详细记录。同时对患者及家属进行有关卒中健康教育指导，向其耐心讲解卒中发病病因、治疗方法及生活护理技巧等，让家属从精神上鼓舞患者，提高其治疗依从性。④实施电话随访。患者出院后的第1周，每日安排延续护理小组中成员负责电话联络患者，全面了解其家庭康复训练及健康恢复情况，同时记录患者病情变化，就卒中危险因素进行再次筛查。根据患者实际康复情况给予有针对性的健康指导及康复功能训练指导。⑤实施家庭访视。患者出院后的第4周，延续护理小组成员进行家庭访视，主要内容是巩固第三阶段的护理工作，查漏补缺并加以改正。

（三）基于社区延续性护理的慢性伤口研究

慢性伤口是伤口中比较常见的病症，包括动脉性或静脉性溃疡、糖尿病性的溃疡、创伤性溃疡及术后伤口感染等，病程往往较长，并且不易愈合，在治疗过程中若护理不慎会引起并发症，严重影响患者生活质量。延续性护理是一种整合院内护理、院外护理的护理方法，要求护理人员积极参与患者院外的护理工作，对不同患者病情进行分析评价，及时采取护理措施，提高护理效果，保证患者更好地恢复。将延续性护理应用于慢性伤口患者中，护理人员与患者可以进行及时的沟通交流，同时疏导患者的负面情绪，达到促进健康的目的。

通过大量阅读文献，发现延续性护理对于慢性伤口护理均具有积极作用，这种护理方式可弥补常规护理的不足之处，更具有针对性。马伟红在慢性伤口的研究中，通过延续性护理干预，使患者创面面积明显缩小，疼痛指数下降，护理服务也得到了患者及家属的认可，服务满意率达100%。同时，该研究中也重视社区护理人员理论知识与护理技能的培训，通过培训，社区护理人员的创面健康知识、护理技能与慢性伤口专业知识明显提高，提升了社区护士护理慢性创口的能力。段婷婷等的研究结果显示，对于慢性伤口患者，进行延续性护理干预后，其干预组患者的伤口愈合时间、换药次数、换药间隔时间，相比对照组均明显降低。

延续性护理可以降低相关并发症的发生风险。由于患者缺乏伤口护理专业知识及操作技能，并发症易发生，从而影响患者的生活质量。延续性护理可通过健康教育、定期回访追踪等服务，提高患者的自护能力，实现对并发症风险的控制。延续性护理可以及时解答患者及家属的困惑。患者出院后，常常会面临无法自行处理的突发状况，延续性护理团队成员通过及时为患者及家属答疑解惑，一定程度上可以提升患者自我护理安全性。延续性护理还可以促进伤口创面恢复。慢性伤口恢复期比较长，患者出院后，有许多因素对伤口恢复产生不利影响，这就需要专业团队进行引导与护理，加快伤口的愈合速度。因此，将延续性护理应用于慢性伤口中，具有很好的临床推广与应用价值。

（四）社区延续性护理的家庭支持

家庭是个人和社会之间的缓冲纽带，是维持家庭成员心理、生理健康及日常生活最重要的基础。家庭已经成为家庭成员健康保健的重要场所，尤其是对于失去自理能力的老年人来说，家庭成员是老年人首选的照料者。大多数疾病恢复期患者，都将回归于家庭进行调理和修养，家属是患者院外治疗和康复最主要的支持群体，照护者正确的认知和行为习惯对患者健康行为的养成和自护能力的提升具有正面引导作用。刘云娥等的研究结果显示，大多数社区慢性病患者都需要家庭护理，进行辅助监测、健康教育等。许芳芳提出，配偶和子女的家庭支持可促进老年患者的心理健康。目前，以家庭成员支持为基础的社区延续性护理主要包括以下4个方面：①通过对家庭成员的评估与指导，调动家庭照护者潜在的能动性。根据评估结果采取个体化的专题辅导、重点交流等形式，分发各类疾病相关的指导手册，帮助家庭成员掌握家庭照护必备的技能，手术恢复期相关基础知识、照护时注意事项，进而提高照顾技能和生活护理。②指导家庭成员给予患者心理支持。患者疾病确诊后，尤其对于癌症确诊的患者，不仅是患者本身，其家庭成员心理也会产生巨大波动，对患者就医过程中的治疗效果和信心的建立产生消极影响，因此，疾病治疗与护理过程中，应该优先指导家庭成员对患者产生的负面情绪和消极心理进行疏导，以促使其协同医护人员做好患者的心理支持，帮助其掌握家庭护理中心理支持的相关方法与技能，如音乐方法、放松疗法、辅助睡眠等。③建立信息网络交流平台。在大数据时代，移动互联网已经广泛应用于医疗的各个方面，微信成为日常交流常用的信息网络交流平台，也成为医患互动的一种捷径。家庭成员可通过各种方式进入信息交流平台，随时咨询与反馈患者的病情变化，以便得到医护人员的指导与帮助。同时，平台中设置了多项专科知识并且不断更新，以满足患者与家庭成员的学习需求。部分疾病的康复训练还可以采取动漫等形式，强化患者及家庭成员的记忆和兴趣。④形成访视机制和流程。全面充分地做好访视前、访视中、访视后的准备，制定相应的访视流程。访视的目的是协助家庭发现健康问题，明确服务对象的健康需求，合理制订和实施家庭护理计划，以减少影响家庭健康的危险因素。

（五）社区延续性护理的不足与展望

虽然国内基于社区的延续性护理在慢性病管理、伤口管理等方面取得不错的成效，也得到广泛的推广和认可，但在服务机制、人员配备和协作上仍客观存在一些问题：①医院与社区双向转诊机制不完善。部分地区因为缺乏通畅的转诊渠道及规范的机制，使转诊过程出现障碍，从医院到社区的延续性护理无法顺利实施。②多机构、跨专业协作问题。延续性护理模式具有多学科、跨专业的特点，小组成员可能存在分工不明确、职责不清晰的问题，另外，成员间缺乏沟通协作，也会导致延续性护理服务的效率及质量低下。③社区护理人员配置不足、能力参差不齐。随着现代护理工作的不断进步和延续性护理的不断发展，对社区护理人员的综合素质要求也越来越高。但是，护理人力资源紧缺、资源配置不合理等问题，进一步制约了延续性护理的发展。④缺乏系统化的管理。我国的社区延续性护理尚未覆盖所有卫生医疗机构，且没有统一的延续护理标准和价格标准，在医保政策方面也没有支持，缺乏系统化的管理。

对于如何制定适合中国国情的延续护理服务模式，促进延续性护理事业更好地发展，要结合我国的具体国情及患者的具体情况，并灵活运用。应该从国家层面颁布一些相关政策，完善医疗制度，增加资金支持，使延续性护理得到更好的应用和推广，提高其社会认可度。从医院和社区层面增加资金和人力资源方面的投入，给予行政及学术支持、加强护理人员培训及规范员工职业道德素质等，促使医院和社区联动，积极开展延续性护理服务。

二、基于医院的延续性护理模式

（一）基于医院的延续性护理内涵

基于医院的延续性护理模式是指实施延续性护理的机构主体是医院，或以医院为主协同社区开展延续性护理。该模式是所有延续性护理模式中最主要的形式。考虑到医疗资源的有限性和部分疾病的反复性，为降低出院患者再入院率，维持康复治疗的效果，实施基于医院的延续性护理模式，在出院前由医护人员给予相应的健康教育，出院后及时随访了解患者回归家庭后的状况，协调基层卫生服务中心解决患者的健康问题。

在基于医院的延续性护理模式下，患者的院外护理并非由医院全程提供，而是与社区医护人员保持密切沟通，通过定期回访、家庭随访等追踪了解患者的健康状况，为出院后仍需要专业照护的人员提供帮助，解决其护理需求等一系列方式开展院外护理工作。这一过程以医院为主导，社区或其他卫生服务机构协同，通过医院、社区、家庭三方共同协作，实现对疾病的管控。王霞等对医院的延续性护理进行总结后指出，基于医院的延续性护理是患者在院期间护理的延伸，可保障其在出院后仍然能得到持续性的护理。该研究指出该模式的延续性护理可以分为 3 个阶段，分别为准备阶段、实施阶段和效果评价阶段。具体阶段及相应内容如图 4 – 2 所示。

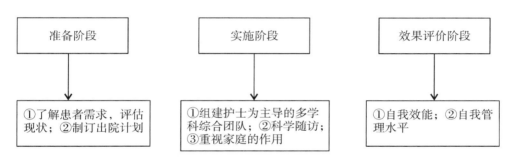

图 4 – 2　医院延续性护理的 3 个阶段

（二）基于医院的延续性护理模式内容

延续性护理最早由患者的出院计划发展而成。秦玉霞等在对医院延续性护理模式的研究中指出，目前我国社区护理体系尚不完善，对出院后的患者实现院外护理需要借助医院的力量，在医院延续性护理的基础上才能满足患者的护理需求。基于医院的延续性护理内容主要包含信息、管理和关系的延续。

1. 信息的延续

入院时医护人员必须全面了解患者的信息，如个人情况和既往病史等，详细评估患者症状和体征，医护共同制定全面、综合、有效的治疗、护理、康复方案。患者出院时，医护人员为患者制订个性化的出院计划，发放疾病防治手册。出院后及时进行电话随访，对照指导方案了解患者出院后的适应情况，并给予指导；出院后定期进行家访，了解患者居家护理情况，进行现场指导。

2. 管理的延续

根据患者需求的变化不断调整指导方案与护理计划，对患者的健康状况实施连续、一致的管理。出院时指导，出院后定期进行电话随访和家庭访视，直到延续性护理干预结束，确保管理的连续性。

3. 关系的延续

保证每位患者在出院后与一位专科护士建立持续性的护理关系。护理内容主要包括评估患者自我护理的情况、制订护理计划、监测患者的健康状况和需求变化、对患者进行针对性的健康教育和指导帮助患者获得社区服务等。

(三) 医院延续性护理的实现形式

延续性护理是优质护理的重要体现，基于医院的延续性护理对临床护理人员提出了更高要求，护士不仅要在住院期间为患者提供护理服务，更要掌握患者出院后的情况，为其制定相应的护理措施，与社区护士保持密切联系，随时掌握患者院外康复的动态。在这一模式下，患者及其家属参与护理的积极性和主动性被极大地调动起来。目前，基于医院的延续性护理主要有4种实现形式，分别是高级实践护士主导的多学科团队合作模式、医生主导的多学科团队合作模式、医患合作模式、延续性护理指导模式，其实施主体与干预内容具体如表4-1所示。

表4-1 基于医院的延续性护理模式的实现形式

模式名称	实施主体	干预内容
高级实践护士主导的多学科团队合作模式	高级实践护士	入院时，首先确定患者的护理目标，多学科团队共同制订患者的个性化护理计划，高级实践护士负责主导和协调，解决好患者护理问题和护理者的行为策略。出院时，仍由团队全体成员为其制订出院计划和出院后的家庭随访和电话随访支持，一般持续到出院后1～2个月。院外随访期间要保证患者可随时能与高级实践护士取得联系
医生主导的多学科团队合作模式	医生、护士、高级实践护士	多学科团队成员包括医生、药剂师、营养师、康复治疗师、护士等，与第一种模式类似，整个团队也是以高级实践护士为主导，协调各项工作，开展患者的延续护理
医患合作模式	医生、护士、患者、照护者、社会工作者	将患者及其照顾者纳入延续性护理团队，由全体成员共同参与并制订详细的出院计划。准确评估患者及其家属出院后的需求，以图片、视频的形式向患者及其家属呈现出院后的康复护理，并向患者提供出院后可利用的社区资源信息，与社区卫生中心取得联系，确保出院后能够获得优质的护理服务
延续性护理指导模式	高级实践护士、社会工作者等	设置延续性护理教练，一般是受过培训的护生、护士、社会工作者或义工，高级实践护士对患者进行指导，教会患者及其照顾者院外护理所必需的技能，确保延续性护理的有效实施，包括药物的自我管理、自身健康信息的记录、如何预约家庭医生或家庭访视等多个方面

通过表4-1的4种模式可知，医院延续性护理中以护士为实施主体的模式较为多

见，这说明护士在延续性护理中占有很重要的地位。这 4 种模式在国外的应用已经相对成熟，国内以医生主导的多学科团队合作模式较为多见，在多数研究中均有提及关于建立多学科团队合作的模式。高级实践护士主导的多学科团队合作模式较难实现，由于我国医疗资源相对有限，社区卫生服务中心提供的服务或缺乏专业性或不够全面，护理人力资源缺乏，且高级实践护士培养成本高，因此，国内现阶段无法全面实施。医患合作模式与延续性护理指导模式均要求有社会工作者或义工的参与，在我国现有条件下也难以开展。目前，国内开展的医院延续性护理也有很多模式，如开设护士门诊、建设延续性护理中心、开展线上健康教育及电话随访等。

（四）基于医院的延续性护理模式的应用

医院是最主要的护理服务提供机构，几乎拥有 1/2 以上的专业化护理资源，能满足住院患者多样化的护理需求。多数患者的病情在住院期间已得到基本控制，但部分患者出院后仍然需要医疗照护并且有较高的护理需求，如经外周静脉穿刺中心静脉置管（peripherally inserted central catheter，PICC）和伤口/造口患者在出院后无法自行解决管道、造口的问题。因此，在医疗资源有限的情况下，对出院患者开展基于医院的延续性护理可实现护理资源的最大化利用。通过阅读文献并结合医疗现状可知，医院延续性护理模式的应用主要集中在专科护理门诊与出院后的慢性病管理方面，常见的有 PICC 护理专科门诊、造口护理门诊、糖尿病护理门诊等。

1. PICC 护理专科门诊

PICC 是一种经外周静脉穿刺置管后使导管尖端位于上腔静脉等中心静脉的方法，可以实现危重症患者抢救、肿瘤患者化疗和长期实施静脉治疗患者的安全给药。PICC 护理专科门诊是由取得 PICC 专科操作资格证的护士和资深护理专家坐诊，主要承担 PICC 置管和置管后导管维护及并发症处理的工作，并指导置管患者及家属进行自我维护，满足患者对 PICC 护理延续服务的需求。

多数 PICC 置管患者带管出院后仍有导管维护、并发症观察与处理等治疗护理的"刚性需求"，开设 PICC 专科护理门诊可满足患者院外延续性护理服务的需求。患者只要挂号便可接受专业化的 PICC 导管相关服务，免去重复住院的麻烦。目前，我国已有不少医院开展此项工作。根据一项针对我国多家医院 PICC 专科护理门诊开设情况的调查研究可知，743 家医院中有 421 家医院开设 PICC 专科护理门诊，占 56.7%。按照地区的不同，设有 PICC 专科护理门诊的医院分布如表 4 - 2 所示。

表 4 - 2　我国不同地区医院 PICC 护理专科门诊开设情况

地区	设有 PICC 专科护理门诊的医院数量
华东	147
华中	71
华北	61
西北	42

续表 4 - 2

地区	设有 PICC 专科护理门诊的医院数量
华南	39
西南	22
东北	11

通过表 4 - 2 可知，我国各地区均已建立起 PICC 护理专科门诊，但各地区之间由于经济水平的差异仍然存在着差距。研究指出应完善相关的配套政策，明确管理标准，实现 PICC 专科护士价值最大化，发挥更大作用。

（1）PICC 护理专科门诊服务内容。医院专科护理门诊提供的 PICC 护理服务主要包括以下内容：①为有需要的门诊患者进行 PICC 穿刺，评估出院患者的心理状况、对 PICC 导管知识的了解程度、机体健康状况、受教育程度等，根据评估的结果进行健康教育；②提供 PICC 导管相关的咨询服务，负责 PICC 导管的日常维护，主要是穿刺部位的消毒、正压冲管、更换接头、更换敷料等，安排专人对患者进行一对一跟踪维护，组建微信群，成员包括患者、护理人员、医生等，在线为患者解答疑难问题，记录与患者有关的导管维护情况；③为行动不便的患者提供 PICC 导管上门维护服务，定期进行家庭访视，保证置管安全；④处理 PICC 置管相关并发症，如渗血、渗液、置管肢体水肿、导管堵塞、导管异位或脱出、导管断裂、导管相关性感染等，参与院外 PICC 会诊工作；⑤患者化疗结束或治疗结束时，经医生同意后进行拔管处理；⑥中心静脉导管或输液港维护、使用、健康咨询等。

（2）PICC 护理专科门诊的运作流程。①制定职责规范与流程，由取得专业资格证书的专科护士负责 PICC 相关工作。主要工作流程包括填写 PICC 置管知情同意书、按操作规程和置管流程置管、维护方法及记录、院内外会诊、健康教育、置管后常见并发症处理等。②完善 PICC 护理专家坐诊制度。聘请的专家均为省、市（区）静脉治疗专家、肿瘤学科专家、内科护理专家及 PICC 护理专家，主要负责 PICC 护理门诊业务技术工作指导、参与管理和督导等工作。③建立多学科团队合作制。与放射科合作，患者完成置管后均应进行 X 线摄片，以确认导管头端位置正确，纠正异位导管，提高 PICC 置管安全性；与 B 超室合作，观察部分特殊患者的导管在血管内走向、置管部位是否受压。④最重要的一点是要开展质量控制，建立反馈制度。在护理部的领导下，成立 PICC 质量控制小组，由护士长负责，每周对 PICC 置管患者导管的维护状况、健康教育落实情况、患者自我护理掌握及护理文件书写规范等进行检查和进一步落实，并对存在的问题进行分析，提出整改措施，以确保 PICC 置管患者的护理质量。⑤要实施患者网络化管理。建立 PICC 患者管理信息系统，提供患者信息建立、修改、维护记录、打印等功能，实现患者治疗信息的科学化管理。

PICC 置管患者住院期间导管的质量监控和出院后的延续护理存在很大困难，开设 PICC 专科护理门诊对带管出院的患者实施基于医院的延续性护理，可提高患者自我护理能力，减少导管相关并发症的发生，延长导管留置时间，保证患者院外治疗的效果，体现医院延续性护理的优点。

2. 伤口/造口护理门诊

造口/伤口护理门诊主要接诊腹部有造口及有复杂伤口的患者，并给予相应的诊疗和护理。有的患者伤口和造口恢复时间较长，护理难度较大，有的患者甚至会终身不愈。如果这类患者住院时间过长，会导致医院床位长期被占用，医疗资源被浪费。医院设立伤口/造口护理门诊后，患者可以先出院，再定期到伤口/造口门诊接受治疗和护理，患者的问题可以在门诊解决，不占用太多医疗资源，也方便患者就医。该门诊还为造口患者提供护理指导及健康咨询，根据患者现存的造口护理相关问题提供健康指导，包括造口并发症处理、造口护理用品的正确选择使用、造口患者日常生活指导等，帮助造口患者及家属解决日常造口护理中遇到的生理、心理问题，减轻患者痛苦，提高患者生活质量。

（1）造口/伤口门诊的服务内容。伤口/造口门诊可以解决患者造口周围炎症、造口并发症、造口裂开、伤口感染等问题，门诊护士为患者更换造瘘袋、进行外科换药、进行慢性伤口的护理等。造口/伤口门诊的具体服务内容包括处理各类急、慢性伤口。急性伤口包括缝合急性外伤伤口、切开引流伤口、手术切口及其他需门诊治疗的急性外伤伤口。慢性伤口包括压疮、糖尿病足、各种溃疡、放射性损伤的伤口和各种外伤大小便失禁所引起的相关皮肤问题处理（包括小儿红臀）。留置管道的处理及穿刺口处理包括膀胱造瘘管、腹腔引流管、胆道引流管、留置静脉导管的管道处理及维护。

（2）造口/伤口门诊的管理。医院设置伤口/造口门诊不仅能够节约医疗资源，体现护士的自我价值，还能有效预防、治疗伤口/造口并发症，帮助患者减少疾病带来的痛苦，减轻经济负担。而门诊的顺利运行需要完善的制度和规范的管理流程。

中国人民解放军海军总医院于 2010 年率先开展护理专科门诊的相关工作，提出要注重诊室的环境与氛围，完善相关制度，强化流程管理。对伤口护理诊室严格划分清洁区、污染区，防止交叉感染。进一步细化工作流程和操作规范。制定不同种类伤口处理流程、物品使用和消毒处理规范，设计居家护理实用手册、造口伤口护理监控表、患者满意度调查表等。

由于伤口/造口护理门诊关乎患者伤口感染与造口的恢复情况，需要对其进行规范化管理。刘学英等的研究对造口/伤口门诊管理提出以下建议：成立管理小组，对伤口/造口护理专科门诊出诊的护理人员进行规范化管理，设置组长，组长主要负责实施管理计划，负责小组成员的组织与协调，组织各成员积极参与讨论和制定标准与落实标准。定期召开会议，认真分析存在的问题，及时收集反馈意见并提出改进措施。结合临床经验与医院的实际情况制定工作制度，并建立多学科共同参与的工作模式，伤口/造口专科护士遇到复杂疑难伤口、造口时可请相关科室医生多学科共同会诊处理。制定科学合理的考核制度，对出诊护士实施患者满意度调查，针对满意度进行绩效考核。

（3）糖尿病专科护理门诊。糖尿病作为一种全球性的疾病，近年来发病率不断上升，仅依靠住院治疗无法缓解糖尿病患者的多样化需求。随着专科护理事业的发展，国内三级医院开设了由专科护士出诊的糖尿病专科护理门诊，旨在加强对糖尿病患者出院后的延续性护理工作。已有多位学者对糖尿病专科护理门诊进行研究，门诊的护理工作离不开糖尿病护理小组的建立和有效干预措施的实施。

成立护理小组。糖尿病专科门诊的建设需要选拔专科知识和技能水平高、实践工作能力强的护士，进行集中培训，要求组内成员掌握糖尿病的防治健康知识和常用健康宣教方式。实施专科护理前对患者进行访视，为患者建立健康档案，详细记录患者信息，评估患者情况。专科护理小组全体成员共同参与制订患者的干预计划。实施干预的方式包括专题知识讲座。讲座内容包含糖尿病基本知识、合理的饮食方法、运动计划、用药知识及指导患者掌握血糖监测和胰岛素笔、胰岛素泵的使用方法。定期举办病友联谊会，让病友间相互交流疾病护理的经验和体会，并将存在共同问题的患者组成协同小组，如饮食治疗组、血糖检测组、运动治疗组等，方便病友讨论心得，增强疾病管理的主动性。小组成员定期回访评估患者对糖尿病知识与技能的掌握情况、自我管理能力及各项代谢指标变化。根据随访结果和患者的实际情况，随时调整干预计划。

糖尿病专科护理门诊可帮助患者建立有利的生活方式，是医院延续性护理的重要内容，能增强患者自我保健的能力，使患者积极参与自身疾病的管理，提高治疗的依从性和血糖控制水平，在控制并发症的发生发展方面起到关键作用。基于医院的延续性护理方案，考虑每个患者的实际，采取合理的干预措施可以有效提高患者的治疗依从性与生活质量。同时，可确保患者回归到家庭后并未直接与医院脱离关系，而是在医院的主导下对患者实施全方位的延续护理，有效维持患者入院治疗后的效果。

作为医院工作的延伸，延续性护理能够确保患者出院后获得专业的医疗和护理服务。考虑到护理专科门诊的普适性和慢性病预后差、病程长、易复发、并发症多等特点，延续性护理将会是一个长期的过程。对患者实施基于医院的延续性护理模式，不仅能提高患者的生活质量，还能体现整体护理理念和优质护理的内涵。

三、一体化的延续性护理模式

（一）一体化延续性护理的内涵

一体化的延续性护理模式是指医院－社区－家庭三位一体的延续性护理模式，由医院提供疾病诊断与治疗，社区提供基础医疗服务，家庭提供全方位照护。该模式是对医院和社区延续性护理的结合与升华，其设计理念旨在通过在医院、社区、家庭三者之间的有效衔接，形成一体化的交流合作模式，为出院患者提供优质的护理服务。《全国护理事业发展规划（2016—2020 年）》（国卫医发〔2016〕64 号，2016 年 11 月 18 日发布）提出，要为出院患者提供形式多样的延续性护理服务，将护理服务延伸至社区、家庭，保障护理服务的连续性。医院－社区－家庭三位一体的延续性护理模式作为新兴的延续性护理模式，通过医院、社区卫生服务中心和患者及其家庭成员之间的相互合作协调，确保患者最终能够得到全面、个性化的连续性护理服务。

医院－社区－家庭一体化护理模式让患者从入院到出院，从医院回归社区和家庭都能得到全方位、连续性的专业服务，符合现代化护理观念。在医院－社区－家庭一体化护理模式中，构建医院和社区、家庭间的衔接机制非常重要。医院应充分发挥临床和技术优势，担任技术指导，负责诊断和治疗急重症患者；社区卫生服务中心发挥地理位置和服务优势，承担患者出院后的医疗护理工作，并通过健康教育和讲座等活动，提高患者自我管理的能力和意识；患者及家属积极配合医疗护理工作，家庭成员给予支持和帮助。

（二）一体化延续性护理的运行方法

近年来，医院－社区－家庭一体化的延续性护理模式备受关注。该模式建立全新的医院、社区、家庭之间互动一体化的管理模式，将医院、社区、家庭三方进行有机结合，为患者提供无缝隙护理干预，使患者能得到及时、便利、连续性、全程的医院和社区康复服务，可以提高护理服务的效率和质量，提高患者及家属的满意度。目前，我国的医院－社区－家庭一体化护理模式多应用于各种慢性病与术后恢复的管理中，如心血管疾病、糖尿病、精神障碍、回肠膀胱术后等，在老年人养老服务等方面也有涉及，均取得不错的效果。根据多项文献的研究结果，可将我国三位一体延续性护理模式的运行总结为3个方面，分别为建立延续性护理小组、实施延续性护理、反馈并改进护理质量。

1. 建立延续性护理小组

三位一体护理模式，即医生、护士、患者均参与到护理中，形成医生－护士－患者为一体的延续性管理小组。医生包括主管医生、临床药师、营养师、康复治疗师等，护士包括责任护士、专科护士、护理助理等。小组各成员分工明确，各司其职，进行积极的配合与沟通，并为每位出院后患者提供延续护理。医生和护士联合查房，共同讨论患者病情，医生根据护士的反馈，在与护士进行沟通后共同制定临床治疗方案及康复与营养方案，护士制订护理计划、落实个体化护理、指导患者遵从医嘱和规范用药。患者及家属积极配合治疗，医生和护士向患者进行健康宣教，提高患者自我管理知识。

2. 为患者建档，实施延续性护理

住院患者准备出院时，由医院护士对出院患者的病史资料进行整理，建立相关疾病的健康管理档案，与社区卫生服务中心做好交接工作。患者出院后社区护士要负责做好患者档案的记录，以便后期开展家庭随访。社区卫生中心要开展形式多样的健康教育，可定期举办知识讲座，或建立社区微信群，进行健康知识的推送，解答患者问题并提供咨询服务。医院三位一体的护理团队要定期进行家庭随访，必要时可为患者提供上门服务。整个延续护理的过程，均由医院及社区医护人员共同完成。

3. 进行信息反馈，改进护理质量

患者出院回家后，由社区卫生服务中心与家庭照护者共同完成照护工作。社区卫生中心的医护人员要及时记录患者的身体状况和实施的护理措施，便于与医院的医护团队进行对接。医护人员就患者的护理问题进行反馈和讨论，拟定整改措施，不断改进护理质量，形成良性循环。

（三）一体化延续性护理存在的问题

医院－社区－家庭一体化的延续性护理模式涉及多种疾病的治疗护理，也具有多样

化的干预措施，具有很好的发展前景。但目前，我国一体化延续性护理处于消化吸收和探索创新阶段，仍面临一些问题。首先，医院和社区的疾病管理割据，联动不足，在延续性护理的开展存在一定的局限性。其次，延续性护理的意识有待提高，医院、社区和家庭没有形成一体化的管理意识，医院与社区之间缺乏合理、必要的合作模式，使延续性护理的服务效率和质量大打折扣。最后，尚缺乏相关政策与制度的保障，确保区域医联体模式下一体化延续护理的成功实施。因此，对于一体化延续性护理模式的开展，应分别关注医院、社区和家庭存在的问题。

医院方面的问题在于延续性护理的方式及内容单一，患者的依从性不高。患者出院后的延续性护理服务内容单一，仅依靠电话随访、家庭访视等方式进行用药、康复、饮食和生活习惯等方面的健康指导，远远不能满足患者的需求，患者依从性不高。

社区方面的问题在于社区人力资源的缺乏。目前社区护士人力资源配备不均，不具备社区全科护理能力，难以满足社区工作岗位需要。因此，护理重心从医院转移到社区后，社区无法承担患者出院后的护理服务内容，使患者后续的护理服务难以得到延续。

家庭方面的问题在于家庭照护的人力资源和照护技能有限。家庭作为照护的重要提供场所，家庭的照护资源及照护者的照护能力影响患者的生活质量及再入院率。在照护过程中，缺乏家庭照护的人力补充、家庭成员缺乏疾病相关照护知识、家庭照护者产生照护压力都会导致家庭内部无法完成有效的照护。

（四）促进一体化延续护理发展

出现上述问题的根本原因在于人力资源配备不足，缺乏三位一体延续护理模式的实施流程，医院、社区、家庭三者间缺乏有效的衔接方式。因此，为了更好地实施医院－社区－家庭一体化延续性护理模式，深化优质护理服务，提高居民健康水平，应该从医院、社区、家庭三方面入手，建立统一的质量管理标准，优化实施流程。

1. 医院方面

构建持续性的院内院外延续护理模式，明确医院与社区的联系和区别，解决医院－社区之间的割据问题，平衡医院和社区的医疗卫生资源配置问题，根据患者病情的严重程度和各自卫生医疗资源优势为出院患者提供服务。构建和谐的医护患关系，确保医生、护士执业环境的安全，形成高效的医护合作团队。形成医院－社区－家庭一体化发展网络，由医院带动周边社区医院，成立一体化管理模式，明确各自的职责、权利和义务，确保三者之间进行有效沟通和协调。

2. 社区方面

作为一体化延续性护理的中间环节，社区卫生中心必须确保出院患者的护理重心从医院到社区的有效过渡，保障信息、关系和管理的连续是有效过渡的关键。在建立规范有效的双向转诊机制的基础上，实现医院和社区的精准对接。社区及时更新患者健康档案的信息，了解患者当前的生理和心理状况。社区的医护人员定期进行家庭访视，指导患者自我管理，满足患者的诊疗护理需求。

3. 家庭方面

延续性护理的最终目的不仅仅是依靠医院和社区完成患者的治疗护理工作，而是通过医院及社区的共同努力帮助患者及家属提高管理疾病的能力。根据家庭系统论，家庭是社会系统的基本组成部分，个人与家庭之间相互影响、相互作用，而家庭又和社会之间相互影响、相互作用。患者家属应主动配合医院、社区的随访工作，做好记录，积极学习照护知识和技能，在能力范围内为患者提供最佳的家庭护理。

综上所述，为了有效解决一体化延续性护理目前存在的问题，需要各方的积极努力，更需要社会的支持。患者的延续性护理以患者的护理需求为主，涉及生理、心理、社会多个方面，须提供全方位、整体化的优质护理。除了以医院为主的出院随访、家庭访视或个案管理，还可逐步与社区联合开展进行形式多样的群组管理，提供健康咨询和专题讲座。

四、"互联网＋"延续性护理模式

（一）"互联网＋"延续性护理内涵

随着"互联网＋"的飞速发展，基于互联网技术的延续性护理也得到极大发展。基于"互联网＋"的延续性护理是将互联网与延续性护理相结合，给予患者高效、优质的护理服务，具有方便、快捷等优点，是未来开展延续性护理的最佳选择。与传统延续护理模式相比，基于互联网技术的延续护理可实现医疗资源的整合共享，增加医生、护士、患者沟通的途径，可以节约医疗成本，在延续性护理模式的发展中起重要的作用。2015 年国务院发布的《关于积极推进"互联网＋"行动的指导意见》鼓励互联网企业与医疗机构合作，加强区域医疗卫生服务资源整合。国家"十三五"规划亦提出"互联网＋健康医疗"的发展战略目标，医护到家、共享护士等新型服务方式被广泛推广。

"互联网＋"延续性护理是指以互联网为载体、以信息技术为手段，以线上线下相结合的方式形成的一种新型的延续性护理模式，它打破了传统护理服务的时空限制，提高了服务效率，能够满足患者多样化的护理需求。随着互联网信息技术与卫生健康工作的深度融合，"互联网＋"延续护理服务更加多样化，聚焦于患者长期的健康管理方面，如疾病预防、自我管理能力、病情监测、疾病咨询、家庭访视等方面。

张博等检索了中国期刊全文数据库（Chinese National Knowledge Infrastructure，CNKI）和万方数据知识服务平台从建库起截至 2019 年 5 月 15 日发表的"互联网＋"延续性护理的相关文献，在针对我国"互联网＋"延续性护理的 meta 分析中指出，我国"互联网＋"延续性护理的发展过程基本可分为 3 个阶段，分别是萌芽阶段、快速发展阶段和持续发展阶段，如图 4-3 所示。

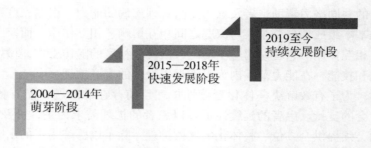

图 4 -3 我国"互联网 +"延续性护理的发展过程

(二)"互联网 +"延续性护理的形式

2019 年,国家卫生健康委员会办公厅印发《"互联网 + 护理服务"试点工作方案》(国卫办医函〔2019〕80 号,2019 年 2 月 12 日发布),将"互联网 + 护理服务"界定为医疗机构利用在本机构注册的护士,依托互联网等信息技术,以"线上申请、线下服务"的模式为出院患者或罹患疾病且行动不便的特殊人群提供的护理服务。

随着互联网技术的不断普及,"互联网 +"延续性护理的形式日益多元化,大多数研究较为关注慢性病患者的延续护理,如冠心病患者、糖尿病患者、高血压(hypertension)患者等。国内医院提供的"互联网 +"延续护理服务多以电话随访、QQ 或微信群等形式开展,实践过程中存在拒访、失联、参与率低、互动不足等问题。国外的开展形式较国内多,也更成熟。目前,"互联网 +"延续性护理的开展形式如表 4 -3 所示。

表 4 -3 "互联网 +"延续性护理的主要形式

主要形式	依托平台	针对疾病	干预内容
常规通信软件	QQ、微信等	糖尿病、痛风、哮喘、卒中、乙肝、骨质疏松等	医护人员通过社交平台进行健康教育,指导患者自我护理
			患者通过 QQ 群、微信群、微信小程序或公众号等可随时观看健康教育内容
			建立交流群。患者在群里进行互动讨论,向医护人员咨询专业问题,与病友分享经验

续表4-3

主要形式	依托平台	针对疾病	干预内容
移动健康应用程序	移动健康App	高血压、COPD、帕金森病等	App的患者端包含用户注册、护理咨询、量表自评与护理计划、健康资讯、社区论坛、个人信息、健康档案和反馈等模块
			App的医护端包含用户注册、资格认证、平台咨询、私人咨询、药典、疾病库、我的收藏、我的回答和建议等模块
			App中包含"症状日记""远程自我监测""数据回顾和自我管理"等个性化功能,以及一些多媒体(如视频、文本和图像)健康教育和自我管理资料,可向患者传授疾病管理、护理方法。通过对疾病知识的了解、健康状况自我监测及针对性护理计划,可满足患者对专业知识的需求
远程医疗	生物传感器与综合电子健康信息记录系统	帕金森病、糖尿病等	通过生物传感器对患者进行生命体征和运动状态监测与反馈,实现居家患者健康状态的远程监测
			通过档案管理、随访管理、交流沟通实现医务人员与患者的远程互动
大数据分析技术	大数据平台	冠心病、糖尿病、原发性高血压等	通过数据挖掘,深层分析海量信息,促进"智慧化延续护理"的实现
			由护士与信息软件工程师组成延续性护理团队,基于大数据研发疾病信息管理平台,为患者提供教育与咨询、行为干预、任务管理、随访管理等健康管理服务

(三)"互联网+"延续性护理的服务内容

1. 术后患者的延续性护理

手术后出院的患者常出于各种原因无法独立完成术后康复,遵医意识和行为差,缺乏疾病自我管理知识和技能,存在较高的延续性护理需求。沈研等对某部队医院进行人工膝关节置换术后的患者进行研究,结果显示,60%以上的患者在出院后3个月内仍然需要得到医护人员的专业指导。"互联网+"延续护理模式可以实现患者的需求,打破时间和空间的限制,医护人员通过网络便可以为患者提供专业化的指导,能有效调动患者的参与度,有助于增强患者自护能力,能促进医患间的沟通交流,有助于创造和谐的医生、护士、患者关系。

基于"互联网+"的延续性护理干预方式已被广泛应用于术后患者的康复工作,为患者提供便捷的服务平台。于术后患者而言,可利用的"互联网+"延续性护理的形式多样,首先是各种健康移动App的使用。目前将手机App应用于患者疾病康复的类型与功能众多，包括预约诊疗、远程医疗、疾病感知、记录检测、药物指导、健康教育等。其次是网络信息化平台。这是一种基于互联网技术，具有信息存储、信息管理、信息共享和信息处理功能的网络虚拟平台，通过该平台患者可以获得来自医护人员指定的护理计划、健康教育、线上随访等。

2. 慢性病患者的延续性护理

慢性病具有高复发率、高致残率和高病死率的特点，其疾病管理现状不容乐观，大多数患者出院后具有较高的护理需求。延续性护理可以改善患者出院后的身心症状，提高患者生活质量，降低再入院率。基于互联网的延续性护理可以提高延续护理效率，在慢性病患者的疾病管理中起到十分重要的作用。通过阅读相关文献，发现"互联网＋"延续护理的服务内容包括出院后随访、开设网站、提供"网约护士"上门服务等多个方面。具体内容如下：

（1）出院回访。回访的方式包括电话随访、家庭访视、网络平台随访等多种形式，一般在患者出院 1 周进行电话随访、出院后 1 个月上门随访，随时在网络平台上进行在线随访。随访内容包括询问患者身体恢复情况，给予药物、饮食及康复训练方面的指导，做好患者的心理疏导。

（2）开设科室网站护理专栏。各科室开设网站，在网站上定时更新健康教育内容，发布疾病相关的防治知识，医务人员与患者定期进行网络交流，了解患者需求。在网站设置交流专区，方便病友进行讨论与交流，提高患者恢复健康的自信心。

（3）"互联网＋"上门护理服务。"互联网＋"上门护理服务由取得互联网诊疗或互联网医院资质并具备巡诊等服务方式的实体医疗机构提供，开展上门护理服务的护士需要在医疗机构进行执业注册，且通过医疗机构组织的岗前培训考核。近年来，我国"互联网＋"上门护理服务正逐步得到发展，国内已有不少民营形式的"互联网＋护理服务"平台，如 U 护、医护到家、金牌护士、健护宝等，一般通过手机 App 执行操作，用户经过注册登录后就可以预约护士上门服务。"互联网＋"上门护理提供的护理服务主要有伤口换药、打针、留置尿管、留置胃管、吸痰、灌肠、PICC 护理、口腔护理、造口护理、膀胱冲洗、压疮护理、外科伤口拆线等。

（四）制约"互联网＋"延续性护理发展的因素

1. 患者因素

"互联网＋"延续性护理的使用主体是患者，各年龄段、各层次、各地区人群的互联网使用情况存在差异。与老年人相比，年轻人更愿意接受新鲜事物，可以利用互联网获取医疗和服务保健方面的知识，其互联网使用率和接受态度较为积极，而老年人的使用率和接受度均较低。一些存在视听或其他功能障碍的患者无法自行操作互联网设备。文化程度高的患者能够理解网络知识，掌握相关的操作技能，更倾向于通过网络获取医疗信息资源。偏远地区或农村地区的患者，由于经济条件落后、互联网硬件设施不完善，无法使用"互联网＋"延续性护理服务。因此，应重点关注高龄、低文化程度、低经济收入、偏远农村地区及存在生理功能障碍的患者，针对不同人群的需求特点，通过优化应用程序、革新管理制度、向城镇普及信息化的手段开展延续性护理模式，提高患者的生活质量，节约医疗资源。

2．医护人员因素

"互联网＋"延续护理需要依托新一代信息技术，除患者要熟练掌握互联网使用技术外，医护人员作为指导者，不仅要具备熟练的护理操作技能，还要具备一定的信息素养。完备的信息技能知识是临床与社区医护人员将新型互联网技术应用到延续护理服务中的重要基础，也是其有效获取信息、整理、分析、运用数据并创新知识的必要条件。吴晓英等指出，护理人员信息使用能力的高低对能否适应信息化时代下的护理工作十分重要，直接影响到护理的质量和发展。因此，为顺利开展"互联网＋"延续护理，要注重护理信息学科建设，利用网络在线学习、继续教育等形式对临床医护人员进行针对性的培训，营造良好的学习氛围，提升医护人员的信息素养。

3．网络技术、信息因素

网络技术在"互联网＋"延续护理应用中发挥着至关重要的作用。由于我国各地区经济发展程度不一，互联网覆盖率及人均智能设备持有率存在差异，制约了互联网技术在延续性护理中的推广。在信息传递和共享方面，我国医院、社区、家庭相对独立，合作不够紧密，尚未形成整体的、高效的信息传递和共享体系。一些研究也证实了医疗护理领域内互联网技术的使用较为复杂，技术问题较多见。因此，为顺利开展"互联网＋"延续性护理模式，要统筹城乡互联网一体化建设，在城乡配置完善的硬件设备，加大互联网医疗技术的宣传力度。

4．制度因素

目前，针对互联网建设的相关制度尚未完善，大部分患者都比较关注互联网技术中的隐私泄露问题，尤其是患者较为担心自己的个人信息被泄露。国外学者也指出对个人信息安全的担忧是阻碍患者选择使用移动健康软件的重要因素。我国尚未建立"互联网＋"延续护理实践的法律法规，在一定程度上阻碍"互联网＋"延续性护理的发展。

（五）"互联网＋"延续性护理发展的相应策略

"互联网＋"延续性护理，借助网络信息平台的发展，可帮助患者实现从医院到家庭信息化、全程化的护理，缩短医患距离，降低住院成本，提高患者的生活质量。"互联网＋"延续性护理通过数据资源共享，追踪患者出院后的康复情况和病情变化，有助于医护人员精准地实施诊疗护理，节约医疗资源，具有良好的社会效益和经济效益。因此，要综合完善基于互联网的延续性护理模式，使"互联网＋"护理得到进一步的发展。

1．加强服务团队与互联网体系建设

建立"互联网＋"延续性护理模式下的多学科合作体系，发挥各专科优势，对有多项专科护理需求的患者进行综合性护理。"互联网＋"护理虽主要依托于网络，但也应注重发挥医联体与社区卫生中心的作用，充分利用优势，结合其功能定位与实际情况，加强对社区医护人员的培训，建立一支可满足其辖区范围内上门护理需求的队伍。同时，要进一步发挥5G网络与健康大数据的优势，提高网络传输的速度，通过健康大数据建立患者健康管理档案，为后续的治疗与护理提供信息支持。

2．完善相关的配套措施

"互联网＋"延续性护理模式下，护理服务领域转移到社区和家庭，涉及物价、公安、网络等诸多领域，因此，需要建立和完善相应的配套措施。首先是网络方面，要完善网络运行与安全维护体系，加强"互联网＋"护理的网络核心技术，确保患者的信息与隐私安全。其次是安全方面，要获取公安部门的支持与配合，确保患者与执业护士的人身安全。最后要落实劳动保障制度，保护网约护士的合法收入。

第三编　医联体背景下常见慢性病护理与管理模式

第五章　医联体背景下原发性高血压患者护理与管理模式

当前，我国医疗卫生资源与患者需求不匹配。医疗资源总量不足、分布不均、使用效率不高，中心医院或上级医院掌握着大量优质资源，基层医院设备不足，医疗服务质量低，患者的信任度降低，最终导致我国患者群体得不到最优化的医疗服务。因此，国家医药卫生体制改革规划提出要逐步形成分级诊疗模式，使各级医院承担相应的治疗任务，并在《关于推进医疗联合体建设和发展的指导意见》中提出"全面启动多种形式的医联体建设试点"，建立优质医疗资源下沉渠道。除此之外，《国家基层高血压防治管理指南（2020版）》明确指出，基层医疗卫生机构（包括社区卫生服务中心、社区卫生服务站、乡镇卫生院、村卫生室）和医院应相互合作，提供贯穿疾病全程的诊疗服务。近年来国内外的临床实践表明，构建预防为主、管理为主、基层为主理念的分诊医疗模式是防治原发性高血压、减少并发症的有效举措。其中，以医联体为代表的分级诊疗模式在原发性高血压防治及管理中发挥着越来越重要的作用。

医联体可实现在县级医院与社区之间构建"小病在社区、大病在医院、康复回社区"的医疗格局。在医疗数据大时代的今天，互联网技术发展势头迅猛，未来也可实现对一定辖区居民的信息覆盖，形成医院与社区之间的资源、信息及医学技术上的共享格局，确保上下级医疗机构及原发性高血压患者就诊信息的无缝对接，为医联体模式下管理原发性高血压患者延续性提供政策及技术平台的支持。医联体模式下的分级诊疗是高血压及其并发症处理的重要环节，对社区的原发性高血压患者形成管理闭环，患者在原发性高血压管理期间出现严重心脑血管并发症，能通过绿色通道及时转诊到上级的医院进行专科诊治，疑难重症也能得到上级医院专家的高水平会诊及治疗。同时，在原发性高血压患者的转诊中也可以提升社区医生的诊断及治疗水平。对于原发性高血压的管理，医联体中的基层医疗机构是主战场，主要从三级预防出发，加强对公众的健康教育和原发性高血压的社区防治，控制危险因素如糖尿病、吸烟、饮酒、肥胖等相关危险因素，早发现、早诊断、早治疗，提高居民原发性高血压的知晓率、治疗率和控制率。

第一节 流行病学现状

一、概述

高血压是以体循环动脉血压增高（收缩压不少于 140 mmHg 和/或舒张压不小于 90 mmHg，1 mmHg = 0.133 kPa）为主要临床表现的心血管综合征。原发性高血压是一种常见且多发的慢性病，常与其他心血管病危险因素共存，是重要的心脑血管疾病危险因素。原发性高血压可损伤人体重要脏器（如心、脑、肾等），并导致这些器官功能的衰竭。另外，其并发症对我国居民健康危害巨大，常见的并发症包括心肌梗死、卒中、心力衰竭、慢性肾炎等疾病，普遍具有发病率高、伤残率高、死亡率高等特点。患者的生活质量普遍下降，原发性高血压给个人、家庭、社会和国家均造成沉重的医疗负担。虽然原发性高血压作为危害我国人群健康最严重的疾病之一，被列为我国慢性病管理和预防的重点疾病，但原发性高血压可防可控，研究表明，收缩压每降低 10 mmHg，或舒张压每降低 5 mmHg，患者的死亡风险可降低 10% ~ 15%，患卒中的风险可降低 35%，患冠心病的风险可降低 20%，出现心力衰竭的风险可降低 40%。因此，预防和控制原发性高血压是遏制我国心脑血管疾病流行的核心策略之一。

二、流行现状

（一）患病率逐年升高，地区、年龄、性别分布差异明显

目前，我国原发性高血压患者数已达 2.45 亿人。调查显示 2012—2015 年我国18 岁及以上居民原发性高血压率为 27.9%（标化率 23.2%），虽然与我国 1958—1959 年、1979—1980 年、1991 年、2002 年和 2012 年进行过的 5 次全国范围内的高血压抽样调查相比，调查总人数、年龄和诊断标准不完全一致，但可以明确一点的是我国原发性高血压患病率总体呈增高的趋势。在以上 6 次的调查中，值得注意的是，我国原发性高血压患病率随年龄增加而显著增高，尤其是青年高血压。据 2012—2015 年全国调查结果，18 ~ 24 岁、25 ~ 34 岁、35 ~ 44 岁的青年原发性高血压患病率分别为 4.0%、6.1%、15.0%。与先前的调查一致的是仍然存在男性高于女性、北方高南方低的现象，但这种差异目前正在转变，逐渐呈现大中型城市原发性高血压患病率较高的特点，如北京、天津和上海居民的原发性高血压患病率分别为 35.9%、34.5% 和 29.1%。农村地区居民的原发性高血压患病率增长速度较城市快。据 2012—2015 年全国调查结果显示，农村地区的患病率首次超越城市地区的。

（二）致残率和病死率高

高血压是心脑血管病的主要风险因素，是居民前 4 位的死亡原因。包括卒中、冠心病、心力衰竭、肾脏疾病在内的高血压严重并发症致残率和致死率高，已成为我国家庭和社会的沉重负担。中国 7 个城市卒中预防研究结果表明，血压水平与卒中发生密切相关，收缩压每升高 1 mmHg，发生卒中的风险就增加 25%。同时，血压升高也是中国人群冠心病发病的危险因素，血压急剧升高可诱发急性心肌梗死。有高血压史者的心力衰竭危险比无高血压史者高 6 倍。

（三）知晓率、治疗率和控制率偏低

原发性高血压知晓率、治疗率和控制率是原发性高血压流行病学和防治研究的重要参数。《中国高血压防治指南（2018 年修订版）》指出，我国原发性高血压患者的知晓率、治疗率和控制率（粗率）近年来有明显提高，但总体仍处于较低的水平，18 岁以上人群原发性高血压的知晓率、治疗率和控制率分别为 51.6%、45.8% 和 16.8%，较 1991 年和 2002 年的明显增高。2004—2009 年中国慢性病前瞻性研究结果显示，原发性高血压控制率低于 2002 年的，这可能与选取人群的方法等相关。对不同人口学特征进行比较，知晓率、治疗率和控制率均为女性的高于男性的，城市的治疗率显著高于农村的；与我国北方地区相比，南方地区居民中原发性高血压患者的知晓率、治疗率和控制率较高。总之，我国原发性高血压患病率逐年升高，而知晓率、治疗率和控制率均较低，这势必引起我国原发性高血压患者发生心脑血管疾病的比例增加。

第二节　原发性高血压患者个人层面的健康问题

一、文献研究的数据来源

以下纳入以中国患者为研究对象的文献。检索的数据库包括：①中文数据库，包括中国知网、万方、维普、中国生物医学文献数据库；②英文数据库，包括 PubMed、Embase 数据库。检索时间是从各个数据库收录期刊起始时间至 2021 年 9 月。中文数据库采用篇名和摘要途径检索，英文数据库以主题词结合自由词的方式。中文检索词有高血压、原发性高血压、继发性高血压、问题、护理、诊断、健康问题、护理需求；英文检索词有 hypertension、primary hypertension、secondary hypertension、nursing、problem、diagnosis、health problem、nursing needs。

文献的纳入标准：①研究对象，为中国原发性（或继发性）原发性高血压患者；②研究的议题，为护理问题或护理诊断；③现况调查或队列研究。

文献的排除标准：排除会议论文、征文、声明、通知和重复发表的文献。

以中国知网数据库为例，文献检索策略：1#TI＝高血压，2#TI＝护理 AND 问题，3

#TI = 护理 AND 诊断，4#TI = 护理 AND 评估，5#TI = 健康 AND 问题，6#2#OR3#OR4#，7#1#AND6#。

二、原发性高血压患者健康问题的评估方法

（一）常规临床护理评估

原发性高血压患者的临床护理评估包括病史资料收集、血压监测、心血管风险评估、体格检查及实验室检查。根据全方位评估后获取患者的主要健康问题并提出相应的护理诊断，进而采取相应的干预措施。

1. 病史评估

（1）家族史。询问患者有无原发性高血压、卒中、糖尿病、血脂异常、冠心病或肾脏病的家族史，包括一级亲属发生心血管病事件时的年龄。

（2）病程。了解首次发现或确诊原发性高血压的时间、地点、血压最高水平；患者是否接受过规范治疗，如已接受降压药治疗，说明既往及目前使用的降压药物种类、剂量、疗效及有无不良反应。

（3）症状及既往史。询问与原发性高血压相关心脑血管疾病及代谢性疾病是否发生，如目前或既往有无卒中、一过性脑缺血、冠心病、心力衰竭、心房颤动、外周血管病、糖尿病、痛风、血脂异常、性功能异常和肾脏疾病等症状及治疗情况。

（4）继发性高血压的线索。继发性高血压的线索包括肾炎史或贫血史，肌无力、发作性软瘫等，阵发性头痛、心悸、多汗，打鼾伴有呼吸暂停，长期应用升高血压的药物，等等。

（5）生活方式。生活方式包括饮食中注意盐和脂肪的摄入量、吸烟状况、饮酒情况、体力活动量、体重变化、睡眠习惯等情况。

（6）心理社会因素。心理社会因素包括家庭结构情况、家庭环境、工作环境、文化程度，以及有无精神创伤史。

2. 血压监测

（1）2022 年 11 月 13 日，《中国高血压临床实践指南》指出，诊室血压、动态血压、家庭自测血压均可作为高血压诊断与评估的依据；诊断高血压优先选择动态血压监测，疗效评估与随访优先选择家庭自测血压。首诊发现收缩压不低于 140 mmHg 和/或舒张压不低于 90 mmHg（"和/或"包括 3 种情况，即收缩压不低于 140 mmHg 且舒张压不低于 90 mmHg、收缩压不低于 140 mmHg 且舒张压低于 90 mmHg、收缩压低于 140 mmHg 且舒张压不低于 90 mmHg。下文中出现的"和/或"意义相同），建议在 4 周内复查 2 次，非同日 3 次测量均达到上述诊断界值，即可确诊。若首诊收缩压不低于 180 mmHg 和/或舒张压不低于 110 mmHg，伴有急性症状者建议立即转诊；无明显症状者，排除其他可能的诱因，并安静休息后复测仍达此标准，即可确诊，建议立即给予药物治疗。

（2）诊断不确定，或怀疑"白大衣高血压"或"隐蔽性高血压"，有条件的可结

合动态血压监测或家庭自测血压辅助诊断；无条件的建议转诊。

（3）注意事项：①袖带的大小适合患者上臂臂围，袖带气囊至少覆盖80%上臂周径，常规袖带长22～26 cm，宽12 cm，上臂臂围大者（大于32 cm）应换用大规格袖带。②规范测量"三要点"：设备精准，安静放松，位置规范。设备精准：选择经认证合格的上臂式医用电子血压计，定期校准。安静放松，去除可能有影响的因素（测量前30 min内禁止吸烟、饮用咖啡或茶等，排空膀胱），安静休息至少5 min。测量时取坐位，双脚平放于地面，放松且身体保持不动，不说话。位置规范，上臂中点与心脏处于同一水平线上；袖带下缘应在肘窝上2.5 cm（约两横指）处，松紧合适，以袖口可插入1～2指为宜。③首诊测量双上臂血压，以后通常测量读数较高的一侧。若双侧测量值差异超过20 mmHg，应转诊除外锁骨下动脉狭窄的可能。④每次门诊测量2次，间隔1～2 min，取2次的平均值记录。若2次差异大于10 mmHg，则测量第3次，取后2次的平均值记录。随访期间若首次测量小于130/80 mmHg，则不需要额外测量。

根据我国流行病学研究的数据确定，血压水平为120～139/80～89 mmHg的人群，10年后心血管风险比血压水平110/75 mmHg的人群增加1倍以上；而且，血压120～129/80～84 mmHg和130～139/85～89 mmHg的中年人群，10年后分别有45%和64%成为原发性高血压患者。

高血压定义为：在未使用降压药物的情况下，非同日3次测量诊室血压，收缩压不低于130 mmHg和/或舒张压不低于80。2022年11月13日，《中国高血压临床实践指南》指出，我国高血压分为二级，如表5-1所示。

表5-1　血压水平分类

分类	收缩压/mmHg	舒张压/mmHg
1级高血压	130～139 和/或	80～89
2级高血压	不低于140 和/或	不低于90

3．心血管风险评估

心血管风险评估的目的是评估心血管疾病发病风险、靶器官损害及并存的临床情况。评估是确定高血压治疗策略的基础。初诊时及以后建议每年评估1次。评估内容包括病史、体格检查及辅助检查。2022年11月13日，《中国高血压临床实践指南》将高血压按心血管风险水平分为非高危和高危2个层次，具体如表5-2所示。

表5-2　血压升高患者心血管风险水平分层

危险分类	内容
非高危患者	收缩压为130～139 mmHg 和/或 DBP 为80～89 mmHg 且未达到上述高危标准者
高危患者	收缩压不低于140 mmHg 和/或 DBP 不低于90 mmHg 者
	收缩压为130～139 mmHg 和/或 DBP 为80～89 mmHg 伴临床合并症、靶器官损害或不少于3个心血管危险因素者

4. 实验室检查

（1）基本检查项目，包括血生化（如血钾、血钠、空腹血糖、血脂、尿酸和肌酐）检测、血常规检测、尿液分析（尿蛋白、尿糖和尿沉渣镜检）、心电图等。

（2）推荐检查项目，包括超声心动图、颈动脉超声、口服葡萄糖耐量试验、糖化血红蛋白检测、血高敏 C - 反应蛋白检测、尿白蛋白与肌酐比值检测、尿蛋白定量检测、眼底检测、胸部 X 线摄片、脉搏波传导速度检测及踝臂血压指数检测等。

（3）选择检查项目：①检查血同型半胱氨酸，对怀疑继发性原发性高血压患者，根据需要可以选择血浆肾素活性或肾素浓度检测、血和尿醛固酮检测、血和尿皮质醇检测、血游离甲氧基肾上腺素及甲氧基去甲肾上腺素检测、血或尿儿茶酚胺检测、肾动脉超声和造影、肾和肾上腺超声检测、CT 或 MRI、肾上腺静脉采血及睡眠呼吸监测等；②对有合并症的原发性高血压患者进行相应的心功能、肾功能和认知功能等检查。

5. 体格检查

仔细的体格检查有助于发现继发性高血压线索和靶器官损害情况。体格检查包括测量血压，测量脉率，测量体重指数（body mass index，BMI）、腰围及臀围；观察有无库欣面容、神经纤维瘤性皮肤斑、甲状腺功能亢进性突眼征或下肢水肿；听诊颈动脉、胸主动脉、腹部动脉和股动脉有无杂音；触诊甲状腺，全面进行心肺检查，检查腹部有无肾脏增大（多囊肾）或肿块，检查四肢动脉搏动和神经系统体征。

（二）常规社区护理评估

1. 基于奥马哈问题分类系统的评估方法

奥马哈系统起源于美国社区护理实践，由奥马哈家访护士协会在 20 世纪 70 年代发展起来，是美国护士协会认可的 12 种标准化护理语言之一，广泛应用于护理研究、护理教育、延续护理、临床护理等领域，由 3 个相互关联的部分组成，包括问题分类系统、干预系统、结局评价系统。三个系统经多年反复实践具有可靠性、有效性和易用性。该系统最早由我国香港理工大学黄金月于 2002 年翻译引进，并作为临终患者和慢性病患者的健康信息评估和交流的工具。既往研究验证中文版奥马哈系统内容效度为 0.850，Cronbach's 系数为 0.729。奥马哈系统的第一部分问题分类系统，其分为 4 个层面：①将评估对象的护理问题划分为环境、心理、生理和健康相关行为 4 个领域。②指出具体的问题，即 42 个常见问题。环境领域问题包括收入、卫生、住所和环境 4 个问题；社会心理领域问题包括与社区资源的联系、角色转换、精神健康等 12 个问题；生理领域问题包括听觉、视觉、口腔卫生、消化 - 水合等 18 个问题；健康相关行为领域包括营养、身体活动、睡眠和休息、物质滥用等 8 个问题。③选择护理问题的修饰语，即是个人/家庭/社区和健康促进/潜在的/现存的。④确定护理问题所表现出来的症状/体征，此级共包含 336 项具体条目。

奥马哈问题分类系统用于慢性病的评估在国内外均得到广泛的应用。国外学者使用奥马哈问题分类系统在全球 5 个不同国家收集社区居民的健康信息，并运用该系统对社区居民进行健康问题评估及电子病历建立，结果揭示奥马哈问题分类系统可作为社区评估的有效手段之一。

近年来，国内多位学者将奥马哈系统应用于我国高血压、卒中、COPD、糖尿病等患者的临床护理及家庭访视中，证实了奥马哈系统在我国社区护理领域应用的可行性，同时也印证了奥马哈问题分类系统可作为我国社区护理评估的有效工具之一。目前，我国学者基于奥马哈问题分类系统开发了多种疾病的护理评估工具。张珊珊等以奥马哈问题分类系统作为框架，结合高血压的特点，将心理社会领域修改为包含社区卫生资源、精神健康、人际关系、角色改变、照顾及性 6 个护理问题，删除了与社区原发性高血压患者相关性较小的指标"虐待"，将二级指标"哀伤"删除，合并入"精神健康"中；将生理领域中的"怀孕""传染、感染情况""成长发育""生殖功能"等与社区原发性高血压患者相关性较小的指标删除，并根据社区原发性高血压患者的具体特点，将"消化－水合""排便功能"合并修改为"消化排泄"；健康相关行为领域删除了"计划生育"。构建社区原发性高血压患者护理问题评估工具，共包含 4 个一级指标、29 个二级指标、114 个三级指标；经检验其具有较好的信效度（Cronbach's α 系数为 0.809，内容效度指数为 0.919），具体如表 5 - 3 所示。表 5 - 3 适合原发性高血压患者健康问题的评估，并推荐在社区高血压基层管理中应用。

表 5 - 3　社区原发性高血压患者健康问题评估

领域	护理问题	症状/体征	补充问题
环境领域	收入	①工资/退休金不能应对生活开支；②无医疗保险	
	卫生	①生活环境脏乱差；②食物贮存/处置不当	
	住宅	①住宅通风不良；②室内温湿度不适宜；③室内空间杂乱/狭小；④楼梯陡峭/不安全；⑤地板/地垫不安全	
	邻里/工作场所安全	①住宅周围高噪声；②运动场地不足/不安全；③空气质量差	
社会心理领域	社区卫生资源	①社区卫生服务站可及性差；②不清楚社区服务站职能；③不满意社区卫生服务站的服务；④不能向服务人员正确表达需求	
	人际关系	①人际沟通技巧不足；②精神常处于焦虑状态；③不善于维持社会关系；④社交娱乐活动偏少；⑤行事易冲动	
	角色改变	①失去先前的角色；②接受新的角色；③非自愿角色转变	
	精神健康	①哀伤/无望/自尊低下；②忧虑/恐惧；③兴趣低下；④情感淡漠；⑤情绪不稳定；⑥经常自觉疲乏	
	性	①性欲低下；②性生活满意度低；③勃起功能障碍	
	照顾	①生活照顾不足；②医疗照顾不足；③独居；④不被重视；⑤被虐待	

续表 5 - 3

领域	护理问题	症状/体征	补充问题
生理领域	听觉	①听力下降；②言语识别力下降；③耳鸣；④声音定向力下降；⑤眩晕	
	视觉	①视物模糊（左眼/右眼/双眼）；②一过性黑蒙（左眼/右眼/双眼）；③单盲或双盲；④晨起眼睑浮肿；⑤眼及眶周疼痛	
	说话和语言	①说话/发声能力异常；②语言表达障碍	
	口腔卫生	①义齿不称/缺失；②龋齿；③牙龈肿痛/出血；④牙齿敏感	
	认知能力	①时间/地点/人物定向力下降；②记忆力下降；③计算能力下降	
	疼痛	①表达不适/疼痛；②痛苦面容；③脉搏/呼吸加快/血压升高；④苍白/出汗；⑤焦虑不安	
	神经 - 肌肉 - 骨骼	①活动范围受限；②肌力减退；③肌张力异常；④平衡能力下降；⑤行走障碍	
	呼吸	①呼吸：_____次/分；②呼吸节律异常；③发绀；④胸闷；⑤呼吸音异常	
	循环	①脉搏：_____次/分；②血压：_____mmHg；③体温（T）：_____℃；④水肿；⑤晕厥发作（晕倒）/眩晕；⑥心绞痛；⑦心音异常/杂音；⑧体位性低血压	
	消化	①消化不良；②便秘/腹泻	
	泌尿功能	①尿量异常；②血尿/尿液颜色改变；③尿液实验检查结果异常	
健康相关领域	营养功能	①体重过重；②消瘦；③膳食不均衡；④高盐饮食；⑤高血糖	
	睡眠和休息	①失眠；②夜间频繁觉醒；③白天嗜睡、注意力不集中；④睡眠呼吸暂停；⑤打鼾	
	身体活动	①习惯长时间久坐；②不合理的运动方式；③过量运动	
	个人照顾	①能够自我照顾；②生活需要他人协助；③完全依赖他人	
	物质滥用	①抽烟；②喝酒；③暴露于香烟烟雾环境	
	药物治疗方案	①药物储存不当；②不能遵医嘱按剂量按疗程服药；③不清楚药物副作用/不良反应	
	血压监测	①不会在家正确测量血压；②未按医嘱定时测量血压；③未/不会记录血压测量结果	
	跌倒风险	①既往有跌倒史；②既往有眩晕史；③行走需他人/辅助器辅助；④正在服用抗焦虑/抗抑郁/镇静催眠等药物	

2．基于老年综合评估的评估方法

老年综合评估（comprehensive geriatric assessment，CGA）是老年医学在顺应新健康观不断变化的基础上，应运而生的一种老年医学核心技术，又称为老年综合健康功能评估，是指采用综合多学科的方法评估老年人的躯体健康、功能状态、心理健康和社会/环境状况，并制订和启动以保护老年人健康和功能状态为目的的治疗计划，最大限度地提高老年人的生活质量，其突破专科、专病界限，以"人"为核心，从疾病、认知、心理和社会等多层面对患者进行全面评估，与传统医疗评估间的差异主要体现在多维度评估和多学科团队合作实施。大部分老年疾病治愈率较低，经过临床治疗及护理后，最大限度保证其躯体功能处于较完好状态，因此，老年综合评估是判断老年人治疗效果的关键。

（1）老年综合评估内容。新的生物－心理－社会医学模式要求对老年人健康问题的评估应该包含老年人群生理、心理和社会等方面，CGA 主要评估内容很好地顺应了生物－心理－社会医学模式，其评估的老年群体的健康问题较为复杂，不仅患有多种慢性病和老年综合征，还有复杂的心理和社会问题。老年综合功能状况的评估是老年综合评估的重点，包括老年人躯体功能、精神心理、社会经济、生存环境和生活质量等方面的评估，评估的目的是要比较准确地判断老年人的各种功能状况，发现老年人是否存在失能、失智、失明、失聪、失社会参与和失居家安全等情况，以便为老年患者提供比较精准的服务。CGA 在国内外不同临床和研究机构中的内容不尽相同，但主要评估内容基本一致，包括一般医学评估、躯体功能评估、精神心理评估、社会支持评估和环境评估 5 个方面。

A．一般医学评估。一般医学评估，即传统的医学诊断。包括以疾病为中心的医学诊断、脏器功能、老年综合征及用药评估。CGA 通过采集完整的病史、家族史、健康习惯和用药记录，进行疾病系统性回顾，并结合体格检查、影像学检查及实验室检查，对老年患者疾病状况、脏器功能进行较为全面的评估。

B．躯体功能评估。躯体功能评估一般是从两方面进行评估，一方面是从行动能力评估，另一方面是从活动限制来评估，两者综合用以评估老年人日常生活、娱乐、职业和社会角色扮演等，可以较真实地反映老年人自我照顾和独立生活的能力，主要包括日常生活能力评估与步态和跌倒风险评估两个方面。日常生活能力评估主要包括对基本日常生活活动能力（basic activities of daily living，BADL）和工具性日常生活能力（instrumental activities of daily living，IADL）的评估，反映老年受试者功能障碍和生活依赖程度，帮助患者家属和医护人员制定相应支持措施，最大限度地保持老年人生活自理能力，提高生活质量。除此之外，康复医学服务还需要重点进行老年运动功能的评估、康复辅具和适老辅具适配的评估等。还有视力和听力评估。对于有视力、听力障碍者，应让其到专科医院或科室进行专业诊治。对老年人失能等级的评定也可参照中华人民共和国民政行业标准《老年人能力评估》（MZ/T039—2013）进行。可对患者进行步态和跌倒风险评估。跌倒是老年人群致残和致死的主要危险因素之一，通常通过起立－行走试验（timed up and go test）、Tinetti 步态与平衡量表和 Morse 量表评定步态、步速和下肢肌力，进而评估老年患者跌倒风险。有些躯体评估还包括吞咽功能、视力和听力情况。

C. 精神心理评估。精神心理状态的评估主要包括 3 个维度的评估，即认知功能、攻击行为和抑郁症状的评估。其中，老年人轻度认知功能障碍（mild cognitive impairment，MCI）和痴呆进行评估可通过认知功能评估进行初筛，在认知功能评估中，如用简易认知评估工具（Mini-Cog）评估可疑有认知障碍者，应继续用简易智能精神状态评估量表（Mini-Mental State Examination，MMSE）或蒙特利尔认知评估量表（Montreal Cognitive Assessment，MoCA）进行评估，必要时让患者到神经科或痴呆科进行专业诊治；在抑郁症症评估中，疑有抑郁情绪者，应继续用老年抑郁评定量表（Geriatric Depression Scale，GDS）等进行评估，必要时让患者到精神科进行专业诊治；在攻击行为评估中，疑有问题者，应让患者到精神科进行会诊或专业治疗。

D. 社会支持评估。社会支持评估包含多个方面，如社会适应能力、社会支持、社会交际网络、社会服务、经济状况、社会需求、自给能力、老年受虐或老年歧视等的评估。对于一些衰弱、日常生活依赖性较强的老年人，社会支持评估十分必要。他们由于自尊和出于不愿给家人添麻烦等心理而不愿意表达该方面的需求，这使他们往往被忽视。通过询问老年人社会家庭支持情况、有无经济负担、有无日常需求和愿望，可促进沟通，帮助老年人家属和看护人员更好地提供居家照顾和看护服务，以利于老人身心健康朝向良好状态发展。

E. 环境状况评估。环境状况评估包括对老年人的生活环境、空气饮水质量、居家安全性等方面进行评估。通过评估老年人居家环境的安全性，排除不利于健康和易导致意外的安全隐患。我国老年人群主要采取居家养老的方式，合理的居家养老环境能较好地预防老年人群跌倒和其他意外事件的发生。在人口老龄化的背景下，居家养老环境安全性评估得到越来越多的重视；空气饮水质量等评估依托专业机构进行，以保障老年人群生命健康。

F. 其他评估。相关文献表明，部分版本的老年综合评估除上述五大部分外，还包括物质（如酒精、烟草、药物和保健品等）滥用的评估、个人价值观和生前遗嘱的评估等。

（2）老年综合评估的作用。

A. 发现潜在的健康问题。CGA 已经在一些国家被用于各种老年患者的健康状况研究，除了清晰地展现老年患者的健康状况，还包含发现老年患者的一些潜在健康问题。这些例子中，Lucchetti 等将 CGA 用于普通门诊患者，发现 60 岁以上的 170 例老年患者存在 6 种先前未知的医疗问题，其中，使用 CGA 之前 12.3% 的患者伴有抑郁，使有 CGA 之后发现 32.9% 伴有抑郁；使用 CGA 之前 5.3% 、使用 CGA 之后 23.5% 的患者伴有认知功能障碍；使用 CGA 之前 5.8% 、使用 CGA 之后 27.1% 的患者具有跌倒风险。除此之外，一项韩国的前瞻性试验报道有 25% 的老年患者 Charlson 共病指数（Charlson Comorbidity index，CCI）分数在 2 分及以上，23% 的老年患者存在 ADL 依赖，14% 的存在 IADL 依赖；通过 MMSE 发现 51% 的患者有轻度认知功能障碍（MMSE 分数为 17 ～ 24 分），5% 的有认知功能障碍（MMSE 分数不大于16 分）。另一个相似的研究采用 CGA 问卷，发现 245 例老年肿瘤患者中，在 IADL 方面有 49% 老年肿瘤需要一些帮助，21% 的在过去 6 个月至少有 1 次跌倒史，94% 的至少有1 种共病现象，20% 的存在低体重（BMI 小于 22 kg/m²）。我国在一项研究证实，132 例老年门诊及病房住院的 75 岁以上 2 型糖尿病患者功能障碍者高达 50.0%（66 例），罹患痴呆（包括轻度认知功能障碍在内）的比例为 39.4%（52 例），合并抑郁症 28.0%（37 例），营养失衡 30.0%（39 例）。尽管我国研究发现老年人存在大量老年问题，但多数研究未详细报道哪些问题是 CGA 发现的。

　　B. 预测结果研究。已证实 CGA 对预后的预测作用。Winkelmann 等报道了一项 143 例新诊断恶性淋巴瘤患者前瞻性试验，包括 ADL、IADL 和并发症 CGA。经过 Cox 回归分析，IADL［风险比为 2.1；95% 可信区间（confidence interval，CI）为 1.1 ～ 3.9］、共病（HR 为 1.9；95% CI 为 0.9 ～ 3.9）与生存时间独立地、强烈相关。择期手术的老年癌症患者术前进行 CGA，评估手术适应性和预测围术期并发症也表现类似的有效性。Tucci 等分析一项前瞻性队列研究以评估 CGA 是否可以识别老年弥漫性大细胞淋巴瘤患者，这些患者可以有效地使用含蒽环类免疫疗法进行治疗。这些患者根据临床判断接受治疗，治疗反应率（92.5% vs 48.8%；P < 0.0001）和中位生存期（P < 0.0001）显著优于 42 例（50%）患者认为不适合 CGA。在不适合的患者中，20 例患者实际接受根治性治疗，22 例患者接受姑息性治疗，两种治疗结果相似（中位生存期分别为 8 个月和 7 个月；P > 0.05）。研究者认为，CGA 比临床判断更有效去识别老年弥漫性大细胞淋巴瘤患者，这些患者受益于积极的治疗。

　　C. 实现多学科联合干预。多学科联合干预的研究基本分为 2 个路线：随机对照试验和前瞻性队列研究，以评估老年会诊的影响。随机对照试验中，Stenvall 等对 64 例伴有痴呆的股骨颈骨折患者进行亚组分析，发现 CGA 组较少发生术后并发症，如尿路感染、营养问题、术后谵妄、跌倒等。4 个月后大部分患者恢复室内行走能力，ADL 1 年后大部分患者恢复到骨折前水平，研究者推测伴有痴呆的髋骨骨折患者能够从多学科的老年评估和康复中获益，因此，不应从康复程序中排除多学科的老年评估。前瞻性队列研究中，ELCAPA 研究前瞻性随访某大型教学医院的实体瘤患者，656 例患者被诊断为癌症，375 例患者进入多学科讨论，而最终的肿瘤治疗方案也在讨论会上决定。经讨论后 20.8% 先前制定的治疗方案被改变，10.2% 的得到强化治疗，9% 的需要延迟进行老年病管理，80.8% 的治疗强度降低；在多变量分析中，治疗中参数的改变与功能障碍（ADL 分数每减少）和营养不良；基于 CGA，老年病学家还对全部患者的管理给予如下建议：30.7% 的患者的药物需要改变，41.9% 的需要社会支持，69.9% 的需要关注营养状况，35.7% 的需要关注心理健康，20.8% 的需要评估记忆力，54.9% 的需要检查。在一个 65 例患者的小样本研究中，提及患者选择转移到老年肿瘤病房而不是肿瘤专科治疗病房的原因更倾向于近期有体重下降而非治疗期间体重下降。Girre 等总结转移到老年肿瘤门诊的 105 例患者多学科评估结果，38.7% 的患者改变最初的治疗方案，这些修改绝大多数是影响那些准备化疗的患者，主要的变换是要么选择替代方案，要么改变治疗策略。

　　D. CGA 的可行性。CGA 的可行性是影响其在临床试验中应用的一个重要因素。这个观点在一项问卷调查研究中得到验证，250 例患者中 245 例患者完成 CGA 问卷调查。完成问卷中的患者有 78% 可以自行完成 CGA 问卷；91% 的患者表示可以接受问卷的长度，认为完成问卷没有困难者占94%；89%的患者在回答问卷时没有遗漏问题。平均完成问卷时间为15 min。癌症和白血病组研究评估CGA在协作组应用时具有相似的结果。试验中85例被评估的患者，完成老年评估工具时间的中位数为22 min，87%的患者（$n=74$）无须帮助完成问卷，92%（$n=78$）对问卷的长度感到满意，95%（$n=81$）的患者完成问卷没有困难问题，调查者总结认为自己管理老年评估工具符合纳入将来协作组临床试验协议规定的标准。综上所述，干预试验表明，CGA可以在多数环境中应用，包括住院患者、门诊患者、居家患者，需要多学科努力才能降低老年患者患病率和死亡率风险。

从社区老年原发性高血压患者管理现状和社区护理发展现状出发，为了逐步完善社区老年原发性高血压患者管理流程，牛萌、刘国莲等学者采用德尔菲法（又名专家调查法）及层次分析法相结合的方法，于2020年构建社区老年原发性高血压患者综合评估该指标体系。指标体系共包含5项一级指标、17项二级指标、63项三级指标。经检验其具有较好的信效度（Cronbach's α 系数为0.980，内容效度指数为0.93），适合原发性高血压患者健康问题的评估，并推荐在社区中应用，具体内容如表5-4和表5-5所示。

表5-4　社区老年原发性高血压患者综合评估指标体系一级指标及二级指标

一级指标	二级指标
社区老年原发性高血压患者身体状况评估	社区老年原发性高血压患者常见疾病状况评估
	社区老年原发性高血压患者躯体功能评估
	社区老年原发性高血压患者老年综合征评估
社区老年原发性高血压患者精神心理状况评估	社区老年原发性高血压患者认知功能评估
	社区老年原发性高血压患者情绪与情感评估
	社区老年原发性高血压患者压力状况评估
社区老年原发性高血压患者知识、信念、行为状况评估	社区老年原发性高血压患者知识状况评估
	社区老年原发性高血压患者信念状况评估
	社区老年原发性高血压患者行为状况评估
社区老年原发性高血压患者家庭状况评估	社区老年原发性高血压患者家庭结构评估
	社区老年原发性高血压患者家庭功能评估
	社区老年原发性高血压患者家庭资源评估
	社区老年原发性高血压患者家庭养老功能评估
	社区老年原发性高血压患者居家安全评估
社区老年原发性高血压患者社会状况评估	社区老年原发性高血压患者社会支持状况评估
	社区老年原发性高血压患者经济状况评估
	社区老年原发性高血压患者社会资源评估

表 5 – 5　社区老年原发性高血压患者综合评估指标体系三级指标

序号	三级指标
1	血压水平分级：①收缩压 140 ～ 159 mmHg 和/或舒张压 90 ～ 99 mmHg（1 级原发性高血压）；②收缩压 160 ～ 179 mmHg 和/或舒张压 100 ～ 109 mmHg（2 级原发性高血压）；③收缩压不低于 180 mmHg 和/或舒张压不低于 110 mmHg（3 级高血压）；④收缩压不低于 140 mmHg 和/或舒张压小于 90 mmHg（单纯收缩期高血压）
2	心血管水平分级：①无危险因素及病史者合并 1 级高血压为低危，合并 2 级原发性高血压为中危，合并 3 级原发性高血压为高危；②1 ～ 2 个其他危险因素合并 1 级原发性高血压为中危，合并 2 级原发性高血压为中危/高危，合并 3 级原发性高血压为很高危；③不少于 3 个其他危险因素或靶器官损害者合并 1 级原发性高血压为高危，合并 2 级原发性高血压为高危，合并 3 级原发性高血压为很高危；④临床并发症或合并糖尿病者合并 1 级原发性高血压为很高危，合并 2 级原发性高血压为很高危，合并 3 级原发性高血压为很高危
3	患者现病史。评估患者患原发性高血压的时间、发病的诱因和急缓程度、原发性高血压发病时的主要症状、发病后的伴随症状等
4	患者既往史：①评估患者患病史、手术史、外伤史的名称、时间、诊疗与护理经过及转归等；②过敏史；③急慢性传染病史等
5	合并其他慢性病状况。评估患者是否合并糖尿病、冠心病、痛风、甲状腺疾病、低通气阻塞性综合征、心力衰竭、脑血管病、外周血管病、支气管哮喘、血脂异常等疾病
6	日常生活能力评估。评估患者的大小便、洗漱、如厕、购物能力、家务能力、理财能力、选择交通工具出行能力等状况，使用老年日常生活能力评估量表进行评估
7	运动功能评估。评估患者的肌力、肌张力、关节活动度、步态及平衡状况等
8	视力评估。评估患者的是否存在视力下降、眼底病变、青光眼、白内障等，采用视觉功能简易评估法进行评估
9	听力评估。评估患者的听力有无减退、耳鸣、耳聋等，采用听力简易评估法进行评估
10	躯体感觉评估。评估患者的痛觉、触觉、温度觉、位置觉、体表图形觉、皮肤定位觉、两点辨别觉等
11	疲乏状况评估。评估患者疲乏发生时间及程度、出现的症状体征、对自身影响等
12	跌倒风险评估。评估患者的跌倒史、服药情况、相关病史等，使用跌倒风险评估工具进行评估
13	排尿状况评估：①未发生尿失禁患者评估是否存在尿频、尿急、尿痛等情况；②发生尿失禁患者评估遗尿的量、尿失禁的次数、原因、症状、严重程度及对日常生活的影响等
14	慢性疼痛评估。评估患者疼痛的部位、原因、性质、频率、发作时间、加重或缓解疼痛的因素、疼痛对生活的影响等，建议使用功能疼痛量表评估患者的疼痛程度
15	压疮状况评估：①压疮危险因素评估：包括引起压疮的局部性危险因素和全身性危险因素，采用 Bardan 量表评分法进行评估；②已发生压疮患者评估压疮的发生部位、压疮的分期、日常的护理措施等

续表 5-5

序号	三级指标
16	便秘状况评估。评估患者每天排便的次数、量及性状；影响排便习惯的因素；是否服用导致便秘的药物；是否存在引起便秘的肠道疾病、腹腔或盆腔疾病；排便时下腹部或肛门括约肌是否存在憋胀、疼痛及里急后重感等
17	骨质疏松风险评估。评估患者有无脆性骨折史、是否出现驼背的现象、并结合骨密度检查结果评估患者骨质疏松情况，建议使用 1 min 风险测试问卷进行评估
18	营养状况评估。评估患者的体质指数、年龄、近期体重变化等，使用 NRS2002 营养风险筛查量表评估患者的营养状况
19	睡眠状况评估：①一般状况评估，评估患者睡眠时间长短、睡眠时间的规律性等。②影响因素评估，评估导致患者出现睡眠障碍的家庭因素、躯体疾病因素、睡眠环境因素、睡眠习惯因素等
20	注意力评估。评估患者的无意注意、有意注意、有意后注意等
21	记忆力评估。评估患者的感觉记忆、短时记忆和长时记忆
22	计算力评估。评估患者对数字进行准确计算的能力
23	定向力评估。评估患者的时间定向力、人物定向力、地点定向力等
24	回忆力评估。评估患者对词语、事件的回忆能力等
25	抑郁状态评估。评估患者是否存在抑郁的家族史、是否合并老年痴呆等神经系统疾病、患者的抑郁情绪、生活空虚感、社会活动兴趣等，建议使用简易老年抑郁量表进行评估
26	焦虑状况评估。评估引起患者焦虑的原因、类型、心理症状、躯体症状、行为表现等，建议使用焦虑自评量表进行评估
27	压力源。评估引起患者产生压力的生活事件，如身体状况、疾病状态、缺乏家庭照护、恐惧等是否引起压力
28	压力反应。评估压力是否造成患者失眠多梦、注意力分散、恐惧抑郁、缺乏自信、血压升高等身体、情绪、认知和行为等方面的反应
29	压力应对方式。评估患者患有原发性高血压后通过何种方式来缓解内心的焦虑、愤怒、悲哀等情绪（如主动寻求社会支持、主动解决问题，回避问题等）
30	原发性高血压诊断标准。评估患者对老年原发性高血压诊断标准的了解程度
31	老年原发性高血压因及临床表现。评估患者对引起原发性高血压的原因、发病特点、疾病发展趋势的了解程度等
32	原发性高血压危险因素。评估患者对引起原发性高血压及血压控制不良危险因素的了解程度，如评估患者是否了解肥胖与血压的控制情况有密切的关系；原发性高血压是否具有家族遗传倾向等

续表 5-5

序号	三级指标
33	原发性高血压的自我保健知识。评估患者对自我保健知识的掌握程度,如患者是否掌握测量血压的正确方法;是否了解老年高血压是一种终身性疾病,需要长期服药治疗等
34	居家安全用药管理。评估患者居家药物管理的合理性,患者的药物不良反应,是否存在多重用药等
35	信息获取能力。评估患者是否通过互联网、广播、电视等途径了解老年原发性高血压的预防知识,是否关注社区高血压防治知识相关宣传等
36	改善健康意愿。评估患者是否存在通过改变生活方式,如参加体育锻炼、戒烟限酒等控制血压水平的信念
37	对原发性高血压防治知识的认可度。评估患者如何辨别非官方发布的高血压防治消息的正确性
38	生活方式:①评估患者每天锻炼的频率和时间、运动的强度、运动的方式、每周的运动总量。经常运动,即不少于 30 分/次,不少于 3 次/周;偶尔运动,即不少于 30 分/次,少于 3 次/周或少于 30 min,不少于 3 次/周;很少运动,即少于 30 分/次,少于 3 次/周。②评估患者平均每天抽烟的量;烟龄;原来如果抽烟但现已戒烟者,何时戒烟,是否复抽(每天抽烟的量分为少于 5 支,5～10 支,11～20 支,多于 20 支;戒烟时间、是否复抽、烟龄直接记录)。③评估患者每周饮酒的量及饮酒的品种(饮酒的量,包括"从不";"偶尔":每周不少于 3 次;"经常":每周不超过 6 次且不少于 3 次;"每天"。饮酒的品种直接记录)。④评估患者饮食习惯,包括荤素均衡,嗜盐(每日食盐量超过 6 g);嗜油(每天烹饪油使用量超过 30 g);嗜糖(每天用糖量超过 50 g)
39	健康愿望与需求。评估患者在医疗协助服务、个人生活、安全服务、心理慰藉、社会支持服务、家庭服务等方面是否存在需求
40	学习主动性:①评估患者是否主动了解社区医护人员对老年高血压的管理方法。②评估患者翻阅社区卫生服务站健康宣传手册的主动性。③评估患者主动参加社区卫生服务站举办高血压健康知识讲座的积极性。④评估患者是否主动咨询社区卫生服务机构的医护人员,根据血压控制水平及时调整药物剂量并获取老年高血压保健相关知识
41	治疗依从性:①评估患者服药依从性,如服用降压药的种类、剂量及时间;有无按时按量服药;是否出现自行停药现象及自行调整药物剂量等,建议使用服药依从性量表。②评估患者复诊依从性,如患者是否根据社区卫生服务中心(站)医护人员的要求定期监测血压状况;按时到社区卫生服务中心(站)进行健康体检等。③评估患者摄盐依从性,如患者是否根据社区医护人员的建议使用摄盐器具,每日是否限制食盐的摄入量等
42	家庭外部结构,即家庭的类型,包括联合家庭、核心家庭、主干家庭、残缺家庭、单亲家庭等
43	家庭内部结构,包括家庭角色、家庭权利、沟通类型、家庭价值观等

续表 5-5

序号	三级指标
44	评估患者的适应度，如患者遇到困难时，家人是否可以给予全方位的帮助
45	评估患者的合作度，如家人与自己解决或分担问题的方式
46	评估患者的成长度，如患者想参加新的活动时，家人的理解情况
47	评估患者的情感度，如家人对自己表达感情的方法及对自己情绪的反应
48	评估患者的亲密度，如患者对家人与自己共度时光的想法
49	家庭内资源。评估家庭成员的健康防护、情感支持、信息教育、结构支持等
50	家庭外资源。评估家庭成员的文化资源、教育资源、卫生服务资源等
51	评估患者的养老模式：①居家养老；②机构养老；③社区养老等
52	评估患者的家庭养老需求，如是否需要社区医护人员提供基础护理、生活护理、健康保健和康复指导等
53	家庭一般居室状况评估，包括白天居家的光线、居家温湿度；居家地面及地毯的平整程度和固定程度；居家家具摆放的合理性等
54	居家厨房状况，包括居家天然气安置、电线的安装、插座放置的合理性、是否安装天然气警报器等
55	居家浴室状况，包括居家浴室门锁是否为内外均可开，居家便器及浴盆的高度是否合理，是否有老年人专用扶手，盆底是否有防滑胶垫等
56	主观支持状况评估，包括患者与邻居间的关系、关系密切且能给予支持的朋友的数量等
57	客观支持状况评估，包括患者居住的方式、遇到问题时所接受的实际支持（如朋友或社会给予的经济、心理上的支持）、家人和朋友互动情况等
58	社会支持利用度状况评估，包括参加社会集体活动的频率、每月家庭聚会次数、烦恼的倾诉方式、遇到问题时的求助方式等
59	经济来源评估。评估患者的收入来源情况，如离退休金、社会补贴、家人供给等
60	收支平衡状况评估。评估患者每月的经济来源是否满足自身开销，如医疗费用、基本生活费用、交通费用等方面的支出与经济来源是否成正比
61	社区资源评估。评估社区周围医疗卫生设施（如药店、社区卫生服务中心/站的数量及人员配置、医院的数量）、娱乐场所（如老年人活动场所、健身体育活动场地等）、社会志愿者服务、居家护理服务等
62	政策资源评估。评估社区卫生服务机构是否实施家庭医生签约服务、是否实施分级诊疗制度等
63	养老资源评估。评估居住地养老机构的数量、医养结合程度、家庭养老资源等

三、原发性高血压患者常见的护理问题

（一）住院原发性高血压患者常见的护理问题

高血压危害极大，可导致严重的靶器官损害及各种心脑血管并发症。但积极控制血压，特别是控制到达标水平，可显著降低靶器官损害及各种心脑血管并发症的风险。目前，原发性高血压患者常见的护理问题有体液过多、活动无耐力、营养失调、有受伤的危险、潜在并发症（如高血压急症、心力衰竭、脑血管意外、肾功能衰竭等）。

1. 体液过多

原发性高血压患者由于体循环障碍导致下肢水肿，易造成脑出血及心力衰竭多与患者的饮食、情绪、用药等相关。原发性高血压患者出现高盐高脂饮食、吸烟、饮酒后及用药不当，易造成下肢水肿。激动情绪、排便用力等易引起脑出血进而导致脑水肿。脑水肿是原发性高血压患者发病后的急重症表现。

2. 活动无耐力

原发性高血压在我国人群中的发病率极高，发病者常伴有糖和脂肪代谢紊乱，以及血管、心脏、脑、肾脏和视网膜等器官器质性或功能性改变，严重危害身体健康，造成患者发生高频率疲劳。原发性高血压患者发生疲劳主要与年龄、不良情绪、睡眠质量等相关，其疲乏无力的不适不仅可导致人体生理方面的损害，如造成人体免疫、循环、神经、消化等系统功能失调，还可对情绪、意志、能力等心理方面造成不良影响，严重影响患者的生活质量。

3. 营养失调

高盐高脂饮食是引起高血压的主要饮食危险因素。我国原发性高血压患者大多具有不良饮食习惯，导致自身营养失调。临床表明为原发性高血压患者提供饮食干预能够有效提高患者单纯使用降压药进行降压的治疗效果，对降低患者患有其他心脑血管疾病风险，提升患者疾病治疗信心，改善患者焦虑、抑郁等不良情绪并切实提高患者生活质量有重大意义。

4. 有受伤的危险

原发性高血压患者由于高龄及血管痉挛舒缩障碍，易跌倒、受伤等。服用降压药物是老年原发性高血压患者跌倒的高危因素。治疗原发性高血压的药物主要有利尿剂、钙离子拮抗剂、血管紧张素转换酶抑制剂、血管紧张素 Ⅱ 受体拮抗剂、β 受体阻滞剂等，引起的副作用包括低血压、电解质紊乱、头痛、水肿等。随着年龄的增长，老年人同时患多种慢性病的风险也逐渐升高。我国老年人慢性病共患病率为 43.6%，值得注意的是，其中有 72.7% 的老年患者存在潜在不当用药。除此之外，老年患者的用药依从性情况也不佳，仅有 34.2% 的老年患者能够按时按量遵医嘱用药，而 65.8% 老年患者的服药依从性较差。

5. 潜在并发症（如高血压急症、心力衰竭、脑血管意外、肾功能衰竭等）

原发性高血压患者常表现为头痛、头昏、耳鸣、失眠、乏力、记忆力下降等类似神经衰落表现或伴有剧烈头痛、血压急骤升高、伴喷射性呕吐，甚至意识障碍和癫痫样发作，系高血压脑病表现。原发性高血压合并有冠心病时，可有心绞痛，甚至有心肌梗死表现，晚期有左心功能不全，甚至全心衰竭的表现。肾脏也会有变化，可导致尿量的改变，如多尿、夜尿增多和浮肿。晚期原发性高血压伴心、肾功能衰竭时要观察有无尿毒症表现，靶器官损害或并发症常见，合并症多见。老年原发性高血压患者靶器官损害不仅常见，而且可能较严重，或已发生功能失代偿的心脑血管并发症，如冠心病、心力衰竭、卒中、肾功能不全等。老年原发性高血压患者还常合并其他严重疾病，如糖尿病等。如果高血压发病早，且未妥善管理，靶器官损害或并发症会更常见、更严重。

（二）社区原发性高血压患者常见的健康问题

1. 基于奥马哈系统评估的结果

（1）社区原发性高血压患者环境领域主要护理问题。

A. 收入低/无收入。原发性高血压患者群多以中老年人居多，城市老年人收入多以退休金为主，而农村老年人多以自己打工、儿女及政府补贴为主。而原发性高血压患者需要长期服药来控制血压，这就给这部分患者带来较大的经济负担。因此，社区护理人员在健康宣教时应向老年原发性高血压患者介绍社区医疗卫生服务的功能，慢性病医疗费用的报销途径，帮助其减少不必要的开支。

B. 生存环境。居住环境对老年人健康的影响非常重要，良好的环境不仅可以改善患者的疾病状况，而且对其心态的调整也起到重要作用。生活环境脏乱差、住宅周围高噪声、空气质量差、缺乏运动场地等是当今原发性高血压患者居住环境普遍存在的问题。因此，社区服务人员应指导原发性高血压患者保持家庭居住环境清洁，在空气质量较差的天气时应减少外出活动，积极寻找合适的运动场地结合自身身体状况适当进行运动，积极改善环境领域存在的不良因素，促进身心健康。

（2）社区原发性高血压患者社会心理领域主要护理问题。原发性高血压患者社会心理领域存在的主要护理问题是精神健康问题，具体表现为忧虑、哀伤、经常自觉疲乏等，发生率为 47.71%。原发性高血压程长，易带来冠心病、卒中、肾功能损伤等一系列并发症，且治疗方法涵盖饮食、运动、药物、自我监测和健康教育等多个方面，需要患者进行终身自我管理，治疗过程繁复且漫长。丁继玲等的研究结果表明，原发性高血压是一种身心疾病，原发性高血压患者长期患病长期服药易出现负面情绪，同时负面情绪可导致原发性高血压患者各种症状进一步加重。因此，社区护理人员应与患者保持良好的护患沟通，结合患者心理状况、疾病状况做好心理疏导工作。

（3）社区原发性高血压患者社会生理领域主要护理问题。

A. 循环系统的问题。社区原发性高血压患者生理领域存在的主要护理问题是循环系统问题，其发生率为 91.14%，主要表现为血压不稳定、头晕、体位性低血压、心绞痛等方面。社区护理人员应指导患者在日常生活中学会正确使用家庭版电子血压计，学会正确自测脉搏、心率的常用方法。同时，指导患者在生活中注意保持情绪平和，避免情绪过度激动、避免过度劳累，以免引起血压大幅度波动。告知患者一旦发生跌倒、心绞痛等意外，要及时自救并及时请求医疗救援。

B. 疼痛。社区原发性高血压患者通常会自诉头痛、颈部僵硬等问题，可能与血压升高时交感神经兴奋、血管收缩等因素相关。

C. 跌倒。跌倒是我国老年人发生伤害和死亡的主要原因之一，原发性高血压患者更是容易发生跌倒。因此，对于存在此类健康问题的原发性高血压患者，社区护理人员应提高警惕，认识到老年原发性高血压患者的跌倒问题不一定是偶然发生的意外事件，而可能是由机体功能退化或各种急慢性并发症引起。对这类患者进行护理问题评估时，应特别注意对其跌倒风险的评估。同时重视对此类患者做好预防跌倒的相关知识宣教。

（4）社区原发性高血压患者健康相关行为领域主要护理问题。

A. 血压监测。社区原发性高血压患者健康相关行为领域存在的主要护理问题是血压监测方面，主要表现在部分患者遵医行为差，不定时定点定位置测量血压、不会使用血压计、不能记录血压监测的结果等。

B. 药物治疗。主要表现在不清楚药物的不良反应、不能遵医嘱按剂量服药，存在擅自停药、更换降压药物和随意加减药量的行为。

C. 睡眠和休息。主要表现在入睡困难、睡眠时间减少、夜间频繁觉醒等。这可能与原发性高血压患者存在抑郁、焦虑、烦躁等不良心理有关。血压升高会导致患者交感神经兴奋，影响睡眠质量，同时长期睡眠障碍会促进周围血管收缩，神经内分泌紊乱，动脉硬化发生，加重患者心理负担。

D. 吸烟。吸烟已是冠状动脉及周围血管硬化的独立危险因素，该结论也被众多实验结果证实，尤其是烟草中的尼古丁、一氧化碳等成分会引起血管收缩、内皮细胞损伤、血小板凝集等不良反应，最终诱发动脉硬化，增加心肌梗死、卒中发生的风险。社区卫生服务人员应将原发性高血压的防控重点之一放在督促原发性高血压患者养成健康的生活习惯，形成良好的自我保健意识。

2. 基于老年综合评估的结果

（1）一般医学评估。老年人出现的包括衰弱、营养不良、记忆减退、视力和/或听力下降、大小便失禁、便秘等在内健康问题在过去被人们误以为是老年人衰老的自然现象，常常被人们忽略，但对老年人身心健康和生活质量有很大影响。其实，这些被认为是老年人衰老的自然现象现在被命名为老年综合征。老年综合征用以反应老年人常见问题，其中，衰弱和营养评估在住院、长期看护中得到广泛应用。在老年综合评估工作中，重点要对受试者进行患病情况和用药情况的全面而系统的评估，对老年患者用药情况进行详细记录，评估服药时间、途径和剂型是否正确，用药依从性如何；同时对多重用药进行管理，减少多重用药导致的不良相互作用。

（2）躯体功能评估。躯体功能评估包括日常生活能力和步态与跌倒。

A. 日常生活能力。用于评估老年原发性高血压患者的行动能力。老年人易患多种慢性病，在慢性病的长期影响下会产生诸如营养不良、焦虑、抑郁、认知功能下降、日常生活能力下降等功能障碍，进一步加重原发疾病，形成恶性循环，导致医疗费用的急剧上升。因此，我们不仅需要对慢性病进行治疗，同时还要及时发现老年原发性高血压患者的功能下降情况，进行早期干预。

B. 步态与跌倒。步态与跌倒用于评估老年原发性高血压患者的行动限制。步态和跌倒是限制老年原发性高血压患者最主要的因素。老年原发性高血压患者随着年龄的增长，自身身体功能发生退行性改变影响患者行动能力。加之原发性高血压带来的头痛头晕等症状的加剧限制了患者的活动能力。因此，社区医务人员需要针对老年原发性高血压患者进行步态平衡及跌倒预防的健康宣教。

（3）精神心理评估。老年人群认知功能减退十分常见，常表现为反应慢、注意力不集中、记忆力减退、语言障碍、谵妄和痴呆等症状。老年人群由于患有多种慢性病、老年综合征或功能障碍，且经历不良生活事件及社会家庭角色的转变，容易发生心理失衡，产生孤独、失落、怀旧、不满、焦虑及抑郁等心理问题。

（4）社会支持评估。社会支持评估包括社会适应能力、社会支持、社会交际网络、社会服务、经济状况、社会需求、自给能力、老年受虐或老年歧视等的评估，社区医务人员需要多维度呼吁家庭及社会给予老年人相应的社会支持。

（5）环境状况评估。环境状况评估包括白天居家的光线、居家温湿度、居家地面及地毯的平整程度和固定程度、居家家具摆放的合理性等。

（6）其他评估。部分版本的老年综合评估除了上述五大部分，还包括物质（如酒精、烟草、药物和保健品等）滥用的评估、个人价值观和生前遗嘱的评估等。

第三节　原发性高血压患者家庭层面的健康问题

一、文献研究的数据来源

本研究以中国患者的研究文献为研究对象，采用文献计量分析进行文献的检索、整理和归纳总结。检索的数据库包括：①中文数据库，如中国知网、万方、维普、中国生物医学文献数据库；②英文数据库，如 PubMed、Embase 数据库。检索时间是从各个数据库收录期刊起始时间至 2021 年 9 月。中文数据库采用篇名和摘要途径检索，英文数据库以主题词结合自由词的方式。中文检索词有高血压、原发性高血压、继发性高血压、居家护理、家庭访视、社区护理、延续护理、连续护理。英文检索词有 hypertension、primary hypertension、secondary hypertension、home care、home visit、community care、continuing nursing、nursing association、hierarchical medical continuing care。

文献的纳入标准：①研究对象为中国原发性高血压患者；②研究的议题为原发性高血压患者社区护理、居家护理和家庭访视。

文献的排除标准：排除会议论文、征文、声明、通知和重复发表的文献。

以中国知网数据库为例，文献检索策略为：1#TI = 高血压 AND 居家护理，2#TI = 高血压 AND 家庭访视，3#TI = 高血压 AND 社区护理，4#TI = 高血压 AND 延续护理，5#1#OR2#OR3#OR4#。

二、原发性高血压患者家庭层面健康问题分析

原发性高血压的治疗分为药物治疗和非药物治疗。由于原发性高血压的特点和我国医疗条件的现状，大多数原发性高血压患者进行居家治疗。非药物治疗作为原发性高血压患者居家治疗的主要手段之一，在居家治疗中具有重要意义。原发性高血压非药物治疗（hypertension nonpharmacologic treatment，HNT），又被称为治疗性生活方式改变（therapeutic lifestyle changes，TLC）或健康生活方式干预，是社区医疗卫生服务机构原发性高血压健康教育重要内容，包括提倡健康生活方式、消除不利于心理和身体健康的行为和习惯，以减少原发性高血压及其他心血管病的发病危险，并将其贯穿于原发性高血压人群防治的始终。目前，全球各国（地区）的原发性高血压防治指南都提出原发性高血压非药物治疗 – 治疗性生活方式改变的重要性，指出生活方式改善是原发性高血压治疗的基石。健康生活方式是指有益于健康的习惯化的行为方式，具体表现为健康饮食、适量运动、不吸烟、不酗酒、保持心理平衡、充足的睡眠、讲究日常卫生等。最新颁布的高血压管理指南中指出原发性高血压生活方式改善的 S-ABCDE 生活准则，包括限盐（salt restriction）、限酒（achohol limitation）、减轻体重（body weight reduction）、戒烟（cessection of smoking）、饮食（diet adaption）、锻炼（exercise adoption）。原发性高血压患者的生活方式的改善不仅可以预防高血压的发生，还可以降低血压，提高降压药物的疗效，降低心血管疾病的危险，减少靶器官的损害和并发症的发生。然而，研究结果表明我国原发性高血压患者居家治疗效果不尽如人意。

1. 血压监测及用药不规律

血压监测及用药不规律主要表现为原发性高血压患者自我感觉良好，认为血压监测可有可无；依照别人的经验服药，不遵医嘱服药等问题，对自己所服药物的作用、不良反应了解太少，不重视非药物治疗的重要性。在家庭里测量的血压比在医院里更接近日常生活中的血压值，更能有效地影响患者高血压问题的认识，从而改善治疗的依从性。除此之外，原发性高血压因复杂，且部分原发性高血压患者同时又合并其他疾病，每个人对药物的反应性、适应性及耐受性各不相同，各种降压药的作用机制又不同，因此，用药各不相同。

2. 饮食不健康

饮食不健康主要表现为高盐高脂饮食、搭配不合理、吸烟、饮酒等。原发性高血压患者通常会保留自己退休前的生活习惯，加之退休后工作量突然减少，自身角色不适应，各种悲观情绪的流露，将吸烟、饮酒作为排泄不良情绪的方式之一。随着老龄化和城市化进程加快，多数患者是空巢老人，对饮食要求不够严格，易出现搭配不合理、高盐高脂饮食等习惯。

3. 缺乏运动

缺乏运动主要表现为久坐不动、运动量不足等。原发性高血压患者多为退休的中老年患者，长期居家，活动量大大减少。研究表明，适当的体力运动将有利于控制患者 BMI 超标或肥胖的发生，同时适量的运动能让患者放松心情，减少焦虑感对患者造成的

紧张情绪，有利于降低患者血压水平。

4. 家属原发性高血压防治知识不足

在原发性高血压患者家庭护理中，家庭成员的参与不可忽视。不仅强调充分发挥患者的主观能动性，同时提倡最大限度地发挥家属的主观性和积极性，促使家庭成员参与原发性高血压患者的日常生活。而目前原发性高血压患者家属对预防保健知识了解得太少，尤其表现在规律监测血压及用药、稳定情绪、保持大便通畅等方面。不良的情绪可导致患者的血压升高，原发性高血压患者由于长时间处在就医的状态中，容易出现焦虑、抑郁情绪，从而影响患者病情康复。因此，家属需要对患者进行心理辅导，让患者保持平静、舒畅的心境，切忌让患者出现大喜大悲的情绪，因为当患者情绪出现异常时，人体的血压就会上升，保持平和的心境有利于患者维持正常的血压值。

5. 心理问题

原发性高血压患者的心理问题主要表现为失望、焦虑、孤独、悲观等情绪的流露。其中，社会经济地位（socioeconomic status，SES）及心理健康状况与高血压有密切的联系。社会经济地位越低，心理健康状况越差的人群更可能患高血压。对于社会经济地位低的群体，其本身得到的医疗资源、健康教育知识及对自身的健康关注程度等就远远低于处于较高社会经济地位的群体。这一系列的作用加大其暴露于疾病危险因素的可能。此外，伴随着医学模式的转变，人的心理活动被越来越多地考虑到疾病发病机制中，而心理健康影响人们健康的生活方式、服药依从性等方面，进而作用于原发性高血压的发病机制、治疗效果和预后。

第四节　原发性高血压患者医联体护理与管理模式

一、医护综合团队管理模式

（一）基于慢性病照护模型的高血压管理路径

慢性病照护模型（chronic care model，CCM）是当前国际上认可度很高的慢性病管理模型，由 Wagner 等提出。该模型表明，为实现慢性病患者疾病发展的控制，需要建立良好的医患互动。它的原则是以患者为中心，为慢性病管理提供功能性的框架。在CCM 框架的 6 个元素中，患者自我管理、决策支持、医疗服务提供系统设计、临床信息系统这 4 个元素被更多地应用到实际的慢性病管理中。优质的慢性病管理需要具备的四大要素是患者的自我管理、信息系统的建立、临床决策支持、医疗服务提供系统的设计。慢性病照护模型定义了实现高效的慢性病管理模式所需的各个重要组成部分和角色，为慢性病的管理提供宏观上的指导，但并未明确医生与患者之间的具体管理工作流程，因此不能确保实际的慢性病管理执行过程中的质量与效率。

临床路径是指医生、护士及其他专业人员等多个相关学科研究者针对某个病种或手术，以循证医学为基础，以预期的治疗效果和成本控制为目的，制订有严格工作顺序和准确时间要求的程序化、标准化的诊疗计划。临床路径能够指导医生的具体管理方式，使管理方法可执行化。陈艳、邓宁等提出基于慢性病照护模型四大要素的原发性高血压慢性病管理方法，提出原发性高血压慢性病管理系统是路径的最佳实践，详细介绍原发性高血压慢性病管理系统的系统框架与功能。

1. 原发性高血压慢性病管理路径在建立医生和患者互动的基础上具备的 4 个因素

（1）持续性健康监测数据。院外持续的健康监测数据能够帮助医护人员了解原发性高血压患者的疾病发展情况。参与管理的患者需主动监测与上传血压相关的健康数据及饮食、运动等生活方式相关的健康数据。

（2）反馈提醒机制。为了使患者能够在正确的时间获得准确的医疗服务与指导建议，高血压管理系统会基于患者的健康自测数据的变化，评估患者的血压状况以及管理水平，动态地为患者安排干预活动及生活方式的指导。

（3）跟踪随访。《中国高血压基层管理指南》（2014 年修订 1 次）中规定医护人员需要根据患者的血压情况，对其进行定期的随访干预，了解患者的血压控制情况，并提供生活方式的指导。

（4）患者教育指导。健康管理师在进行随访干预等日常管理工作时，会对患者进行高血压相关的健康知识宣教，以提高患者对高血压疾病的认知能力，改善当前普遍存在的低知晓率、低依从度、低控制率的情况，从而提高患者自身的管理能力。

2. 原发性高血压慢性病管理系统

以移动医疗技术为载体，根据原发性高血压慢性病管理路径的 4 个要素（持续性健康监测数据、反馈提醒机制、跟踪随访、患者教育指导）建立原发性高血压慢性病管理系统的三大功能模块（原发性高血压慢性病管理信息系统、原发性高血压慢性病管理服务决策支持系统和原发性高血压慢性病管理院外服务系统）。具体映射关系如表 5－6 所示。

表 5－6　系统功能模块与路径因素映射

原发性高血压慢性病管理系统功能模块	覆盖的路径因素	功能模块
原发性高血压慢性病管理信息系统	持续性健康监测数据	患者自我管理平台
		医生工作管理平台
原发性高血压慢性病管理服务决策支持系统	反馈提醒机制	原发性高血压慢性病管理服务推理引擎
	患者教育指导	原发性高血压健康知识库
		持续监测原发性高血压患者健康状况
原发性高血压慢性病管理院外服务系统	跟踪随访	异常评估及干预指导
	患者教育指导	分级管理患者，修订管理计划
		随访干预

（1）原发性高血压慢性病管理信息系统。

原发性高血压慢性病管理信息系统包含患者自我管理移动端平台和原发性高血压慢性病管理医生工作平台。

患者自我管理移动端平台主要分为 3 个模块：管理计划模块、健康知识模块、健康数据分析报告模块。该患者管理平台能够满足不同层面的用户需求，能够有效地提高患者的依从度。患者自我管理移动端平台采集患者家庭日常的健康数据，如血压、心率、服药记录、运动记录等，原发性高血压慢性病管理服务引擎还会根据患者的健康状况、阅读爱好等向患者推荐适合的高血压相关健康知识。

原发性高血压慢性病管理医生平台的作用是辅助医护人员更加高效地执行原发性高血压慢性病管理路径。根据路径对医护人员诊疗与管理工作的定义，可将该平台的功能模块分为 8 个部分：健康数据分析可视化、病史信息录入与显示、患者预警反馈提醒、患者分级评估显示、依从性分析可视化、随访排期可视化、制订诊疗计划与随访信息录入显示。医护人员可通过原发性高血压慢性病管理医生工作平台持续监测院外患者的健康情况；根据患者的血压状况及其他的健康数据，修订管理计划；对有异常数据的患者，评估分析其异常原因并进行干预；通过平台对患者进行定期的随访及生活方式干预。患者自我管理移动端平台为原发性高血压患者提供在院外进行自我管理、监测的方式。原发性高血压慢性病管理医生工作平台为医护人员提供院外管理原发性高血压患者，了解其生活方式，并给出正确干预的渠道。联动的患者端与医生端为医患之间密集的沟通与反馈构建起稳固的桥梁。

（2）原发性高血压慢性病管理服务决策支持系统。

原发性高血压慢性病管理服务决策支持系统包含原发性高血压慢性病管理服务推理引擎和高血压健康知识库。

A. 原发性高血压慢性病管理服务引擎。其实现标准化、结构化、可执行化的原发性高血压慢性病管理路径，能够有效地根据患者的血压情况对患者进行分级管理，结合患者的健康行为及自测血压，为患者动态安排医护人员随访等干预。原发性高血压慢性病管理医生工作平台通过服务推理引擎实现与应用了原发性高血压慢性病管理路径。医护人员需要通过医生工作平台，完成原发性高血压慢性病管理过程中对患者的危险评估、分级管理、定期随访、危险预警干预及为患者制订自我管理计划等任务。基于原发性高血压慢性病服务推理引擎，慢性病管理路径在患者管理平台也得到充分的体现和应用。服务引擎为患者动态生成的管理计划在患者端中以任务驱动的方式进行展现。服务推理引擎会对患者每次上传的健康数据进行分析评估，并根据患者的依从度、运动状态及饮食状态推送相关的健康知识，从而提高患者的依从度。

B. 高血压健康知识库。其构建科学的原发性高血压管理领域专业知识库，为患者自我管理移动端平台与原发性高血压慢性病管理医生工作平台提供决策支持及知识查询的服务，实现规范化的原发性高血压慢性病管理流程。原发性高血压慢性病管理服务推理引擎与原发性高血压健康知识库为医护人员提供管理服务方面的建议与指导，以及专业知识的支持，为医护人员的有效管理提供保障。

（3）原发性高血压慢性病管理院外服务系统。

原发性高血压慢性病管理院外服务系统包括提供专业诊疗服务的医护人员及有积极自我管理能力的原发性高血压患者。医护人员的诊疗管理工作主要包括持续监测原发性高血压患者健康状况、评估分析异常原因并进行干预指导、分级管理原发性高血压患者及随访干预原发性高血压患者等。医护人员根据服务推理引擎的干预建议对患者进行不同类型的健康干预，医生的具体诊疗工作在健康干预中体现。健康干预主要通过电话随访的方式进行，根据随访原因可分为动态常规随访、依从度不佳随访、异常情况随访，具体如表5-7所示。

表5-7　三种随访干预类型

随访类型	原因	评估周期	干预要点	随访周期
动态常规随访	按照患者的血压状况进行周期性的随访干预	1周	根据患者血压的控制情况，按照制订的管理计划，对患者进行定时的健康教育	血压达标：3个月；血压未达标：3周
依从度不佳随访	患者连续3天未按时服药或连续1周未测量血压	1周	提示患者自我检测的重要性，加强依从度干预	无固定周期，评估为依从度不佳的患者立即安排干预
异常情况随访	血压数据异常，心率数据异常	患者上传数据时（评估单次记录）；1周（评估平局记录）	结合患者的历史健康数据，针对异常情况进行原因分析，并给出干预意见	无固定周期，当患者出现异常情况时，立即安排干预
	患者自述不适症状	实时		

A．动态常规随访。

需要强调的是，动态常规随访异于《中国高血压基层防治管理指南》的定期随访。动态常规随访是根据血压达标的患者每3个月进行1次随访，对血压未达标的患者3周进行1次随访来制定常规随访周期，但其评估周期并非指南中的每3个月1次，或每2～4周1次（伴随每次的随访进行），而是每周进行实时的评估。若原本血压达标的患者在某一周的平均血压未达标，但又未达到严重的程度，慢性病推理服务引擎会将其判定为血压未达标的患者，并把原定的常规随访日期调整至2周后，从而实现动态常规随访。具体差异如表5-8所示。

表5-8 动态常规随访与指南中定期随访的异同点

异同点		动态常规随访	定期随访
相同点	随访性质	按照患者的血压状况进行周期性的随访干预	
不同点	评估周期	1周	对血压达标患者，每3个月评估1次；对血压未达标患者，2～4周1次评估
	评估周期	患者1周内上传的血压数据	患者在接受随访时向医生报告血压情况
	随访周期	对血压达标患者每3个月随访1次。3个月内若血压未达标，则改为动态调整，对血压达标患者每3周随访1次	对血压达标患者每3个月随访1次；对血压未达标患者每2～4周随访1次

B. 依从度随访。

原发性高血压慢性病管理路径针对患者的测量血压依从度进行管理。测量血压依从度可以使用如下的数学公式进行表达：$C = F_1/F_2$。其中，C表示患者的测量血压依从度，F_1表示该患者1周内的实际测量血压次数，F_2表示该患者1周内的应测次数（对于一级管理患者，每周建议至少测量1次，即$F_2 = 7$；对于二级管理患者，每天建议至少测量2次，即$F_2 = 14$）。根据C的值，将患者的测量血压依从度分为5个等级，如表5-9所示。

表5-9 测量血压依从度分级定义

测量血压依从度等级	C的范围
依从度很差	$C = 0$
依从度较差	$0 < C \leq 0.5$
依从度一般	$0.5 < C \leq 0.8$
依从度较好	$0.8 < C < 1$
依从度很好	$C = 1$

C. 异常情况随访。

原发性高血压患者的异常情况评估与随访是整个高血压管理路径中重要的一环，对于异常情况的评估具有即时性，即在患者历次数据录入和评估中，均需要对患者进行评估。高血压慢性病管理路径定义的患者在管理过程中需要关注的异常情况主要包括血压异常、心率异常及其他不适症状。具体异常情况定义如表5-10所示。

表 5-10　血压异常和心率异常定义

异常情况	具体分类	定义方法	血压/mmHg 或心率/（次·分$^{-1}$）
血压异常	单次血压过高异常	循证法，根据 NICE 指南	舒张压 >180 或收缩压 >110
	单次血压过低异常	循证法，根据《诊断学》	舒张压 <90 或收缩压 <60
	周血压异常	循证法，根据 NICE 指南	舒张压 >160 或收缩压 >100
心率异常	单次心率异常	循证法，根据《中国高血压基层管理指南》	心率 >100 或心率 <50
患者自述不适症状	剧烈头痛、胸痛、恶心、四肢麻木、语言不清等	专科医生根据实际情况而定	无

表 5-10 提示，高血压慢性病管理路径结合了 CCM 的四大要素，以《中国高血压基层管理指南》为指导，增加了医生对于患者健康数据的持续和动态监测、异常情况的干预反馈及对患者健康宣教等内容，实现医生和患者之间的有效互动。路径定义了医护人员对于原发性高血压患者管理流程的各个阶段，融合基层管理指南中医护人员对于原发性高血压患者的管理方法，从而实现对于原发性高血压患者管理流程的标准化。除此之外，路径能够实现医生和患者的及时沟通，根据每名患者具体状况为其提供有计划、有预见性的医疗服务，保证将及时高效的医疗服务准确地提供给每名患者，提升患者疾病的治疗率和控制率。

（二）基于"互联网＋""三元联动"高血压慢性病管理模式

慢性病管理对信息技术有较强的依赖性，电子信息技术发展、手机等移动设备的普及，可作为一种健康交流的工具向患者提供预防保健知识，对患者进行不间断的监管和指导；患者定期录入与上传数据，能够最大限度地发挥自身的能动性，进而保证自身健康档案的准确性和完整性。信息系统大多具有随访、提醒功能，又有助于患者完成随访任务，减少因遗忘导致的依从性低下。信息化管理手段将医疗服务提供方与患者紧密联系起来，通过加强患者对病情的监测和及时的反馈来增加患者的自我管理能力和治疗依从性。随着信息技术的日渐成熟，互联网、物联网、云技术、可穿戴设备等越来越多地应用到原发性高血压的管理中，不同信息化管理手段（如电话或短信、电子健康档案、远程监测管理平台等）迅速发展，在高血压人群的危险分层、管理分级和管理效果评估等方面有着传统人工操作不可替代的优势。这些都为创新原发性高血压管理模式提供契机，使医护人员对患者进行持续跟踪管理成为可能，适合于需要坚持长期监测和治疗的原发性高血压患者。以信息技术为依托的原发性高血压慢性病的管理能拉近患者和优质医疗资源的距离，同时还能为患者节约大量就诊时间，减少医疗费用支出，这些均是传统管理模式所不能达到的。因而信息化管理方式具有提高患者慢性病的管理能力和慢性病防治管理效能的理论基础。

1. "互联网＋"背景下信息化的管理方式

据报道，目前全球 92% 的人口使用手机，其中 57% 的人的年龄在 75 岁以下。手机作为信息传递的媒介，给予用户灵活方便的访问权限，可用于记录和传输数据并与医疗保健提供者进行沟通。高的手机覆盖率，使其有潜力通过即时定制的反馈和个性化的建议参与患者疾病的管理，为患者提供更有效和高效的服务，从而释放更多的专业卫生资源，大大节省医疗开支。

原发性高血压作为一种需要持续医疗监管的终身疾病，"互联网＋"的信息化管理方式因其具有实时双向、便捷等优势，可以与患者建立持久和长期的关系，在患者需要的任何时候提供信息和支持。健康信息数据的互通与共享，于患者而言，他们通过对血压和各种危险因素的监测，可以随时随地掌握自身的健康状况，在恰当的时机寻求治疗，有助于影响他们的态度和行为，增强原发性高血压患者的自我管理能力，改善他们的医疗状况；信息动态互动又保证了干预的连续性，医生和护士也可以对患者的生命体征变化进行及时的数据分析和动态追踪，并给予科学的评估与指导。传统慢性病的自我管理是对医嘱的单方面配合，忽视了慢性病患者自我管理的主动性。在信息化背景下，需要提高医生和患者的互动水平，督促患者重视生活方式的调整，积极记录自己的作息、用药、运动和血压等健康数据信息，最大限度发挥出自身的能动性，进而保证了自身的健康档案的真实性和及时性，使健康管理更加高效且人性化。

2. 医院－社区－家庭三元联动管理模式

在医院－社区－家庭三元联动的慢性病管理模式下，三级医院通过技术帮扶、人才培养等手段发挥对基层卫生医疗机构的辐射和带动作用。不同级别的医疗机构各司其职，有助于形成合理有序的就医格局，是医疗资源整合的有效方式之一。医院、社区与家庭间的联动又保证患者出院后的治疗效果得以延续，有利于出院后的追踪和随访。近年来，国家相继出台一系列的政策纲要鼓励加强医院与基层医疗卫生机构对接，利用信息化技术构建区域医疗卫生信息平台，实现各级医疗机构的信息共享与业务协同，为群众提供综合、连续、同质、协同的医疗卫生服务，推动全民健康信息服务和健康大数据的应用，充分发挥中医药特色在慢性病延续护理中的作用。目前，全国近90%的三级医院已参与医联体的试点，三元联动结合互联网技术也逐渐应用于慢性病管理中，以患者为中心，借助区域内医联体信息共享的交互平台，实现各方的互联互动，以期为患者提供连续化和同质化的服务。林建芳等以网络技术为依托，以专业肿瘤诊治机构结合社区卫生服务中心为主体，建立全程化的医院－社区肿瘤患者的网络管理体系，实现诊断、治疗、随访、康复及临终关怀的一体化管理，改善了肿瘤患者的就医条件，延长有效生存期，也提高医务人员的工作效率。施雁等对糖尿病患者实施医院－社区－家庭三元联动的健康照护模式，通过建立医院与社区间的信息平台，通过网络进行信息的互通与共享，为患者提供全程、无缝隙的健康照护，避免在从医院过渡到家庭时出现护理干预脱节现象；联动和互补机制使社区服务中心得到上级医院的品牌覆盖，患者的信任感增强，社区卫生服务中心的职能得以凸显。杨海苓等在医院网页的大框架下，借助网络信息技术搭建医院－社区－家庭三元联动延续护理平台。5个月后，55例糖尿病患者的自我管理达标率由51.7%提高到89.1%，该平台得到患者和医护人员的肯定。张书凡等通过智慧医联体平台实现对卒中患者的长期有效管理，提高了医师工作效率和医疗服务质量。汤聪、张雪芳等以"互联网＋"医疗为契机，依托江苏省某三甲医院的医院－社区－家庭三元联动的高血压网络平台，以医药护信息工程师多学科团队管理为基础，结合家庭医生运作开展原发性高血压的信息化管理模式，以血压监测为重点，强化对患者生活方式干预、用药管理及中医健康管理，探讨"互联网＋"和三元联动慢性病管理模式对原发性高血压患者血压情况、血压控制率、遵医行为执行率、社区慢性病管理效果等的影响。

（1）医－药－护团队的建立。团队成员包括：①医院的心血管科医生、专科护士、药剂师、信息工程师；②社区全科医师、社区护士。其中，医院心血管科医生主要负责制定原发性高血压管理方案和指导社区医生工作；专科护士主要负责指导社区护士工作及每天在线 1 h 为患者答疑解惑；药剂师主要负责社区原发性高血压用药审核及用药方案的督导；信息工程师主要负责整个过程的数据处理与维护；社区全科医师主要负责实施原发性高血压诊疗方案；社区护士主要负责实施档案管理、用药管理及生活方式管理。

（2）医院、社区和家庭三元联动共同参与原发性高血压慢性病管理模式。医院、社区和家庭三元联动共同参与原发性高血压慢性病管理模式如图 5－1 所示。

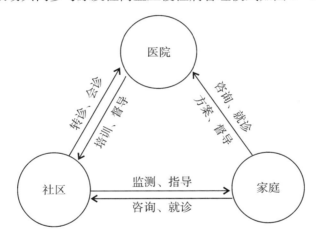

图 5－1　医院、社区和家庭三元联动共同参与原发性高血压慢性病管理模式

A．医院层面。

（A）医院与社区之间。①负责制定原发性高血压慢性病管理方案并监督社区管理方案的实施；②通过线上线下培训课程给予社区技术支持，对其进行绩效考核；③借助于信息化平台，实现信息共享；④必要时实现双向转诊。

（B）医院与患者之间。①患者在住院期间接受医院高血压管理方案；②出院时引导患者选择就近的社区获取服务；③出院后通过信息化平台与患者在线沟通交流。

B．社区层面。线上线下一体化对患者进行管理。

（A）社区与医院之间。负责实施医院制定的高血压方案，接受医院的监管。

（B）社区与患者之间。①社区实施档案管理、用药管理、生活方式管理、自测血压管理和中医辨证施护，给予患者基础的健康教育、健康资讯、操作指导等服务；②通过网络平台实现对患者的线上管理；③定期对患者进行随访实现线下管理；④必要时请求远程会诊和医院转诊。

（3）医院、社区和家庭三元联动共同参与原发性高血压慢性病管理模式的实施。

A. 签约管理。将签约管理平台的操作使用方法及优势向患者详细介绍，使患者能够熟练使用、自主操作。通过"南京市中医院"的微信公众号进入原发性高血压慢性病管理平台，通过手机号码和身份证信息的录入提交签约申请，填写健康档案信息；通过系统平台对患者信息进行社区和三级医院归属，实现对签约居民的分级管理。

B. 系统化评估。根据已录入的患者一般资料、疾病相关信息、生活方式、相关危险因素、中医辨证分型及实验室检查和随访信息进行系统化评估。

C. 智能化判断。根据评估结果，平台进行智能化判断原发性高血压的分级及危险分层，并且分辨中医证型。

D. 个体化处理。平台系统内有预设的 1～3 级管理患者的原发性高血压诊疗方案、随访方案、随访任务和健康教育课程等结构化内容。可结合患者的年龄、有无并发症等制定血压控制目标，智能分析上传的各项指标数据，并综合判断，设定个体化的降压目标，提供个体化的心理平衡处方、戒烟处方、低盐膳食处方、限酒处方、运动处方等自我管理方案；根据中医证型给予中医辨证施"膳"的指导。

E. 动态化追踪与反馈。

（A）患者数据上传。患者须在每周一或每周二记录并上传上一周的血压情况、有无按时定量服药、油盐用量（发放盐勺、油壶）、有无抽烟喝酒、有无运动、情绪波动状态等健康信息；建议患者上传的血压数据使用二次读数，即重复测量 2 次血压取平均值。对于 1 周内未录入数据的患者，原发性高血压管理平台通过医院微信公众号界面自动给患者发送提醒消息。

（B）每周评估。系统评估患者每周通过平台进行实时的信息录入，对于超出既定血压及生活方式目标的数据在患者页面以红色字体显示，并通过微信推送告警信息。

（C）每月评价。向参与者发送月度报告，总结每周的收缩压和舒张压及平均血压情况。

（D）中期评价。每 3 个月向患者推送中期评价界面，患者需要再次手动填写的条目。系统自动提取数据，给患者发送健康评价报告，并根据报告结果自动链接指导意见，帮助患者了解自身疾病的发展情况，生成评价报告，并提出下一步诊疗方案。

（E）复诊建议。当患者出现病情变化、需要调整药物和出现其他复查的指征时，通过微信推送消息给予药物调整提醒和复诊提醒。当线上出现解决不了的问题时，患者可通过线上预约的方式进行线下就诊。

（F）在线互动。医院专科护士于每天定时在线 1 h 与患者实时互动，接受患者的咨询和提问，为患者答疑解惑。

（G）定期推送原发性高血压健康资讯：①模板引导的激励和安慰信息将每 2 周通过微信推送消息从平台发送给所有患者，以鼓励和加强患者遵守监测药物治疗方案和生活方式变化；②平台每月以文字、图片等形式向所有患者推送有关高血压相关知识的信息，以提高对高血压的认识，促进患者的自我护理行为以控制高血压，如高血压的概述、高血压的危险因素、高血压的危害、家中自测血压的重要性及注意事项、健康生活方式的要素、高血压药物使用的注意事项等。

（H）药师监控。平台里有药剂师负责审核患者的用药情况。入组时根据患者在服用的药物或者门诊医生开的处方药进行服药信息的录入；如果连续 4 周患者的血压仍高于目标值，药师将会在线介入，联系患者所签约的家庭医生，通过推送消息建议患者更换药物。

通过对原发性高血压人群实施医院 - 社区 - 家庭三元联动的管理，依托信息化管理手段，医院、社区从不同的角度入手，给予患者多形式、个性化的干预措施，督促原发性高血压患者养成健康的生活方式。同时信息化技术使患者的家庭管理与社区、医院无缝对接，实现高血压防治管理的个性化、网络化和多元化，为覆盖更多的慢性病患者人数提供可能，可作为当前管理模式的有效完善和补充。无论是在临床结果方面，还是在患者的个人感受和体验方面，以患者为中心的信息化的血压监测和管理都可能是改善血压控制和降低长期社会成本的一个有利选择。

（三）基于跨理论模型的高血压健康管理模式

1. 跨理论模型

跨理论模型也称为行为分级阶段转变模型，由美国心理学教授普罗察斯卡在 20 世纪 80 年代提出。跨理论模型通过评估个体的意愿及需求来分析其所处的行为改变阶段，结合所处阶段的特性为之提供有针对性的行为支持技术，从而帮助个体改变不良行为并产生健康行为。该理论认为在人们任何一种行为真正发生改变之前，都必须要经历一个动态循环的、阶段性的、甚至是反复的变化过程。个体的心理和行为特征在每个行为阶段都各有不同，需要基于阶段特征施以针对性的干预方法才能维持现有的行为阶段，避免出现行为倒退，并推动阶段的正向变迁。因此，承认个体行为改变是一个双向转变的过程，关注行为改变的每个阶段并探究不同阶段相应的干预举措，是跨理论模型与传统行为干预方法相比的独特之处。跨理论模型是一个有目的、有针对性、有组织的行为改变的模型，其核心在于提升行为改变个体的决策能力。在干预层面主要包括变化阶段、变化过程、自我效能、决策平衡这 4 个组成部分。大量研究结果均表明，通过跨理论模型的指导，能够改善高血压、卒中患者的健康行为，促进健康水平的提高。

（1）变化阶段与变化过程变化阶段。跨理论模型将个体的健康行为改变看作一个发展的过程，将这一过程分为前意向期、意向期、准备期、行动期及维持期 5 个阶段，以此来呈现个体在行为改变的时间进程（表 5 - 11）。

表 5 - 11　跨理论模型的变化阶段

改变阶段	对象识别	个体特征
前意向期	个体在未来 6 个月内无行动意向	个体不能将自己的不良行为与健康问题联系起来，或者明白不良行为的后果，也无改变打算，更有甚者对改变有抗拒心理，简单的干预不会产生明显的效果，且不会对发放的健康教育材料感兴趣

续表 5 – 11

改变阶段	对象识别	个体特征
意向期	个体准备在未来 6 个月内改变行为	个体能将健康与自身的行为联系起来，能够体会到改变的积极利益，但往往在行为改变需要付出代价和获得利益之间产生深深的矛盾
准备期	个体计划在未来 1 个月内改变行为	个体为改变做出郑重承诺及明确改变日期，积极寻求改变的机会
行动期	个体已开展行为改变，未超过 6 个月	个体行为改变尚未稳定，随时可因遭遇诱惑情景而退回至前几个阶段
维持期	个体行为改变已超过 6 个月	个体改变后的行为逐渐稳定，退回至前几个阶段的风险降低

跨理论模型运用个体在不同的行为改变阶段的特殊性，采取针对性措施。变化过程作为促进健康行为改变的重要方法和策略，使个体从一个阶段过渡到另一个阶段。运用个体的认知策略、情感策略、行为策略对行为改变起到引导、促进的作用。跨理论模型共提出 10 个变化过程，包括认知和行为。表 5 – 12 为每一变化阶段对应的变化过程。

表 5 – 12　跨理论模型的变化过程

变化阶段	认知层面			行为层面	
	前意向阶段	意向阶段	准备阶段	行动阶段	维持阶段
变化过程（策略）	意识觉醒、生动解脱	意识觉醒、自我再评价、环境再评价	自我解放、社会解放	帮助关系、反条件作用、强化作用、刺激控制	反条件作用、强化管理、刺激管理

通常情况下，前意向阶段、意向阶段、准备阶段作为行为变化阶段的早期更侧重于认知的构建，是行为改变的认知过程。行动阶段与维持阶段作为行为变化阶段的后期更侧重于行为的践行和维系，是个体行为改变的行动过程。基于变化阶段下的变故策略生动诠释了个体的行为改变的最优解。

（2）自我效能和决策平衡。自我效能指个体对自身执行某一特定行为的能力大小的主观判断，即个体对自身执行某一行为并达成预期的能力的自信心。通过成功经验、替代经验、生理状态、言语劝导这 4 种方式可对自我效能进行有效的调整。决策平衡诠释行为改变是否出现的内在思考过程，作为跨理论模型的决策环节，分为知觉利益与知觉障碍两个方面。知觉利益作为行为变化的积极因素，在其驱动下个体能明显感觉到行为改变带来的益处，成为促使行为改变的原因；知觉障碍作为行为变化的消极因素，个体发现行为改变会为其身心或其他方面带来不适感和冲突感，成为阻碍行为改变的原因。个体决定从一个行为阶段发展到下一个行为阶段，实现良性的行为改变，应建立在充分了解健康行为的知觉利益及知觉障碍，并结合自身情况进行理性权衡的基础上。

综上所述，如图 5-2 所示，跨理论模型下的行为改变全过程是多种要素相互交织的一个整体。变化阶段实际上反映行为主体所处的变化阶段和行为特征；变化过程是促进主体发生正向行为改变的解决策略；自我效能与决策平衡则是作为个体行为改变的内在因素，贯穿于变化阶段和变化过程，通过影响认知过程和行为过程，进而影响所有的变化阶段，是整个变化序列的内在动力。

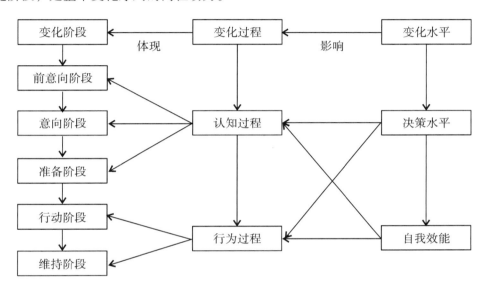

图 5-2　跨理论模型各要素关系示意

2. 基于跨理论模型的高血压健康管理模式的应用

荣敏、周燕等以跨理论模型的四大核心要素指导自我管理小组设计思路。跨理论模型的主要内容有变化阶段、变化过程、自我效能及决策平衡。在小组设计中，他们有意识地将跨理论模型与小组工作的方法进行结合。首先，跨理论模型的变化阶段与小组工作的发展历程相契合，可将小组解构为前意向期、意向期、准备期、行动期及维持期，搭建起小组的宏观框架；其次，在小组设计的微观层面，跨理论模型的变化过程为每一节小组提供活动设计的方法论指引；最后，跨理论模型的自我效能和决策平衡，使社会工作者在分享交流环节注重对服务对象自我效能的发掘和理性决策的引导。

（1）跨理论模型的变化阶段与小组工作的发展历程有机结合。

变化阶段是跨理论模型的核心结构，分为前意向阶段、意向阶段、准备阶段、行动阶段、维持阶段，从时间的维度上体现行为改变者不同的阶段的改变意愿及态度，其划分的标准在于改变者的改变意愿与改变行为。而传统的小组工作服务进程一般划分为开始阶段、中期转折阶段、后期成熟阶段及结束阶段这 4 个阶段，其划分的标准主要在于小组成员的整体互动状况。本质上，跨理论模型的变化阶段是改变者"意识—行动"变化的过程，传统的小组工作的过程是小组成员"离散—冲突—聚合"的过程，两者不仅没有矛盾，甚至可以两两结合，在服务过程中同时引入 2 种时间视角的考察，使服务阶段更为清晰，服务的供给更加具有针对性。

跨理论模型的变化阶段与小组工作的过程存在一定程度的耦合。跨理论模型的前意向阶段、意向阶段和准备阶段与小组工作发展历程的开始阶段相对应，以跨理论模型的行动阶段与小组工作发展历程的中期转折阶段相对应，跨理论模型的维持阶段与小组工作发展历程的后期成熟及结束阶段相对应。在小组工作的开始阶段，成员初次相识，小组有着团结小组成员，促成小组共识，坚定小组信念的任务。这与跨理论模型的前意向阶段、意向阶段及准备阶段，关注行为改变者的自我效能与认知情况的关系。在小组工作的中期转折阶段，随着活动的开展，小组成员自身、小组成员之间的矛盾也逐渐突显。如何应对冲突，化解冲突并将其转化为组员共同的力量推动小组前进是主要任务。这与跨理论模型的行动阶段、关注行为改变者从认知 - 行为的改变相关联。在小组的后期成熟阶段与结束阶段，小组的任务在于挖掘组员的内在动力，强化并维持形成的良好习惯。跨理论模型在维持阶段关注行为改变的维系与持续的监测跟进相关联。

（2）跨理论模型的变化过程给予小组设计在方法论层面的指导。变化过程是制定小组活动内容的指南。变化过程是指个体在改变不良行为并建立健康行为习惯中所运用的关乎认知、情感、行为、交往的策略和技巧，其表现出个体面对行为改变时从认知到行动的一系列变化。社会工作者在制定小组工作的服务内容时需要去关注、理解这些变化。在整个行为改变过程中，一般会基于不同的变化阶段运用到 10 种策略。表 5 - 13 以原发性高血压为例，展现跨理论模型的变化过程在原发性高血压患者的自我管理中的应用，即针对原发性高血压患者采取的服务举措。

表 5 - 13　变化过程具体内容（以原发性高血压为例）

变化过程	内涵
意识唤醒	能回忆起如何进行高血压自我管理的建议
生动解脱	对原发性高血压有负面情感反应（如恐惧、焦虑、苦恼）
自我再评价	觉知自身在健康管理上的不足并感到失望
环境再评价	能认识到不健康行为的消极影响，健康行为的积极影响
社会解放	意识到利用自我管理进行高血压防治成为一种社会倡导
刺激控制	自身主动离开不利于高血压自我管理的场景
帮助关系	能找到愿意倾听并以高血压自我管理为共同话题的人
反条件作用	用健康的认知与行为替代原有的不良的认知和行为
强化管理	当采取正确的自我健康管理时，给予奖励，否则惩罚
自我解放	做出认真开展高血压自我管理的慎重承诺

（3）跨理论模型的自我效能及决策平衡是小组分享的关键变量。自我效能与决策平衡成为社会工作者在小组活动后引领分享交流的主要基调。在自我健康管理中，自我

效能是指个体对自身能建立并维持健康行为，同时很好地克服各种不利情境，对自身可以持续保持身体健康状态的能力和信心，是行为改变的中间变量之一。决策平衡作为行为改变的又一中间变量，诠释了个体在行为改变过程中进行利弊权衡的环节，分为知觉利益与知觉障碍。知觉利益是行为变化的积极因素，在其驱动下个体能明显感觉到行为改变带来的益处，成为促使行为改变的原因；知觉障碍是行为变化的消极因素，个体发现行为改变会为其身心或其他方面带来不适感和冲突感，这成为阻碍行为改变的原因。当知觉利益大于知觉障碍时，个体更多考虑行为改变带来的益处。社会工作者应当合理地运用自我效能和决策平衡在行为改变中的中间变量作用，体现在小组工作中，则是每次活动结束后，面对小组成员之间的交流分享，要帮助组员理性地分析行为改变的利弊，引导组员做出利于自身健康管理的决策，同时在分享时注重观察、体会并帮助组员提高自身的自我效能，使其在自我健康管理中发挥主人公的角色功能。

　　基于上述对跨理论模型基本原理在小组工作设计中的体现，将具体的服务内容以小组工作的服务过程的形式展现出来，如表 5-14 所示。

表 5-14　跨理论模型在小组历程中的应用及策略

阶段	阶段特征	变化过程	跨理论模型在小组中的应用
前意向期	该阶段的组员缺乏自我管理的意识，至少在未来 6 个月内没有打算进行行为改变	意识觉醒，生动解脱	社会工作者链接医师资源，开展健康宣教，内容是原发性高血压患者自我管理重要性，以及自我管理恰当的好处与不当的坏处
			社会工作者开展小组讨论，通过情景回顾的方法，带领病友回忆并分享高血压及其并发症带来的痛苦体验，强化行为改变的决策意识
意向期	该阶段的老年原发性高血压患者有改变行为的意向和动机，并想要在未来 6 个月内付诸一些实际行动	意识觉醒，自我再评价，环境再评价	社会工作者链接医师资源，开展健康宣教，使病友了解原发性高血压及并发症的危害及影响因素，从药物、饮食、运动管理的角度介绍控制高血压的方法
			社会工作者开展小组讨论，通过情景回顾、角色扮演、经验分享的方式，使病友认识到自己过往的不健康行为及其消极影响，分享高血压健康护理的经验
准备期	该阶段的原发性高血压患者打算在 1 个月内采取改变行为的行动	自我承诺，社会解放	社会工作者链接医师资源，开展健康宣教，为患者讲解目前通过自我管理对高血压护理的益处并讲解成功案例
			社会工作者开展小组讨论，通过回顾、比较、说明解释的方法带领病友进一步澄清行为改变的信念，并通过讨论的方式，每个人为自身制订自我管理的计划，并在小组内对健康行为计划做出慎重承诺

续表 5 – 14

阶段	阶段特征	变化过程	跨理论模型在小组中的应用
行动期	该阶段的原发性高血压患者在 6 个月内已经采取了一些科学且专业的行动用以改变行为，在生活方式上有了显著的改变，此时要格外关注行为的倒退	帮助关系，反条件作用，强化管理，刺激管理	强化管理：从药物管理、膳食管理、运动管理 3 个原发性高血压患者自我管理的主要影响因素出发，基于社会支持理论、小组动力学的理论，设计高血压自我行为管理的支持小组，借助用药知识竞猜、羊城美食坊、身心整合操等环节设计，在同辈支持的帮助关系下强化病友改变的信念，落实可代替行为，同时也防止出现阶段的倒退。在此阶段实现病友在前一阶段制定的计划目标
维持期	处在这一阶段的人们保持已改变的行为状态，且已保持了 6 个月到 5 年的时间	反条件作用，强化管理，刺激管理	此阶段工作重点是健康监测，需要注意的是防止出现阶段的倒退，即病友的不健康行为的复发和健康行为的减少，社会工作者可采取以下三方面的措施进行：①定期电话随访，了解近况；②与病友家属达成共识，由其家属进行监测并及时反馈；③运用增能视角，发挥病友会的功用，积极邀请病友参加团体活动，并作为成功案例向社区其他病友开展经验分享，在赋能式参与中实现对自我行为管理的持久性和承接性

综上所述，跨理论模型的四大组成与小组工作具有极强的耦合型。在小组设计的宏观层面，跨理论模型的变化阶段能帮助小组工作更好地厘清组员认知 – 行为改变的发展历程，搭建小组工作的整体框架。在小组设计的微观层面，一方面，跨理论模型的变化过程给予每一节小组活动设计的方法论指引；另一方面，跨理论模型的自我效能和决策平衡，使社会工作者在分享交流环节注重对服务对象自我效能的发掘和理性决策的引导。

（四）基于健康教练技术的高血压健康管理模式

健康教练技术（health coaching，HC）的定义众说纷纭，尚未统一。2003 年，Palmer 等将健康教练技术定义为"在教练模式下，改善个体健康水平和促进其实现健康目标的一种健康教育及健康促进"技术。2013 年，美国全国健康教练认证联盟（National Consortium for Credentialing Health and Wellness Coaches，NCCHWC）将其定义为"专业人员以患者为中心，通过开展个体与团体的合作，促使患者完成健康目标的过程"。综上所述，健康教练技术是基于健康相关理论干预策略，通过对患者实施健康管理，促进个体行为改变，以提高其自我管理能力，并改善患者健康及生活质量水平。

1. 干预形式及步骤

健康教练技术的实施者为健康教练（health coach），包括护士、社会工作者、医生助理、社区卫生保健人员、健教专员或者是经过一定时间学习培训的患者人群。健康教练为个人、团体在以患者为中心的服务过程中支持和鼓励患者达到自我选择的健康相关目标。一次成功的教练过程是教练人员应用清晰明确的知识和技能，将患者的内在能力和外部资源都充分动员出来。干预对象既可是个体，也可以是群体。实施的场所从医院、社区到家庭。Olsen 等认为干预周期保证在 6 ～ 12 个月可达到最佳效果。频次通常为 1 次/周，每次干预时间为 5 min 至 2.5 h。干预的形式非常多，其中以电话干预最为常见；干预周期从 3 周至 2 年不等。健康教练技术通常包括"COACHING"8 个步骤，具体为：①接触（contect，C），通过各种方式定期掌握患者健康情况。②观察（observe，O），通过收集和分析相关信息，观察患者健康情况，确认患者具体需求。③强化（affirm，A），运用沟通、激励等技巧，强化、授权患者落实健康目标。④（clarify，C），辨认患者健康问题并及时调节预定计划。⑤帮助（help，H），帮助患者解决行为改变过程中遇到的问题，充分利用各方资源。⑥鼓励（inspire，I），鼓励患者取得的进步，赋予其希望、动力。⑦教育（nurture，N），定期向患者开展健康教育。⑧引导（guide，G），与患者一起制订健康计划和目标，制定优先顺序并寻找相关资源。

2. 健康教练技术与传统健康教育的区别

Butterworth 等将传统健康教育和健康教练技术进行系统性的比较（表 5 – 15）。

表 5 – 15　传统健康教育和健康教练技术的区别

区别	传统健康教育	健康教练技术
导向	以任务为中心	以人为中心
常用技术	提供建议、信息分享、医学检测、对抗策略和恐吓策略	表达同理、迂回阻抗、提升效能、动机访谈、焦点解决、扩大认知差异
辅助工具	无	动机访谈技能编码及治疗指导手册、行为改变索引
疾病管理方法	管理疾病及其并发症	全人管理方法、行为干预优先
行为改变理论	不常用	健康信念模型、自体知觉理论、社会认知理论、价值理论、跨理论模型
改变阶段	虽然关注意图期、准备期、行动期和维持期等不同的改变阶段，但容易引起抵触	根据不同改变阶段提供不同干预策略，较少引起抵触
循证实例	无	基于动机访谈的健康教练技术
行为改变的临床决策过程	由医务人员根据最佳循证实践及指南决定参与者需要做什么	用动机访谈、焦点解决作为教练指导的范例
治疗计划制定	要求参与者遵照执行治疗指南	根据参与者意图和需求制订全面的行动计划

健康教练技术对慢性病患者的管理可行、有效。国外大量研究表明，健康教练技术

可有效改善心血管疾病和 COPD 等慢性病的健康相关指标，在提升慢性病患者的自我管理能力方面具有显著优越性。2009 年，我国在北京开展以健康教练技术为基础的"快乐生活俱乐部"项目。该项目的研究结果表明，健康教练技术对社区糖尿病患者的临床指标（如糖化血红蛋白、收缩压等）、心理健康、生活质量及社区卫生服务利用情况等改善明显。

3. 健康教练技术

叶玉玲、晏晓颖等学者将跨理论模式（transtheoretical model，TTM）和动机访谈（motivational interviewing，MI）相结合，从原发性高血压患者及医护人员的角度研究影响患者健康教育效果的相关因素，通过将健康教练技术应用于社区原发性高血压患者的健康教育中，探讨该技术的应用效果。

（1）健康教练技术的干预流程（以戒烟为例）如图 5 - 3 所示。

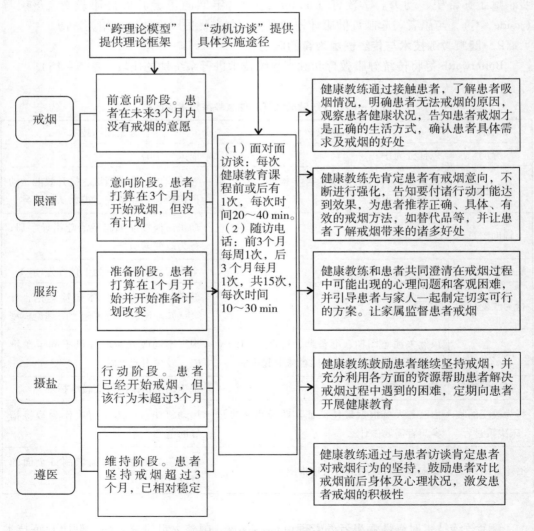

图 5 - 3　健康教练技术的干预流程（以戒烟为例）

（2）健康教练技术的具体干预。

A．第一阶段（干预之前）。

（A）收集患者资料，包括一般人口学资料和疾病资料。

（B）MI 访谈。面对面地询问患者戒烟、限酒、摄盐、运动、服药、遵医行为等情况，了解患者的行为改变意愿并根据 TTM 将患者以上 6 个行为分为前意向阶段、意向阶段、准备阶段、行动阶段和维持阶段。

（C）制定目标。健康教练与患者共同设计饮食方案、运动计划等，并制定短期（1 个月）及长期（6 个月）行为改变目标。

B．第二阶段（干预 1 ～ 3 个月）。

（A）随访（采用动机访谈）：①面对面访谈每月 1 次，共 3 次，每次 20 ～ 40 min；②电话访谈每周 1 次，共 12 次，时间 10 ～ 30 min。访谈内容除常规要求外，还需要根据患者在行为改变过程中遇到的困惑及阻碍，明确患者需求，并根据每种行为所处阶段的不同特点采用动机访谈技巧为患者提供个性化健康指导。

（B）健康教育讲座。每月举办专题讲座 1 次，内容包括原发性高血压相关知识、锻炼、膳食、戒烟等行为方式指导，以及药物合理使用、血压自我监测等。

（C）发放自制的表 5 - 16。嘱患者记录日常自我管理情况，包括血压、服药、运动、饮食、吸烟及饮酒情况，随访时供护士查阅，及时跟进患者行为改变情况。

表 5 - 16　原发性高血压患者健康生活日记

日期	星期一	星期二	星期三	星期四	星期五	星期六	星期日
血压值 服药	是/否	是/否	是/否	是/否	是/否	是/否	是/否
吸烟/支							
饮酒/50 g							
运动/min							
吃油/g							
吃盐/g							
蔬菜/g							
水果/g							

C．第三阶段（干预 4 ～ 6 个月）。

（A）随访（MI 访谈）。电话访谈每月 1 次，共 3 次，每次 10 ～ 30 min。访谈时需要肯定患者前段时间在行为改变过程中取得收获，对新出现的困惑及阻碍提供指导及帮助，鼓励患者继续进步。

（B）持续跟进表 5 - 16 所反映情况。

综上所述，健康教练技术通过提供精准的行为改变评估法，可提高原发性高血压患者行为改变的依从性，更有效降低原发性高血压患者血压水平，改善其自我效能，显著提高其生命质量。

（五）区域医联体下高血压慢性病管理

"区域医联体"的概念是指将医疗资源整合到同一地区，解决人民群众难以就医的问题，有利于调整和优化医疗资源的布局，促进医疗卫生工作重点转移和资源下沉，提高基层服务能力，促进医疗资源整合，提高医疗服务体系整体效益，更好地实施分级诊疗，满足人们的健康需求。2011 年，上海瑞金－卢湾医联体试点机构成立，标志着国内对区域医联体正式开始深入研究、实践，目的是形成社区首诊、分级诊断、双向转诊、快速分治的医学模型，改变"大医院人满为患、小医院门可罗雀"的医疗现状，以提高医疗资源的利用率，解决"看病难、看病贵、看病繁"的问题。自此以后，全国各地纷纷开始探索建立医联体，以谋求解决医疗资源分布不均和如何合理使用的方法，并取得一定的阶段性成效。随后，2015 年 9 月，中共中央、国务院印发了《国务院办公厅关于推进分级诊疗制度建设的指导意见》（国办发〔2015〕70 号，2015 年 9 月 8 日发布），提出要在 2 年内逐步建立"基层首诊、双向转诊、急慢分诊、上下联动"的分级诊疗模式，确保能在 2020 年能够全面施行。接着，2017 年 4 月，国务院办公厅又印发了《国务院办公厅关于推进医疗联合体建设和发展的指导意见》（国医办〔2017〕55 号，2017 年 6 月 4 日发布），明确指出要进一步加强医疗联合体建设，调整和优化医疗卫生资源布局，切实做好分级诊疗，不断满足广大人民群众对健康服务的需求。这表明，建立现阶段分级诊疗服务体系是促进医疗资源合理配置和利用，也是有效缓解医疗卫生问题的有效途径，还是促进医联体发展的必需条件。推进区域医联体建设的主要目的是促进医疗资源的优化及合理布局，提高卫生服务效率，构建"小病在社区、大病在医院、康复回社区"的分级诊疗模式。

关于区域医联体的进一步探索，我国学者张婷、马亚娜等探索了医联体下高血压慢性病管理，即一旦患者接受医联体模式的高血压管理，其所要面对的不仅是大型综合医院诊室中的专家，还有其住所附近的社区医生。患者不必再担心社区医生水平不足：如果在社区医院无法获得良好的治疗效果，按照医联体的运行模式，患者可以走绿色通道直接转诊到上级医院。医联体模式将患者进行高血压防控的范围从局限在医院内，扩大至社区和家庭。该模式下涵盖患者健康教育、定期随访、定期义诊、定期复诊、合理用药等诸多方面，同时配合患者双向转诊、分级诊疗等多项措施。

1. 组织管理

成立慢性病联合诊疗中心，医院专科医生和社区全科医师及相关工作人员组成高血压管理团队，进行合理分工，并制定岗位职责，以及相关制度、目标、考核指标，定期开例会讨论管理现状，对高血压管理中存在的问题进行剖析，及时改正。

2. 双向转诊

为原发性高血压患者开辟专用绿色通道，使上下级医院之间的转诊更加便利。全科医师通过门诊发现规范化治疗后仍不能控制的原发性高血压患者，由团队中工作人员将患者预约至综合医院在本社区卫生服务中心设立的专科门诊就诊；根据患者的病情由专科医师制定检查和治疗方案，组织全科医师轮流跟随专科医师学习高血压诊治方法，积极参加原发性高血压相关培训，提高自身慢性病管理能力；由全科医师团队随访监测血压，根据患者检查及血压变化调整降压药物，患者可以随时来全科医师门诊就诊。

3. 建立健康档案

门诊 35 岁以上患者首诊测量血压，由此可检出许多潜在及新发的原发性高血压患者，对原发性高血压患者进行评估，确诊后接诊医生报卡给所在辖区社区医生建立档案，并根据个体差异制定个性化、有针对性的治疗方案。

4. 健康教育

定期组织高血压相关知识健康讲座，向患者讲解疾病的基础知识与治疗控制要求，提高患者的配合度。讲座的主要内容包括高血压的含义、高血压的相关危险因素（如肥胖、长期饮食过咸、吸烟等）、健康的生活方式（如低盐低脂饮食、多食用新鲜的蔬菜和水果、劳逸结合、禁烟限酒、情绪稳定等）、药物治疗（嘱患者要严格按照医嘱用药，长期坚持）。建立健康小屋，为原发性高血压患者进行身体锻炼和相互交流降压经验等创造条件。

5. 随访管理

按照高血压的三级管理模式定期定点随访，检测其血压变化情况，指导督促服药，对于出现的问题要及时解决。另外，还对原发性高血压患者心理状况进行观察和疏导，不断提升患者的生活质量。

通过以上步骤的医联体管理模式，能充分利用区域医疗资源，实现慢性病的分级诊疗，方便慢性病患者就诊，并有助于提高医联体内高血压慢性病管理成效。国内研究结果显示，不同的国家医疗保险制度虽然不同，但是医联体运行模式及各医疗机构所承担的医疗任务却大致相同，均以社区为基础。患者生病后选择在社区中进行诊治，这样不仅能提高卫生资源的整体利用率，降低卫生总费用，还能降低慢性病发生率和死亡率，并有助于提高患者的生活质量。相比于传统模式，通过医联体内资源共享，实现对社区慢性病的及时管理，同时为社区病情严重的患者开通转诊的绿色通道，拉近患者和优质医疗资源的距离，也更体现医联体的建立初衷与优势所在。同时，综合医院的监督指导避免基层医疗机构对慢性病管理的随意性，提高管理的科学性、规范性和有效性。此外，医联体下高血压慢性病管理模式能有效地减轻慢性病的负担，能根据医院、患者实际情况出发，多方考虑，善用现有资源防治原发性高血压，有助于提高患者自我效能，促进患者早期恢复，改善生活质量。随着我国各地区越来越多医联体的建立，在医联体环境下进行慢性病管理将成为一种改变慢性病发展趋势和速度的必要手段。通过构建医联体，形成分工明确的协作医疗模式是大势所趋，也符合患者、医院、国家三方利益共赢的要求，其中，以医联体为依托，规范高血压防治，对原发性高血压患者实行慢性病管理，具有积极意义。

（六）基于慢性病创新照护框架的医联体模式下的高血压健康管理

慢性病创新照护模式（innovative care for chronic condition，ICCC）是世界卫生组织在 2002 年提出的慢性病综合防控框架，由 3 个基本部分组成：患者（微观层面）、组织或社区（中观层面）和政策（宏观层面）。这三要素被视为提升卫生服务体系效率、更加有效解决慢性病防控问题的核心，具体内容如图5-4所示。

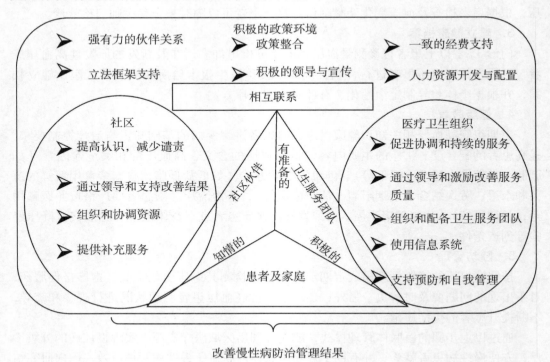

改善慢性病防治管理结果

图5-4 慢性病创新照护框架

　　宏观层面主要指慢性病防控的政策环境，包括6个要素：强有力的伙伴（部门）关系、政策整合、一致的经费支持、人力资源配置与发展、立法框架支持、积极的领导与宣传。中观层面重点强调医疗卫生机构（组织）作用和社区作用。医疗卫生机构（组织）应当促进医疗卫生服务持续、协调进行，通过领导力和激励机制鼓励高质量的医护服务，组织和保障卫生服务团队，开发使用信息系统，支持患者开展慢性病预防和自我管理。社区应该采取措施提高居民对于慢性病的认识，通过社区领导的能力探索慢性病防控最优策略，利用社工提供医疗卫生机构以外的补充服务。微观层面即框架中间的三角形结构，分别包括有准备的、知情的、积极的患者及其家庭、社区伙伴和卫生服务团队。微观、中观和宏观3个层次的要素互相影响。只有每个层次的要素整合起来有效运行，才能充分发挥患者及其家庭在慢性病管理中的作用，利用社区及医疗卫生机构的服务支撑和国家宏观政策的支持，取得最佳的慢性病防控管理效果。

　　1. 宏观层面：构建积极的政策环境

　　（1）强有力的部门合作。2019年，《健康中国行动（2019—2030年）》（健康中国行动推进委员会，2019年7月9日发布）和《关于实施健康中国行动的意见》（国发〔2019〕13号，2019年6月24日颁布）同时颁发，围绕健康促进和疾病预防，提出15个专项行动计划。其中，"心脑血管疾病防治行动"倡导18岁及以上成人定期自我监测血压，血压正常高值人群和其他高危人群经常测量血压，加强血压自我管理。基层医疗卫生机构为辖区 35 岁及以上常住居民中原发性高血压患者提供规范的健康管理服务。健康中国行动从国家顶层设计，明确"预防 - 治疗 - 康复"三位一体的全生命周期心血管健康管理，也为高血压健康管理提供政策保障。同时，健康中国行动除重大疾病防治外，还强调健康生活方式、健康影响因素干预等，其中的多项行动涉及卫生部门以外的行政机构，这表明政府已经意识到高血压及其他慢性病的管理需要全社会的共同努力，强有力的部门合作可以促进健康。同年，国家体育总局积极推进《国务院办公厅关于促进全民健身和体育消费推动体育产业高质量发展的意见》（国办发〔2019〕43号，2019 年 9 月 4 日发布）落地，强调"推动体医融合发展"，鼓励医院配备运动康复师，为不同人群制订针对性的运动锻炼或者运动康复方案，推动形成"体医融合"的疾病管理和健康服务模式。此外，教育部、医保局和国家药品监督管理局等越来越多的部门也逐渐参与到卫生合作中。

（2）一致的财政经费支撑。国家医保局、财政部、国家卫生健康委、国家药监局四部委于 2019 年 10 月印发了《国家医保局、财政部、国家卫生健康委、国家药监局关于完善城乡居民高血压糖尿病门诊用药保障机制的指导意见》（医保发〔2019〕54 号）。该意见正式明确了将原发性高血压患者在国家基本医保用药目录范围内的门诊用药纳入城乡居民基本医疗保险报销范围，具体报销比例可达 50% 以上。这在很大程度上减轻原发性高血压患者的经济负担，间接有助于保证患者用药的连续性和规范性，能够更好地进行血压管理，防止出现严重并发症。此外，国家基本公共卫生服务免费为全体居民提供基本医疗保健服务，开展包括高血压等慢性病管理在内的 19 项工作。2019 年基本公共卫生服务经费补助标准由 2018 年的人均 55 元提高到人均 69 元，不断加强经费支持。

A. 整合的卫生服务体系。2015 年起，卫生行政部门出台一系列关于整合卫生服务体系及分级诊疗的政策文件，鼓励各地根据不同的情况探索建立不同类型的医联体、医联体及专科联盟。基于高血压防治日益严峻的趋势，2017 年，在国家卫生健康委员会指导下，国家心血管病中心成立国家心血管病中心高血压专病医联体。该医联体推动建立基层医疗机构与上级医疗机构的双向协作和转诊机制，针对高血压综合防治和管理制定统一的培训方案、考核指标、质控标准和管理办法等，涵盖高血压预防、诊断、治疗和管理等全方位内容，一方面，提升基层医疗卫生服务机构和人员的能力；另一方面，促进高血压诊断、治疗的标准化和同质化。目前，该医联体已纳入省级中心 43 个，地市级中心 228 个，各级医疗卫生机构 7 000 多家，注册医生 3 万多人。

B. 卫生人力资源的配置。高血压作为一种常见的慢性病，其诊断、治疗一般发生在基层医疗卫生机构，国家基本公共卫生服务中心也明确规定要对原发性高血压患者进行随访管理。因此，近年来国家不断加强基层人力资源建设，重视全科医生的培养和培训，部分医学院校开设全科医学专业，在一定程度上弥补基层医务人员的不足。此外，随着健康管理机构的发展，健康管理师这个职业逐渐进入公众视野，主要从事个体和群体的健康筛查、分析、评估、健康咨询、危险因素干预和常见慢性病随访等。该职业的培训和认定，有助于规范健康体检机构和从事健康管理的工作人员，提高健康管理的专业化水平，有利于高血压等慢性病的预防和控制。

C．法律法规的支持。2019 年，《中华人民共和国基本医疗卫生与健康促进法》（2019 年 12 月 28 日第十三届全国人民代表大会第十五次会议通过）通过，该法律提出"对慢性病及其致病危险因素开展监测、调查和综合防控干预，及时发现高危人群，为患者和高危人群提供诊疗、早期干预、随访管理和健康教育等服务"的要求。以行业领域基本法的形式，明确慢性病防治的具体任务和要求，确保高血压等慢性病健康管理的执行路径。另外，还有一些相关领域的法律法规，在生活方式等可能影响高血压防治和管理的行为因素方面做规定。例如，国家禁止电视台播放烟草宣传广告，部分城市室内公共场所全面禁烟。《食品标识管理规定》指出，要真实准确地标注食品的营养素和热量，并符合国家标准规定的定量标识。上述政策在控烟及膳食营养等方面的干预，将减少与之相关的高血压发病或死亡负担，对于高血压健康管理是行之有效的举措。

D．有效宣传。卫生行政部门和行业协会高度重视宣传工作，每年的全国高血压日和世界高血压日均会选定宣传日主题，组织开展各种形式的宣传倡议和义诊活动。引导居民养成健康的生活方式，掌握科学的高血压防治知识。

2．中观层面：协调一致的医疗卫生机构和社区组织

（1）医疗卫生机构。能够提供协调一致的医疗卫生服务是医联体模式下高血压健康管理最突出的特点。高血压健康管理团队共分为四级结构，分别是高血压医联体国家中心、省级中心、地市级中心和县区级中心。在医联体内畅通双向转诊通道，对下级机构上转的患者，协调资源、优先诊断、优先住院和优先检查。患者病情稳定和确定治疗方案后，转回下级医院继续跟踪管理。建设远程会诊中心，根据实际需要和具体情况，建设多学科远程会诊中心，依托医联体统一信息平台，开展远程会诊。医联体内部不同层级的医疗卫生机构形成统一协调的服务共同体。

A．开发使用信息系统。医联体设计建立统一的国家高血压专病医联体信息管理平台，充分发挥信息系统对高血压管理的支撑作用。医联体内有条件的成员可以将相关的信息平台或者患者数据进行对接，实现互联互通，有助于居民高血压等健康信息共享，便于开展健康管理、双向转诊和远程医疗等工作。开发分别应用于医生和患者的高血压管理 App，双方进行一对一签约，患者按照规定将血压信息上传到 App，签约医生即可看到对应患者的信息，并且开展健康指导或咨询回复。同时，App 还采用红绿灯方式对血压控制是否达标进行提示或者报警，可及时提醒患者及签约医生采取有效的干预措施。

B．提升服务团队能力。借助线上和线下相结合的方式开展医疗卫生人员培训及居民健康教育。医联体国家中心组织临床、护理、公共卫生、营养和运动等多领域的专家，制定了专门的培训课件（15 套）和培训手册（2 本），并出版《中国高血压健康管理规范（2019）》，指导基层医务人员根据工作规范的要求和当地高血压管理需求，定期开展线下培训学习。同时，医联体信息管理平台也会及时上线国内外最新的指南、学术会议的视频和课件等内容，截至 2019 年底已推送视频课程和幻灯片教材约 200 个，保障了医联体内的医疗保健工作者随时学习的平台。

C．支持患者开展自我管理。卫生保健工作者在教育患者及家属进行自我管理方面至关重要，有助于帮助患者建立新的行为和生活习惯。高血压自我管理，在原发性高血压患者的自我管理和自我监测方面有一定效果，为高血压的社区管理提供基础，在社区的高血压防治及健康管理中发挥重要作用。利用患者端高血压管理 App，患者可以进行线上学习，掌握一些基础的自我管理血压和维持健康生活方式的必备技能。医疗保健工作者也会利用患者就诊或者随访的机会，进行针对性的指导和教育，肯定患者在自我管理方面的努力，及时纠正错误做法，使患者能够长时间坚持正确的自我管理，提高管理率和血压控制率。

D. 通过领导和激励改善服务质量。根据组织管理、人事调配和经济分配方式不同，医联体分为紧密型、松散型、介于紧密性和松散型之间三类。高血压专病医联体成员单位之间，没有统一的内部行政管理，主要以医疗服务的共享共建为纽带而形成一种松散的合作模式，属于松散型医联体。因此，该医联体在领导和激励制度方面尚显薄弱。上级医联体中心对成员单位的领导，主要体现为技术指导、人员帮扶等，并没有行政隶属关系和强制力。由于没有人事和财务分配权力，上级医联体中心对医联体内医生的行为缺少激励，不易形成长期稳定的机制。

（2）社区卫生服务机构。原发性高血压患者绝大多数时间生活在社区内，而不是在医疗卫生机构中，因此，社区资源对医疗卫生系统和高血压等慢性病管理非常重要。信息准确、准备充足的社区资源可以填补基层医疗卫生机构的空白。在我国，居委会或者街道办事处是社区的领导机构。在访谈中发现，大部分社区居委会对于高血压等慢性病有一定认识，能够积极配合社区卫生服务中心（站）开展相关的健康档案登记、随访、健康教育和宣传等工作。但是对比 ICCC 框架中对社区提出的要求（主动采取措施，通过领导和支持改善卫生工作效果，提供医疗卫生机构不能提供的补充服务，协调资源用于慢性病管理等），仍有一定差距。社区在高血压等慢性病管理中的定位及主动性仍需要强化。

3. 微观层面：家庭、卫生服务团队和社区的三方互动

在 ICCC 模式中，微观层面是以患者为核心的三方互动，即患者及家庭、卫生服务团队和社区合作伙伴，三者均需要具备积极主动的态度、对健康管理的知情权、一定知识和技能准备。三要素对个体健康结局的影响力不可否认，但容易在具体实践中被低估。在医联体模式下，进行一对一签约管理后，签约医生会告知患者的健康和疾病状况，如患者高血压的严重程度、预期的发展过程、可能的并发症及有效的治疗方法。如果患者有积极性，能够采取健康的生活方式，坚持长期规律的治疗，养成良好的自我管理习惯，会让血压管理更加容易。同时，患者需要掌握一定的居家自我管理的技能和条件，如购买电子血压计进行规律的血压监测，按时服用降压药，等等。虽然患者仅与一位医生进行签约，但是这位医生属于一个团队，包括基层医疗机构的医生、护理人员，上级专科医院的医生。正如 ICCC 模式所言，医联体模式可以打破传统慢性病服务团队的概念，通过信息技术将身处不同地域的医生组成一个团队，使团队的概念在横向上是医生、护士和保健人员的组合，在纵向上是省、市和县各级高血压领域专家、内科医生和全科医生的联合。例如，一位区县级医联体中心的医生可以选择所属地市级中心、省级中心的医生作为指导，从而形成一个团队来管理原发性高血压患者。患者如有任何疑难问题或者病情恶化的情况，签约医生可以迅速联系团队的上级医生进行转诊，提高服务效率。社区合作伙伴是微观层次三位一体的第三部分。当社区合作伙伴掌握了高血压健康管理的相关信息和技能时，可以将其转变成充足的准备资源，承担部分卫生保健工作者的职能，提供与慢性病相关的基本服务。如社会工作者、志愿者经过专业卫生人员的培训后，知晓一些常见的原发性高血压患者预防干预的措施，可以对社区内原发性高血压患者进行教育、随访和指导等。在医联体内目前还没有纳入志愿者等社区合作伙伴。

ICCC 框架与我国慢性病综合防治机制一致。2017 年印发的《中国防治慢性病中长期规划（2017—2025 年）》提出，我国慢性病综合防治机制是"政府主导、部门协作、动员社会、全民参与"，这与 ICCC 框架提出的宏观（政府）、中观（部门、社会）、微观（全民）三个层次不谋而合。ICCC 框架强调以人为本、以质量为核心和提供一体化服务，这也是我国多年来一直倡导的医联体及分级诊疗制度的目标，以高血压、糖尿病等慢性病为切入点，探索综合防治工作机制和服务网络。

对照 ICCC 框架和基本要素，医联体模式下我国高血压健康管理模式表现以下特点：一方面，协作与互动。宏观层面，医联体模式主要体现为政府各部门间的合作。随着"健康中国"战略的提出与实施，行政机构认识到健康不仅是卫生部门的事，还需要全社会共同参与、共同努力。与过去几年的情况相比，除与卫生部门密切相关的医保局外，教育部、国家体育总局等单位也越来越积极地参与到《健康中国》建设中，以健康相关因素为切入点，倡导健康生活方式，减少相关疾病的发生。中观层面，医联体的管理体系使各级医疗卫生机构和医生团队形成统一体，为原发性高血压患者提供连续、高效和优质的服务。通过统一的管理平台、医生培训方案、质量评价、认证体系和健康宣教，形成密切的联系与合作。另一方面，个人的健康意识有所提高。随着文化素养的提升和正确的宣传引导，越来越多的人对高血压的认识和就医主动性提高，能够在疾病早期得到及时的治疗和干预，增加高血压的控制率和管理率。2018 年文献资料显示，中国 18 岁及以上居民高血压知晓率为 51.6%，治疗率为 45.8%，控制率为 16.8%，治疗控制率为 37.5%，与之前数据相比有所提升。"个人是健康的第一责任人"的理念正在广泛传播。

二、护联体管理模式

（一）高年资护士参与的基层高血压管理模式

高年资护士在国外又称为开业护士。多数文献显示，高年资护士是指年龄大于 40 岁或工作时限在 20～35 年或者主管护师及以上职称，具备一定临床科室管理能力的临床护士，具备临床管理、带教、操作、应变等诸多方面的优秀素质，是医院科室宝贵的人力资源财富。截至 2018 年底，全国注册护士约 410 万人次。而在中国的三甲医院，年龄在 35～44 岁的护士约占 16.3%。按照以往经验，他们将逐渐进入事业瓶颈，转而从事没什么挑战性的工作。一般而言，对高年资护士，大部分医院就是把他们从临床一线转入收费室、导医台、病案室等辅助科室，使他们脱离自身专业，这造成人才的浪费。高年资护士可以为基层医疗提供强有力的支持，尤其是在城市社区卫生中心。让高年资护士下沉到基层，既能充分发挥其专业能力，增加其职业认同感和自身成就感，也能在一定程度上缓解我国基层全科医生不足的现状。在许多国家，高年资护士可以提供有效的基层医疗服务，且具备其独特的优势——大部分非传染性慢性病需要的是长期的护理，而不是间歇性的门诊治疗，有经验的护士可以从容处理大部分常见的临床病症。2017 年 4 月，国务院办公厅发布的《关于推进医疗联合体建设发展的指导意见》（国发办〔2017〕32 号，2017 年 4 月 26 日发布）指出：我国优质医疗资源总量不足，且结构不合理、分布不均衡，基层人才缺乏已成为保障人民健康和深化医改的重要制约。各地要根据本地区特点，发挥分级诊疗制度的优势，探索不同城市、各个地方自主建设多种形式的医联体形式。在城市医联体新模式下，期待将优质的医疗资源适当发散，推动其向基层社区和缺乏基层医疗条件的贫困乡村流动。因此，安徽省创新了城市医联体的模式，在家庭医生签约的基础上大力推荐让大型三甲医院工作年限和职称较高的护士下沉到城市的基层社区。2017 年，首批 78 名护士通过考核后，下沉到合肥、芜湖和蚌埠 3 座城市的 22 家社区卫生服务中心，开展特色专科护理工作。通过将大医院的高年资护士资源下沉到社区卫生服务中心，参与包括高血压在内的孕产妇、婴幼儿和老年人及高血压、糖尿病、卒中、精神病（简称"三人四病"）的管理，实现资源优化配置。同时，北京大学医学部也试点让高年资护士参与社区慢性病的管理。

1. 高年资护士参与的基层高血压管理的具体内容

经过安徽省自主举办的高年资护士的教育培训后，参加相应的考核，顺利通过的护士可以获得处方权。护士处方权一般是指护理人员在临床工作中被授予给患者开具药物和相关检查的权利，而广义上的护士处方权还包括饮食、心理等方面的干预。安徽省是我国第一个开放护士处方权的省份，这些下沉基层的高年资护士可以为"三人四病"人群进行面对面评估，根据患者需要，为他们开具一些常规的检查，在运动方式和频率上给予建议，为患者调配合适的饮食营养方案，为轻度精神障碍的患者进行心理疏导等，这些属于非药物处方。他们还可以在社区全科医师或大医院医疗专家的指导下开具一定的药物处方，以分担社区医生的部分工作。这些高年资护士下到社区时，可根据自己接受培训的专业，在社区建立相应专业的门诊。以社区开设了高血压护士门诊为例，参与开设高血压护士门诊的护士可以为患者提供各种基本的医疗服务，如提供采集病史、体格检查、健康评估、健康咨询、开具检查、检验报告和解读报告、高血压相关知识教育、定期随访等服务。

（1）家庭自测血压。

A. 血压计的选择。推荐采用经国家认证合格的全自动上臂式智能电子血压计，所有的血压计均经过国际标准化方案进行准确性的验证。

B. 血压测量方法。告知患者在测量前 30 min 内不吸烟、不饮用咖啡或茶等。测量时取坐位，双脚平放于地面，身体放松且保持不动，测量期间不说话。测量时上臂袖带的中心、电子血压计、心脏应处于同一水平线上。袖带的下缘应放置于在肘窝上2.5 cm（约 2 横指的宽度），松紧度合适，以可插入 1 ～ 2 根手指为宜。

C. 测量标准。在治疗早期或者虽经治疗但血压尚未达标患者，每周应至少测量5天血压；血压控制良好时，于早、晚连续测量至少3天，最好5～7天，每次至少测量2次，间隔1 min。

（2）家庭医生签约。根据2016年国务院医改办国家卫生计生委、国家发展改革委、民政部、财政部、人力资源社会保障部、国家中医药管理局七部委发布的《关于推进家庭医生签约服务的指导意见》（国医改办发〔2016〕1号，2016年6月6日发布），原则上采取组合团队的形式，其团队成员不仅仅局限于家庭医生，还可以是公共卫生医师乃至社区的护士，组建成家庭医生签约团队。遵循自愿原则，由患者或其家庭成员选择一个家庭医生团队签订服务协议，协议内容与疾病种类相关。签约成功以后，团队成员即在社区诊室或上门随访，为居民提供相应的健康医疗服务。

（3）远程家庭血压监测（home blood pressure tele-monitoring，HBPT）系统。HBPT系统是由科大讯飞信息科技股份有限公司开发并投入使用的系统。在实施远程家庭血压监测时，自愿加入HBPT系统的患者由家庭医生团队联系安徽科大讯飞信息科技股份有限公司区域经理，签订全自动电子上臂式血压计使用租赁协议，交纳一定押金后可以免费使用。该系统的最大的特点是含有智能随访平台，患者在家测量的血压值可以通过无线网络实时自动传入智能随访平台。家庭医生在智能随访平台上可以随时随地地了解所管理原发性高血压患者的血压值、血压数据趋势图，必要时联系患者，做出相应的干预。患者及其家属还可以在手机上下载相应的应用程序实时接收血压测量数值，并接收家庭医生和高年资护士的干预信息。

在家庭医生签约团队的常规干预基础上加入高年资护士的特色管理，高年资护士经过培训已经获得一部分处方权，下沉到基层后开设相应的护理诊室，如高血压门诊，对原发性高血压患者进行一对一的病情评估和生活方式的指导。高年资护士通过反复的集体教育和定期不定期的随访（以打电话、短信为主，对身体不便的患者提供主动上门随诊服务）等。根据高血压疾病的特点，提出高血压"三段五级六元联动"多元化管理模式，从健康人群、亚健康人群到普通原发性高血压患者再到高血压残障人员，有不同的处理方案。具体干预措施如下。

A. 护理门诊面对面沟通。护士门诊与医生门诊有一定的区别。在试验中，高年资护士与每个入组患者进行了较长时间的聊天沟通，不规定每次看多久，也不规定每次看多少患者，以效果为导向去耐心了解患者的过去的血压控制情况，帮患者分析其患原发性高血压的高危因素。多数原发性高血压患者在门诊会问医生血压高有什么忌口的，生活上需要注意什么，但医生的回答一般是少油少盐，清淡饮食，生活上避免劳累。但具体一天摄入多少油、盐算少，一周运动多长时间比较合适？高年资护士在门诊可以给患者回答这样的问题。调整饮食运动方式以后，当患者血压仍然控制不好的时候，高年资护士会联系社区全科医生，帮助制订调整降压药物的方案。电子健康档案是患者的一手资料，高年资护士也会参与收集并录入电子健康档案，做到对管辖患者心中有数，对症干预。这些在实验干预的第1个月完成，每次约30 min。

B. 集体干预。集体干预的主要形式是召集管辖原发性高血压患者及其亲属举行会议讲座，每2周举办1次，共4次集体小讲座，在社区大会议室完成。讲座原则上不限定时间，根据当天所讲的内容灵活变动，大多数时候不超过 1 h，分为讲课和课后提问及讨论 2 个环节。讲座的主要内容主要围绕高血压的一般知识、高血压的预防及治疗、如何标准进行家庭血压监测、筛查并发症并评估其风险及如何进行自我心理疏导等多个方面，以老百姓能听得懂的方式，如借助表格、图片等方式进行反反复复的宣传教育，让原发性高血压患者成为自己的"良医"。高年资护士还自主设计了用于记录血压和运动饮食情况的记录表，并在集体讲座上对认真执行和记录的患者进行表彰，大大提高患者自我管理血压的积极性，并增强患者的自律性。

C. 定期进行随访指导。随访主要的目的，一方面是关心患者的治疗效果与预期相符，另一方面通过与患者进一步的交流可以发现一些高血压管理中的"老、大、难"问题，如不按时吃药、随意减药等。高年资护士结合患者实际在家测量的血压判断患者可能出现的问题，并积极与患者联系沟通，争取患者的配合。这些干预主要在门诊进行，但有一些患者行动不便或有其他情况不能前往高血压护理门诊，高年资护士会电话、短信随访或主动去居民家中了解情况。随访的频率根据患者血压控制情况和有无并发症等不同而不同，对血压相对稳定不伴发严重并发症的患者随访时间为每 3 个月1 次，控制不稳的患者 1 个月随访 1 次。高年资护士在护理门诊，以"朋友"的角色与患者交流，从降压用药到生活方式调整等。由于两者的目标一致，两者可以互相建立信任关系。这在一定程度上让患者愿意把自己实际情况告诉高年资护士，一起分析血压控制不好的原因，先从自身生活方式做起，以自身带动大家，调动患者控制血压的决心和信心。对于反复血压控制不佳的患者，高年资护士为其联系上级医院的专家，采取多种途径平稳控制患者的血压。高年资护士还指导患者进行合理频次的血压测量，不需要过于频繁，也不能太少。对于因高血压而需要通过急诊治疗，病情较重，基层处理不好需要住院的患者，高年资护士通过医联体平台优先预约床位、简化住院流程。对于需要长期住院的高血压残障人群，高年资护士帮助建立家庭病床以减轻患者的经济负担。为了保证治疗效果，对疑难患者的诊疗，高年资护士会联系护理专家和医疗专家以提供技术知识支持。

D. 建立高血压管理模式。建立高血压"三段五级六元联动"管理模式是高年资护士社区工作的一大特色。安徽省合肥市第一人民医院最早于 2017 年提出医院－护理院－社区－家庭四元联动的整合模型用于患者医养结合照看护理。"三段五级六元联动"的管理模式则是对此模式的一个拓展和细化，可以运用于社区包括高血压在内的慢性病的管理。"三段"是依据人群的健康程度将其划分为三大管理阶段。"五级"是根据患者健康水平不同，将其分为 5 个等级去管理。而"六元"则是：①社区护理，为社区护理提供管理和技术培训，提高其护理技术及服务水平。②家庭医生，协助家庭医生开展"三人四病"管理工作。③医疗专家，为有需求的患者联系医联体专家。④护理专家，预约医联体护理专家，为居民提供更全面的护理，弥补高年资护士护理的专而不全。⑤社区居民，通过护理门诊、教育讲座等形式为社区居民提供健康服务。⑥医联体上级医院（或护理院、养老院），通过医联体"互联网＋"信息平台进行精确双向转诊（表 5－17）。

表 5−17　社区高血压"三段五级六元联动"管理模式

阶段	服务对象	五级管理	六元联动	管理重点
一段	年龄大于 45 岁、BMI 大于 24 kg/m² 、高血糖、血脂异常等健康、亚健康人群	一级管理	家庭医生和社区居民	危险因素评估
				于诊室常规测量血压
	原发性高血压患者，血压控制达标	二级管理	社区护理	定期检测血压、脉搏、BMI、腰围等
				定期查肝肾功能、血脂、心电图
二段	原发性高血压患者血压控制不达标，伴有并发症	三级管理	医疗专家	个性化评估，提供专业指导管理方案
				定期查肝肾功能、血脂、心电图、并发症相关检查
三段	有住院指征的原发性高血压患者	四级管理	上级医院	于医联体内上级医院高效转诊
	失能残障的原发性高血压患者	五级管理	上级护理单位和护理专家	建立家庭病房或上转到上级护理单位，必要时护理专家提供技术支持

2. 高年资护士参与的基层高血压管理的优势

（1）高年资护士参与的基层高血压管理模式对患者高血压知识知晓率的影响。我国社区原发性高血压患者数量大，家庭医生不足，高血压教育开展困难可能造成社区高血压知识的知晓率偏低。知晓率偏低还可能与全科医生对患者指导时间有限相关，也可能与老年原发性高血压患者文化程度有限相关。多数原发性高血压患者在门诊会问医生血压高时的忌口，生活上需要注意的事项，但医生的回答一般是少油少盐，清淡饮食，生活上避免劳累。但具体一天摄入多少油、盐才算少，1 周的运动量是多少才算比较合适？全科医生由于临床工作繁忙，可能没有太多时间跟患者解释清楚，而高年资护士在门诊可以给患者回答这样的问题，这对提高实验组患者的高血压知识的知晓率效果明显。研究者指出，护理的干预成本虽然相对较低，但护理人员与患者交流的时间也较长。由此可以启发我们，未来要加强对社区原发性高血压患者的健康宣教，创新原发性高血压患者教育管理模式，提高居民"防未病、管已病"的意识。可以联合医疗专家、社区家庭医生、高年资护士共同商讨，在考虑现实成本效益的前提下建立一套标准的便于在基层医疗机构广泛开展的高血压基层教育体系。

（2）高年资护士参与的基层高血压管理模式对患者社区满意度和健康行为依从性的影响。WHO 将患者的健康行为（包括遵医嘱服药、调整饮食和生活方式等）与医疗或非医疗健康专业人员提供的意见符合的程度定义为治疗依从性。高血压是一种与健康行为息息相关的慢性病，如缺乏运动、食盐摄入过多、吸烟、长期过度饮酒、营养过剩、精神紧张等均可以增加患高血压的风险，或者导致原发性高血压患者血压控制不佳。正是近年来我国居民不健康的生活方式增多，导致高血压患病率也相应增加。高血压护士在门诊管理中通过患者吸烟、饮酒、重盐饮食、遵医嘱服药来调查和评估患者健康行为的依从性。结果发现，经过高血压护士门诊管理的原发性高血压患者的健康行为均较实验前改善，由此可见高年资护士可以更有效地改善患者的健康行为依从性。分析其原因，我们通过查阅文献发现，原发性高血压患者治疗的依从性与医患关系、疾病相关知识的掌握和社会支持等因素相关。高年资护士参与的实验组患者高血压知识知晓率和对满意度均较对照组高，相应的健康行为改善程度也较高。

（3）高年资护士参与的基层高血压管理模式对患者血压水平和血压控制率的影响。高年资护士按照"三段五级六元联动"新模式将医联体下分级诊疗的原则"社区首诊、双向转诊、急慢分治、上下联动"进行细化，逐一落实到高血压的基层管理中。实验期间，高年资护士根据社区原发性高血压患者病程的长短、高血压等级、危重程度、合并并发症的情况对患者进行分段分级管理，统筹患者所在区域进行高血压管理的分工，对病情稳定不合并并发症的患者，以常规管理为主，对病情复杂的患者做好记录，将其作为管理的重点患者，合理利用现有资源，提高原发性高血压患者血压管理的总体效果。

（4）安徽省为高年资护士开放有限处方权。高年资护士参与基层医疗在国外已经有多年的历史，在全国大力倡导发展城市医疗医联体之际，安徽省最先借鉴了国外经验，结合当地实际，让三甲医院工作经验丰富的高年资护士下沉到基层以弥补全科医生的缺口。安徽的医疗专家建议为高年资护士开放有限处方权，以便更好、更独立地开展工作。2017年，政府通过高年资护士在医联体单位执业注册管理的通知，对高年资护士执业注册的相关事项进行规定：只要是在医联体单位内的医疗机构执业，不用变更执业地点。该通知还对高年资护士的执业地点、范围和具体的执业内容做了相关规定，以便让下沉到基层的高年资护士更好地开展工作。高年资护士在基层开设高血压、卒中及糖尿病等7个专科护理门诊，拥有有限的处方权，他们可以为"三人四病"人群进行健康宣传，如进餐要少油少盐，平时在身体允许的情况下坚持锻炼，必要时为患者进行一定的心理疏导，还可以为患者开具心电图、胸片等常规检查和血常规、止凝血、血脂等检验，这样的处方属于非药物处方。对于药物处方，考虑安全问题，高年资护士目前没有独立的药物处方权，需要更改患者药物治疗方案时可以联系社区或上级医院医师，在医师指导下进行。自此，安徽省成为我国第一个开放护士处方权的省份。已经有相关研究证实，为高年资护士开放糖尿病专科护理门诊和有限处方权参与社区糖尿病的管理，可以有效改善社区糖尿病患者的糖化血红蛋白、空腹血糖及社区满意度目前。我国内地的护士在法律层面上还未拥有处方权，安徽省率先探索护士处方权，但仍以开检查、检验、进行生活方式的指导等非药物处方为主，没有独立的药物处方权。可以期待，未来在政策支持下，建立严格的教育培训体系，为护士药物处方权的开放探索可行之路。

（5）高年资护士从大医院到社区的角色拓展。与在大医院当专科护士相比，高年资护士在社区工作有更多重角色：①技术联络官。高年资护士在综合性医院工作年限较长，具有丰富的专业知识和熟练的操作技能，到社区可以发挥专业特长，在各自擅长的护理领域开展培训和带教。②充分利用有限处方权开展社区护理工作。高年资护士除了可以为服务患者进行全面的护理评估、慢性病的康复和健康宣教等，还可以为患者进行体格检查，开具延续性护理处方和高血压、卒中、糖尿病等疾病的检查单。③城市医联体纽带。高年资护士在试点社区工作期间，人事关系保留在原来的医院，在下沉的社区医院挂任副主任或主任助理等职位，成为上级医院、社区医院与居民的密切联系纽带。高年资护士还可以与多个医疗机构合作，与家庭医生一起组建医联体内"$1+1+1+n$"模式特色团队，即"1 名社区的家庭医生 + 1 名社区的护士 + 1 名高年资护士 + 多名综合性医院的专家"，充分发挥协同管理、紧密联结的作用。

（二）专科护士开设社区高血压护理门诊工作模式

目前，我国医疗改革仍面临着许多严峻的问题，如优质医疗源总量不足，分布不均，分级诊疗落实不到位等。2015 年国务院发布的《国务院办公厅关于推进分级诊疗制度建设的指导意见》（国办发〔2015〕70 号，2015 年 10 月 29 日发布）中要求"探索建立医疗联合体"。2017 年，安徽省卫生健康委员会发《盘活优质护理资源，做实城市医联体试点工作方案（试行）》（2017 年 7 月 27 日发布），在全国率先试点高年资专科护士下沉到社区。优质医疗资源的共享，目的是提升基层医疗卫生机构的临床诊疗能力。三级医院下沉到社区医院建设医联体，有利于优化优质医疗资源的均衡分布，提升基层医疗水平及推进分级诊疗体系的建设，是慢性病防治的新思路、新方法。

1. 创新性社区高血压护理门诊工作机制

创新性社区高血压护理门诊工作机制有效探索了适应于现阶段我国专科护士职业范围拓展的发展途径，借鉴欧美国家的开业护士（nurse practitioner）在初级保健机构的工作模式，其工作模式实践是符合现阶段我国国情的护士执业范围拓展的有效探索，也是"推动专科护士定位、开放护士多点执业，吸引更多优秀护理资源向社区、居家护理流动"的具体实践。区别于我国常规的社区护士及延续护理工作模式，该模式中发挥专科护士在患者分级治疗的纽带作用，引导患者在家庭、社区、医院之间快捷有序分级诊疗，形成对慢性病患者的共同管理机制，提高社区高血压干预效果，减轻了三级医院住院压力，其实践经验将为相关医改政策提供决策依据。

2. 社区高血压护理门诊

选择距离三甲医院较近的 2 个医联体内的社区卫生服务中心，各设立高血压专科护士护理独立门诊。安徽省卫生健康委员会委托北京大学护理学院和安徽省护理学会对全省入库的高年资专科护士进行岗前规范化培训。他们取得合格证后可在社区门诊挂牌上岗。

3. 护理门诊工作机制

（1）服务对象。已出院的需要健康干预的原发性高血压患者及通过社区居民健康筛查出高血压的患者，在自愿的前提下，与护理门诊签约。

（2）主要工作内容。区别于传统的延续护理运行模式，专科护士社区门诊坐诊：

①协同社区家庭医生团队，深化家庭医生签约；②实行"高血压护理服务包"（包括上下转诊）；③进行社区健康教育；④进行社区人员培训。

（3）信息平台。开发专科护士社区卫生服务信息系统，建立医院－社区卫生服务中心患者健康数据交互平台。开发专科护士 App 配置。

（4）服务收费。签约患者免费享受社区常规卫生服务及专科护士护理服务包项目服务。对于入户护理操作如伤口、造口、导管护理等，将有偿收取材料费及护理费。

4．专科护士开设社区的高血压护理门诊工作

（1）三级医院与基层社区建立医联体。根据基层社区卫生服务中心的需要，安排其所对应的三级医院相关专业主治以上的医生到基层社区参与门诊工作，形成联合门诊。同时，并选择心内科、呼吸内科、中医康复科等慢性病诊治专业的医生与社区医生建立联合病房，安排相关专家定期到社区进行业务查房和技术指导。定期邀请三级医院专家到基层社区培训讲课，并鼓励基层社区的医护人员参与三级医院组织的各种学术讲座及技术培训，帮助基层人员提升医疗服务能力。

（2）专科医生及健康管理师。加入家庭医生签约团队服务。基层社区组建的团队均有来自三级医院的专科医生、健康管理师各 1 名，其职责是充分发挥三级医疗机构的优质技术，解决患者的疑难杂症、双向转诊及健康咨询等问题。

（3）慢性病管理与双向转诊。在三级医院就诊的慢性病患者在社区卫生服务站做好登记建档。社区卫生服务中心引入三级医院慢性病管理项目，通过了解社区居民慢性病病的患病率、知晓率、治疗率和控制率等情况，可以进一步规范基层慢性病的管理，提高防控水平。另外，直接开通危重患者的绿色转诊通道，实现全程管理，还可以保持医疗服务的连续性，提高分级诊疗质量。

（4）资源共享与远程诊疗。三级医院与其下属基层社区卫生服务中心（站）共享患者诊疗平台，方便患者就诊、网上支付、查询诊疗信息；做到患者诊治在社区，检查检验在三级医院，结果共享，节约医疗资源。另外，三级医院可以为基层社区提供生化检验和影像，远程会诊等技术支援，促进优质医疗资源下沉，提高社区医院的诊疗水平。

5．专科护士开设社区高血压护理门诊工作的优势

医联体在美国、日本及德国等发达国家的建设较早，主要分为紧密型、松散型和半紧密型三种模式，并且也取得一定的成效。我国三级医院下沉到基层社区后，患者的满意度、慢性病的治疗率和控制率均提高，这可能与专家效应提高患者的治疗依从性，治疗方案的改变提高疾病的控制率有关，这些经验都有利于我国医联体建设的发展。优质资源的下沉，医联体项目化建设有利于提升基层医疗机构诊疗能力。因此，医联体的建设，特别是紧密型医联体的建设，有利于优质医疗资源合理分布，提升基层的医疗卫生服务能力，可以更好地促进我国分级诊疗这一政策的实施和满足人民群众的日益增长的医疗卫生服务需求。医联体建设通过建立联合病房、联合门诊、共享平台、双向转诊等举措，满足当地群众在家门口就能获得高质量的诊疗服务的需求，提高高血压、糖尿病的治疗率及控制率、患者的满意度，同时节约医疗资源，值得大力推广。

第六章　医联体背景下 2 型糖尿病患者护理与管理模式

糖尿病是一组以长期高血糖为主要特征的代谢综合征，是由遗传因素和环境因素长期相互作用所引起的胰岛素分泌不足或作用缺陷，以血中葡萄糖水平升高为生化特征及多饮、多食、多尿、消瘦、乏力为临床表现的代谢紊乱综合群，其中 2 型糖尿病约占 95%。

2017 年，我国糖尿病患者数约 1.14 亿人，2 型糖尿病患者占全部糖尿病患者的90% 以上。2019 年的数据显示，我国不小于 65 岁的老年糖尿病患者数约 3 550 万人，居世界首位，占全球老年糖尿病患者的 1/4。我国 60 岁以上人群糖尿病患病率仍有随年龄增长的趋势，70 岁以后渐趋平缓。目前为止，我国糖尿病患病率仍在持续增长。滕卫平团队发表的流行病学调查数据显示，按照 WHO 标准，我国的糖尿病患病率已高达 11.2%，且老年糖尿病患者的死亡率明显高于未患糖尿病的老年人的。

2 型糖尿病以心血管系统损害及其他并发症使患者致残致死，升高患者全因死亡及心血管疾病（cardiovascular disease，CVD）死亡风险。2 型糖尿病患者社区管理作为我国一项基本公共卫生服务项目在全国实施。截至 2016 年底，纳入管理的糖尿病患者达2 781 万人。随着新医改政策实施，须探索以基层为中心、专科医生指导的糖尿病防治专业标准化、糖尿病管理信息互通化的分级诊疗管控的一体化管控模式，以控制糖尿病及其并发症的发生、发展。

第一节　流行病学现状

一、概述

糖尿病（diabetes mellitus）是由遗传因素、免疫功能紊乱、微生物感染、自由基毒素、精神因素等各种致病因子作用于机体引起胰岛功能下降、胰岛素抵抗等所诱发的糖类、蛋白质和脂肪、水、电解质及其他一系列代谢紊乱综合征。其发病机制复杂多样，涉及内分泌系统、免疫系统、循环系统、神经系统、肾脏及生殖系统等。糖尿病患者会发生长时间的碳水化合物、蛋白质、脂肪和其他代谢紊乱，临床上以血糖高为主，典型表现为小便增多，饮水增多，食量增加，消瘦及其他表现，即"三多一少"的证候。糖尿病（血糖）控制不佳可诱发并发症，出现心、眼、肾、神经和血管及其他组织器官慢性进行性损害，继而发生器官功能减退甚至功能衰竭。糖尿病的危险因素呈现多样化，年龄、学历、吸烟、肥胖、高血压、血脂异常、固醇类药物的使用、肾上腺素均可诱发糖尿病。

按照 WHO 及国际糖尿病联盟（International Diabetes Federation，IDF）的分类标准，糖尿病可分四类，分别为 1 型糖尿病、2 型糖尿病、妊娠糖尿病及其他特殊类型糖尿病，其中，2 型糖尿病（type 2 diabetes mellitus）占总体的 95% 以上。大多数 2 型糖尿病于 30 岁以后发病，在半数新诊断的 2 型糖尿病患者中，发病时年龄为 55 岁以上。2 型糖尿病发病隐匿，甚至很多患者在确诊前就已经出现并发症。

糖尿病重在预防，《中国 2 型糖尿病防治指南（2020 版）》制定 2 型糖尿病的三级预防目标。一级预防，重点是要控制糖尿病高危人群（糖尿病家族史、肥胖等）的危险因素，以预防或减少 2 型糖尿病的发生；二级预防，即尽早发现、诊断和治疗 2 型糖尿病的患者，从而预防 2 型糖尿病的进展并预防并发症的发生；三级预防，积极治疗 2 型糖尿病及其并发症，延缓糖尿病并发症的进展，从而降低因并发症导致的残疾和死亡。由此可见，二级、三级预防属于治疗手段，防治结合，综合达标。

二、流行病学现状

在我国，糖尿病成为仅次于心脑血管疾病和癌症的第三大死亡原因，严重威胁人民群众健康与生命。我国糖尿病患病率从 1980 年第一次大规模流行病学调查的 0.67% 到 2015—2017 年的 11.2%，糖尿病的患病率上升了 15 倍以上，而且一直呈上升趋势，目前仍未见到拐点。糖尿病防治事业依然任重道远。我国糖尿病流行病学具有以下特点。

（一）糖尿病患病率具有民族、区域、人群的分布差异

（1）我国以 2 型糖尿病为主，1 型糖尿病和其他类型糖尿病少见，男性的患病率高于女性的（2015—2017 年全国调查结果为 12.1% 和 10.3%）。

（2）不同民族之间的糖尿病患病率亦存在较大差异。2013 年的调查结果显示，我国 6 个主要民族的糖尿病患病率分别为汉族 14.7%、壮族 12.0%、回族 10.6%、满族 15.0%、维吾尔族 12.2%、藏族 4.3%。

（3）糖尿病的发病率也与我国经济水平密切相关，发达地区发生率显著高于中等和不发达地区的。

（4）未诊断的糖尿病比例较高，糖尿病的知晓率（36.5%）、治疗率（32.2%）和控制率（49.2%）有所改善，但仍处于低水平。

（5）城市化、BMI 超标（肥胖和超重）人群糖尿病患病率显著增加。其中，老年DM 患者数量尤为突出。《中国老年 2 型糖尿病防治临床指南（2022 年版）》指出，据国家统计局第七次全国人口普查数据显示，2020 年我国老年人口（不小于 60 岁）占总人口的 18.7%（2.604 亿人）。其中，约 30% 的老年人罹患糖尿病且 2 型糖尿病占 95% 以上。我国目前是被诊断患有糖尿病的老年人数量最多的国家（患糖尿病的人数为 3 410 万，约占所有老年人的 20%）。

（二）糖尿病致死致残率高

糖尿病尚无法根治，一朝诊断，终身带病，其并发症较多，且致死、致残率高，严重影响糖尿病患者的生命质量。2019 年，全球约 420 万人（20～79 岁）死于糖尿病或其并发症，相当于每 8 s 有 1 人死于糖尿病，约占全球全死因死亡的 11.3%。

（1）糖尿病所致的死亡中，46.2% 的患者年龄小于 60 岁。从性别来看，女性糖尿病患者死亡人数要高于男性的，男女分别约为 230 万人和 190 万人。

（2）在中国糖尿病死亡率总体呈上升趋势，有明显的城乡地域差异，城市死亡率高于农村死亡率。

（3）血糖控制不达标，以糖化血红蛋白（glycosylated hemoglobin，HbA1c）小于 7.0% 作为血糖获得控制的标准。中国接受治疗的成人糖尿病患者中，血糖控制达标率不到 40%，而社区的血糖控制达标率不到 10%，血糖、血压、血脂的综合代谢达标控制率不到 5.6%。

（4）血糖控制不达标的患者容易发生并发症，其眼睛、肾脏、心脏、血管和神经等多个器官、系统可受损。

第二节　2 型糖尿病患者个人层面的健康问题

一、文献研究的数据来源

考虑到国内外医疗卫生服务体系的不同以及文化差异，本研究以中国患者的研究文献为研究对象，采用文献计量分析进行文献的检索、整理和归纳总结。检索的数据库包括：①中文数据库，如中国知网、万方、维普、中国生物医学文献数据库；②英文数据库，如 PubMed、Embase 数据库。检索时间是从各个数据库收录期刊起始时间至2021 年 4 月。对于中文数据库，采用篇名和摘要途径检索；对于英文数据库以主题词结合自由词的方式。中文检索词有糖尿病、问题、护理、诊断、健康问题、护理需求；英文检索词有 diabetes、nursing、problem、diagnosis、health problem、nursing needs。

文献的纳入标准：①研究对象，为中国 2 型糖尿病患者；②研究的议题，为护理问题或护理诊断；③现况调查或队列研究。

文献的排除标准：排除会议论文、征文、声明、通知和重复发表的文献。

以中国知网数据库为例，文献检索策略为：1#TI = 护理 AND 问题，2#TI = 护理 AND 诊断，3#TI = 护理 AND 评估，4#TI = 健康 AND 问题，5#1#OR 2#OR 3#OR 4#，6# 糖尿病，7#5# AND 6#。

二、2 型糖尿病患者健康问题的评估方法

（一）常规的临床护理评估

在临床上，大多数护理工作者采用询问病史、身体状况评估、社会和心理状况评估、实验室检查及其他辅助检查的方法收集糖尿病患者的健康相关资料，从而分析患者存在的健康问题，并提出相应的护理诊断。具体步骤如下。

1. 病史评估

主要了解糖尿病患者的患病和治疗经过。首先，询问糖尿病患者患病的相关危险因素（如是否有糖尿病家族史和病毒感染史等）、患者的起病时间、存在的主要症状和特点等。其次，询问患者的检查和治疗的经过，目前的用药情况（如是否服用降糖药或注射胰岛素）和病情控制情况等。最后，对于原有症状加重，并伴随恶心、呕吐、食欲减退、头痛、烦躁或嗜睡者，应考虑是否发生酮症酸中毒，需要详细询问是否存在相关的诱发因素；对于病程较长的男性患者，需要询问患者是否存在心悸、心前区不适、胸闷、肢体发凉、麻木、疼痛或间歇性跛行等情况，视物是否模糊，是否经常发生尿急、尿频、尿痛、尿失禁或尿潴留及外阴瘙痒等情况；详细评估患者的生活方式、饮食与运动习惯及患者的服药依从性。

2. 身体评估

（1）评估患者的一般状况，包括生命体征、精神和神志状态。对于存在酮症酸中毒昏迷或高渗性昏迷的患者，还应观察患者瞳孔、心率、体温、心律、呼吸节律、呼吸频率等。

（2）评估患者的营养状况，测量身高和体重，计算体质指数，评估患者是否存在消瘦或肥胖。

（3）检查患者的皮肤和黏膜，评估患者是否存在皮肤温度和湿度的改变；检查足背动脉搏动情况，足底是否形成胼胝；检查患者下肢的痛觉、触觉和温觉是否存在异常；观察局部皮肤是否有发绀、缺血性溃疡、坏疽或其他感染灶，是否有不易愈合的伤口，以及颜面和下肢的水肿，等等。

（4）眼部评估。评估糖尿病患者是否存在白内障、视力减退和失明等问题。

（5）神经和肌肉系统评估。检查患者是否存在肌张力及肌力减弱、腱反射异常或间歇性跛行等问题。

3. 心理与社会状况评估

糖尿病是一种终身性疾病，病程长，治疗方案的综合性和复杂性，且病情常引起多器官损害和功能障碍，容易使患者产生负性的心理反应，常表现为不安、焦虑、抑郁等情绪，对治疗缺乏信心，治疗依从性差，不能有效地管理病情。因此，护理人员应询问疾病与治疗对糖尿病患者日常生活的影响，评估患者对糖尿病知识的了解程度，患病后的心理变化，是否存在焦虑或恐惧等；了解患者的家庭成员及其朋友对患者的支持情况，患者的家庭经济情况及社区卫生服务的保健服务情况。

4. 实验室及其他检查

询问患者最近一次的实验室检查结果，了解住院前患者的血糖和 HbA1c 的检查结果，用以评估患者的血糖控制情况；了解患者血脂、血肌酐、尿素氮、尿蛋白、血钾等是否正常。

（二）基于奥马哈问题分类系统的评估方法

奥马哈系统是北美护理协会公认的标准化术语之一，广泛应用于采集患者社区、家庭、医疗相关数据，用于辅助评估患者的健康问题。起初，学者建立奥马哈系统的目的在于收集和分类患者的信息，并用来整理、分类和记录患者的资料，从而方便护理实践中护理文书的管理。奥马哈系统包括 4 个层级，第一层级包含环境、社会心理、生理和健康相关行为 4 个领域；第二层级是护理问题（共 42 个），其中环境领域相关护理问题 4 个，社会心理领域相关护理问题 12 个，生理领域相关护理问题 18 个，健康相关行为领域相关护理问题 8 个；第三层级是两组修饰语，一组是"个人的/家庭的/社区的"，另一组是"促进健康的/现存的危害/潜在的危害"；第四层级是现存症状与体征，具体描述患者的健康问题。

近年来，为规范临床护理语言，国内外学者将奥马哈系统用于临床护理评估。关于对糖尿病患者的护理，叶蕊等以奥马哈问题分类系统作为框架，结合 2 型糖尿病的特点，删除原问题分类系统中的生殖、产后和育儿等问题，增加血糖监测、足部护理等问题，构建 2 型糖尿病患者护理问题评估表，包括一级指标 4 个、二级指标 35 个、三级指标 140 个，经检验其具有较好的信效度（Cronbach's α 系数为 0.866，内容效度指数为 0.91）。该表适合于 2 型糖尿病患者健康问题的评估，并被推荐在临床上应用。

三、2 型糖尿病患者常见的护理问题

护理问题，又称为护理诊断，是个人、家庭或社区现存的或潜在的健康问题，也是生命过程反应的临床判断，还是护理人员为达到预期护理目标做出护理决策的依据。2 型糖尿病患者常见的护理问题有营养失调、感染的危险、潜在并发症（如低血糖、糖尿病足、酮症酸中毒和高渗高血糖综合征）。研究者发现，住院患者与社区居家糖尿病患者的常见护理问题有所不同。

（一）住院 2 型糖尿病患者常见的护理问题

1. 常规护理评估发现的健康问题分析

以往研究中，部分学者采用常规护理评估方法对糖尿病患者的健康问题进行了评估，综合现有研究结果发现，住院糖尿病患者居前 5 位的健康问题是有感染的危险、知识缺乏、便秘、睡眠形态紊乱和舒适改变。有感染的危险是住院糖尿病患者发生率最高的健康问题，其发生率为 15.80% ～ 16.80%，与血糖高、机体抵抗力降低相关。知识缺乏的发生率位居第 2 位（15.20% ～ 16.20%），主要表现为缺乏糖尿病相关的饮食、身体活动、用药等方面的知识，主要原因为患者的文化程度低、患者缺乏学习动力和信

息来源受限。便秘位居住院糖尿病患者健康问题的第三位，其发生率为 12.40% ～ 13.50%，主要与患者住院期间饮水和蔬菜摄入量少，因病情限制活动量少相关。睡眠形态紊乱也是住院糖尿病患者的常见健康问题，发生率为 9.90% ～ 10.10%，主要与担心疾病的愈后、不适应病房环境等相关。舒适的改变的发生率为 7.0% ～ 7.10%，位居住院患者健康问题的第五位，主要表现为下肢麻木疼痛，与潜在并发症相关。除上述健康问题外，住院糖尿病患者还存在以下健康问题：潜在并发症（低血糖，占 5.60% ～ 6.70%）、有受伤的危险（占 5.30% ～ 5.40%）、组织完整性受损（占 4.30% ～ 4.40%）、活动无耐力（占 3.40% ～ 4.40%，主要与糖代谢障碍或蛋白质过多分解消耗相关）、自理能力缺陷（占 3.40% ～ 3.70%）、舒适的改变（头痛头晕，占 3.40%）、焦虑（占 1.90%）、体液过多（占 1.20%）等。此外，也有学者聚焦于研究住院糖尿病患者的饮食控制问题，并提出营养失调是 2 型糖尿病患者住院期间的主要护理问题之一。因为这部分研究未对其他健康问题进行评估，缺乏同一人群、同一背景下健康问题的分析，所以未纳入本次排序分析。聚焦于饮食管理的研究结果表示，住院患者的营养失调问题主要表现为低于机体需要量和胰岛素分泌不足所致的蛋白质、糖和脂肪代谢异常，主要与体内胰岛素分泌不足和饮食控制不规范相关。

2. 奥马哈系统评估的护理问题分析

与普通护理评估相比，奥马哈问题分类系统的评估能够全面收集糖尿病患者的资料，有助于系统地发现患者存在的问题。目前，奥马哈问题分类系统多用于老年糖尿病患者，其存在的护理核心问题主要在生理、健康相关行为和心理，社会、环境领域相对较少。

（1）健康相关行为领域。研究结果显示，糖尿病患者在健康相关行为领域的健康问题主要集中在营养和身体活动。

A. 营养。与常规护理评估的结果不同，基于奥马哈问题分类系统的评估结果，营养是住院糖尿病患者最常见的健康问题，其发生比例为 98.10% ～ 100%，主要表现为进行性体重下降，高血糖和/或饮食不均衡等。由此可见，营养问题是住院 2 型糖尿病患者普遍存在的问题。虽然医生和护士不断地强调饮食管理对血糖控制的重要性，糖尿病患者也越来越认识到饮食管理的重要性，但如何做到平衡膳食、合理营养等深层次的营养知识普及率较低。大部分患者认同饮食控制的重要性，但他们不会合理搭配饮食或饮食选择不正确，特别是初诊的糖尿病患者。据报道，几乎所有的初诊糖尿病患者都不会正确选择食物，部分 1 ～ 5 年病程的糖尿病患者依然不能合理地管理饮食。由此可见，合理搭配食物，做好饮食控制依然是糖尿病患者值得首要关注的问题。

B. 血糖监测。血糖监测的目的在于了解糖尿病患者的日常血糖监测意识和能力。血糖监测问题主要表现为未按照医护人员的建议规律监测血糖，且自觉进行血糖规律监测的患者相对较少。一些学者将初诊或病程小于 5 年的糖尿病患者界定为早期 2 型糖尿病患者，对该群体进行研究后发现，早期糖尿病患者血糖监测尤为缺乏，其血糖监测问题发生率约为 93.50%；进一步分析原因发现，48.10% 的患者家中没有配备血糖仪，监测血糖的意识较为淡薄；27.80% 的患者虽然家中有血糖仪，但是血糖监测不规律或仅监测餐前血糖；13.90% 的患者在社区诊所不定期地监测血糖；仅有 3.70% 的患者保持规律监测血糖。

C．药物治疗方案。该类健康问题主要评估 2 型糖尿病患者未按医嘱服药，有无药物不良反应，药物储存方法是否合适。在住院糖尿病患者中，其发生比例为 36.50%。在早期 2 型糖尿病患者中，药物治疗方案问题发生率更高，主要问题是未按医嘱服药，或发生药物不良反应，或不会注射胰岛素，或胰岛素的注射和储存方法不对等。进一步分析后发现，引起其药物治疗方案问题的主要原因有药物治疗方案相关知识缺乏，症状缓解或改善后自行停药，或没有掌握胰岛素正确的存放、使用方法及注意事项。然而，在老年糖尿病患者中，药物治疗方案相关问题发生率更高，可达 85.11%。除普通糖尿病患者存在的问题外，老年人还与记忆力下降相关，甚至一些老年人存在认知障碍，而难以自行服药。

D．身体活动。身体活动用于评估糖尿病患者在日常活动中的活动状态和质量，常见的健康问题主要有不合适的运动量、不恰当的运动方式或久坐生活方式。王荟苹等的研究发现，住院糖尿病患者身体活动问题的发生率为 51.90%，主要表现为久坐不动的生活方式，一方面与身体状况相关，另一方面与工作方式相关。然而，对早期 2 型糖尿病患者的评估结果显示，该群体身体活动相关健康问题的发生率为 92.60%，远远高于病程较长的患者或老年糖尿病患者。早期 2 型糖尿病患者身体活动相关健康问题主要表现为久坐不动和缺乏运动，少部分患者存在的问题是不恰当运动方式和运动量，主要原因与病程短而相关知识缺乏、不了解身体活动的降糖作用相关。据此，护士应重视早期糖尿病患者的健康教育，提高其知识水平和身体活动的意识，帮助患者维持规律的运动。

E．健康照顾督导。健康照顾督导主要用于评估健康照顾者对患者健康照顾计划的管理情况，相关问题主要表现为患者未及时就医，未按时复诊，以及不知道如何获取医疗资源等。在普通的糖尿病住院患者中，健康照顾督导相关健康问题的发生率为 15.40%。然而，与营养和身体活动相关健康问题相似，早期 2 型糖尿病患者的健康照顾督导相关问题也较普通糖尿病患者和老年糖尿病患者高。在早期 2 型糖尿病患者中，健康照顾督导相关健康问题的发生率为 60.20%，主要表现为遵医行为差、复诊率低，部分患者不能坚持服药或自行购药服用。进一步分析原因后发现，主要原因与家庭经济条件和患者对疾病的重视程度相关，也有部分早期糖尿病患者可能会因症状不明显而不重视医疗保健，就医意识不强而出现健康照顾督导相关健康问题。

F．物质滥用。物质滥用主要用于评估药物，软性毒品，可能导致身心依赖、患病或疾病的物质使用情况。普通糖尿病住院患者，物质滥用的发生率为 28.80%，主要表现为服用夸大药效的广告药物和保健品，这与患者的不正确认知及急于控制血糖的心理相关。然而，在物质滥用相关问题方面，早期 2 型糖尿病的发生率也显著高于普通住院患者。早期 2 型糖尿病患者物质滥用相关健康问题的发生率超过 50%，主要表现为抽烟、喝酒、滥用广告药和偏方，这与患者对糖尿病终身治疗的事实不能接受，对病情抱有不切实际的想法相关。还有少数患者会轻信一些偏方、广告药和保健品，从而延误病情，甚至会引起严重的后果。此外，部分患者没有充分认识吸烟与酗酒会引起糖尿病并发症提前发生，而没有意识到戒烟和限酒的重要性。

G. 其他健康问题。对住院 2 型糖尿病患者评估发现，患者还存在睡眠和休息形态、个人照顾的相关问题，两者的发生比例相对较低。其中，睡眠和休息形态相关健康问题的发生比例为 7.40% ~ 26.90%。早期 2 型糖尿病患者较老年糖尿病患者发生率低，可能与早期 2 型糖尿病患者的症状轻或并发症少相关。个人照顾相关健康问题的发生率为 11.50%，以老年糖尿病患者多见，主要与个人健康状况和认知水平相关。

（2）生理领域。糖尿病患者在生理领域方面主要存在循环、视觉、神经－肌肉－骨骼和泌尿功能、皮肤等问题。

A. 循环。住院糖尿病患者在循环方面的健康问题主要表现为高血压、眩晕和水肿，发生比例（84.60%）较高，主要原因与高血糖、高血压相关。高血糖和高血压是心脑血管疾病的独立危险因素，两者同时存在时会进一步增加心脑血管疾病的发病风险。早期 2 型糖尿病患者生理领域存在最多的健康问题也是循环问题，主要表现为胸闷和高血压；但是其循环相关健康问题的发生率（56.50%）较普通糖尿病患者低，与病程短相关。糖尿病的高血糖、血脂紊乱、高血黏度和血凝状态、高胰岛素血症、血管内皮细胞功能失调和低度系统性炎症等危险因素，均可增加糖尿病患者罹患糖尿病心肌病、高血压和冠心病的风险。这就说明护士应关注高血糖对心脏功能的影响，注意识别潜在并发症表现的症状和体征。

B. 视觉。住院糖尿病患者视觉问题的发生比例为 82.70%，主要表现为视物模糊、飞蚊症和看小字存在困难等，发生比例为 82.70%。早期 2 型糖尿病患者视觉问题的发生率为 38.0%。

C. 神经－肌肉－骨骼功能。神经－肌肉－骨骼功能相关健康问题是糖尿病患者常见的问题之一。普通糖尿病住院患者神经－肌肉－骨骼功能问题发生比例为 80.80%，主要表现为手脚疼痛与麻木，主要原因与糖尿病引起的末梢神经炎相关。与普通糖尿病住院患者相比，早期 2 型糖尿病患者神经－肌肉－骨骼功能相关健康问题的发生率（34.30%）相对较低。造成两者较大差异的主要因素是后者病程短，症状轻或并发症少。早期糖尿病住院患者的神经－肌肉－骨骼功能相关健康问题主要表现为肌力减弱、平衡能力减弱、步态或行走障碍等，与正常老化和疾病双重交织作用相关。由于神经－肌肉－骨骼功能相关健康问题恢复期漫长，需要持续关注。据报道，糖尿病患者周围神经病的发生率在 60% 以上，而该并发症可引起肢体麻木，或表现为手套样或袜子样的异样感，甚至引起肌肉萎缩，这些也增加患者的不安全的风险。据此，护理人员应关注神经－肌肉－骨骼功能下降所引起的自我护理能力受限和跌倒问题。

D. 泌尿功能。住院糖尿病患者泌尿功能问题较社区糖尿病患者高，发生比例为 73.10%，主要表现为尿量多，且尿液中常含有酮体和白细胞，主要原因与血糖高相关。早期 2 型糖尿病患者泌尿问题的发生率为 5.60%，这与病程短、症状轻和并发症少相关。

E. 皮肤。对皮肤评估后发现，住院糖尿病患者的皮肤问题发生比例为 71.20%，主要表现为皮肤的针刺感和瘙痒，主要原因与高血糖或血糖不稳定相关。然而，早期 2 型糖尿病患者因其病程短或并发症少，其皮肤问题的发生率（37.0%）低于普通糖尿病住院患者的。

F. 其他。除以上问题外，住院糖尿病患者还存在的健康问题发生率由高到低依次为听觉问题（占 36.53%）、排便功能问题（占 32.69%）、消化 - 水合相关问题（占 28.80%）、疼痛（占 10.2% ~ 28.80%）、口腔卫生问题（占 25.00%）、呼吸问题（占 15.40%）、说话和语言问题（占 7.70%）、意识问题（占 1.90%）和传染或感染情况（占 1.90%）。

（3）社会心理领域。住院糖尿病患者社会心理领域相关健康问题主要集中在精神健康和联络社区资源方面。

A. 联络社区资源。对住院糖尿病患者的调查结果发现，联络社区资源问题的发生率为 65.40%，主要表现为对社区服务的不满意和获取社区服务受限，与社区医疗卫生服务发展尚不完善及实施定点医保相关。

B. 精神健康。精神健康问题也是住院糖尿病患者主要健康问题之一，其发生率在普通住院患者中为 57.70%，主要表现为忧虑和抑郁。在早期 2 型糖尿病患者中，精神健康问题的发生率（35.20%）相对较低，可能与初诊或病程小于 5 年的早期患者其症状轻或并发症少相关。

C. 社交。对住院患者调查发现，其社交问题的发生率为 34.61%，部分患者表示由于疾病治疗的复杂性和对疾病的担忧，参加社会活动的兴趣有所下降，参加社会活动的次数也随之减少；有时血糖控制不理想时，还容易出现焦虑、烦躁的情绪，也不愿意参加社会活动。

D. 其他。除以上问题外，住院糖尿病患者还存在成长和发育受损（占 26.90%）、角色改变（占 1.90% ~ 12.0%）、哀伤（占 5.80% ~ 7.40%）、人际关系（占 1.90%）、疏忽（占 1.90%）和疏于照顾（占 1.90%）等方面的健康问题。

（4）环境领域。首先，住院糖尿病患者主要存在的环境领域问题是低收入或无收入，其发生率为 40.38%，主要与糖尿病患者退休金少、合并多种疾病引起的医疗费用增加或经济收入主要来源于子女等因素相关。然而，早期住院 2 型糖尿病患者收入问题发生率为 50%，主要表现为低收入、理财困难或没有特殊疾病的医疗保险。早期住院患者收入问题略高于普通糖尿病住院患者，与初次住院健康检查项目多引起住院费用的增加相关，或与早期患者以中青年为主，与其生活压力较大相关。糖尿病需要终身治疗，长期累积的医疗费用促使患者及其家庭的经济负担日趋加重，特别是那些收入低、没有特殊疾病医保的家庭。而卫生和住宅相关健康问题的发生率分别为 1.90% ~ 10.20% 和 5.80% ~ 10.20%，其中早期 2 型糖尿病患者的卫生和住宅问题发生率均较普通住院患者的高，可能与早期糖尿病的认知水平或对疾病的重视程度不够相关。最后，邻里或工作场所安全相关健康问题的发生率较低，仅为 3.80%。

3. 住院 2 型糖尿病患者健康教育相关问题

国内学者专门以住院糖尿病患者为研究对象，分析了糖尿病患者对主要的健康教育相关问题认识不足，以及对胰岛素的认知错误。部分患者对糖尿病的认识不足，特别是一些早期糖尿病患者或临床表现不典型或症状比较轻的患者。这些患者认为只要"自我感觉良好"就说明血糖控制的效果较好，在疾病早期不能充分认知糖尿病的严重性，也不能认知到高血糖对体内脏器的损害的渐进性。部分患者对糖尿病需要终身治疗这一事实认知不足或不能接受，不少患者盲目轻信那些所谓能根治糖尿病的"偏方""祖传秘方"等的虚假宣传。往往在早期没能及时发现和治疗糖尿病，甚至在自觉良好的情况下擅自停药，从而导致病情的发展，造成各种严重的急性或慢性并发症，不仅延误病情，也给患者的家庭造成更严重的经济负担。还有部分糖尿病患者对胰岛素治疗存在误解，误认为胰岛素类具有成瘾性，或认为使用胰岛素后就会转变成胰岛素依赖性糖尿病。因此，部分具有胰岛素治疗适应证的糖尿病患者拒绝使用胰岛素治疗，继而导致延误病情，引起病情恶化，形成不可逆的疾病进展或并发症。糖尿病患者存在以上错误认知，主要与糖尿病患者自身的文化素质和经济状况相关。一般情况下，文化层次较高或经济状况良好的糖尿病患者，往往能自觉接受糖尿病相关的健康教育与健康指导，对糖尿病相关知识的掌握程度较高，而且还经常主动提出一些糖尿病自我管理中的疑问，相对地，血糖控制效果也较理想。相反地，文化程度低或经济有困难的糖尿病患者，对其进行健康教育和健康指导的难度也大，相应地，这些患者对糖尿病的重视程度及对糖尿病相关知识的理解程度也较低，以至于糖尿病患者不能坚持长期治疗，再加上家庭经济状况不好，患者更容易中断治疗。此外，虽然住院糖尿病患者对疾病相关知识认识不足，且疾病相关信息的来源也受限，但是糖尿病患者对健康教育和健康指导的主观需求不高，主动要求学习疾病相关知识的患者不多，因此，往往出现医护人员单方面的"填鸭式"健康教育，未能达到理想的健康教育效果。

（二）社区 2 型糖尿病患者常见的健康问题

慢性病的患病率和发病率居高不下，且呈现低龄化的趋势，继而慢性病患者数持续增加，为各级医疗卫生机构带来了严峻的挑战。基层卫生服务机构是 2 型糖尿病社区管理的执行主体机构，评估社区糖尿病患者存在的健康问题，是制订针对性健康管理计划的重要依据，也是提高血糖控制效果的前提和基础。对社区糖尿病患者健康问题的评估多采用基于奥马哈问题分类系统，评估对象为老年糖尿病患者的比例比较大，一方面是因为社区 2 型糖尿病患者老年人占的比例较大，另一方面是因为老年患者应退休在家，参与科研或社区管理的积极较中青年人患者的高。某社区的评估结果显示，社区糖尿病患者的四个领域健康问题的发生率由高到低依次为生理领域（占 41.90% ～ 50.30%）、健康相关行为领域（占 30.0% ～ 39.30%）、环境领域（占 7.70% ～ 10.70%）和社会心理领域（占 8.90% ～ 11.70%）。对老年患者的评估结果显示，社区老年糖尿病患者 4 个领域健康问题发生率由高到低依次为健康相关行为领域、生理领域、社会与心理领域和环境领域。其中，环境领域最常用的条目是低收入或没有收入和无医疗保险，社会心理领域最常用的条目是不满社区服务和忧虑，生理领域最常用的条目是感觉减弱和视觉模糊，健康行为相关领域最常用的条目是高血糖和吸烟。

1. **基于奥马哈系统的评估结果**

（1）健康相关行为领域。

A. 营养。营养问题是糖尿病患者最常见的护理问题。营养指选择、消耗和利用食物或液体获得能量，维持机体需求的过程。若出现体质指数高于或低于正常值、每日摄入食物的热量或液体量高于或低于既定的标准、饮食搭配不合理或营养不均衡、高血糖或低血糖均属于营养问题。研究结果显示，社区糖尿病患者营养相关护理问题的发生率为94.4%～100%，主要表现为超重或体重过轻、高血糖、饮食不均衡或无饮食计划，甚至有的患者不遵循饮食指导。营养相关护理问题主要与糖尿病患者的饮食不合理或缺乏运动有关。然而，部分患者充分认识了饮食和运动的重要性，但是缺乏饮食管理的相关知识，不知道如何开展饮食管理。例如，患者不知道如何做好每餐营养搭配及三餐的分配。

B. 血糖监测。血糖监测是评估患者病情的重要依据，对制定针对性的措施具有重要的参考价值。对社区糖尿病患者的调查结果显示，血糖监测相关健康问题的发生率高达97.80%，主要表现为未进行日常血糖监测，或外出时没有坚持血糖监测，或没有将每次监测的血糖结果做好记录。此外，仅有32.20%的老年糖尿病患者定期监测血糖，且仅46.10%老年糖尿病患者家中备有血糖仪，一些患者还存在血糖监测不规范的问题。血糖监测相关问题可能与糖尿病患者的经济水平及血糖监测相关疼痛相关。

C. 药物治疗方案。与住院患者相比，社区2型糖尿病患者药物治疗方案相关问题的发生率（占57.90%～95.60%）更高，主要表现为不遵医嘱按推荐的时间和剂量服药，自行调整服用药物及剂量，药物相关知识缺乏，或没有他人帮助无法完成服药或胰岛素注射，还有部分患者存在多重用药的问题。社区糖尿病患者的不遵医嘱用药，一方面可能与对药物的名称、剂量和用法不熟悉；另一方面可能与老年糖尿病患者占社区糖尿病患者的比重较大，老年患者的记忆力下降有关，漏服、误服药物时有发生。也有患者不遵医嘱服药与个人对糖尿病的不正确认知相关，这些患者认为自觉症状好说明血糖控制效果好，当自觉症状好转时，便擅自停药。多重用药是指同时服用药物达5种及以上。糖尿病患者出现这一问题，往往与合并症较多相关。

D. 足部护理。糖尿病足是老年糖尿病患者严重的并发症之一，足部护理是糖尿病患者疾病控制的重要内容。调查者发现，社区2型糖尿病患者足部护理相关问题的发生率高达95.0%，主要问题是不能定期对足部检查、未及时修剪指甲，主要与社区居家患者相关知识缺乏相关。对老年糖尿病患者的调查结果显示，约1/3的老年糖尿病患者保护足部的意识薄弱，严重的患者足部发生溃疡、坏疽甚至进展到需要截肢。

E. 身体活动。缺乏运动和久坐不动生活方式也是糖尿病患者身体活动方面的主要问题，具体表现为运动量不够，没有选择合适的运动方法或长期处于久坐不动的生活方式，其发生率为21.1%～78.0%，且中青年患者的发生率明显高于老年患者的，可能与中青年患者迫于生活压力，工作繁忙，常常因工作需要采取久坐生活方式或因工作繁忙而没有时间运动相关。此外，也有一部分患者表示，知道身体活动对血糖控制的重要性，但是如何合理运动的相关知识尚缺乏。

F. 睡眠和休息形态。与住院患者相比，社区糖尿病患者睡眠和休息形态相关健康问题的发生率（占42.0%～49.40%）更高，主要的睡眠和休息形态相关问题为失眠、夜间多尿频繁醒来，一些患者存在睡眠呼吸暂停问题。进一步分析后发现，这可能与社区老年糖尿病患者较多相关，且老年糖尿病患者的睡眠和休息形态相关问题的发生率（占49.40%）也较中青年患者高。

G. 其他。除以上位居前6位的健康相关行为领域的常见问题外，社区2型糖尿病患者还存在健康照顾督导、个人照顾和物质滥用方面的健康问题。在健康照顾督导方面，主要是糖尿病护理和自我管理的相关知识掌握不好，缺乏识别疾病发展或变化相关知识，没有按时复诊或不愿意到医院随诊，发生率为 39.40%。个人照顾相关健康问题主要表现为沐浴困难、如厕困难或穿衣服困难，常见于老年糖尿病患者，发生率为 15.63%。在物质滥用方面，主要表现为吸烟、多用药物或滥用药物，发生率为 5.47% ~ 21.10%。

（2）生理领域。

A. 循环。高血压是糖尿病患者常见的合并症之一，而合并高血压的糖尿病患者，其发生心脑血管事件、相应靶器官损害危险也高。社区糖尿病患者循环相关健康问题的发生率为 57.90% ~ 92.80%，老年糖尿病患者发生率较高，主要表现为高血压、心绞痛、水肿、心率过快、心律不齐和心率过慢等问题。

B. 视觉。社区糖尿病患者常出现看小字体困难，眼睛视物模糊，有的是看远处的物体困难，有的是看近处的物体困难，还有的会出现辨别颜色困难等视觉相关健康问题。调查后发现，社区糖尿病患者视觉相关护理问题的发生率为 63.20% ~ 68.30%，主要问题有视物模糊、飞蚊症、流泪或闪光。视物模糊主要与糖尿病视网膜病变、白内障或近视及远视等视力问题相关。其中，糖尿病性视网膜病变也是糖尿病致盲的主要原因，也是引起飞蚊症的主要原因之一。在社区老年糖尿病患者中，视觉相关健康问题的发生率为 48.44%。糖尿病患者发生眼部病变的危险信号是闪光和流泪症状。

C. 口腔卫生。对社区糖尿病患者的口腔卫生评估发现，49.40% ~ 72.0% 的患者存在口腔卫生问题，主要表现为牙齿缺失或损害、龋齿、牙龈肿胀和存在牙垢等，以老年患者多见。

D. 神经 – 肌肉 – 骨骼功能。调查结果显示，糖尿病患者此类相关问题发生率为 53.13% ~ 55.60%，主要问题为跌倒，常见于老年糖尿病患者。对于老年糖尿病患者常见的问题包括肌力减弱、平衡能力衰退、活动范围受限、步态行走障碍、颤动等。

E. 泌尿功能。泌尿系统的问题主要表现为尿急或尿频，膀胱排空困难，有的患者出现尿失禁，带有导尿管，尿液颜色异常或尿量异常。社区糖尿病患者泌尿功能相关健康问题发生率为 37.80% ~ 48.0%，以老年患者多见。

F. 其他。社区糖尿病患者生理领域方面的健康问题除上述居前 5 位的问题外，社区患者还存在排便功能、听觉、皮肤呼吸、消化 – 水合、疼痛、认知、说话和语言及意识方面的问题。社区 2 型糖尿病患者，特别是老年患者的排便功能相关健康问题主要表现为排便困难，或带有造口袋或大便失禁，发生率为 36.70% ~ 46.0%；听觉方面的问题，主要表现为听正常语调困难，或对声音的反应异常或缺失，或在大群体的环境中听讲话困难，还有的患者存在听高频率声音困难等问题，其发生率为 32.80%，在老年群体中更高，可达 44.0%；皮肤方面，社区糖尿病患者相关健康问题的发生率为 38.30%，主要的表现为皮肤瘙痒、皮疹、压疮、皮肤干燥或带有引流管等；呼吸方面，主要存在的健康问题为呼吸形态异常，呼吸音异常，咳嗽咳痰，或需要吸氧，发生率为 37.8%；消化 – 水合方面，社区糖尿病患者主要存在的健康问题是消化不良，或有恶心、呕吐等症状，或有的患者需要进行鼻饲，难以咀嚼，或还有的患者出现厌食和反流等问题，在老年患者中的发生率较高，为 31.70%；疼痛方面，主要变现为身体不适或疼痛，有的患者表示胰岛素注射和血糖监测带来疼痛困扰，社区糖尿病患者疼痛相关问题的发生率为 31.70%；认知方面，主要表现为时间或地点的定向力出现障碍，回忆近期事件能力受限或回忆远期事件能力受限，有的患者表现为冲动、重复性语言，发生率为 12.50%，多见于老年糖尿病患者；说话和语言方面，部分老年患者存在发生能力缺失，理解能力异常，或说话不清楚等问题，发生率为 7.03%；意识方面的问题发生率较低（仅为 3.91%），主要表现为小部分糖尿病患者存在嗜睡或反应迟钝等问题。

（3）社会心理领域。

A. 联络社区资源。调查者发现，社区 2 型糖尿病患者联络社区资源相关健康问题的发生率为 52.60%～70.0%，主要表现为不能向服务提供者表达自己所关注的事情，或因不能使用电话等通信设备而无法获取资源，或因社区资源不足或不熟悉相关服务的方法而无法获取。社区糖尿病患者联络社区资源问题的主要原因可能与社区卫生服务机构宣传力度不够，或者是社区糖尿病患者（特别是老年患者）对电子类信息的获取能力有限相关；也可能是社区卫生服务机构缺乏某些医疗设备或者药物引起的资源不足所致的无法获取。另外，也有调查者发现，部分患者对社区护士的能力存在质疑，主要与社区护士的学历偏低相关。

B. 社交。社区糖尿病患者社交方面常见问题的发生率为 32.03%，主要表现为社会接触有限，参加社交活动少，有的患者仅限于通过健康照顾进行有限的社交活动。

C. 精神健康。社区糖尿病患者的精神健康问题主要是忧虑、失去兴趣、情绪波动大和易怒或激动，发生率为 28.13%。

D. 人际关系。研究者发现，社区糖尿病患者人际关系的主要问题是很少外出参加活动，也极少分享自己的情绪，发生率为 21.88%。

E. 哀伤。社区糖尿病患者哀伤相关问题的发生率为 13.28%，主要表现为老伴离世、独居、新患疾病等难以应对哀伤，对疾病缺乏正确的认识等，多见于老年糖尿病患者。

F. 其他。除以上问题外，社区糖尿病患者还存在角色改变和疏忽方面的问题。角色改变相关健康问题的发生率为 3.13%，主要表现为部分社区糖尿病患者承担了新的角色，失去先前的角色。疏忽相关问题的发生率与角色改变的发生率相同，主要表现为社区糖尿病患者缺乏足够的身体照顾和情感支持，也缺乏必要的督导。

（4）环境领域。

A. 收入。社区糖尿病患者较为常见的环境领域护理问题是收入问题，此类问题的发生率达 60.60%，主要问题是没有收入或收入低，特别是社区老年糖尿病患者。社区糖尿病患者的收入问题主要与患者的就业情况、家庭经济开支，以及多种疾病共存所致的医疗费用高、经济负担重相关。

B. 住宅。社区研究发现，环境领域中住宅相关护理问题的发生率为 4.69%～26.30%，主要表现为物品摆放杂乱、地毯不平整、未配备血压计（需要检测血压者）、未配备吸氧装置和氧气瓶（必要时吸氧）等。

C. 邻里安全。社区糖尿病患者邻里安全相关问题的发生率为 1.56%，主要表现为居住小区及周围环境中，车辆较多，有的小区没有电梯等。

2．糖尿病足患者的居家护理问题

调查者发现，住院 2 型糖尿病患者常见的问题是并发症的护理。糖尿病足是糖尿病严重的慢性并发症之一。慢性伤口的制动、社会隔离、疼痛、难闻的气味、心理受挫或失望、睡眠紊乱等都会降低患者的生活质量。调查结果显示，糖尿病周围神经病变是患者再发溃疡的独立预测因素，糖尿病并发周围神经病变者其再发溃疡风险是未合并周围神经病变者的 1.8 倍。养成良好的足部护理习惯是预防糖尿病足的重要措施。

由于足溃疡创面的愈合需要长期的过程。糖尿病足患者病情控制稳定出院后，还要继续做好创面护理。居家患者的护理问题与非居家患者有所不同。居家糖尿病足患者护理问题的评估是分析患者的问题做出护理诊断的依据。糖尿病足患者的居家护理问题主要是足部溃疡创面引起的生理领域问题。

临床护士应在糖尿病足住院患者病情稳定时，提前为糖尿病足患者制订出院护理计划，对糖尿病足患者尽早进行健康指导与教育。患者出院回家后，社区护士应及时开展随访工作，与临床护士及时联系，以获取患者的治疗情况及存在的问题。在对患者进行全面的评估后，社区护士应对患者及家属讲解糖尿病足相关生理问题的长期性，使患者及其家人做好心理准备，并做好家庭的应对措施。同时，社区护士应采取个体化指导，协助患者养成良好行为方式和生活习惯，提高其自我管理能力，减少足部溃疡的复发率及其他并发症的发生，从而提高患者的生活质量。

专家咨询研究结果显示，糖尿病足患者居家期间存在 11 个核心护理问题，以生理领域为主。具体包括生理领域的下肢皮肤、足部溃疡合并感染、周围神经功能、疼痛和下肢循环问题，健康相关行为领域的营养、身体活动、个人照顾能力和健康照顾督导问题，心理社会领域的精神健康问题和环境领域的收入问题。

糖尿病足患者的住院时间和溃疡创面愈合时间长，医疗花费大，约是糖尿病患者平均住院费用的 4 倍。

（三）社区与住院糖尿病患者常见健康问题的对比分析

1．文献分析结果

基于所纳入文献，对糖尿病患者常见健康问题的分析结果可见，住院患者和社区患者存在一些共性的健康问题，也存在一些相反的情况。共性问题，不论是社区患者还是住院患者，营养、身体活动、循环、收入、联络社区资源、药物治疗方案和血糖监测都是常见的健康问题。然而，由于所处的状态不同，糖尿病患者的护理问题也有所不同。文献研究结果显示，糖尿病社区患者住宅相关问题的发生率较高，而住院糖尿病患者的发生率相对较低；糖尿病社区居家患者人际关系相关问题的发生率较住院糖尿病患者显著升高；而糖尿病住院患者的精神健康问题远高于社区糖尿病患者；口腔卫生相关问题，社区糖尿病患者显著高于住院糖尿病患者；早期住院糖尿病患者的泌尿功能问题发生率显著高于社区糖尿病患者的；物质滥用方面，住院糖尿病患者的发生率较社区糖尿病患者的高；睡眠和休息形态相关问题，社区糖尿病患者却高于住院糖尿病患者。具体如表 6-1 所示。

表 6 - 1　糖尿病住院患者与社区居家患者常见健康问题发生情况的比较

领域	健康问题	住院患者发生率/%	社区患者发生率/%
环境领域	收入	40.4 ～ 50	60.6
	卫生	1.9 ～ 10.2	—
	住宅	5.8 ～ 10.2	4.69 ～ 78.0
	邻里安全	3.8	1.56
社会心理领域	联络社区资源	65.4	52.6 ～ 70.0
	社交	34.6	32.0
	角色改变	1.9 ～ 1.0	3.1
	人际关系	1.9	21.9
	精神健康	35.2 ～ 57.7	28.1
	照顾	1.9	—
	疏忽	1.9	3.1
	成长和发育	26.9	—
	哀伤	5.8 ～ 7.4	13.3
生理领域	听觉	36.5	32.8 ～ 44.0
	视觉	38.0 ～ 82.7	63.2 ～ 68.3
	口腔卫生	25.0	49.4 ～ 72.0
	疼痛	10.2 ～ 28.8	31.7
	皮肤	37.0 ～ 71.2	38.3
	神经 - 肌肉 - 骨骼功能	34.3 ～ 80.8	53.1 ～ 55.6
	呼吸	15.40	37.8
	循环	56.5 ～ 84.6	57.9 ～ 92.8
	消化水合	28.8	31.7
	排便功能	32.7	36.7 ～ 46.0
	泌尿功能	5.6 ～ 73.1	37.8 ～ 48.0
	传染/感染情况	1.9	—
	意识	1.90	3.9
	认知	—	12.5
	说话和语言	7.7	7.0

续表 6 - 1

领域	健康问题	住院患者发生率/%	社区患者发生率/%
健康相关行为领域	营养	98.1 ～ 100	94.4 ～ 100
	身体活动	51.9 ～ 92.6	21.1 ～ 78.0
	个人照顾	11.5	15.6
	物质滥用	28.8 ～ 55.6	5.5 ～ 21.1
	健康照顾督导	15.4 ～ 60.2	39.4
	药物治疗方案	36.5 ～ 85.1	57.9 ～ 95.6
	血糖监测	93.5	67.8 ～ 97.8
	足部护理	—	95.0
	睡眠和休息形态	7.4 ～ 26.9	42.0 ～ 49.4

　　总体而言，造成社区糖尿病患者与住院糖尿病患者常见健康问题存在差异现象，可能与环境的改变、患者的病情及患者自身的家庭和社会因素相关。据此说明，对糖尿病患者的健康管理，应针对住院治疗还是居家治疗有所侧重，即患者住院期间的临床护理与居家治疗的社区护理内容应基于各自的常见问题有针对性地提供相应的护理措施，一方面能够有的放矢地满足糖尿病患者的需求；另一方面也可以减少人力、物力和经费的浪费，最大化地发挥护理人员的优势，为糖尿病患者提供更好的服务。

第三节　2 型糖尿病患者家庭层面的健康问题

　　2 型糖尿病病程长、治愈难度大、影响因素较多，相关临床研究发现，多数糖尿病患者自我管理行为能力较差，且患者自我管理行为与家庭功能之间呈正相关关系，患者家属的行为模式对患者有一定影响。患者在治疗期间得到家庭成员，尤其是配偶的支持，其治疗依从性也会相对提高，因此，提高 2 型糖尿病患者家庭功能在增强其血糖控制效果方面意义重大。以往已有许多学者开展 2 型糖尿病患者家庭层面的健康问题研究，但大多数都属于单一地区或单一人群的研究。为全面了解 2 型糖尿病患者家庭层面的健康问题，本部分通过系统的文献研究发现，糖尿病患者家庭层面的健康问题主要包括家庭沟通能力缺乏、家庭关怀度低和知识缺乏。

一、文献研究的数据来源

　　考虑到国内外医疗卫生服务体系的不同，以及文化差异，本研究以中国患者的研究文献为研究对象，采用文献计量分析进行文献的检索、整理和归纳总结。检索的数据库包括：①中文数据库，如中国知网、维普、万方、中国生物医学文献数据库；②英文数据库，如 PubMed、Embase 数据库。检索时间：第一次检索的时间是从各个数据库收录期刊起始时间至 2020 年 12 月；第二次补充检索了 2021 年 1 月至 2022 年 3 月的数据。中文数据库采用篇名和摘要途径进行检索，英文数据库采用主题词和自由词的方式进行检索。中文检索词有糖尿病、家庭、居家、护理、问题、诊断、健康问题、护理需求，英文检索词有 diabetes、nursing、home、family、problem、diagnosis、health problem、nursing needs。

文献的纳入标准：①研究对象，为中国 2 型糖尿病患者；②研究的议题，为护理问题或护理诊断；③现况调查或队列研究。

文献的排除标准：排除会议论文、征文、声明、通知和重复发表的文献。

以中国知网数据库为例，文献检索策略为：1#TI = 护理 AND 问题，2#TI = 护理 AND 诊断，3#TI = 护理 AND 评估，4#TI = 健康 AND 问题，5#1#OR 2#OR 3#OR 4#，6# 糖尿病，7#AB = 家庭，8#AB = 居家，9#7#OR 8#，10#5#AND 6#AND 9#。

二、2 型糖尿病患者家庭层面健康问题分析

家庭是人类的基本特征，也是人类获取社会支持的最基本单位，是家庭成员的成长及获得生存和发展技巧的重要支撑。因此，家庭类型、家庭结构、家庭功能和家庭的压力源和应对方式的改变都可能对其家庭成员的身心健康产生重要影响。

研究结果表明，2 型糖尿病发病的家庭聚集现象不仅仅是与遗传因素相关，还与家庭环境因素相关；家庭成员生活在共同的环境下，家庭成员之间的健康观念、生活方式和习惯，特别是不良生活方式在家庭成员间存在共性的问题。在遗传因素的基础上，家庭成员间不良生活方式的共性问题，进一步增加 2 型糖尿病家族聚集性发病的概率。因此，以家庭为单位，以存在糖尿病危险因素的高危人群开展基于家庭层面的健康教育和健康指导，也是 2 型糖尿病一级预防的重要举措。据报道，2 型糖尿病患者容易罹患焦虑症，除与疾病的影响和患者自身的因素外，很大程度上与家庭因素相关，如糖尿病患者的家庭经济收入、家庭稳定程度、家庭及朋友的支持程度等。此外，对家庭功能的研究发现，与健康人群的家庭功能相比，糖尿病患者的家庭功能显著下降。当家庭成员罹患糖尿病时，整个家庭需要投入大量的时间、精力和家庭收入来照顾糖尿病患者，对家庭也是一个新的压力源，影响家庭整体的健康状况和功能。此外，学者发现，糖尿病患者的家庭支持越好，其自我管理能力、自护能力及执行功能评分越好；家庭功能与糖尿病患者的健康状况、血糖控制水平及愈后有着密切的联系。

随着医疗体制改革和社区慢性病管理模式的不断深化，社区和家庭已经成为糖尿病预防和管理的重要阵地。糖尿病具有并发症多和终身性的特点，因此，糖尿病的管理和病情控制是一项长期任务。糖尿病患者的家庭是糖尿病管理的主要生活场所，家庭成员能提供持续性的照顾，一方面能降低糖尿病患者的再住院率和急诊频率，从而提高糖尿病患者的生活质量；另一方面能减少家庭的经济负担和照顾负担，从而能维护家庭健康及家庭成员的生活质量。

综上所述，糖尿病的控制需要医生、护士、患者及其家属共同努力，协同对抗疾病

带来的健康问题，以提高患者的自我管理能力，有效控制病情。糖尿病患者家庭层面健康问题的评估，特别是对家庭功能和家庭支持的评估可以及时发现有利于或不利于患者血糖控制和疾病控制的因素，可以作为家庭层面健康指导的依据，从而发挥积极因素的促进作用，控制消极因素的负面影响，共同协助糖尿病患者做好疾病的日常管理，减少糖尿病并发症和减轻家庭照顾负担，全面改善患者及其家人的生活质量。

（一）家庭功能

虽然现代医疗技术飞速发展，许多先进的现代化糖尿病管理工具得以研发，但是糖尿病患者的管理不仅受技术影响的影响，还受社会和家庭因素影响。其中，家庭功能是家庭层面最常见的问题之一，也是最值得关注的因素之一。家庭功能综合反映家庭的系统运行状况、家庭成员之间的关系及家庭的环境适应能力等，是家庭成员的沟通与情感联系、家庭规则及有效应对外部事件的重要支持。家庭的适应性和亲密度可为其家属的生理、心理和社会的健康全方位发展提供有利的环境条件。糖尿病需要终身的饮食控制、长期的药物治疗和持续的血糖监测，不仅需要糖尿病患者做好严格的自我管理，更需要其家庭成员的监督与支持，以改善患者的遵医行为和自我管理水平。2 型糖尿病患者家庭功能总体呈下降趋势。关注糖尿病患者的家庭功能，是提高糖尿病患者治疗依从性的重要措施，是提升糖尿病患者血糖控制水平、改善疾病预后、提高糖尿病患者生活质量的重要立足点。

1. 家庭功能的评估方法

（1）家庭关怀度指数测评表。家庭关怀度指数测评表又被称为家庭关怀度指数家庭功能评估表，是检测家庭功能的自评问卷，反映家庭成员对其家庭功能主观量化评价的工具。家庭关怀度指数家庭功能评估表在国外被广泛应用于临床研究和社区服务中，用于筛选功能有障碍的家庭，进行适宜的家庭咨询和治疗。该评估工具共包括两个部分，第一部分评估患者对家庭功能整体的满意度，第二部分用于评估个人和家庭其他成员之间的关系。患者对家庭功能整体满意度评估部分，包括 5 项测评内容："当遇到问题时，我能得到满意的家人帮助""家人能与我讨论各种事情并分担压力令我很满意""我的家人在我希望从事新的活动或发展时都能给予支持""当我情绪不好时，我的家人对我表示关心和爱护""我很满意家人与我相处的方式"。这 5 项内容依次反映了家庭功能的适应度（adaptation）、合作度（partnership）、成熟度（growth）、情感度（affection）和亲密度（resolve），每项测试内容有"几乎很少""有时这样""经常这样"3 个选项，依次分别记 0 分、1 分、2 分。若 5 项测试内容的总得分为 0 ～ 3 分，说明家庭功能严重障碍；若 5 项测试内容的总得分为 4 ～ 6 分，说明家庭功能中度障碍；若 5 项测试内容的总得分为 7 ～ 10 分，说明家庭功能良好。该评估表设计的问题少，评分容易，具有简单、快捷的特点，能快速地评价个体的家庭功能，适用于社区卫生服务管理的初次家庭访视。

（2）家庭功能评定量表（Family Assessment Device，FAD）。家庭功能模式（mcmaster model of family functioning，MMFF）认为，家庭的基本功能是为其成员提供生理、心理和社会方面健康发展的环境条件，有利于促进家庭及其成员的生理、心理和社会适应的发展。Epstein 等以 MMFF 为理论基础，编制了 FAD，主要适用于 12 岁以上的人群。国内学者对该量表进行了翻译和信效度检验，形成中文版的家庭功能评估量表。该量表包含 7 个维度，即问题解决（problem solve）、沟通（communication）、角色（roles）、情感反应（affective responsiveness）、情感介入（affective involvement）、行为控制（behavior control）和总的功能（general functioning），共有 60 个条目，各个条目采用 Likert 4 级计分法评分，1 分 = "完全不符合"，2 分 = "较不符合"，3 分 = "较符合"，4 分 = "完全符合"，部分条目反向计分，分别为 4 分、3 分、2 分、1 分。分数越高表示家庭功能越好。

2. 糖尿病患者家庭功能情况

家庭医学理论认为，家庭功能是家庭满足其成员各种需求的能力，主要表现为家庭成员之间的关爱、支持、情感沟通和共同承担生活压力和事件的能力。2 型糖尿病是慢性病，患者的家庭功能状况对于疾病的治疗效果和患者的身心康复尤为重要。

（1）糖尿病患者家庭功能评定量表评估结果分析。采用家庭功能评定量表对糖尿病患者的评估结果发现，与正常对照相比，2 型糖尿病患者的家庭在沟通、角色、情感反应和行为控制 4 个方面存在明显的功能缺陷或偏差。影响因素的分析结果显示，年龄对家庭的情感反应呈正向影响，即年龄越大，糖尿病患者家庭的情感反应越健全；年龄越大，患者对自身的家庭角色也适应越好。病程对家庭功能的影响具有正向与反向的双重性，一方面，随着患者病程的延长，患者在家庭的角色和沟通功能逐渐趋于稳定，另一方面，随着患者病程的延长，病情也渐进性的加重，给家庭增加了经济负担和照顾负担，患者也会因病情加重而产生焦虑和疲惫的心理，从而影响家庭的情感交流功能；病程较短的患者其家庭功能相对薄弱，主要与患者角色容易发生冲突或有效沟通不足相关。此外，当糖尿病患者健康状况不好时，患者的不良情绪反应也随之增多；患者家人方面，也会因为患者的负面情绪和沉重的家庭经济负担等而逐渐产生厌烦情绪，从而导致糖尿病患者的家庭支持有所下降，进一步影响患者的治疗的积极性和疾病控制效果。

（2）糖尿病患者家庭关怀度指数评估结果分析。对糖尿病患者的家庭功能评估结果总体相似，不同评估工具所得的评估结果在糖尿病的功能维度上略有不同；但是，大部分研究结果显示，很多糖尿病患者的家庭功能需要进一步改善。调查结果显示，2 型糖尿病患者的 APGAR 评分总体平均为 6.58 ～ 7.81 分，60.4% ～ 71.5% 的糖尿病患者家庭功能良好；但仍然有近 40% 的糖尿病患者家庭功能存在中度到重度的障碍。研究还发现，2 型糖尿病患者的自我管理行为与家庭功能 APGAR 评分呈正相关，自我管理行为的血糖监测、足部护理、普通饮食和特殊饮食 4 个维度得分与家庭功能 APGAR 评分呈正相关，而遵医嘱用药和规律运动维度的得分与家庭功能 APGAR 评分尚未发现相关性。由此可见，糖尿病患者的家庭功能对自我管理行为存在显著影响，家庭功能良好的家庭成员，能够指导或协助糖尿病患者实施自我管理，从而有利于控制血糖水平和预防并发症，对提高其生活质量具有重要的意义。这一结果也说明，糖尿病患者的家庭功能存在一定问题，应予以重视。

（3）家庭功能对糖尿病患者的影响。

A. 家庭功能对患者自我管理和遵医行为的影响。2 型糖尿病患者的家庭功能越好，其遵医行为越好。良好的家庭功能能够为糖尿病患者提供控制饮食、遵医嘱用药和合理锻炼的条件，也能够促进患者的行为习惯乃至家庭生活方式的改变，有利于提高患者的遵医行为，从而提高血糖控制效果。当家庭成员患有糖尿病时，家庭功能良好的家庭的成员会积极投入时间和精力来照顾和支持患者。随着年龄的增长，糖尿病患者的家庭功能与自我管理行为的相关性越强，可能与患者年龄增加后自身衰老速度加快，活动能力和记忆力逐渐下降有关。因此，年龄较大糖尿病患者对家人的依赖性较重，对来自家庭成员的关心和照顾需求更多；相应地，家庭功能对年龄较大患者的自我管理水平影响更大。特别是对于一些老年糖尿病患者，因其高龄所致的认知水平下降及文化程度偏低，年轻的家庭成员（子女或孙子）可根据老年糖尿病患者的存在问题搜寻或查询糖尿病相关保健知识，协助或监督糖尿病患者做好疾病的日常自我管理，主要内容包括日常的饮食控制、血糖监测和足部护理等。此外，糖尿病患者的家庭功能较好时，其家庭成员可给予足够的关心和照顾，能够改变糖尿病患者面对疾病的心态，增强自信心，从而能够严格遵守健康的生活行为方式，得到身心健康状况的改善。这提示早期对血糖控制不良的 2 型糖尿病患者进行家庭功能的评价，提供以家庭为导向的照顾，强化家庭功能，有助于血糖的控制。然而，规律运动与家庭功能没有显著的相关性，分析原因可能与糖尿病患者运动情况不易受到干预措施影响有关。此外，部分糖尿病患者可能因病情或正常衰老导致身体活动受限，患者家属仅能起到提醒的作用，而根本问题尚未得到解决。家庭功能对糖尿病患者遵医嘱用药情况没有显著影响，其原因尚待进一步探索。

B. 家庭功能对糖尿病患者饮食控制的影响。家庭功能较好的患者，发生饮食控制不良的比例较低；家庭功能中度到重度障碍的患者，发生饮食控制不良的比例较高。家庭成员间关系的亲密度有利于改善糖尿病患者饮食治疗的依从性，有利于糖尿病控制热量的摄入，这也是糖尿病防治的基础。2 型糖尿病患者多为中老年患者，文化程度相对较低，自我管理能力较弱，非常需要家庭成员的关心、支持、协助和监督。因此，改善糖尿病患者的家庭功能，对糖尿病患者血糖控制和规范化管理具有重要意义。

C. 良好的家庭功能有利于患者健康管理需求的表达。越来越多的研究证实，糖尿病患者的家庭功能处于良好状态时，有利于患者表达疾病健康管理相关的需求，患者的治疗依从性也高，从而能够达到良好的饮食与运动控制效果。糖尿病患者对健康管理需求的主观表达越强，其家庭成员更容易理解患者的需求，并给予针对性的家庭支持，从而能够改善患者的心理状态。糖尿病患者中老年患者的比重较大，而老年患者退休后因生理疾病增多、日常活动和社会交往减少，容易出现失落、恐惧、抑郁等负性心理，从而影响老年患者的生活质量。研究者也进一步证实，家庭功能障碍的糖尿病患者的生存质量评分也显著低于家庭功能良好的患者。由此可见，良好的家庭功能可能通过增强患者健康需求的表达意愿，从而改善糖尿病患者的心理状况和生活质量。

D. 家庭功能对糖尿病并发症患者情绪的影响。糖尿病患者在发生并发症时，常常因为病情的发展和躯体的不适症状，出现烦躁、易怒和焦虑等负面情绪。对老年糖尿病肾病患者的调查发现，其家庭功能处于中度障碍。出现并发症的糖尿病患者往往患病时间长、治疗费用高，随着病情的发展糖尿病患者的自理能力也越来越差，越来越需要家人的照顾或陪伴。然而，患者的负面情绪，照顾者的照顾负担加重，以及家庭经济压力的增大，最终导致家庭功能下降，进一步对疾病治疗产生不良的影响。家庭功能的正常发挥对个体适应社会、身心健康，特别是患者乐观情绪等方面都起着非常重要的作用。研究结果显示，良好的家庭适应度和亲密度能够保证老年糖尿病肾病血液透析患者在心情烦躁时能获得一定的心理支持。这说明家庭功能对糖尿病合并症患者情绪的影响应引起重视。

（二）家庭动力学因素

国外学者 Kuisma 等认为家庭是一个相互作用的系统，在这个系统中家庭成员间彼此相互作用，形成一种独特方式即家庭动力学。家庭动力学理论认为，疾病对慢性病患者的生理和心理造成双重打击，同时也作为一个应激源对慢性病患者的家庭造成影响，可能产生适应不良等家庭动力学障碍和相关的健康问题。家庭动力学是一套完整的理论体系，主要用于研究家庭内部心理过程、行为和沟通问题。通过对慢性病患者的家庭动力学评估，可分析患者的家庭特点和存在的健康相关问题，从而能够有的放矢地对患者的家庭给予护理与支持。

糖尿病患者的支持和依靠均来自家庭，家庭成员也是糖尿病患者的主要照顾者，家庭成员对患者的支持程度和照顾能力直接影响糖尿病患者的健康状况和疾病控制水平。家庭成员为患者提供温暖的家庭环境、和谐的家庭关系，可促使糖尿病患者积极地认识和对待疾病，有利于提高其自我管理能力和遵医行为。研究发现，基于家庭动力学理论的护理，能有效地控制糖尿病患者的血糖水平，延缓糖尿病的病程进展；基于家庭动力学理论的护理，在家庭成员的协助和监督下，更能针对性地协助糖尿病患者完善家庭支持体系，充分发挥家庭成员对糖尿病患者的支持、帮助和监督作用，提高糖尿病患者的自我管理能力，改善糖尿病患者的遵医行为，从而有效控制糖尿病的病情发展。学者倡导，建立糖尿病医生护士－患者－患者家庭成员的糖尿病协同监督管理体系，积极引导糖尿病患者的家庭成员参与患者的疾病控制过程，家庭成员可发挥监督员职能，与医护人员协同，为糖尿病患者提供及时的、有针对性的指导和帮助。

（三）家庭支持

家庭能够给予糖尿病患者情感和物质方面支持，家庭支持既包括家庭对糖尿病患者的经济支持，又包括家庭给予糖尿病患者的情感支持。家庭支持能够影响 2 型糖尿病患者的情感支持、遵医行为（如饮食控制、身体活动和用药）、血糖控制效果和康复保健等，对糖尿病患者的代谢异常控制具有积极作用。改善患者的家庭功能，使糖尿病患者家属参与到患者的治疗过程，并在治疗过程中发挥监督、协管和支持的作用，协同把患者血糖控制在理想水平，对预防并发症的发生有着重要意义。对患者的家庭功能及家庭支持的相关性分析结果显示，糖尿病患者的家庭功能的亲密度和适应性越好，家庭成员间的关系越亲密，则糖尿病患者获得的家庭支持越高，从而能够改善糖尿病患者治疗的信心和心理调节能力。

1. 家庭支持的评估方法

护理结局分类（nursing outcomes classification，NOC），是指社区、家庭和/或个人

对护理措施发挥作用后的一种感知、行为或状态，即能够在连续体进行测量的变量。护理结局分类的每个结局包括名称、定义、描述、与结局相关状态的指标及其李克特 5 分制度量尺度等一套资料。这些护理结局指标的资料能够帮助护理人员量化患者、患者照顾者、患者家庭或其社区的状态，并评价护理的效果。其中，家庭支持是指个体在接受治疗的过程中，家属对患者的陪同和情感支持。

国内学者以中文版《护理结局分类（第 3 版）》中"治疗过程中的家庭支持"的相关条目为依据，结合糖尿病患者治疗过程的特点，修改了相关的表述内容，形成糖尿病患者家庭支持状况评估工具。该评估工具包括 14 个条目，每项条目均采用 5 级评分法计分：从未 = 1 分，极少 = 2 分，有时 = 3 分，经常 = 4 分，始终 = 5 分。以 14 项条目的总分评价治疗过程中糖尿病患者的家庭支持情况，得分总分越高，说明糖尿病患者的家庭支持越好，满分为 70 分。若家庭支持总分大于 56 分，说明治疗过程中糖尿病患者的家庭支持程度处于良好水平；若家庭支持总分为 35 ～ 56 分，说明治疗过程中糖尿病患者的家庭支持处于中等水平；若家庭支持总分小于 35 分，说明治疗过程中糖尿病患者的家庭支持处于较低水平。

2. 糖尿病患者的家庭支持现状

总体而言，我国大多数糖尿病患者的家庭支持处于中等水平（93.10%），处于高水平或低水平的患者所占比例较低，这与中国的家庭结构相关。研究者发现，糖尿病患者在住院期间，主要由患者的配偶、父母或子女陪伴，都是患者最亲密的家庭成员，能够充分满足患者的情感需求。进一步对糖尿病患者治疗过程中的家庭支持各条目得分的分析发现，得分最高的条目是"家属表示希望支持患者"，得分较高的条目有"家属与患者保持交流""按患者的希望与其他家属联系""询问患者状况的信息""向患者的其他家属提供正确信息"和"询问患者治疗过程的相关信息"，说明糖尿病患者的家庭成员也渴望支持患者；但是，也有部分条目的得分较低，这可能与患者家属的相关糖尿病知识缺乏相关，无法为患者提供更好的家庭支持。综上所述，在治疗期间获得的家庭支持越多，糖尿病患者对糖尿病的认知越高，越能以积极的态度对待糖尿病，从而积极转变其自我管理行为和治疗的依从行为。

（四）糖尿病家庭照顾者的负担

由于病程长，糖尿病患者的治疗过程多在家庭。因此，在居家治疗期间，糖尿病患者的照顾与日常护理主要由家庭照顾者承担，家庭照顾者是患者主要的协助者、支持者和保护者。家庭主要照顾者通常是指与慢性病患者存在一定的血缘或地缘关系，非社会工作者、非专业的或非志愿的照顾者，且不需要支付费用且无条件照顾患者，协助患者应对疾病、担负患者日常生活照顾的个体。糖尿病患者随着病程的延长和并发症的出现，更依赖于家庭和社会的帮助，其中，家庭照顾成为糖尿病患者病情控制和改善患者生活质量的重要途径。然而，糖尿病患者的照顾是一项不间断长期的工作，家庭照顾者不仅要减少个人的学习或工作和社交时间，也会因为知识缺乏消耗更多的时间、精力和经济成本，从而引起家庭照顾者的焦虑和沮丧等负性心理反应，严重时可影响家庭照顾者自身的健康状况及其对糖尿病患者的照护质量。研究者发现，糖尿病患者家庭主要照顾者的身心健康也不容乐观，应引起医护人员的关注，并给予有效的指导。

1. 家庭主要照顾者照顾负担的评估方法

以往研究主要采用疾病负担量表（the family burden scale of disease，FBS）评估糖尿病患者家庭主要照顾者的照顾负担。疾病负担量表由四川大学护理学院翻译、改编而来，包含 6 个维度，24 个题目，即疾病家庭经济负担（含 6 个条目）、患病对家庭日常活动的影响（含 5 个条目）、对家庭娱乐活动的影响（含 4 个条目）、对家庭关系的影响（含 5 个条目）、对家庭成员躯体健康的影响（含 2 个条目）、对家庭成员心理健康的影响（含 2 个条目）。每个条目均采用 3 分制评分，即 0 分 = 没有负担，1 分 = 中度负担，2 分 = 沉重负担，得分越高说明照顾负担越重。疾病负担量表从时间依赖性、发展受限性、躯体性、社会性和情感性方面全面反映糖尿病患者主要家庭照顾者的照顾负担情况。

2. 糖尿病患者家庭主要照顾者的照顾负担现状

糖尿病患者的照顾工作综合而复杂，包括时间上的制约、饮食控制、血糖监测、低血糖的预防与应急处理以及胰岛素的注射等。这些照顾工作都会给糖尿病患者的主要照顾者带来巨大的身心压力。研究显示，88.8% 的糖尿病患者家庭主要照顾者存在中度到重度的照顾负担，首先得分最高的是经济负担，其次是家庭日常活动负担，再次是家庭娱乐活动负担，随后依次为家庭成员心理健康、家庭成员躯体健康和家庭关系负担。2 型糖尿病患者需要终身治疗，全面对疾病进行综合管理，这些均需要巨大的经济支持。然而，部分糖尿病患者的医保不容乐观，特别是农村患者或没有工作的糖尿病患者。另外，部分糖尿病患者因病情控制需要口服降糖药和皮下胰岛素注射联合用药，药物的种类和数量的增加，在一定程度上也增加患者医疗费用开支。糖尿病患者家庭主要照顾者中，近 60% 的患者照顾者仍然处于在职状态，平时不仅要承担糖尿病患者的照顾工作，还要承担工作任务，双重压力导致照顾者的负担较重。糖尿病患者家庭主要照顾者已经存在轻度的焦虑和抑郁症状，在一定程度上影响其生活质量。因此，医护人员在对糖尿病患者管理的同时，也应多关注其家庭照顾者的身心健康，并有针对性地提供信息咨询服务，帮助照顾者减轻照顾负担和缓解照顾压力，从而改善糖尿病患者主要照顾者的生活质量。

3. 糖尿病患者主要照顾者照顾负担的影响因素

（1）糖尿病患者方面的影响因素。糖尿病患者的自我管理能力、医药费用开支直接影响患者主要照顾者的照顾负担。患者的自我管理能力越好，其照顾者的照顾负担越小，两者呈负性相关，即糖尿病患者的自我管理能力越差，其主要照顾者的照顾负担越重。糖尿病患者需要长期的治疗和管理，当患者自我管理能力较差时，患者的日常生活照顾需求则增加，意味着家庭照顾者照顾患者的工作量则增加，这将很大程度上占用主要家庭照顾者的时间和精力。因此，照顾者自身的工作和社交娱乐活动也会相继减少，导致其承受的身心负担较重。有效的血糖控制可以维护患者的自我照顾能力，是降低家庭照顾负担的根本。糖尿病患者的治疗开支也是家庭照顾者照顾负担的主要影响因素之一。家庭系统理论、家庭动力学理论均认为，家庭资源是家庭对应激源或家庭压力事件有效应对的关键制约因素。若家庭资源充足，则应对效果好；反之，家庭资源缺乏，则会引起家庭失衡，甚至产生家庭危机。糖尿病病程长，且并发症多，糖尿病患者的家庭常常要承担昂贵的医疗费用，特别是农民或退休者其本身经济收入少，家庭收入与支出失衡，从而因家庭经济窘迫而加重家庭照顾者的照顾负担。随着人口老龄化的趋势加剧，诸如此类问题日益凸显。这就要求政府层面进一步完善医疗保健制度和管理内容，借助医疗保险、政府福利和社会支持等方式降低该类患者的经济负担。

（2）家庭照顾者方面的因素。糖尿病患者家庭照顾者的职业、年龄及其身体健康状况对照顾负担的影响较大。职业是个体一个重要的人口学因素，直接影响家庭照顾者的经济收入、医保类型和社会地位。以往调查结果显示，糖尿病患者的家庭照顾者50%以上为农民，其经济收入和文化程度相对较低，对疾病和糖尿病患者的日常管理相关认知均较低，所以在照顾糖尿病患者时所承受的照顾负担相对要重。对糖尿病患者照顾者年龄对照顾负担影响的分析发现，年龄在 55 ～ 75 岁的家庭照顾者其照顾负担较高，而 76 ～ 85 岁的家庭照顾者其照顾负担最低。在前者中，部分照顾者尚未退休，既要应对工作任务，又要忙于照顾糖尿病患者，加之刚进入或已处老龄阶段，体力趋于不支造成照顾负担较重。此外，55 ～ 75 岁的家庭照顾者往往还要帮助子女照顾孙辈，这也是家庭照顾者主要的照顾负担之一。家庭照顾者的身体健康状况，特别是慢性病的患病情况对其照顾负担有直接的影响。研究结果证实，患有慢性病的家庭照顾者其照顾负担较无慢性病的家庭照顾者高，可能与照顾者自身身体状况较差，对照顾负担的感知程度高相关。

此外，糖尿病患者家庭主要照顾者的糖尿病相关知识水平与其照顾负担呈负相关，即家庭照顾者糖尿病知识的掌握程度越好，其感受到的照顾负担越小。糖尿病患者的照顾不仅局限于基本的日常生活照顾，由于糖尿病控制涉及药物治疗、饮食管理、运动管理、血糖监测及心理护理的方方面面，其照顾还应满足糖尿病患者长期管理的需求。家庭主要照顾者的糖尿病相关知识水平决定其对糖尿病的正确认知，从而影响家庭主要照顾者对糖尿病患者管理能力和照顾水平，这符合"知信行"理论特点。

综上所述，一方面，糖尿病对患者及其家庭而言是一个应激的压力源，可能造成家庭功能的改变；另一方面，良好的家庭功能和家庭支持有利于糖尿病患者得到相应的照顾，可改善患者的遵医行为、情绪和心理状态，最终影响糖尿病患者的疾病控制情况和生活质量。家庭照顾者对糖尿病患者的日常管理至关重要，但是其照顾负担、身心健康状况不容乐观。因此，糖尿病社区规范化管理，也应关注患者家庭主要照顾者的身心健康，将糖尿病患者家庭照顾者纳入糖尿病患者的健康教育与健康指导对象中，通过提高糖尿病患者及其家庭主要照顾者的疾病认知和管理能力，强化糖尿病患者的自我管理能力和家庭主要照顾者的照顾技能，通过协同合作来减轻糖尿病患者家庭照顾者的照顾负担，提高糖尿病患者及其照顾者的健康水平和生活质量。

第四节 2型糖尿病患者医联体护理与管理模式

一、文献研究的数据来源

本研究以中国患者的研究文献研究对象，采用文献计量分析进行文献的检索、整理和归纳总结。检索的数据库包括：①中文数据库，如中国知网、万方、维普、中国生物医学文献数据库；②英文数据库，如PubMed、Embase数据库。检索时间是从各个数据库收录期刊起始时间至2021年4月。中文数据库采用篇名和摘要途径检索，英文数据库以主题词结合自由词的方式。中文检索词有糖尿病、2型糖尿病、医联体、护联体、三位一体、医院－社区－家庭、延续护理、连续护理、过渡期护理、一体化管理、分级诊疗。英文检索词有diabetes、type 2 diabetes mellitus、medical cluster、conjoined nursing、hospital-community-family linkage management medical association、nursing association、hierarchical medical continuing care等。

文献的纳入标准：①研究对象，为中国糖尿病患者；②研究的议题，为医联体或护联体管理。

文献的排除标准：排除会议论文、征文、声明、通知和重复发表的文献。以中国知网数据库为例，文献检索策略为：1# TI＝糖尿病 AND 医联体，2# TI＝糖尿病 AND 护联体，3# TI＝糖尿病 AND 三位一体，4# TI＝糖尿病 AND 医院－社区－家庭，5# 1#OR 2#OR 3#OR 4#。

文献分析显示，在我国，基层医院占80%，大型医院的比例甚少，形成金字塔形结构，但医疗资源却多集中于为数不多的三级核心医院中，形成医疗资源与患者就医的倒金字塔形结构。为了缓解我国卫生资源配置的结构性矛盾，推动建立合理有序分级诊疗模式，学者纷纷开始探索符合中国国情的医联体、护联体模式。

二、医护综合团队管理模式

近年来，国家大力推行以基层医疗卫生机构为主的糖尿病防治工作。2015年《关于做好高血压、糖尿病分级诊疗试点工作的通知》（国卫办医函〔2015〕1026号，2015年11月17日发布）明确了基层医疗卫生机构负责高血压和糖尿病的临床初步诊断，按照疾病诊疗指南和规范制定个体化、规范化的治疗方案；同时鼓励社区卫生服务中心与上级医院构建医联体，创建合理分工协作机制，引导糖尿病的防治结合和关口前移，逐步实现社区首诊、双向转诊。据此，许多机构和科研团队尝试了基于医联体、多学科团队和互联网平台开展糖尿病医护综合团队管理模式的探索，并取得较好的效果。

（一）多学科团队管理模式在糖尿病患者中的应用

多项糖尿病管理指南提出，糖尿病患者应接受由专科医生、营养师、护理师等集一体的多学科医疗团队的长期随访，随访方式联合采用门诊随访与诊间电话追踪；在糖尿病长期管理过程中，发挥多学科医疗团队管理的优势，充分调动患者治疗的积极性，从而提高糖尿病的控制效果。国内学者黄华磊等依托于太仓经济开发区社区卫生服务中心及其下属的社区卫生服务站开展多学科联合管理模式的探索，取得很好的效果。该模式借鉴厦门"三师"共管模式和上海六院医院 – 社区一体化模式的经验，在社区卫生服务站组建由全科医生、糖尿病专科医生、营养师、心理咨询师和运动康复理疗师共同参与的家庭医生服务团队，为社区糖尿病患者制定多学科联合干预方案。该团队中，专科医生负责给患者制定个体化的降糖方案，每月与患者面对面随访 1 次；全科医生负责全程跟踪随访管理患者，指导患者用药，督导患者定期监测血压、血糖和血脂等，并分析血糖波动的原因，指导患者用药，如血糖继续波动应联系专科医生或转诊；营养师负责指导患者正确饮食；运动康复理疗师负责原先计算患者训练靶心率［训练靶心率 =（220 – 实际年龄）×（60% ～80%）或靶强度分级13 ～14分为宜］，教会患者如何运动；心理咨询师负责告知负面情绪对血糖的影响，对患者进行心理测评，并对有明显焦虑、抑郁的患者进行个体化心理辅导等。

多学科联合干预方案包括健康行为饮食指导、集体认知行为疗法和运动疗法。①健康行为饮食指导。遵循简单性原则，于患者就诊 1 周内制定个体化的能量摄入方案、近期目标、远期目标，采取群体授课、个体化指导和方法饮食指导科普读物等指导患者少喝烈酒、少喝浓茶、戒烟、避免过度劳累与情绪激动、生活规律、减轻体质量、控制饮食。②集体认知行为疗法。指通过认知重建、应急管理和示范等来帮助患者消除与糖尿病有关的痛苦，提高患者的应对技巧，促进患者的自我管理，改善血糖控制水平。该方案由身心医学专业医生和内分泌专科医生负责，训练的内容主要包括认知影响情绪和行为的方式、应激与代谢控制的关系、糖尿病并发症及其预后及糖尿病与社会因素，每周训练 1 次，每次 1 h，连续治疗 4 周。③运动疗法。主要采取有氧训练，如踩车、上下楼梯、快步走或八段锦。训练靶心率保持在（220 – 实际年龄）×（60% ～80%）（或靶强度分级为 13 ～ 14 分）为宜。训练中维持靶强度至少 40 min，每天 1 次，每周 3 ～ 4 天。训练前要做 10 min 的准备活动。

经实证研究证实，多学科联合管理模式一方面通过专家的权威性增强了糖尿病患者到基层就诊和参与糖尿病管理的意愿；另一方面，专家团队有利于提升全科医护人员的专科诊疗水平，促进分级诊疗有效实施。同时，将基层糖尿病相关指标外送至三级医院实验室检验，确保随访检查结果的准确性和互通互认，使糖尿病患者在基层就能享受一站式糖尿病诊疗服务，有效降低患者的就医成本，提高患者的依从性，实现综合医院与基层卫生服务机构持续有效地共同合作管理糖尿病。

与多学科团队管理理念下，还有些机构尝试或探索了"全科 – 专科"分级诊疗协作管理模式、家庭医生团队一体化的管理模式等。核心观点是组建全科 – 专科相结合的多学科团队，各自发挥专业特长，从糖尿病患者管理的 5 个维度全面实施干预，从而提高糖尿病患者的健康管理效果和生活质量。不同机构在多学科团队管理模式探索中，纳入的研究人员有所不同，整体而言涵盖了内分泌科医生、糖尿病专科护士、营养师、心理咨询师、眼科医生、肾内科医生、伤口造口师、神经内科医生、全科医生、中医医师、社区护士和康复理疗师等等人员。

（二）多元机构一体化的糖尿病管理模式

社区是糖尿病防治的主要场所，但是我国社区医生服务医疗设备有限、技术力量相对薄弱、发展存在不平衡等问题，从而导致糖尿病管理的系统性和全面性较为局限。综合医院具有较好的医疗设备和诊疗技术，但由于人力资源的限制，难以开展广泛的患者院外管理工作。据此，许多地区、机构和学者针对糖尿病的系统管理开展了多位一体的探索，其中多元机构的医护一体化模式是研究较多的一种，符合我国医疗体制改革的精神和糖尿病患者管理的需求，具有较好的应用前景。

关于多元一体化的研究根据组合的机构不同，模式也有所不同，诸如医院－社区－家庭一体化管理模式、疾控中心－综合医院－社区卫生服务中心一体化管理模式、三级医院－二级医院－一级医疗卫生服务机构医联体模式、医院－社区患者一体化管理模式、县乡村一体化管理模式等模式，其中医院－社区－家庭一体化管理模式研究较多，应用也较为广泛。

1. 医院－社区－家庭一体化管理模式

医院－社区－家庭一体化管理模式遵循优势整合、资源互补的原则，组建一体化管理团队，并分工负责糖尿病患者的健康管理。以刘芳等构建的糖尿病患者医院－社区－家庭一体化互动管理模式为例，医院－社区－家庭一体化互动管理团队包括医院糖尿病多学科管理小组、社区糖尿病管理随访小组和居家照顾协管组。医院糖尿病多学科管理小组以内分泌科医生、糖尿病专科护士和营养师为核心成员，以心理咨询师、眼科医生、肾内科医生、伤口造口师和神经内科医生和糖尿病联络护士为辅助。社区糖尿病管理随访小组以社区全科医生和社区护士为核心成员。居家照顾协管组以患者的家属或长期陪护人员为主体。在管理过程中，三个小组分工协作。医院糖尿病多学科管理小组的职责分工：①糖尿病患者住院期间的诊疗和教育；②制定糖尿病患者出院后的管理方法；③解决社区糖尿病管理中心存在的疑难问题；④开展社区医护人员糖尿病专业知识和技能的系统化培训；⑤制定双向转诊制度、标准及流程，及时安排双向转诊；⑥协助社区建立糖尿病健康小屋和患者网络管理平台等；⑦定期与随访小组沟通交流，指导并协助其管理工作；⑧定期下社区开展专题讲座、义诊等活动。

社区糖尿病管理随访小组的职责分工：①糖尿病患者的筛查、登记和建档，并将患者资料录入信息网络管理平台；②制定糖尿病患者的社区随访制度，并按时开展电话随访、上门访视和预约门诊等；③承担居家照顾协管人员的培训、指导和咨询工作；④负责双向转诊工作；⑤开展糖尿病患者的健康教育、并发症筛查、知识讲座、经验交流等；⑥定期与上级医院、居家照顾协管人员沟通交流。居家照顾协管小组负责指导、协助并督促糖尿病患者的自我管理，并及时记录和反馈患者的情况。

实证研究证实，三位一体化的管理模式可紧密结合综合医院、基层医疗卫生服务机构和患者家庭，整合了综合医院的技术优势和社区及家庭的高辐射性优势，能够使糖尿病患者接受到便捷、优质的服务，提升糖尿病患者定期随访和长期干预的可及性。

2．疾病预防控制中心－综合医院－社区卫生服务中心一体化管理模式

疾病预防控制中心－综合医院－社区卫生服务中心一体化管理模式是南京市疾病预防控制中心针对糖尿病并发症筛查推广存在的困难提出的一种新型模式，在传统综合医院与基层医疗卫生机构合作的基础上，加入疾病预防控制的资源，对糖尿病患者进行一体化的管理。该模式中，三方机构的职责：①疾病预防控制中心，负责总体组织管理和质量控制；②综合医院，负责专科技术支持；③社区卫生服务中心，负责糖尿病患者的治疗管理，至少配备 1 名全科医生和 1 名社区护士负责糖尿病患者管理工作，全科医生负责患者治疗方案的调整，社区护士负责患者的定期随访、并发症筛查、健康教育、患者的双向转诊及配合上级医院专家巡诊等。管理的内容包括随访管理、双向转诊、专家巡诊、健康教育与患者的自我管理。与医院－社区－家庭的一体化管理模式相比，糖尿病患者随访管理和双向转诊的类似；不同之处在于专家巡诊由疾病预防控制中心组织，综合医院内分泌科专家定期到社区卫生服务中心开展糖尿病患者治疗方案和并发症风险评估的指导，并对社区全科医生和护士进行技术带教；糖尿病专科护士主要负责协助解决社区糖尿病患者管理过程中存在的问题。巡诊频次要求每季度至少 1 次，巡诊专家由综合医院选派，每次选派 1 名副主任医师及以上职称的医师和 1 名专科护士。该模式充分利用疾病预防控制中心、综合医院和社区卫生服务中心各自的优势，在糖尿病管理的基本公共卫生服务模式和"5 + 1"模式（5 项具体管理目标和 1 项定期糖尿病并发症筛查）之间寻找一个平衡点和结合点，一方面解决国家基本公共卫生服务项目患者病情管理效果不显著的问题，另一方面解决"5 + 1"模式患者支付费用较高而难以覆盖更多人群的问题。

3．基于互联网的多元一体管理模式

互联网实效性强、运用便利，在医疗卫生行业得到广泛应用，特别是在医患沟通、护患沟通和患者的远程管理方面体现了巨大的优势。借助移动通信技术和智能电子设备，国内许多机构和学者尝试了基于互联网的慢性病管理模式研究，如单一 App 模式、产品＋服务＋服务平台型模式、智能硬件＋后台算法＋App 模式、线上线下资源整合的 O2O 模式，以及互联网＋糖尿病管理云平台模式等。

以常州市第二人民医院与某软件公司联合开发的"互联网＋糖尿病管理云"平台为例，该类管理平台具有医护端和患者端。患者的平台端即患者登录端口，可通过身份证和手机号进行注册和登录；医护端供医护人员登录系统查看所管理患者的就医信息，并可实现通过平台对患者进行随访。该平台包括资源库、游戏互动和评价 3 个版块。

资源库版块包括 3 个模块：①健康档案。用于建立患者的档案，内容包括个人信息、家族史、既往史、生活史、疾病史、病情监测数据、处方管理等。监测指标包括空腹血糖、餐后 2 h 血糖、糖化血红蛋白、血脂、肾功能和眼底病变。患者所需要监测的指标和监测的间隔时间由医生根据患者的病情调整，同时设置相关监测指标的警戒值。②知识教育。提供糖尿病健康教育的相关知识。③线上问诊。患者根据自身病情需要在线咨询医护人员。

游戏互动版块包括 3 个模块：①线上签到。患者可通过每日签到获取积分，该积分可用于线上互动游戏。②互动游戏。围绕糖尿病饮食、运动、教育、药物和监测设计闯关游戏，闯关结束时可获取相应的积分，积分可以换取实物奖励。③亲友共享。与亲友在线分享自己的成绩。

评价版块包括 2 个模块：①多维评测。平台根据患者所录入的健康档案自动进行评价。②线上随访。系统结合预警值对患者进行病情的正常、轻度异常、中度异常和重度异常的分类，给予不同颜色的提示，并推送给患者下次随访的时间。"互联网 + 糖尿病管理云"的管理团队成员涵盖综合医院的内分泌科医生、糖尿病专科护士、营养师、运动康复师、社区医生和社区护士，多元医护一体化对糖尿病患者实施管理。由内分泌科医生、营养师和运动康复师为患者制定治疗方案，专科护士根据治疗方案制订护理计划，并就降糖药、胰岛素注射、血糖监测方法和云平台使用方法等进行一对一培训，患者出院后转介给社区卫生服务机构，由社区医生、社区护士负责对该患者进行个案管理。

在糖尿病互联网管理平台的基础上，江西省萍乡市探索了"互联网 +"技术优化医养护模式，该模式在传统的医养护模式的基础上借助互联网技术的优势，将综合医院与社区联动，集合社区全科医生、社区护士、糖尿病专科医生、糖尿病专科护士、营养师、心理咨询师、运动康复师于一体，基于互联网 + 技术对老年糖尿病患者进行监测、管理和随访。具体内容包括：①基础管理。社区护士负责给患者建立健康档案，每 2 周监测空腹及早餐后的血糖，掌握患者的健康状况变化并做好记录；社区全科医生定期开展随访，评估患者的用药情况和控制情况，给予患者个体化的治疗和健康危险因素指导；有病情变化时，提供转诊预约服务。②营养指导。营养师每月开展 1 次大讲堂教育，强调糖尿病饮食管理的重要性，给患者制定个性化的食谱。③专科管理。糖尿病专科护士每月开展 2 次小组教育，结合反示教法强化胰岛素正确的注射方法和规范性，强调血糖监测的重要性，解答患者糖尿病管理存在问题，提高其遵医行为。④运动康复指导。康复师每月开展 1 次小组运动指导，内容包括如何运动及运动的注意事项，特别是老年患者的运动注意事项。⑤心理指导。由管理小组成员每月开展 1 次心理评估，加强对存在负面情绪患者的沟通，实施心理干预，提升患者的自我管理能力。⑥"互联网 + 技术"优化。基于社区建立基站，社区护士将患者的社区监测数据传输到上级医院的血糖管理平台，糖尿病专科护士负责数据管理，根据传输的数据将患者进行分层管理；当血糖不高于 3.9 mmol/L 或不低于 16.7 mmol/L 时，红灯预警，立即与社区医护人员联系，启动远程急会诊流程，根据患者的情况重新制定患者的治疗方案，必要时转诊住院治疗；当血糖值为 3.9 ～ 4.4 mmol/L 或 10.0 ～ 16.7 mmol/L 时，黄色预警，社区医护人员应增加患者的监测频率，加强对患者的饮食和运动指导，必要时全科医生应调整患者的用药，叮嘱家属对患者的支持与照顾；当空腹血糖为 4.4 ～ 7.0 mmol/L、早餐后 2 h 血糖为 4.4 ～ 10.0 mmol/L、糖化血红蛋白小于 7% 时，提示血糖控制达标，维持常规管理。实证研究结果证实，该模式不仅可以促进糖尿病患者参与疾病的管理，还可促进团队成员之间的互动交流，制定新的糖尿病管理方案，改善疾病的控制情况。对糖尿病患者而言，"互联网 + 技术"优化医养护模式能够提供同质化的延续护理，能预防或延缓并发症的发生，提高患者的生活质量，减轻家庭和社会的负担，对远期目标的实现具有深远意义。对基层卫生服务机构而言，该管理模式可方便、快捷地实现与上级医疗机构专科团队的对接，对方能给予专业化的指导，为糖尿病患者的管理提供充分的医疗和技术保障，有助于长期照护和管理质量的提升。于医院而言，可充分发挥优质医疗资源优势，拓展院外服务业务，特别是延续护理服务，实施院内院外相结合的管理模式。

综上所述，"互联网 + 医联体"能更好地实现大医院医疗资源的下沉，达到医疗资源的合理配置和信息的互联互通，并且能节省医疗资源。目前较成熟的"互联网 + 医联体"建设经验主要来自城市三甲医院，医疗技术精湛、医疗资源丰富和经费支持充足是推动"互联网 + 医联体"建设的核心保障。核心思想是通过紧密型医联体使优质医疗资源下沉，逐步实现基层首诊、双向转诊、急慢分治、上下联动的分级诊疗模式。对于分级诊疗制度现状，肖淑珺等采用优劣势（strength-weakness-opportunity-threat analysis，SWOT）分析法探讨了其优势、劣势、机会和挑战。

分级诊疗的优势：①有利于提高糖尿病患者的跟踪随访，及时控制并发症。②社区卫生医院服务水平提高。分级诊疗的大策略下，可充分调动资源，加强三级医院对社区医院的培训教育和政府的资源划分，形成由医院、社区卫生服务中心、患者共同组成的慢性病长效管理机制。③社区机构覆盖，居民方便就医，社区医生与患者关系紧密。社区医院通过举办讲座、测量血压等增加了与老年人接触的机会，使老年人的社会关系更加紧密。

劣势：①社区医生数量不足，医疗水平参差不齐。②患者就医、社区医院对病情的判定及与上级医院的衔接均受限。

机会：①国家政策的实施有利于形成规范。分级诊疗模式是国家大力推广的政策，有利于实现机构各司其职，分工明确，实现利益和责任一体化，这是深化医疗改革的重要内容。②大力发展全科医学，符合老龄化社会的发展趋势。

挑战：①居民对全科医生的信任度不足，与医疗资源分布、患者的就医观念和习惯等相关。②全科医生岗位的吸引力不足，与医患纠纷、基层的薪资水平和职称升级制度等相关。

由此可见，当前分级诊疗制度存在一些挑战，但是坚持轻重分型、急慢分治的原则，便可以增加患者的受益度，提高患者的血糖管理水平和对管理的依从性。

三、护联体管理模式

在医联体运行中，护理服务是其重要组成部分。2016 年 12 月，常州市第二人民医院将医联体作为突破口，以"南丁格尔 +"理念为指导，创新开展了护理联合体建设（简称护联体）。通过成立医院基层护理组，构建服务体系，展开多种形式的调研，了解基层护理服务需求。针对基层需求组建护理专业团队、运用护理信息化平台、实施项目培训、拓展护理延伸服务。护联体紧密联合医联体，在"南丁格尔 +"理念的指引下，运用于 2 型糖尿病患者以建立系统连续的健康服务体系，实现糖尿病患者的一体化管理。在此基础上，国内许多机构和科研团队探索了基于护联体的糖尿病患者一体化管理模式或"互联网＋延续护理"的探索。

（一）多元一体化的护理管理模式

基于多元化医联体、医护一体化管理模式取得的成功经验，许多机构和科研团队也非常关注护理人员在糖尿病患者管理中的作用，继而探索了医院－社区－家庭护理管理模式、全科－专科护理管理模式和综合医院－基层医疗卫生机构联合护理管理模式等，其中以医院－社区－家庭护理管理模式研究较多，且内容更加全面，成效显著。

在多元一体化护理管理团队方面，常见的团队成员组成有综合医院护理部分管人员、内分泌科护士长、门诊护士和专科护士，社区卫生服务机构的社区护士及糖尿病患者的家庭成员组成。在职责分工方面，医院护士主要负责建立糖尿病患者个人档案和微信群，轮班值守回复患者的问题，定期与社区护士及糖尿病患者联系，了解糖尿病患者居家用药、饮食、运动、血糖控制及依从性等情况，并将患者的病情变化情况及时反馈给医生，同时上传信息管理平台；社区护士负责糖尿病患者的家庭访视、组织社区糖尿病患者的健康教育，鼓励家属参与，强调规律用药、科学饮食、适当运动对疾病控制的重要性，给糖尿病患者讲解自我管理的方法，提高患者及其家属的认知度；家庭护理由糖尿病患者家属或主要照顾者承担，主要负责记录患者的用药及饮食情况，协助糖尿病患者做好饮食控制和锻炼。多项研究结果证实，医院－社区－家庭三位一体的护理模式可为糖尿病患者提供医院、社区和家庭无缝隙对接式护理服务，能够充分发挥医院、社区和家庭的资源，促进糖尿病患者的病情管理水平，具有加强的连贯性和持续性。此外，医院－社区－家庭三位一体化模式中，医院可以发挥教学、培训和指导作用，社区可以发挥链接医院及家庭的桥梁作用和健康教育作用；糖尿病患者家属及其家庭照顾者既可以搭建护患沟通的纽带，又可以监督或辅助糖尿病患者进行自我管理。但是，该模式尚存在保险补偿机制、合作评价等问题，仍需要进一步探索。

（二）基于"互联网＋延续护理"管理模式

2 型糖尿病尚无根治性治疗方法，多数患者出院后受血糖控制方案的繁杂性和并发症的影响而丧失自我管理的信心，进而影响血糖控制效果和生活质量。在医院－社区－家庭护理管理模式的研究基础上，学者们继续探索了医院－社区－家庭延续护理模式及基于互联网的延续护理模式等。

基于"互联网＋延续护理"管理模式多借助医联体实施，管理团队成员以专科护士、社区护士和家庭联络员为主体。护理管理内容上，根据糖尿病患者的就诊过程可以分为医院出院前护理、社区护理和家庭护理三部分。出院前护理，由医院护士负责，每周为患者开展健康教育讲座 1 次，普及糖尿病疾病和管理的相关知识。社区护理主要由社区护士负责，定期随访了解患者的基本情况，并与专科医生、专科护士和全科医生探讨患者管理情况和护理方案，定期指导患者及其家属。家庭护理主要由经过培训的家庭成员负责，主要督促患者合理饮食、规律作息和适量运动，配合医院和社区护理管理。网络平台的运用方面，不同的机构结合所在医院的资源有所不同，主要有 App、微信群、微信公众号和医院管理平台等几种方式。除传统的患者信息共享外，糖尿病延续护理借助网络平台充分发挥糖尿病专科护士的作用。例如，由糖尿病专科护士定期通过网络平台开展线上健康教育、指导和咨询等服务，还可以实现线上的远程会诊等功能，实现护理服务的专全结合优势，最大限度地提升糖尿病患者的健康管理水平。

第七章　医联体背景下冠心病患者护理与管理模式

冠状动脉粥样硬化性心脏病（atheroslerotic coronary artery disease）简称冠心病，又被称为缺血性心脏病，是临床最常见的心血管疾病类型。《中国心血管病报告 2019》报道，心血管病现患患者数达 3.3 亿人，其中冠心患者数达 1 100 万人。冠心病已成为居民因病死亡的头号杀手，占居民因病死亡构成比的 43% 以上，并正加快向年轻人群蔓延。与此同时，冠心病的高患病率、高致残率、高复发率和高病死率也给家庭及社会带来沉重的经济负担。调查研究结果显示，心血管疾病患者的住院费用增长率已超过我国 GDP 的增长速度，中国心血管病负担日渐加重，冠心病已成为重大的公共卫生问题，有效防治心血管病刻不容缓。

目前，在慢性病管理上，医院与社区、家庭呈脱节状态，缺乏对慢性病管理形式、体系、内容等认知，导致患者无法得到长期专业照护及指导，影响病情恢复。2015 年，《国务院办公厅关于推进分级诊疗制度建设的指导意见》明确要求实行分级诊疗，三级医院主要负责危重症和疑难杂症的救治，健康管理是下级和基层医疗机构的工作内容。近年来，三级医院通过率先开展"胸痛中心"等冠心病规范化治疗模式，显著提高了急性冠心病患者的救治率，开展经皮冠状动脉介入治疗（percutaneous coronary intervention，PCI）的住院患者死亡率为 0.23%，远低于美国 PCI 住院患者 2.7% 的死亡率。心脏作为人体的重要器官，急重症冠心病的成功救治，让更多慢性轻症的患者对三级综合医院趋之若鹜，使大医院人满为患，且无上下级医院转诊患者的优先政策等系列成熟的机制给予保障，患者更倾向于直接到三级医院就诊。即使三级医院建议其前往基层医疗机构，医生和患者也不知道具体该到哪家医院，造成上下级医院"双向转诊"的困难。

医联体是我国现阶段医疗体制改革的新举措，可有效提高医疗资源的利用率，实现有序就医。医联体涵盖不同级别医疗卫生机构的区域内医疗机构联合体，通过推进建立大医院带动社区的服务模式及医疗、康复、护理有序衔接的服务体系，构建分级诊疗、急慢分治、双向转诊机制，以保障医联体内医疗服务的连续性。目前，已有多项研究证实，医联体背景下冠心病患者的护理与管理模式不仅能够在住院期间帮助患者缓解生理症状，同时能为患者提供有效延续性护理照护，将医院、社区及家庭管理贯穿于冠心病患者疾病恢复的整个过程，从而增加患者有关冠心病治疗、护理及康复的知识和技能，使患者能够进行有效的自我管理，最终达到延缓冠心病的进展及防止并发症发生的目的。因此，本章节旨在通过文献检索与分析，了解当前我国冠心病患者存在的健康问题及医联体背景下冠心病患者的护理与管理模式，以期为住院和社区冠心病患者的健康管理和疾病康复提供科学的依据。

第一节　流行病学现状

一、概述

冠心病是由于冠状动脉粥样硬化使管腔狭窄或阻塞，引起冠状动脉供血不足，导致心肌缺血、缺氧或坏死的一种心脏病，主要侵袭冠状动脉主干及其近段分支，左冠状动脉的前降支和回旋支的发病率高于右冠状动脉。临床上，冠心病患者多表现为程度不等的心前区疼痛、胸闷气短等，若不及时治疗还可引发心肌梗死或猝死。冠心病不仅严重影响患者的日常活动能力，而且直接威胁患者的生命安全。

（一）病因

本病病因尚未完全明确，一般学者认为多种因素作用于不同环节导致冠状动脉粥样硬化，这些因素亦被称为危险因素。影响冠心病发病的危险因素，包括年龄、吸烟、血压及总胆固醇等，这些因素被称为传统的危险因素。随着循证医学的发展，人们对导致冠心病的危险因素又有了许多新的认识。这些新领域除解释了一些传统危险因素不能完全解释冠心病发病机制问题外，还被用于冠心病的一级预防和二级预防。血脂有关成分、代谢相关因子、炎性相关因子、基因多态性和心理因素等被称为新危险因素。冠心病的主要危险因素如下。

1. 遗传因素

瑞典的一项针对 2 万对双生子的长期随访研究显示，以年龄计算冠心病死亡相对危险度，单卵双生子的为双卵双生子的 2 倍，表明遗传因素对冠心病有较强的影响。例如，家族性高脂血症中载脂蛋白基因多态性对血脂水平的影响，血管紧张素转化酶基因多态性对支架术后再狭窄的反应过程等，均可能影响冠心病的发病及治疗过程。

2. 性别

冠心病发病存在性别差异。研究者发现，美国白人和非白人的男性冠心病发病率均高于女性的。绝经女性冠心病发病率为非绝经女性的 2 倍。

3. 高血压

无论收缩压还是舒张压的升高均会增加冠心病的发生风险。大量研究结果表明，高血压是冠心病的主要危险因素，无论单因素分析还是多因素分析，均显示收缩压和舒张压均与冠心病发病率显著相关，而且随着血压升高，冠心病的发病率和死亡率均呈上升趋势。即使血压处于正常高值（120 ～ 139/80 ～ 89 mmHg），其危险性也高于普通人群。胡大一主持的一项中国人群的研究结果证实，在大于 60 岁的人群中，收缩压与不良心血管事件及心血管死亡率具有更密切的联系。

4. 血脂异常

高胆固醇血症、高甘油三酯血症与冠心病的发病均存在关联。总胆固醇是动脉粥样硬化的重要组成物质，已经被大量的人群研究及动物实验所证实。当血总胆固醇水平为200 ～ 220 mg/dL 时，冠心病发生风险相对稳定；超过此限度，冠心病发生风险将随总胆固醇水平升高而增加。血总胆固醇分为不同组分，其中低密度脂蛋白胆固醇与心血管疾病发生呈正相关，而高密度脂蛋白胆固醇则与心血管疾病发生呈负相关。

5. 糖尿病

男性糖尿病患者冠心病发病率较非糖尿病患者高 2 倍，女性糖尿病患者冠心病发生风险则增加 4 倍。在糖尿病患者中，血糖水平的高低也与冠心病发生风险密切相关。1997 年，芝加哥开展的大规模临床调查结果显示，糖负荷 1 h 后的血糖水平和冠心病、卒中及全因死亡均呈显著正相关。

6. 肥胖和超重

肥胖在冠心病危险因素中的作用是被逐步发现的。研究者发现，肥胖的 OR 仅为1.01，基本可以认定为无直接关联。但后续的多项前瞻性研究证明，超重可增加冠心病的发生风险，向心性肥胖更是冠心病的高危因素。实际上，心血管疾病发生风险的增加不仅限于与重度肥胖相关，接近正常体重范围上限时，心血管疾病的发生风险就开始增加，随着体重的增加，危险性逐步增大。

7. 吸烟

吸烟是冠心病的重要危险因素之一已是基本共识。研究者发现，每天吸烟大于、等于、小于 20 支烟的人群的冠心病发生风险分别提高 7.25 倍、2.67 倍、1.43 倍。此外，吸烟者心肌梗死发生风险较不吸烟者高出 1.5 ～ 2.0 倍。

8. 不良饮食习惯

不良饮食习惯的危害包括过多的热量摄入导致的超重和肥胖，过多的胆固醇摄入引起血脂紊乱，过多的盐摄入导致血压不稳，等等。

9. 心理社会因素

心理社会因素包括环境应激源和个性特征模式。暴露于应激源可以指急性的一次应激，也可以指高度紧张工作条件下的长期慢性紧张。个人应对环境紧张的行为反应包括抑郁等心理因素，还包括不健康的生活方式，如吸烟、不合理的饮食习惯、缺乏运动等。沮丧和敌意等情绪因素对冠心病发病率和死亡率的影响独立于传统危险因素之外。在实际临床工作中，当我们面对患者个体时，需要从整体观点出发加以评价。当其危险因素可能包括社会环境、工作状况、个人情绪反应及生活方式等多方面时，全面改善这些危险因素可能会提高治疗效果。

(二) 病理生理

冠状动脉血流量是影响心肌供氧最主要的因素。当冠状动脉粥样硬化使管腔狭窄时，冠状动脉血流量减少，心肌供氧和需氧失去平衡，此时心肌需氧量增加，但冠状动脉供血量不能相应增加，因此，加重心肌缺血、缺氧。粥样硬化斑块破裂和急性冠状动脉血栓形成后可导致相应区域心肌血液供应锐减，并可立即降低心肌工作性能。若心肌梗死后 1 h 内恢复再灌注，部分心肌细胞功能可以恢复，再灌注时间若为 2 ～ 6 h，则心肌梗死无法逆转。急性心肌梗死可引起严重心律失常、心源性休克、心力衰竭，甚至猝死。

（三）临床表现

本病与冠状动脉粥样硬化狭窄的程度与受累血管的数量密切相关。

1. 症状

以发作性胸痛为主要临床表现，典型疼痛的特点如下：

（1）部位。典型表现为心前区疼痛、胸闷、胸骨后压榨样疼痛，向上、向左放射至左肩、左臂、左肘甚至小指和无名指。

（2）性质。常为压迫样、憋闷感或紧缩样感，也可有烧灼感，但与针刺或刀割样锐性痛不同，偶伴濒死感。有些患者仅觉胸闷而非胸痛。发作时，患者往往不自觉地停止原来的活动，直至症状缓解。

（3）诱因。体力劳动、情绪激动、饱餐、寒冷、吸烟、心动过速、休克等。其疼痛的发生往往是在劳力或情绪激动的当时，而不是在其之后。

（4）持续时间。疼痛出现后常逐渐加重，持续 3 ～ 5 min，一般休息或舌下含服硝酸甘油可缓解。

2. 体征

平时无明显体征。在心绞痛发作时，患者可出现面色苍白、出冷汗、心率增快、血压升高，心尖部听诊有时出现第四或第三心音奔马律；可有暂时性心尖部收缩期杂音，是乳头肌缺血以致功能失调引起二尖瓣关闭不全所致。

（四）临床分型

近年来，为适应冠心病诊疗理念的不断更新、便于治疗策略的制定，临床上根据病理解剖和病理生理变化，提出两种综合征的分类，即慢性冠状动脉病（chronic coronary artery disease，CAD），或被称为慢性缺血综合征（chronic ischemic syndrome，CIS），以及急性冠状动脉综合征（acute coronary syndrome，ACS）。

1. 急性冠状动脉综合征

急性冠状动脉综合征是冠状动脉粥样硬化斑块破裂、血栓形成或血管持续痉挛而引起急性或亚急性心肌缺血和/或坏死的临床综合征，是内科系列临床急症之一，主要包括不稳定型心绞痛、非 ST 段抬高型心肌梗死（non-ST-segment elevation myocardial infarction，NSTEMI）、ST 段抬高型心肌梗死（ST-segment elevation myocardial infarction，STEMI）和冠心病猝死，其中，不稳定型心绞痛与非 ST 段抬高型心肌梗死患者数最多，约占急性冠状动脉综合征发病总人数的75%。

2. 慢性心肌缺血综合征

慢性心肌缺血综合征是指由心脏冠状动脉功能和/或器质性病变引起的一系列与缺血或缺氧相关的可逆性心肌缺氧的供需失衡现象。临床上通常表现为短暂的胸部不适（如心绞痛），包括稳定型心绞痛、隐匿性冠心病和缺血性心肌病等。其中，稳定型心绞痛最为常见。该病常诱发于劳力运动或情绪激动后，供血不足导致心肌缺氧、缺血，患者表现为胸骨后及周围部位剧烈的压榨性疼痛伴心功能障碍并持续数分钟，经舌下含服硝酸甘油或安静休息后逐渐缓解。多见于 40 岁以上的男性患者，以劳累、情绪激动、饱食、气候突变、急性循环衰竭等为常见诱因。在国外，50 岁男性稳定型心绞痛年发病率为 0.2%～0.35%，女性的为 0.08%，而我国稳定型心绞痛确切发病率尚未明确。

（五）诊断标准

根据冠心病的各种危险因素、典型的发作性胸痛和心肌缺血的检查证据，除了其他原因引起的心绞痛，一般即可建立诊断。根据加拿大心血管协会（Canadian Cardiovascular Society，CCS）分级，可将心绞痛严重程度分为 4 级，如表 7-1 所示。

表 7-1　心绞痛严重程度分级

分级	分级标准
Ⅰ	一般体力活动（如步行和登楼不受限，仅在强、快或持续用力时发生心绞痛）
Ⅱ	一般体力活动轻度受限。快步、饭后、寒冷或刮风中、精神应激或醒后数小时内发作心绞痛，一般情况下平地步行 200 m 以上或登楼 1 层以上受限
Ⅲ	一般体力活动明显受限，一般情况下平地步行 200 m 或登楼 1 层引起心绞痛
Ⅳ	轻微活动或休息时即可发生心绞痛

1. 急性冠状动脉综合征的诊断

（1）提示急性冠状动脉综合征的胸痛特征。①胸痛为压迫性、紧缩性、烧灼感、刀割样或沉重感；②无法解释的上腹痛或腹胀；③放射至颈部、下颌、肩部、背部、左臂或双上臂；④"烧心"，胸部不适伴恶心和/或呕吐；⑤伴持续性气短或呼吸困难；⑥伴无力、眩晕、头晕或意识丧失、伴大汗。

须注意：①女性、糖尿病患者和老年患者有时症状不典型；②应除外创伤导致的胸痛；③分诊护士对有上述胸痛症状的患者应立即给予心电图检查，根据心电图检查结果选择不同的处理方式，如表 7-2 所示。

表 7-2　急性冠状动脉综合征病情发展过程中心电图的变化

分期	时间（距冠状动脉闭塞）	心电图变化
超急性期	10 min 至数小时	巨大高耸的 T 波或 ST 段呈直立型升高；此时易出现室性心动过速或心室颤动，若处置不当极易发生猝死
急性期	数小时至数天	从 ST 段弓背向上抬高呈单向曲线，到出现坏死性 Q 波，最后至 ST 段恢复到等电位线而 T 波倒置
亚急性期	数天至数周	病理性 Q 波，T 波逐渐恢复或表现为慢性冠状动脉供血不足，如 ST 段升高持续 6 个月以上，可能合并心室壁瘤

续表 7 -2

分期	时间（距冠状动脉闭塞）	心电图变化
陈旧期	数周后	残留病理性 Q 波，若为小面积心肌梗死，可不遗留病理性 Q 波

表 7 - 2 中，老年患者症状不典型，可表现为突发休克、严重心律失常、心力衰竭、上腹胀痛、呕吐或原有高血压但出现无原因性血压突然降低。故对于胸痛或胸闷较重且持久的老年患者，即使心电图无特征性改变，也应考虑急性冠状动脉综合征的可能，短期内应进行复查。对于胸痛伴新发左束支或右束支传导阻滞，也应即刻考虑介入评估。

（2）提示非典型心绞痛特征。①胸痛为锐痛，与呼吸或咳嗽相关；②胸痛与转动身体或按压身体局部相关；③持续时间很短（不超过 15 s）；④上腹痛、类似消化道不良症状和孤立性呼吸困难，常见于老年人、女性、糖尿病和慢性肾脏疾病或痴呆症患者。

须注意：①非典型胸痛不能完全除外急性冠状动脉综合征；②传统的危险因素预测急性缺血的价值有限，其价值低于临床症状、心电图发现和心脏标志物。临床可通过病史、症状、体格检查、ECG 及心肌坏死标志物等检查诊断急性冠状动脉综合征。

2. 慢性心肌缺血综合征的诊断

详尽的病史询问和全面的体格检查有非常重要的意义。对疑似或确诊的慢性心肌缺血综合征患者均应行静息心电图检查，如无负荷试验禁忌证可以进一步行运动心电图或负荷试验，以帮助判断病情并进行冠心病的诊断或危险分层。当通过心电图或负荷试验无法诊断时，推荐采用超声心动图、心肌灌注扫描等进一步筛查。对于存在负荷试验禁忌证或功能试验尚不能确定诊断或确定危险程度的患者，可选择冠状动脉 CT 血管造影（CT angiography，CTA）检查，不推荐常规采用 CTA 进行冠心病诊断或危险评估。经上述评估检查后怀疑严重冠心病的患者、左心室收缩功能低下或经无创检查无法下结论的患者，推荐行冠状动脉造影检查以进一步评估。对左心室收缩功能正常、无创性检查显示低危的患者，不推荐常规使用冠状动脉造影检查进一步评估。对无症状、无创性检查无缺血证据的患者，亦不推荐采用冠状动脉造影检查进行危险评估。

（六）治疗方式

1. 药物治疗

药物治疗主要通过口服抗血小板、抗凝及抗心肌缺血类等药物的方式来缓解症状、减缓冠脉病变的发展，尽快恢复心的血液灌注。

2. 介入治疗

应用心导管技术，在冠状动脉造影的基础上经皮穿刺血管，将导管送达冠状动脉并以球囊扩张狭窄的病变部位，达到解除狭窄、增加血供和使闭塞的冠状动脉再通的目的。主要适用于单支或局限性血管病变及急性心肌梗死时。介入治疗主要包括经皮冠状动脉腔内成形术（percutaneous transluminal coronary angioplasty，PTCA）。有时还在病变部位放入冠状动脉内支架，即冠状动脉支架植入术（coronary stent implantation, STENT）。

3. 手术治疗

手术治疗的目的是通过血管旁路移植绕过狭窄的冠状动脉，为缺血心肌重建血运通道，以改善心肌供血、供氧，缓解和消除心绞痛等症状，提高患者生活质量。手术方式：冠状动脉旁路移植术（coronary artery bypass grafting, CABG）为常用的手术方式，即取一段自体静脉血管移植到冠状动脉主要分支狭窄的远端，以恢复病变冠状动脉远端的血流量，改善心肌功能。自体血管主要有乳内动脉、桡动脉、大隐静脉、小隐静脉和胃网膜右动脉等。

二、流行现状

据全球疾病负担报告的统计数据显示，截至 2017 年，冠心病是全球第一位的死亡原因，全球冠心病患者人数估计为 1.1 亿。冠心病多发生于中老年人群，男性多于女性，以脑力劳动者居多，有明显的地区和性别差异。国际各地区比较显示，中亚地区人群的冠心病死亡率最高（为 336/10 万），而高收入亚太地区人群冠心病死亡率最低（45/10 万）。近十几年来，冠心病死亡率在发达国家呈持续下降趋势，而在低中收入国家呈上升趋势。根据我国疾病预防控制中心的研究报告提供的数据，中国人群冠心病死亡在总死亡中的比例由 1990 年的 8.6% 增加至 2013 年的 15.2%；同期，冠心病死亡在所有心血管疾病死亡中的比例由 29% 增加至 37%。

目前，冠心病已经在我国 6 个省、直辖市、自治区成为首位死亡原因。进一步研究发现，我国城市地区冠心病死亡率高于农村地区的，并且城市地区冠心病死亡率随年龄的增加而增加，其递增趋势近似于指数关系。此外，冠心病导致的经济负担与疾病负担也不容忽视。我国冠心病患者总经济负担为 576.89 亿元，急性心肌梗死患者住院花费更高，人均医药费 14 270.7 元，人均介入治疗费为 4 万～6 万元，病情严重、复杂的人均可达 10 万元。我国一项针对 13 个城市的调查结果表明：术后 1 年内，经皮冠状动脉介入治疗患者药物成本费用每月人均约 830 元；介入治疗后，部分患者发生不良反应而再次住院，仅药费一项就达到人均约 14 700 元；再次介入治疗的住院费用更是高达人均约 49 100 元。由上述资料可见，冠心病不仅给患者身心造成痛苦，也给家庭和社会带来沉重的经济压力与负担。面对冠心病这个健康"头号杀手"，如何提高其生活质量，降低其疾病负担已成为摆在广大公共卫生工作者面前的重大考验。

第二节　冠心病患者个人层面的健康问题

一、文献研究的数据来源

本研究以中国患者的研究文献为研究对象，采用文献计量分析进行文献的检索、整理和归纳总结。检索的数据库包括：①中文数据库，如中国知网、万方、维普、中国生物医学文献数据库；②英文数据库，如 PubMed、Embase 数据库。检索时间是从各个数据库收录期刊起始时间至 2021 年 4 月。中文数据库采用篇名和摘要途径检索，英文数据库以主题词结合自由词的方式。中文检索词有冠心病、冠状动脉硬化性心脏病、心肌梗死、心绞痛、问题、护理、诊断、健康问题、护理需求。英文检索词有 coronary artery disease、nursing problem、diagnosis、health problem、nursing needs。

文献的纳入标准：①研究对象，为中国冠心病患者；②研究的议题，为护理问题或护理诊断。

文献的排除标准：排除会议论文、征文、声明、通知和重复发表的文献。

以中国知网数据库为例，文献检索策略为：1#TI = 护理 AND 问题，2#TI = 护理 AND 诊断，3#TI = 护理 AND 评估，4#TI = 健康 AND 问题，5#1#OR 2#OR 3#OR 4#，6# 冠心病 OR 冠状动脉硬化性心脏病 OR 心肌梗死 OR 心绞痛，7#5# AND 6#。

二、冠心病患者健康问题的评估方法

在临床护理中，患者护理问题的评估是护理程序的第一步，是制定护理措施的首要环节。因此，有效的护理评估直接决定着护理效果的好坏。目前，针对冠心病患者的护理评估方法主要包括常规的临床护理评估和基于奥马哈系统的护理评估，两者在对冠心病患者进行评估时各有利弊。常规的临床护理评估主要采用询问病史、身体状况评估、社会和心理状况评估、实验室检查及其他辅助检查的方法收集冠心病患者的健康相关资料，从而分析患者存在的健康问题，并提出相应的护理诊断。奥马哈系统强调以解决问题为目标，将患者存在的护理问题、干预方案及结局评价系统完整地结合起来，引导临床护理工作者从生理、社会心理、环境、健康相关行为 4 个方面评估患者现存的及潜在的护理问题。该方法在冠心病患者的护理中得到应用。

（一）冠心病患者常规的临床护理评估

冠心病起病急，致死率高，预后差，若患者得不到及时、规范的治疗，可诱发严重的心律失常、心力衰竭甚至死亡。因此，选择适宜的治疗方式和干预措施对冠心病患者至关重要，应根据患者具体情况选择最佳的治疗方案。根据冠心病患者的治疗手段不同，其护理评估的内容和出现的护理问题也不尽相同。

1. 冠心病患者术前护理评估

（1）病史评估。

A. 一般情况。一般情况包括年龄、性别、种族、身高、体重等，其中，患者的身高和体重对计算体表面积和给药剂量有重要意义。

B. 患病及诊治经过。评估患者发病的起始情况和时间，有无明显诱因，胸痛发作的主要症状及特点（如疼痛的部位、性质、严重程度、持续时间、发作频率、加重或缓解因素），有无伴随症状，是否呈进行性加重，有无并发症；了解既往检查结果、治疗经过及效果；了解患者是否遵从医嘱治疗，包括药物治疗（如药物种类、剂量和用法）和非药物治疗（如心衰和原发性高血压患者能否遵从低盐饮食）；了解外伤史或其他伴随疾病。

C. 家族史及相关病史。了解患者有无与心血管病相关的疾病，如糖尿病、甲亢、贫血、风湿热、系统性红斑狼疮等，是否已进行积极的治疗，疗效如何。患者的直系亲属有无与遗传相关的心血管病，如肥厚型心肌病、原发性高血压、冠心病等。患者的过敏史、手术史和成人女性患者的月经史、生育史等，既往有无出血性疾病和出凝血功能的异常，近期是否服用抗凝药物或其他药物史等。

D. 生活史。①个人史。评估患者的居住地在城市还是农村，居住条件是宽敞、干燥，还是拥挤、潮湿，有无充足的阳光；从事的职业是脑力劳动还是体力劳动，是否需要高度集中注意力或久坐少动。冠心病多见于城市居民和脑力劳动者，风湿性心脏瓣膜病则在农村较常见，在住房拥挤、环境潮湿的居民中发病率明显增高。②生活方式。评估患者是否经常摄入高热量、高胆固醇、高脂肪、含盐或含咖啡因过多的食物，是否经常暴饮暴食。这些因素都是冠心病的危险因素。患者排尿有无异常，有无定时排便的习惯，有无便秘。日常生活是否有规律，生活自理的程度如何。是否有规律地进行体育锻炼，主要的运动方式及运动量。有无烟酒嗜好，每天吸烟、饮酒的量及持续年限，是否已戒烟酒。

（2）身体评估。

A. 生命体征。生命体征评估对于判断冠心病患者的病情具有重要意义，如冠心病发作时往往伴随着高血压、心律不齐和脉细而快等表现。冠心病发作引发房颤时，患者的脉搏短促；冠心病伴心力衰竭的患者则会出现不同程度的呼吸困难，其呼吸频率、节律及深度都会发生变化。

B. 冠心病相关症状及体征。冠心病患者的临床表现与其冠状动脉梗死部位的大小、位置、发展速度及原来心脏的功能情况等相关。评估患者是否出现心悸、气短、乏力、呼吸困难、发绀等表现。心肌梗死、心绞痛发作时患者常出现面色苍白、表情痛苦、皮肤湿冷、大汗淋漓、反应迟钝甚至晕厥等表现。疼痛是最常见的起始症状，典型的疼痛部位和性质与心绞痛相似，但疼痛更剧烈，诱因多不明显，持续时间较长，多在30 min 以上，也可达数小时或数日，休息和含服硝酸甘油多不能缓解。除此之外，75%～95%的患者在发病24 h 内会出现不同类型的心律失常，以室性心律失常居多。20%～30%的患者易出现低血压和休克，常伴有烦躁不安、面色苍白、皮肤湿冷、大汗淋漓、脉细而快、少尿、精神迟钝甚至昏迷等休克表现。

C. 体位。对冠心病患者体位的评估具有重要的意义。对于冠心病并发心力衰竭的患者，其夜间常被迫采取半卧位或端坐位等不正常体位以减轻呼吸困难的程度。

D. 营养状况。评估患者是否常进高热量、高脂肪、高盐饮食。大部分冠心病患者多伴有高血压和高血脂，营养状况常伴有超重和肥胖。

（3）心理与社会状况评估。

A. 心理状况。冠心病患者在疾病发作时胸痛程度异常剧烈，发病时患者可出现强烈的濒死感，同时由于冠心病患者活动耐力和自理能力下降，生活上需要他人照顾，加上对预后的担心及对工作和生活的顾虑等，患者可能出现焦虑、恐惧、无助、抑郁和悲观等心理反应。在患病急性期，患者常因疾病引起的严重症状（如呼吸困难、心悸、晕厥、疼痛伴濒死感）而产生恐惧；在康复期，部分患者常由于疾病带来生活上的限制、病情的反复、职业的改变或提前退休、在家中角色地位的改变、家人过分保护等而感到自尊受到威胁，进而产生自卑、抑郁、悲观等负面情绪，还可能因担心心脏介入手术风险及效果而焦虑。目前，针对患者焦虑及抑郁的评估量表较多，其中，医院焦虑抑郁量表（Hospital Anxiety and Depression Scale，HADS）在我国应用较为广泛，灵敏度可达 75.0%～88.9%。Soares-Filho 等认为在胸痛中心使用 HADS 筛查有助于评估患者的焦虑、抑郁情况以及胸痛的鉴别诊断。此外，在 2008 年美国心脏协会预防委员会的推荐意见中，患者健康问卷被优先建议用于冠心病合并焦虑、抑郁的筛查、转诊和治疗，目前广泛应用于基层医疗单位关于精神心理障碍的初步诊断。

B. 患者角色。患者对疾病、治疗方案、手术风险、术前配合、术后康复和预后知识的了解和掌握程度，对手术的接受情况。患病对患者生活、工作或学习的影响。患者是否能适应角色转变，正确应对。

C. 性格特征。评估患者是否容易出现情绪激动、精神紧张。研究证实，A 型性格是冠心病、原发性高血压的危险因素之一。此外，情绪激动和精神紧张也是引起心绞痛发作、心衰加重、血压升高的常见诱因之一。

D. 社会支持系统。评估患者的家庭成员组成，家庭经济状况及家庭的经济承受能力，文化、教育背景，家庭成员对患者所患疾病的认识及对患者的关心和支持程度。患者工作单位所能提供的支持，有无医疗保障。患者出院后的就医条件，居住地的社区保健资源等。

（4）实验室及其他检查。目前，针对冠心病患者的实验室检查主要包括血液检查、心电图检查、螺旋 CT 检查及冠状动脉造影。

A. 血液检查，如血常规、电解质、血脂、血糖、脑钠肽、心肌坏死标志物、肝肾功能、血气分析等。这不仅有利于了解冠心病的危险因素，协助病因诊断，还有助于病情严重程度和病程演变的判断，了解治疗效果。

B. 心电图检查，包括普通心电图、动态心电图、运动心电图、遥测心电图、心室晚电位和心率变异性分析等，是发现和诊断心律失常和急性心肌梗死的重要手段。在常规的十二导联心电图检查中约有半数患者静息心电图为正常，亦可出现非特异性 ST 段和 T 波异常，心绞痛发作时可出现暂时性心肌缺血引起的 ST 段压低（不低于 0.1 mV），有时出现 T 波倒置，而在运动心电图及 24 h 动态心电图可显著提高缺血性心电图的检出率。

C. 心脏影像学检查。

（A）超声心动图。超声心动图包括 M 型超声心动图、二维超声心动图、彩色多普勒血流显像、经食管超声心动图、冠状动脉内超声等。可用于了解心脏结构、心内或大血管内血流方向和速度、心瓣膜的形态和活动度、瓣口面积、心室收缩和舒张功能、左心房血栓、粥样硬化斑块的性质等情况。

（B）心脏 CT。常规 CT 主要用于心包疾病和肺动脉栓塞等病变的临床诊断。多排螺旋 CT 检查进行冠状动脉三维重建，有助于冠状动脉病变的诊断。近年来冠状动脉 CT 造影发展迅速，逐渐成为评估冠状动脉粥样硬化的有效无创成像方法，是筛选和诊断冠心病的重要手段。

（C）心导管术和血管造影。心导管术是通过心导管插管进行心脏各腔室、瓣膜与血管的构造及功能的检查，包括右心导管检查与选择性右心造影、左心导管检查与选择性左心造影，是一种非常有价值的诊断方法。其目的是明确诊断心脏和大血管病变的部位与性质、病变是否引起了血流动力学改变及其程度，为采用介入性治疗或外科手术提供依据。选择性冠状动脉造影可使左、右冠状动脉及其主要分支得到清楚的显影，具有确诊价值。

2. 冠心病患者术中护理评估

（1）生命体征。术中要严密监测冠心病患者的生命体征及精神意识状态，包括心律、心率变化及血压情况，尤其注意有无面色苍白、表情痛苦、大汗或神志模糊、反应迟钝甚至晕厥等休克表现。

（2）心理 – 社会状况。因对患者采取局部麻醉，在整个检查过程中患者的神志始终是清醒的，因此，要多注意观察患者的心理状况，缓解其对陌生环境和仪器设备的紧张焦虑感等。

3. 冠心病患者术后护理评估

（1）了解术中情况，包括手术方式、手术名称和麻醉方式，术中出血、补液、输血、用药情况；术中转流、循环阻断时间和术中回血情况；术中各系统器官功能状况，以及术中有无意外及特殊处理等情况。

（2）身体状况：①循环功能。评估患者心电监护指标的动态变化；观察皮肤色泽、温度、湿度和末梢血管充盈情况等外周血管循环状况。②呼吸功能。评估呼吸功能和肺部呼吸音情况，查看气管插管位置，注意呼吸机的工作状态和各项参数是否正常；监测血氧饱和度，观察有无缺氧表现。③生命体征及意识。评估患者的生命体征是否平稳；评估患者全身麻醉后的清醒程度，清醒后患者是否躁动。观察术后并发症，如心律失常、空气栓塞、出血、感染、热原反应、心脏压塞、心脏穿孔等。④伤口及引流情况。评估手术伤口有无渗血、感染等情况；对于心脏造影术后的患者，要评估其动、静脉穿刺点有无出血与血肿；检查足背动脉搏动情况，比较两侧肢端的颜色、温度、感觉与运动功能情况。

（3）术后并发症。冠心病患者术后的主要并发症包括：①急性血管闭塞，这是最严重最常见的并发症，多发生在术中或术后短时间内，也可发生在术后 24 h 或更长，患者常会出现神志及瞳孔改变或不明原因的相关部位剧烈疼痛。②严重心律失常，这是冠心病患者术后死亡的重要原因，而持续心电监护对预防和早期发现一些术后并发症至关重要，须在 CCU 监护系统下进行连续心电图监测和记录。严密观察有无频发早搏、室速、室颤、房室传导阻滞等；有无 T 波和 ST 段等心肌缺血性改变及心肌再梗死的表现。③高血压。血压过高会增加心脏后负荷，不利于心肌缺血的改善和心功能的恢复，并易于诱发冠状动脉再狭窄及术后抗凝导致的颅内出血，术后患者通常每隔 1 h 测 1 次，对血压不稳者应每隔 30 min 监测 1 次。④血栓形成继发心肌梗死。血栓形成进而导致血管栓塞、极其容易继发心肌梗死等，因此，要密切关注术后患者的生命体征及心电图变化。

（4）心理 – 社会状况。了解患者术后的心理感受，进一步评估有无引起术后心理变化的原因，如切口疼痛、术后病情恢复缓慢或担忧住院费用等因素。

（二）基于奥马哈问题分类系统的评估方法

基于奥马哈系统的护理评估是一个动态持续的评估过程，贯穿于患者治疗和护理的全过程。首次评估时，评估患者基于奥马哈系统的主要护理问题；再次评估时，首先对上一次评估所确定的护理问题进行干预后评估，评估患者之前存在的问题是否解决，同时确定新出现的护理问题，对于新出现的护理问题，再次进行干预后的评估。目前，奥马哈系统在高血压、糖尿病、COPD 等多种慢性病护理评估中的可行性已被现有研究证实，其在冠心病患者护理问题评估中也显示出良好的适用性。张蜜等以奥马哈问题分类系统作为框架，采用基于奥马哈系统的护理评估表对冠心病患者进行护理评估后发现，患者的护理问题均可以采用奥马哈系统问题分类表的四大领域及其具体问题来描述，并且符合冠心病患者的临床特点，能够为临床护士提供对患者进行全面护理评估的系统框架，避免了由于护理常规或经验而忽略护理的精准性及患者的个体差异性。近年来，国内外学者积极探索基于奥马哈问题分类系统的临床护理评估，以适用冠心病患者不同治疗阶段的健康评估。

1. 基于奥马哈问题分类系统的冠心病患者护理评估内容

（1）基于奥马哈问题分类系统的冠心病住院患者的护理评估。我国研究者张蜜等以奥马哈问题分类系统作为框架，结合冠心病住院患者病历回顾和疾病的特点，构建了表 7 – 3，包括一级指标 4 个、二级指标 20 个，三级指标 15 个。

表 7 – 3　冠心病住院患者护理评估

一、生理领域问题评估
（一）心律：□窦性心律　□房性期前收缩　□室性期前收缩　□房颤　□其他　具体描述＿＿＿＿
（二）水肿：□无　□有　部位＿＿＿＿性质（□凹陷性　□非凹陷性）程度＿＿＿＿
（三）胸闷：□无　□有　持续时间＿＿＿＿
（四）眩晕：□无　□有　近半年眩晕发作次数＿＿＿＿＿　每次持续时间＿＿＿＿

续表 7 -3

（五）胸痛：□无　□有　部位/性质_____　疼痛评分_____　持续时间____

（六）心慌/心悸：□无　□有

（七）消化系统：食欲：□正常　□增加　□下降　□其他_____

（八）肢体乏力：□无　□有

（九）排便：□正常　□便秘　　　　　　天/次，□药物辅助　□腹泻

（十）皮肤完整性：□完整　□破损　部位及范围：

若患者实施 CAG 或 PCI，请评估以下内容：

（十一）手术穿刺部位评估

1. 穿刺部位：□右侧上肢　□其他

2. 术前穿刺部位皮肤准备：□术区备皮　□双侧动脉搏动情况

3. 手术后穿刺部位观察（可多选）：

□正常　□渗血　□渗液　□动脉搏动情况（□正常　□异常）□肿胀

4. 加压装置：□专用加压装置　□弹力绷带加压　□其他_____

二、健康相关行为领域问题评估

（一）饮食相关行为

1. 饮食习惯：（可多选）

□荤素搭配　□荤食为主　□素食为主　□嗜盐　□嗜油　□嗜糖

2. 食用较咸食物习惯：

□每天吃　□经常吃，每周不少于 3 次　□偶尔吃，每周 1 ～ 2 次　□很少吃，每周少于 1 次

3. 食用油炸食物习惯：

□每天吃　□经常吃，每周不少于 3 次　□偶尔吃，每周 1 ～ 2 次　□很少吃，每周少于 1 次

（二）睡眠：□正常　□入睡困难　□易醒　□失眠　□药物依赖　□其他

（三）运动计划：

1. 运动频次：□每天锻炼　□每周不少于 3 次　□每周 1 ～ 2 次　□基本不锻炼

2. 每次运动时间：□30 min 以内　□30 min ～ 60 min　□60 min 以上

3. 运动方式：□走路　□慢跑　□游泳　□其他

4. 伴随症状：□无　□有

（四）吸烟：□无　□有____支/天，吸烟史____年；□已戒烟，戒烟____年

（五）饮酒：□无　□有____两/天，饮酒史____年；□已戒酒，戒酒____年

（六）用药方案（可多选）：□近期未服药物　□规律服药　□未能按医嘱服药

1. 知晓自身用药方案：□是　□否

2. 知晓药物作用及不良反应：□是　□否

续表 7-3

3. 知晓药物使用禁忌证：□是　□否
4. 知晓药物储存要求：□是　□否
三、心理社会领域问题评估
（一）精神紧张：□无　□有
（二）知晓出院后回归日常生活的条件：□是　□否
四、环境领域问题评估
住院费用是否可以报销：□是　□否

（2）基于奥马哈问题分类系统的冠心病 PCI 术后患者的护理评估。吕霞等以奥马哈问题分类系统为框架，通过德尔菲法构建冠心病介入手术患者术后心脏康复早期延续性护理评估表，该评估表包括一级指标 4 个，二级指标 25 个，其中：①环境领域的二级指标确定为收入、卫生、住宅和场所安全问题共 4 个；②社会心理领域的二级指标确定为社交、角色转变、人际关系、精神健康和照顾问题共 5 个；③生理领域的二级指标确定为疼痛、皮肤、神经 - 肌肉 - 骨骼功能、呼吸、循环、消化、排便功能、泌尿功能和传染/感染情况共 9 个；④健康相关行为领域的二级指标确定为个人照顾、物质滥用、营养、睡眠及休息形态、身体活动、健康照顾督导和药物治疗方案共 7 个。

（3）基于奥马哈问题分类系统的冠心病非介入治疗患者的护理评估。肖适崎等使用奥马哈问题分类表评估患者出院前 3 天到出院当天的护理问题并构建出院指导信息模块，该信息模块中护理评估内容主要包括：①环境领域。生活区域、邻里及更广泛社区的内、外部的物质资源和物理环境（含 4 个问题，如收入：来自工资、退休金、津贴、利息、股息或其他来源，用于生活和医疗开支的金钱）。②心理社会领域。包括行为、情感、沟通、关系和发展的模式（含 12 个问题，如联络社区资源，个体/家庭/社区与社会服务机构、学校及企业之间在服务、信息和货物/用品方面的互动）。③生理领域。维持生命的功能和过程（含 18 个问题，如听觉：通过耳朵感知声音）。④健康相关行为领域。为保持或促进健康、康复和降低疾病风险的活动模式（含 8 个问题，如营养：为能量、保养、生长和健康而选择、消耗和利用食物或液体）。

2. 基于奥马哈问题分类系统的冠心病患者护理评估存在的问题

与高血压、糖尿病等常见慢性病相比，基于奥马哈问题分类系统的护理评估在冠心病患者中的应用研究较少，并存在不足：①奥马哈系统在我国护理中应用存在文化背景差异的问题，在今后的应用过程中应对其进行文化调适，使个别内容符合我国冠心病患者的特点；②各研究将基于奥马哈系统构建的护理模式应用于冠心病患者的护理时，较少用到其评价系统，在比较护理结局时，评价指标不统一，导致难以客观判断干预效果，并且难以体现护理的价值；③目前，奥马哈系统在冠心病护理中应用的研究尚未涉及电子信息化，导致作为标准化护理语言的奥马哈系统在国内背景下，其临床护理文件管理的作用尚不明朗。

三、冠心病患者常见的护理问题

中国医药工业信息中心医院处方分析系统 RAS 数据显示，我国冠心病患者主要分布在三级医院，比例高达 59.8%。另一项来自兰州的大数据分析显示在三级医院就医的冠心病患者数量是三级以下医院患者数量的 2 倍余，冠心病的高致死率及患者显著的择医偏好，客观上导致冠心病基层首诊难以实现。

（一）住院冠心病患者常见的护理问题

1. 住院冠心病患者常规护理评估发现的健康问题分析

由于冠心病住院患者的治疗状态不同，其术前和术后所表现出来的护理问题也有所不同。调查研究结果显示，冠心病住院患者排名前五位的健康问题主要包括知识缺乏、活动无耐力、焦虑、有便秘的危险以及急性疼痛等。

（1）住院冠心病患者术前护理问题分析。

A. 知识缺乏。知识缺乏与复杂的疾病过程和治疗相关。该问题是冠心病住院患者发生率最高的健康问题，主要表现为患者对该病的病因、诱发因素、发生发展、预后及预防措施知晓率低，有的患者甚至是一无所知，无任何防范措施。因此，医务人员应做好入院健康教育：①患者入院时及时评估患者对冠心病相关疾病知识了解的情况；②指导患者心血管病方面的保健知识，培养良好的生活方式，规律生活起居；③指导患者可适当参加体力活动，遵守适度、循序渐进的原则，避免劳累，保证充足的休息和睡眠；④对长期用药的患者应指导其做到合理用药，根据医嘱调整药物种类和药量；⑤反复发作心前区不适或胸痛者不宜参加体力活动，嘱患者发作时就地休息，舌下含服速效救心丸或硝酸甘油，同时紧急呼救，请求帮助。

B. 活动无耐力。该问题是排名第二位的健康问题，主要与心肌氧供需失调相关。患者往往在活动、劳累或激动时出现心绞痛且反复频繁的发作，剧烈的疼痛使患者大汗淋漓，不得不减少活动。每个患者活动量的计划是根据其心血管系统的耐受力而决定的，评估患者对活动的耐受程度，让患者逐渐增加活动量，在活动前后测脉搏，以胸痛、疲劳或严重的心动过速作为停止活动的指征，注意活动量的大小，以免突然增加能量的需求。同时，立即停止任何可能加重胸痛的运动。如果胸痛已经发生，让患者保持半坐卧位，遵医嘱给予氧气。

C. 焦虑与恐惧。该问题居冠心病住院患者健康问题的第三位，主要与疾病发作时胸痛程度异常剧烈并出现濒死感，和担心疾病预后相关。2014 年西安交通大学医学院第一附属医院的流行病学调查结果表明，在三甲医院就诊的冠心病患者合并焦虑及抑郁状态的比例高达 51%。心脏手术的患者常对手术存在顾虑和恐惧心理，并因精神过分紧张引起心动过速或心律失常，导致心力衰竭。因此，术前应加强沟通，应为患者介绍手术室及监护室环境，告知其手术简要过程及术后注意事项，消除其焦虑、紧张、恐惧心理，取得患者信任，了解其心理状态，针对患者具体情况，给予心理护理。

D. 有便秘的危险。该问题居冠心病住院患者健康问题的第四位，主要与进食减少、活动受限及不习惯床上排便相关。针对此问题，医务人员应：①患者入院后评估其排便情况，如排便的次数、性状及排便难易程度，平时有无习惯性便秘，是否服用通便药物等；②指导患者合理饮食，及时增加富含纤维素的食物（如水果、蔬菜）的摄入；③无糖尿病者每天清晨给予蜂蜜 20 mL 加温开水同饮；④适当腹部按摩（按顺时针方向）以促进肠蠕动。一般在患者无腹泻的情况下常规应用缓泻药，以防止便秘时用力排便导致病情加重。床边使用坐便器比床上使用便盆较为舒适，可允许患者床边使用坐便器，排便时应提供隐蔽条件，如屏风遮挡。一旦出现排便困难，应立即告知医护人员，可使用开塞露或低压盐水灌肠。

E. 疼痛。排名第五位的健康问题为急性胸痛，由心肌缺血缺氧造成冠状动脉痉挛引起。疼痛往往是冠心病患者最突出的临床表现。冠心病患者胸痛发作时应在发病 12 h 内绝对卧床休息，保持环境安静，限制探视。并告知患者和家属，卧床休息及有效睡眠可以降低心肌耗氧量和交感神经兴奋性，有利于缓解疼痛，以取得合作。必要时可遵医嘱给予吗啡或哌替啶止痛，但须注意注射后有无呼吸抑制等不良反应发生。给予硝酸酯类扩血管药物时应随时监测血压的变化，维持收缩压在 100 mmHg 以上。

F. 潜在并发症。潜在并发症包括心律失常、心肌梗死。给予严密的心电监护，根据疼痛持续的时间、有无诱因、心电图改变、心肌标志物变化动态判断病情危险程度。对于高危患者，须备好抢救器材与药品或做好急诊血管重建的准备，警惕病情演变为急性心肌梗死。

（2）住院冠心病患者术中健康问题分析。

A. 焦虑与恐惧。焦虑与恐惧与手术环境陌生、担心疾病预后相关。行介入治疗的冠心病患者，因采取局部麻醉，在整个检查过程中患者的神志始终是清醒的，因此，易产生焦虑与恐惧的心理。医护人员在手术过程中要多注意观察患者的心理状况，缓解其对陌生环境和仪器设备的紧张焦虑感等。

B. 潜在并发症。术中的冠心病患者存在有效循环血量不足、心律失常、低血压、心脏停搏等潜在的护理问题。因此，术中要严密监测患者的生命体征及精神意识状态，包括心律、心率变化及血压情况，注意有无面色苍白、表情痛苦、大汗或神志模糊、反应迟钝，甚至晕厥等休克表现。

（3）住院冠心病患者术后健康问题分析。

A. 疼痛。疼痛与手术、穿刺肢体肿胀相关。冠心病患者术后如果发生穿刺点疼痛加剧，病患难以忍受的问题，可以适当给予止痛药物进行镇痛；另外，冠心病介入手术后为防止穿刺点出血，须对穿刺点进行加压包扎，若出现穿刺侧肢体麻木、冰凉及皮肤发紫等情况，需要适当对包扎部位进行适当减压。

B. 自理能力缺陷。自理能力缺陷与术后制动、心电监测及术后下肢活动减少相关。冠心病介入术后需至少卧床 24 h，患者的自理能力受到较大的影响。因此，在术后 24 h 内要重点关注患者的生理需求，减轻患者的不适感及心理负担。

C. 活动无耐力。活动无耐力与手术床上肢乏力、倦怠相关。随着加速康复外科的发展，冠心病患者在术后 3 天可逐渐下床活动，但需制订完善活动耐力的逐渐活动计划。第 3 天可床边活动，第 4 天起逐步增加活动，一周内可达到每天 3 次步行 100 ～

150 m。如在活动的过程中出现呼吸加快或困难、脉搏过快或活动停止后 3 min 未恢复。如活动时出现血压异常、胸痛、眩晕，应停止活动。

D．舒适的改变。舒适的改变与疼痛、腹胀与术后卧床、留置各种管道相关。冠心病患者手术后必须卧床 24 h，穿刺侧下肢制动 12 h 并需要进行妥善固定，因此，患者会出现各种身体的不适状况，如腰酸背痛、腹胀等情况。除采用言语上的关心、安慰、进行恰当的解释外，还可适当地采取一定的措施。例如，对腰背部酸痛者给予双手稍抬高受压局部、按摩，并把这种方法教给患者家属，在进行按摩的同时与患者进行亲切地交谈。必要的话，可让患者睡硬板床。

E．皮肤完整性受损。皮肤完整性受损与手术伤口相关。行冠状动脉搭桥术的患者通常取一段自体静脉血管，如乳内静脉、桡静脉、大隐静脉、小隐静脉和胃网膜右动脉等。将其移植到冠状动脉主要分支狭窄的远端，以恢复病变冠状动脉远端的血流量，改善心肌功能。因此，对移植处手术伤口进行护理也非常重要，应定期检查伤口愈合情况，按时换药，避免伤口感染。

F．焦虑和恐惧。焦虑和恐惧与接受侵入性操作，担心预后相关。冠心病患者麻醉苏醒后对监护室陌生环境、留置的各种管道和呼吸机、监护仪器等设备存在恐惧心理，护士要自我介绍并耐心介绍环境，告知手术已做完，消除患者的恐惧，使其情绪稳定并配合治疗和护理。冠心病患者术后需要在 CCU 病室进行 24 h 严密心电监护，陌生的环境和 CCU 病室的各种抢救物品及设备。患者的留置鞘管尚未拔除，手术过后可能出现的并发症等外界因素，常常使患者出现焦虑不安、紧张和恐惧，对术后康复不利。尤其是冠状动脉介入支架患者，情绪一旦紧张就很容易导致冠脉痉挛，持续激烈的冠脉痉挛会导致支架内血小板聚集，形成血栓，引起血管闭塞，最终导致手术失败。因此，在护理工作中，冠心病患者术后的心理问题一定要引起足够的重视。

G．知识缺乏。知识缺乏与缺乏术后保健、康复和锻炼知识相关。冠心病术后患者需要长期口服抗凝类药物，应教会患者注意观察用药后的不良反应，准确识别出血倾向，如牙龈出血、皮下组织出血等，如有异常及时复查。另外，对于冠状动脉搭桥术后的患者，其胸骨愈合约需要 3 个月。在恢复期内应避免胸骨受到较大的牵张，如举重物、抱小孩等；要保持正确的姿势。当身体直立或坐位时，尽量保持上半身挺直，两肩向后展，每天做上肢水平上抬练习，避免肩部僵硬。

H．有便秘的危险。便秘与进食少、活动少、不习惯床上排便相关。指导患者保持大小便的通畅。术后排尿困难者可诱导排尿，必要时给予导尿。卧床、消化功能减退及不习惯床上排便等造成排便困难者，术后应用缓泻剂。

I．有出血的危险。出血与使用抗凝剂和手术创伤相关。由于手术创口和术中术后抗凝药物的应用，冠心病患者易发生出血，因此，术后应严密观察出血倾向，如股动脉穿刺点有无渗血和血肿、皮肤黏膜瘀斑，牙龈出血、血尿及便血。当出现皮下血肿时密切观察血肿的范围做好标记，观察有无继续扩大，必要时重新加压包扎。对出现血肿者要延迟下床活动时间。解除制动后逐渐增加活动量，起床下蹲时动作应缓慢，有效地降低出血的发生率。肥胖及老年女性因股动脉区皮肤松弛，较男性易出血，因此，更应该限制术侧肢体活动，限制翻身等床上活动。另外，在口服抗凝药物时应严格遵医嘱使用，并注意观察用药后反应，如局部胃肠道不适和全身出血，密切观察全身皮肤状况及凝血酶原时间；观察手术切口及下肢取血管处伤口有无渗血；观察并记录引流液的量及性质，判断有无胸内出血或心脏压塞的预兆，发现异常及时通知医师并协助处理。

J. 潜在并发症。

（A）心律失常。冠心病术后 3 天是心律发生并发症的高峰期，尤其是严重心律失常者，因此，术后持续心电监护是早期发现和处理心律失常的关键。出现心律失常，一方面是手术的应激反应，机体自身产生激素使心跳加快、血压升高、耗氧量增加，冠状动脉供血量明显减少，导致心肌供氧不足，最终心肌缺血、缺氧导致心律失常；另一方面是因为手术过程中神经丛的损伤，迷走神经改变发生严重的心律失常。因此，在患者手术后要充分准备抢救心律失常的药物及抢救设备，如除颤仪、气管插管包、药品抢救车等。出现心律失常时须遵医嘱迅速准确地给药，以抢救患者的生命为主要任务。

（B）低血压。心脏介入术后患者易发生低血压，原因是禁食、造影剂的高渗作用、血管扩张剂的应用以及心肌缺血。术后应立即恢复进食、进水；24 h 内及时补足血容量。对于不明原因的低血压，排除血容量不足后，如患者心电图无明显变化，要检查有无腹膜后出血（如左、右下腹部疼痛）、穿刺部位内出血（如肿胀、变色、脉搏消失）、冠状动脉破裂或穿孔（如心包填塞症状）。

（C）拔管综合征。冠心病介入治疗术后，部分患者于拔管时出现恶心、呕吐、面色苍白、胸闷、头晕、全身出汗、心动过缓、低血压等一系列症状，称为拔管综合征，是 PCI 常见的并发症。出现的原因可能是心理过分紧张，加上拔管时疼痛及对腹股沟进行压迫止血时刺激阴部迷走神经张力增高。护士应积极配合医生拔管，守在患者身旁，密切观察血压、心率、心电监护，观察患者有无迷走神经反射的症状体征，鼓励患者说出不适。拔出鞘管后以加压包扎伤 4 ～ 6 h，观察有无出血、渗血、下肢皮肤温度、颜色，足背动脉搏动异常。术后 24 h 拆除弹力绷带及纱布，确定无出血、血肿，生命体征平稳。

（D）支架内血栓。这是支架置入术后最严重的并发症，一般发生在置入支架后 2 ～ 14 天（平均为 6 天）。术后抗凝药物的合理应用直接关系手术的成败。术后 4 h 开始低分子肝素脐周皮下注射，持续 7 ～ 10 天。患者应长期服用氯吡格雷 75 mg，每天 1 次，服用 9 ～ 12 个月。观察有无牙龈、皮肤黏膜出血，并注意大便的颜色，严密监测凝血酶原时间。另外，要严密监护心电图 ST-T 变化，常规复查全导心电图，监测血清损害标志物水平。经皮冠状动脉介入治疗术后 5% ～ 30% 患者发生血清损害标志物水平升高，应于术后 6 ～ 8 h、术后 24 h 分别取血进行系列检查，如肌酸激酶同工酶达到正常高限 3 倍以上应按心肌梗死处理。

（E）下肢深静脉血栓。下肢深静脉血栓主要由导丝导管表面的血栓刺激股动脉引起痉挛，或术侧肢体制动、穿刺处加压包扎导致局部血流缓慢引起。严密观察足背动脉的搏动情况及皮肤的温度、颜色。若发生血栓，则首先表现为足背动脉搏动减弱或消失，同时还伴有皮肤颜色及温度的变化。

2. 住院冠心病患者奥马哈系统评估的护理问题分析

目前，基于奥马哈系统评价冠心病患者护理问题的研究多聚焦于住院患者。吕霞等的研究结果显示，在患者住院阶段，健康相关行为的问题最多（占47.2%），其他领域的护理问题分布情况分别为生理领域（占27.5%）、社会心理领域（占21.0%）和环境领域（占4.3%）。李洁琼等的研究结果显示，冠心病住院患者的护理问题主要集中在生理领域，其问题条目的应用率为30.95%。护理措施记录中奥马哈干预类别的应用率为100%，干预导向的应用率为26.67%。奥马哈问题分类系统能够从环境、生理、心理、健康行为多个维度对患者进行全面的评估，干预导向也能够为冠心病患者的护理干预提供指引；奥马哈系统涵盖一个全面的健康问题指导框架，通过其问题分类系统、干预系统和评价系统的指引，对患者进行护理评估、干预实施和效果评价，能够全面、动态地了解患者的健康问题，实施正确的干预措施并进行及时的效果评价。因此，以奥马哈系统为框架导向，能够使临床护士对患者的评估更加全面完整，在护理过程中也会聚焦主要问题，做出主要护理决策从而执行准确及时的护理措施，从而使护士对冠心病患者的护理更加专科化、全面化。

住院冠心病患者基于奥马哈系统评估的护理问题主要包括生理领域、社会心理领域、健康相关行为领域及环境领域。

（1）生理领域。住院冠心病患者在生理领域方面存在的问题主要有疼痛、循环、呼吸、睡眠和休息形态、排便及神经－肌肉－骨骼功能等，其中，疼痛问题是冠心病住院患者最突出的问题，发生率为46.7%～88.4%。

A. 疼痛。住院冠心病患者的疼痛问题主要包括疾病引起的心前区疼痛和术后伤口的疼痛。患者在患病初期，常出现胸闷痛，这与心肌缺血缺氧相关，主要在胸骨体中、上段之后或心前区，一般持续3～5 min，舌下含服硝酸甘油即可缓解。当心绞痛发生时应立即停止正在进行的活动，就地休息。另外，患者出现疼痛问题也与手术穿刺部位的疼痛相关。对于患者出现这一疼痛，主要告知患者将术肢抬高于心脏水平，指导患者进行手指康复操以促进术肢局部循环，减轻患者疼痛。

B. 循环。循环在冠心病住院患者中的发生率仅次于疼痛，为43.3%～88.4%，主要表现为胸闷、乏力、心绞痛、水肿和心律不齐等症状。患者的循环问题与患者本身心血管疾病相关。但随着住院治疗后冠状动脉的重新开通，患者的循环问题会大大改善。

C. 排便。冠心病住院患者排便问题的发生率为23.3%～24.3%，主要表现为排便次数减少和排便困难。便秘易诱发心绞痛和急性心肌梗死，约10%的患者以便秘为主要诱因而致冠心病急性发作。冠心病患者在PCI术后发生便秘后，排便用力会增加腹腔内压力，增强心肌收缩力，从而加重心脏负荷，进而导致心绞痛发作，甚至引起猝死。因此，在患者住院期间要指导患者养成良好的排便习惯和饮食习惯。①保证饮水量，多食用富含纤维素的食品，保持大便通畅。②保持生活规律，保证良好的排便环境，建立良好的排便习惯。③掌握腹部自我按摩的方法——将双手食、中、无名指重叠放于脐上四横指处，适当加压按结肠走行方向，由升结肠、横结肠、降结肠、乙状结肠的顺序，顺时针做环形按摩，促进血液循环，刺激肠蠕动，帮助排便。④必要时可使用缓泻剂或开塞露，切忌用力排便，以免诱发心绞痛。以上措施可以有效改善患者的便秘情况，降低并发症的发生率。

D. 呼吸。冠心病住院患者排便问题的发生率为38.3%～41.9%，主要表现为心肌缺血缺氧时以及冠心病合并心力衰竭时引起的呼吸困难。由于循环和呼吸系统解剖结构和生理作用的密切关系，心肺功能相互关联，其中任何一方面出现问题都会影响到整体心肺功能，导致心肺功能及运动耐力明显下降。因此，在冠心病住院患者的术后护理中，一定要重视肺功能的康复护理，采用有氧运动、抗阻练习、柔韧锻炼配合呼吸训练于一体的心肺康复模式，促进患者心肺功能的整体康复。

E.　泌尿功能。冠心病住院患者该问题的发生率为 18.6% ～ 27.7%，主要变现为泌尿道的感染。患者在术中及术后需要留置导尿管，长期留置导尿管或反复多次导尿、身体抵抗力差等均可导致泌尿道的感染。因此，在给患者留置导尿管时，应严格遵守无菌原则并鼓励患者多饮水，让其保持每天饮水量为 1 500 ～ 2 000 mL，并讲解引起和加重泌尿系感染的相关因素，积极消除患者泌尿系感染的易感因素。

F.　其他。除以上问题外，住院冠心病患者存在的生理领域相关问题发生率由高到低依次为消化问题（占 19.1% ～ 23.3%）、传染 – 感染情况（占 9.3% ～ 10.6%）、神经 – 肌肉 – 骨骼功能问题（占 6.4% ～ 23.3%）及皮肤问题（占 7.0% ～ 8.5%）。

（2）社会心理领域。住院冠心病患者在社会心理领域方面存在的问题主要有精神健康、角色改变、人际关系、疏忽、照顾及哀伤等，其中，精神健康问题是冠心病住院患者最突出的问题，发生率可高达 38.3% ～ 100%。

A.　精神健康。精神健康问题是患者在社会心理领域发生率最高的护理问题。PCI 患者常易合并焦虑或抑郁，而悲观和压力等都与心血管病的发生和预后密切相关。此外，冠心病患者常常由于对疾病急性加重的恐惧，心理压力非常大，在医疗环境中得不到缓解。长期心理支持缺乏是影响冠心病患者康复的重要因素，心理干预越早越利于康复。针对伴有抑郁、焦虑的冠心病患者，经验丰富的高年资护士可对患者进行密切的心理辅导，通过劝导、鼓励、支持和消除疑虑等方式，指导患者保持心理健康。

B.　角色改变。冠心病住院患者角色改变的发生率为 11.6% ～ 13.3%，主要表现为患者角色缺如，不愿意承认自己是患者，不能完全进入患者的角色，或由于重新承担某些其他社会角色，使患者角色退化。出院后角色适应不良的患者增多，多是由于脱离医院环境之后，患者欠缺医疗知识，加之不了解心血管疾病的复杂程度，不能理解疾病相关风险，往往对自身病情认识不足，评估有误。通过动员家属和朋友的帮助，患者可了解疾病的发生、发展与转归的知识，可以更好地适应角色。

C.　人际关系。冠心病住院患者人际关系问题的发生率为 10.0% ～ 16.3%。存在社交和人际关系问题的冠心病患者，主要表现为缺乏沟通技巧，缺乏社交兴趣或很少参加社交活动。大部分患者由于过分担心自己的心脏状况，或者因其心功能降低，出现胸闷、胸痛的症状，而有意减少社交活动。建立良好的人际关系有利于患者的心脏康复。因此，根据患者的具体实际，鼓励患者与病友多沟通交流，引导患者进行语言与非语言沟通，控制不良情绪，以帮助患者建立良好的人际关系。

D.　照顾。冠心病住院患者照顾问题的发生率为 3.3% ～ 12.8%，照顾问题可能与家人的支持、关心和督促相关。一些患者的家属或专业陪伴等陪护人员获取 PCI 术后患者的护理知识途径少，没有陪伴护理患者的经验，照护技能不足，安全意识差，接受安全教育知识的能力有限。甚至一些陪护人员陪护不积极，对患者照顾不佳，常给患者传递一些不利于病情的信息。因此，患者的照顾问题不仅要依靠医务人员的照顾，还需要充分发挥家庭的积极作用。

（3）健康相关行为领域。健康相关行为是指任何与疾病预防、增进健康及恢复健康相关的行动。在冠心病住院患者的护理中，我们不仅要注重患者的生理症状，同时应重点关注患者的不良生活与行为习惯，并对其进行纠正，从而减少导致冠心病发生、发展的危险因素。住院冠心病患者健康相关行为领域问题发生率由高到低依次为身体活动、营养、物质滥用、个人照顾、睡眠和休息形态和药物治疗。

A. 身体活动。该问题为冠心病住院患者健康相关行为领域中发生率最高的问题，为65.1%～85.1%，主要表现患者久坐/卧不动的生活方式及不适当的运动。对此，护理人员应加强日常宣教，特别是运动方面的宣教，逐步帮助患者找到适合自身的运动模式，并在运动早期根据患者的心功能和年龄及个人喜好制定个体化的运动方案。原因有：冠心病伴心功能不全影响患者活动；术后伤口疼痛限制日常活动；认知错误，认为心脏病患者应该休息，活动易加重心脏负担，不利于疾病好转。

B. 营养。冠心病住院患者该问题的平均发生率高达65.1%～83%，患者常表现为营养失衡、饮食不规律、饮食结构不佳、运动不足，体型肥胖，BMI超过25等。多数患者均明白合理饮食、适当运动对身体健康大有裨益，特别是有助于PCI术后患者的恢复，但尚不明了如何准确把控每天饮食量，如何把握运动量。因此，护理人员可在患者住院时对其进行一对一的专门饮食指导和运动宣传，向患者普及相关健康知识，逐步纠正其错误的饮食习惯，改善其饮食结构。饮食护理的目标是调节患者血脂、血压水平，将体重控制在合理范围内，并严格控制相关危险因素，根据患者的实际病情给予个性化的指导。冠心病的发病多与脂质沉积、血管条件变差相关，故患者在饮食上应以低盐低脂为主，多食用水果蔬菜以及五谷粗粮，促进胃肠蠕动，降低胆固醇，预防便秘。

C. 物质滥用。该问题的发生率为43.3%～53.5%，主要表现为患者滥用非处方药、滥用酒精、吸烟和暴露于香烟环境等。护理人员可以帮助患者强化自我控制能力，通过讲解吸烟、酗酒、熬夜等不良生活方式的危害和健康行为的益处来改变冠心病患者不良的生活方式。

D. 个人照顾。该问题的发生率为40%～69.8%，主要表现为术后当天独自洗漱困难或如厕困难导致生活自理能力下降、心功能差，以及患者不愿参与个人照顾中。因此，医务人员在患者住院期间要确保患者术后基础护理得到保障，出院后指导有自理能力的患者进行自我照顾，对生活自理能力差的患者让家属共同参与其中，保证患者个人照顾问题得以解决。

E. 睡眠和休息形态。冠心病住院患者睡眠和休息形态问题的发生率为23.4%～81.6%，主要表现为夜间频繁醒来、失眠、睡眠不足等。这主要是患者在住院期间改变休息睡眠环境，且病房为多人间，较家中嘈杂引起。另外，也与患者所患疾病相关，因患者常出现胸闷引发不适，直接影响睡眠。对此，与患者沟通尽快配合医生，积极治疗原发病，促进患者疾病康复。在患者住院期间，尽量保持病室安静，为患者提供安静舒适的休息环境，在病室采用窗帘进行分隔每位患者，指导患者睡前喝温牛奶、泡脚、听舒缓音乐等有助睡眠的方法。

F. 药物治疗。冠心病住院患者药物治疗方案相关问题的发生率为 18.6% ～ 27.7%。患者主要表现为漏服药物、不清楚自己所服药物的作用及不良反应。对于冠心病患者，药物治疗在疾病的治疗过程中必不可少。即便是在恢复期，多数患者也需要长期用药。因此，针对患者普遍存在的服药指导问题，在住院期间应根据干预方案给予患者针对性、持续性的健康教育和指导，使其在住院阶段，基本掌握自己的用药方案，其中包括药物的名称、作用、用法、剂量、频次、服药注意事项、不良反应及储存方法。

（4）环境领域。冠心病住院患者环境领域的问题主要包括收入、住宅、卫生、安全四个方面，其中收入问题的发生率最高，为 21.7% ～ 34.9%。环境领域的问题涉及所在医院、病区及病房等一切生活及治疗区域的卫生情况、安全设施状况、整洁程度、声音、光源等物理环境及患者产生的医疗费用等。环境领域的任何问题都可能影响冠心病患者的心理状态和疾病的康复，尤其对于焦虑、抑郁的患者。因此，于冠心病患者而言，为患者创造一个安全舒适的康复环境显得尤为重要。

A. 收入。冠心病住院患者收入问题的发生率为 21.7% ～ 34.9%。经皮冠状动脉介入治疗术后患者较为常见的护理问题以收入问题较为突出，其最高发生率为 34.9%，主要表现为患者个人无稳定经济收入甚至是无收入。其原因是本病的好发群体为老年人。老年人的主要经济来源为退休金、养老金及子女支持，这些收入难以支付医疗费用。另外，在住院期间，部分患者主要存在无医疗保险问题，患者由于治疗、药物及护理的需要，会产生一定数额的医疗费用。部分患者医疗费用无法报销，需要自费，便会产生一定的压力，从而影响患者的心理状态及治疗方式的选择，最终影响患者疾病的康复。因此，针对患者存在的无医疗保险问题，主要通过个案管理帮助患者联络各方面的资源，获得包括医院、社区及家庭的各方面支持，使患者能够减轻压力，安心接受治疗，促进疾病的好转。

B. 其他。除收入问题外，住院冠心病患者还存在住宅（占 8.3% ～ 10.6%）、卫生（占 5% ～ 14%）和安全（占 2.3% ～ 3.2%）问题。对于冠心病住院患者，专业化的建筑和布局使环境领域中卫生、住宅、邻里和工作场所安全问题较社区的少。患者在住院期间，医院提供的环境较为舒适，整个病区及各个病室都规划有序，整洁干净，温湿度适宜，安全设施完善，因此，患者很少存在物理环境方面的需要。

（二）社区冠心病患者常见的健康问题

由于我国冠心病患者数量较为庞大，住院治疗所能够达到的效果有限，因此，社区治疗在其中起到重要作用。社区医疗承担着生病就医之前的干预和出院后康复这 2 个重要的阶段。研究者指出，通过社区医院对冠心病患者实施家庭心脏康复运动能够有效改善患者功能，患者的运动耐受量得以极大提升，同时其生活质量的评分明显升高，说明通过实施以社区为中心的冠心病康复及护理能够有效地促进冠心病患者的疾病康复。但检索文献时发现，目前针对社区冠心病患者奥马哈系统评估的护理问题分析研究较少。社区作为促进冠心病患者康复的主体机构之一，应加大对冠心病患者的健康管理，积极引入奥马哈系统评估方法，为社区冠心病患者的疾病康复提供研究基础。

1. 社区冠心病患者常规护理评估发现的护理问题分析

文献分析结果显示，针对社区冠心病患者常规护理问题的调查研究较少，社区冠心病患者常规护理问题与冠心病住院患者术前的护理问题大致相同，主要包括知识缺乏、活动无耐力、焦虑、有便秘的危险、疼痛等。

（1）知识缺乏。知识缺乏是社区冠心病患者和住院冠心病患者共同存在的护理问题。调查结果显示，住院患者对冠心病知识需求的得分总分高于社区患者的，且两类患者对不同知识的需求程度各异，如住院患者对心脏解剖、生理知识的需求高于社区患者，社区患者将冠心病风险因素置于知识需求的第一位，如表7-4所示。因此，医护人员需根据患者不同的信息需求制定有针对性的健康教育策略。

表 7 - 4　社区与住院冠心病患者对冠心病相关知识的需求比较

内容	社区患者排序	住院患者排序
冠心病危险因素	1	2
其他方面	2	4
饮食	3	5
冠心病患者的用药	4	3
心脏的解剖与生理	5	1
活动	6	6
心理因素	7	7

（2）焦虑和恐惧。焦虑和恐惧与疾病相关知识缺乏和担心疾病预后相关。社区冠心病患者的焦虑心理常见于冠心病初次发病的患者。此类患者不了解疾病的发展程度，缺乏疾病相关知识，因而表现顾虑重重、心神不定、焦虑不安、睡眠减少、情绪低落，使原有病情加重。而恐惧心理多见于心绞痛、心力衰竭反复发作及不稳定型心绞痛患者。这类患者由于疾病治疗效果差，对疾病恢复失去信心，又惧怕死亡，表现为抑郁、悲观、愁眉不展、对人冷漠。

（3）活动无耐力。活动无耐力主要与心肌氧的供需失调相关。该问题是社区冠心病患者常见的健康问题。由于疾病的限制，患者的活动能力受到了影响，甚至部分心功能不全的患者日常活动能力受到严重的影响。但同时，部分患者担心疾病复发而拒绝任何活动，从而使患者长期缺乏运动，导致活动无耐力情况加重。因此，社区医务人员要重视社区冠心病患者的活动能力训练，加强其运动康复能力的健康教育，教会患者选择适合自己的运动方式、运动强度和运动时间。

（4）有便秘的危险。便秘主要与活动受限，饮食不合理相关。由于没有严格卧床的限制，社区冠心病患者便秘问题的发生率低于住院患者的，其健康教育内容与冠心病住院患者的大致相同。

（5）疼痛。疼痛通常由与心肌缺血缺氧造成冠状动脉痉挛引起。疼痛是冠心病发作时最突出的表现。社区冠心病患者胸痛发作时应立即停止活动并卧床休息，口服硝酸甘油等扩张心血管的药物，缓解疼痛症状。若服药后症状仍不能得到缓解，须立即就医。

2. 社区冠心病患者奥马哈系统评估的护理问题分析

社区冠心病患者的健康问题与住院患者相同，其存在最多的护理问题也是健康相关行为问题（占 54.4%），其他领域的护理问题分布情况分别是社会心理领域（占 22.7%）、生理领域（占 16.2%）及环境领域（占 6.7%）。文献分析结果显示，虽然社区冠心病患者常见的健康问题与住院冠心病患者常见的健康问题大致相同，但各问题的发生率有所不同。

（1）生理领域。社区冠心病患者在生理领域方面存在的问题主要有疼痛，循环、呼吸、睡眠和休息形态、排便及神经－肌肉－骨骼功能紊乱等，其中循环问题是冠心病住院患者最突出的问题，发生率为 11.6% ～ 44.7%。

A. 疼痛。社区冠心病患者疼痛问题的发生率为 9.3% ～ 40.4%，仅次于循环问题。疼痛是众多冠心病患者的首发症状。患者在患者初期，常出现胸闷痛，这与心肌缺血缺氧相关，主要在胸骨体中、上段之后或心前区，一般持续 3 ～ 5 min。舌下含服硝酸甘油即可缓解。若口服硝酸甘油后疼痛仍无法缓解，则须立刻就医。

B. 循环。该问题是社区冠心病患者在生理领域存在最多的问题，主要表现为患者心率不规律、心律不齐、心绞痛、心音异常、血压异常、心脏实验室检查结果异常及水肿等症状。冠心病患者的临床症状主要由循环异常引起，故随着冠脉再通和局部循环改善，患者的病情将迅速好转。但冠心病患者的后期康复治疗对其疾病的恢复起至关重要的作用。因此，在冠心病社区康复的过程中进行心血管危险因素的控制十分重要。通过控制血糖、血脂、血压和抗血栓，戒烟、戒酒，合理的休息与活动，参加康复运动训练，低盐低脂饮食等综合干预，可对患者实施全面护理。

C. 呼吸。社区冠心病患者疼痛问题的发生率为 9.3% ～ 31.9%，位居第三，主要表现为由心肌缺血缺氧而引起的呼吸困难。患者由于心功能不全，在重体力活动或者运动后呼吸困难症状加重，严重影响患者的生存质量。因此，社区冠心病患者更应该重视心肺功能的康复，采用有氧运动、抗阻练习、柔韧锻炼配合呼吸训练于一体的心肺康复模式，可促进患者心肺功能的整体康复。

D. 排便。与住院冠心病患者相比，社区冠心病患者排便问题的发生率较低，为 9.3% ～ 13.3%。随着出院后患者活动量的逐渐增加，便秘的发生率逐渐降低。但在家中依然要重视便秘的预防，防止其引起冠心病急性发作。具体预防便秘的措施，可参照住院冠心病患者排便问题的护理。

E. 其他。除以上问题外，社区冠心病患者存在的生理领域相关问题发生率由高到低依次为消化问题（占 9.3% ～ 10.3%）、泌尿功能（占 7.0% ～ 19.1%）、神经－肌肉－骨骼功能问题（占 3.3% ～ 7.0%）、传染－感染情况（占 2.3% ～ 6.4%），以及皮肤问题（占 2.1% ～ 2.3%）。

（2）社会心理领域。近年来，"双心疾病"概念的提出推动对此类患者的更深入的研究。当心血管疾病与焦虑、抑郁等精神类疾病共存于同一个体时，现代医学称之为

"双心疾病"。随着生物－医学－社会的医学模式逐渐发展，双心模式逐渐被人们所认同。研究者发现，有精神心理障碍的冠心病患者发生心肌梗死的相对危险度为无精神心理障碍的冠心病患者的 1.5～4.5 倍，且冠心病患者住院后的心理问题尤为严重。因此，在冠心病患者的社区康复护理中要重视心理健康的护理。社区冠心病患者在社会心理领域方面存在的问题主要有联络社区资源、精神健康、角色改变、人际关系、疏忽、照顾及哀伤等。其中，联络社区资源问题的发生率最高，高达81.4%。

A. 联络社区资源。该问题是心理领域中冠心病患者在社区发生率较高的护理问题，主要表现为患者不熟悉社区医疗服务流程、不能使用电话等通信设备获取资源和社区资源不足等。分析原因，一方面，社区冠心病患者年龄较大并且对网络知识和电子信息技术不甚了解等原因无法获取相关医疗资源；另一方面，患者居住于县级或以下基层卫生机构，该机构对于医疗服务方面的宣传力度不够，并且缺乏某些医疗设备或者药物引起的资源不足所致的无法获取。另外，也有调查者发现，部分患者对社区护士的能力存在质疑，主要与社区护士的学历偏低相关。

B. 精神健康。精神健康问题是冠心病住院患者常见的问题，发生率可高达18.6%～51.1%。患者出院时，未完全掌握出院后的注意事项及康复计划，担心疾病的反复，因此，在出院后患者或多或少会有不安、焦虑等精神紧张情绪的出现。大多数冠心病患者出院后存在不同程度的焦虑。焦虑状态已成为冠心病患者预后常见的伴随症状。在社区医院就诊的冠心病患者合并抑郁状态的比例为34.6%～45.8%，其中，重度抑郁状态患者为3.1%～11.2%。针对这些不良情绪，在干预过程中主要采用教育、指导和咨询，将健康教育、心理疏导结合起来，通过疾病相关知识的讲解、支持、鼓励等方式，缓解患者的不良情绪，指导其保持良好心态，促进心理健康。

C. 角色改变。该问题的发生率为16.3%～26.7%。患者在出院后不能制订符合自己病情及身体状况的回归社会计划。多数患者不能及时适应角色的转变，对自身疾病认知较差，存在较多的误区。部分患者认为回家后应卧床休息，尽量减少活动，从而拒绝一切社会交往活动。亦有部分患者认为出院后任何活动都不受限制，可以正常上班或外出进行重体力劳动、锻炼等。

D. 人际关系。社区冠心病患者该问题的发生率低于住院冠心病患者，为3.3%～7.0%。冠心病患者由于自身疾病改变了其主要生活方式，日常的社交活动受到严重影响，如不能参加某些集体活动，不能照顾其他家庭成员，影响正常工作等。长此以往，冠心病患者孤独感增加更易引起一些负性相关情绪的产生。研究结果显示，孤独感是冠心病患者发生心力衰竭的重要危险因素之一，患者越是感到孤独，心力衰竭的病情就会越严重。由此可见，诸如冠心病患者的人际关系问题对其疾病发展和预后也有着重要影响。

E. 其他。除上述问题外，社区冠心病患者在社会心理领域的相关问题还包括疏忽、照顾和哀伤，其发生率分别为3.3%～18.6%、16.3%～21.6%和0.0%～8.3%。疏忽问题主要表现为患者及家属对冠心病相关知识的知晓率低，对疾病的临床表现、应对措施及后期的康复护理知识缺乏，不能有效地识别危险因素等。照顾问题表现为社区冠心病患者缺乏足够的身体照顾和情感支持，也缺乏必要的督导。哀伤相关问题主要表现为老伴离世、独居、新患疾病等难以应对哀伤，对疾病缺乏正确的认识等，多见于老年冠心病患者。

（3）健康相关行为领域。患者健康相关行为护理问题的改善有赖于医务人员的健康教育，30%～70%冠心病患者的依从性很差，只有7%的患者能坚持良好的生活方式。社区冠心病患者健康相关行为领域各问题的发生率范围较大，主要包括药物治疗、睡眠和休息形态、个人照顾、身体活动、营养和物质滥用问题。其中，药物治疗的发生率最高，为3.5%～27.9%。

A．药物治疗。冠心病患者药物治疗问题的发生率约为53.5%，主要表现为不遵从推荐的剂量/时间表、药物存储不当、多重用药和没有帮助无法服药等。这种问题出现的原因主要与住院期间护理人员宣教不到位和患者的自我管理水平低密切相关。在住院期间，护士常因工作忙碌仅告知患者服药的时间，因此，患者住院时并未掌握药品名称、剂量、服药方法等信息，院外便会加速相关信息的遗忘，导致药物误服、漏服、擅自停药等。另外，部分患者院外服药的依从性较差，常根据自我主观感受擅自减药、停药。加之其他慢性基础性疾病的存在，后期不得不服用多种药物控制病情，维持健康，从而实现多重用药等相关问题。

B．睡眠和休息形态。社区冠心病患者睡眠和休息形态问题的发生率为23.3%～71.6%，低于住院冠心病患者该问题的发生率。睡眠和呼吸型态问题主要表现为夜间频繁醒来、失眠、睡眠不足，有的患者存在睡眠呼吸暂停问题。这主要是与患者所患疾病相关，因患者常出现胸闷引发不适，直接影响睡眠。每天睡眠不足5 h或多于9 h，心血管病疾病死亡率明显增加。

C．个人照顾。社区冠心病患者个人照顾问题的发生率为20.9%～31.9%，低于冠心病住院患者该问题的发生率。社区冠心病患者个人照顾问题主要体现在自我管理水平较低。8.9%的社区冠心病患者自我管理行为差，72.9%的为一般，仅18.2%的被评价为良好。分析原因，是由于冠心病是在多重危险因素长期作用下导致的慢性非传染性疾病，其发病后无法仅依靠数次门诊或者住院来完成诊疗过程，而是需要长期规范的疾病管理。良好的自我管理能力不但可以提高患者用药依从性，而且可以改善患者的心功能，降低心血管事件发生率，提高患者的生活质量。这也提示，在社区层面加强健康促进非常必要。就现状而言，患者的自我管理水平有较大的提升空间。

D．身体活动。与冠心病住院患者相比，社区冠心病患者该问题的发生率较低，为18.6%～68.1%。该问题主要表现为患者久坐/卧不动的生活方式及不适当的运动。患者往往在重返社会后，由于工作、家庭或个人情况，未能进行规律运动或不愿意活动。另外，由于患者对疾病的认知不足，部分患者甚至进行快跑、拳击等不利于疾病康复的剧烈运动。冠心病患者坚持社区及家庭的康复时间越长，其康复效果越好，并且长期维持康复运动能显著降低心脏事件发生率，提高患者独立生活和恢复职业的能力。社区卫生机构人员应协助患者选择合适的运动种类、持续时间和运动强度，以及加强活动时的保护措施。美国心脏协会指南建议，大多数心血管病患者适合温和的有氧运动。一般情况下，有氧运动应每次30～60 min，每天进行，每周进行2次抗阻、柔韧性和平衡训练。

E. 营养问题。社区冠心病患者该问题的发生率低于住院冠心病患者该问题的发生率，为 16.3%～63.8%。患者常表现为营养失衡、饮食不规律、饮食结构不佳、运动不足，体型肥胖等。多数患者均明白合理饮食、适当运动对身体健康大有裨益，但是缺乏饮食管理的相关知识，不知道如何开展饮食管理，如不知道如何做好每餐营养搭配及三餐的分配。冠心病患者以老年人居多，因此，其获取冠心病相关营养知识的途径有限。在社区卫生及慢性病管理中，要加强营养相关知识的饮食宣教，把握饮食的"四低二高"原则：低盐、低脂肪、低糖、低热量及高纤维素饮食。

F. 物质滥用。社区冠心病患者该问题的发生率低于住院冠心病患者该问题的发生率，为 14.0%～34.0%。社区冠心病患者的物质滥用问题的主要表现与住院患者大致相同，即表现为患者滥用非处方药、滥用酒精、吸烟和暴露于香烟环境等。冠心病患者中食盐超标患者占 88.3%，吸烟的人数占 65.1%，每周酒精摄入大于 25 g 的患者占 57.1%。由此可见，冠心病患者物质滥用问题严重，而社区作为慢性病健康管理的主体，应加大对社区冠心病患者的健康教育，使其了解不良行为的危害性和健康行为的益处，从而达到预防冠心病发生发展的目的。

（4）环境领域。冠心病患者环境领域的问题主要包括收入、住宅、卫生和安全。其中，收入问题同样也是社区冠心病患者最主要的问题。

A. 收入。冠心病患者收入问题的发生率为 18.3%～21.3%，低于住院冠心病患者的发生率。相关问题主要表现为患者个人无稳定经济收入，甚至是无收入。其原因是本病的好发群体为老年人，老年人的主要经济来源为退休金、养老金及子女支持，这些收入难以支付医疗费用。研究者发现，社会经济状况较差的冠心病高危患者，其接受阿司匹林等药物进行二级预防治疗的比例远低于社会经济状况较高者，从而影响冠心病的预后。

B. 其他。除收入问题外，社区冠心病患者还存在住宅（占 13.3%～16.3%）、卫生（占 3.3%～7.0%）和安全（占 8.3%～14.0%）问题。于社区冠心病患者而言，住宅问题主要表现为房间布局不合理，物品摆放杂乱，室内预防跌倒设施设备不完善等。在冠心病居家护理中，室内的地板要始终保持平坦及干燥，浴室内需要搁置防滑垫，家中走廊及马桶周围均需要安置扶手。此外，由于年龄较大的患者在夜间起床较多，需要给卧室安上小夜灯或者在床头放 1 个手电筒以便起夜时使用。安全问题主要表现为居住小区及周围环境中，如车辆较多，小区没有电梯，等等。

（三）社区与住院冠心病患者常见健康问题的对比分析

目前，冠心病患者患病后通常选择三甲医院进行疾病的治疗。长期的住院治疗不但加重患者的经济负担，同时也造成卫生资源的浪费。按照最新的慢性病治疗指导方案，冠心病患者发病前的预防和发病初期的治疗应以社区医院为主，当有必要时转诊至上级医院就诊。而后的康复及长期的护理服务，最终还是要求患者从医院回到社区，实现双向转诊。因此，针对不同的治疗阶段，住院冠心病患者和社区冠心病所呈现的健康问题也有所不同。

文献研究结果显示，社区冠心病患者在角色改变、照顾、药物治疗、住宅及安全等方面护理问题的发生率高于住院冠心病患者的，而在疼痛、循环、精神健康、身体活动、营养、收入等方面显著低于住院冠心病患者的。此外，两者在生理领域、社会心理领域、健康相关行为领域和环境领域中各护理问题的主次关系也略有不同。冠心病住院患者在生理领域的主要护理问题聚焦于疼痛和循环问题，社会心理领域主要聚焦于精神健康，健康相关行为领域的问题主要聚焦于身体活动和营养，环境领域的问题主要聚焦于收入问题；而冠心病社区患者生理领域的主要护理问题聚焦于循环问题，社会心理领域主要聚焦于精神健康、角色转变和照顾问题，健康相关行为领域的问题主要聚焦于药物治疗及睡眠和休息形态问题，环境领域的问题主要聚焦于收入和住宅问题，如表 7 -5 所示。

表 7 -5　冠心病住院患者与社区居家患者常见健康问题发生情况的比较

领域	护理问题	住院患者发生率/%	社区患者发生率/%
生理领域	疼痛	46.7 ～ 88.4	9.3 ～ 40.4
	循环	43.3 ～ 88.4	11.6 ～ 44.7
	呼吸	38.3 ～ 41.9	9.3 ～ 31.9
	排便	23.3 ～ 23.4	9.3 ～ 13.3
	泌尿功能	18.6 ～ 27.7	7.0 ～ 19.1
	消化	19.1 ～ 23.3	9.3 ～ 10.3
	传染 - 感染情况	9.3 ～ 10.6	2.3 ～ 6.4
	神经 - 肌肉 - 骨骼功能	6.4 ～ 23.3	3.3 ～ 7.0
	皮肤	7.0 ～ 8.5	2.1 ～ 2.3
社会心理领域	精神健康	38.3 ～ 100	18.6 ～ 51.1
	角色改变	11.6 ～ 13.3	16.3 ～ 26.7
	人际关系	10.0 ～ 16.3	3.3 ～ 7.0
	疏忽	8.3 ～ 14.0	3.3 ～ 18.6
	照顾	3.3 ～ 12.8	16.3 ～ 21.6
	哀伤	1.6 ～ 7.0	0.0 ～ 8.3
健康相关行为领域	身体活动	65.1 ～ 85.1	18.6 ～ 68.1
	营养	65.1 ～ 83.0	16.3 ～ 63.8
	物质滥用	43.3 ～ 53.5	14.0 ～ 34.0
	个人照顾	40.0 ～ 69.8	20.9 ～ 31.9
	睡眠和休息形态	23.4 ～ 81.6	23.3 ～ 71.6
	药物治疗	18.6 ～ 27.7	27.9 ～ 53.5

续表 7 - 5

领域	护理问题	住院患者发生率/%	社区患者发生率/%
环境领域	收入	21.7～34.9	18.3～21.3
	住宅	8.3～10.6	13.3～16.3
	卫生	5.0～14.0	3.3～7.0
	安全	2.3～3.3	8.3～14.0

第三节　冠心病患者家庭层面的健康问题

一、文献研究的数据来源

本研究以中国患者的研究文献研究对象，采用文献计量分析进行文献的检索、整理和归纳总结。检索的数据库包括：①中文数据库，如中国知网、万方、维普、中国生物医学文献数据库；②英文数据库，如 PubMed、Embase 数据库。检索时间是从各个数据库收录期刊起始时间至 2021 年 4 月。中文数据库采用篇名和摘要途径检索，英文数据库以主题词结合自由词的方式。中文检索词有冠心病、冠状动脉硬化性心脏病、心肌梗死、心绞痛、家庭、居家、问题。英文检索词有 coronary artery disease、family、home、health problem。

文献的纳入标准：①研究对象，为中国冠心病患者；②研究的议题，为护理问题或护理诊断。

文献的排除标准：排除会议论文、征文、声明、通知和重复发表的文献。

以中国知网数据库为例，文献检索策略为：1#TI = 家庭 AND 问题、2#TI = 居家 AND 问题、3#1#OR 2、4#冠心病 OR 冠状动脉硬化性心脏病 OR 心肌梗死 OR 心绞痛、5#3#AND 4#。

二、冠心病患者家庭层面的健康问题分析

冠心病患者的健康管理是一个长期动态的过程，任何医护人员不可能长期守护患者，更多的事情需要患者和其家庭自己来配合完成，因此，良好的家庭支持功能是患者后续治疗的经济保障和精神支柱。家庭支持是可以为患者所利用的重要外部资源，无论处于疾病急性期还是稳定期，都可以从家庭中获得解决问题的方法，得到家人的支持和帮助。患病并不改变患者与家人间亲密程度和情感程度，有效的家庭支持可以增加患者愉悦感、归属感、自尊感，使个体保持良好的心境状态，帮助他们建立健康的行为模式，从而抑制负性心境。相关研究结果表明，家庭关爱通过外部分担压力的影响来缓冲

疾病对患者心理的冲击，帮助其调整情绪状态，从而提高心境状态。

目前，冠心病患者家庭层面的健康问题的相关研究较少。但随着生物－社会－心理医学模式的转变，冠心病患者的家庭干预越来越受到重视。调查研究结果显示，冠心病患者多为老年人，由于年龄，他们对自身自理能力减弱，其冠心病相关健康知识、信念和行为的具备率仅分别为 3.5%～21.2%，3.48%～15.9% 和 5.2%～16.1%。疾病拖延、不及时诊治情况多见，健康管理效果不佳。同时，老年冠心病患者空巢家庭居多，无法获得及时、有效的情感和信息支持。家庭是老年人最重要的社会支持来源，家庭成员的支持与鼓励是老年人面对疾病时最重要的精神支柱。当该部分缺少支持时，往往引起患者情绪低落，采取夸大自身疼痛程度、虚拟病情或疾病等方法取得更多的关注，进而导致患病行为的进一步强化。

因此，在冠心病患者的健康管理工作中，不论是住院医务人员、社区医务人员还是家庭成员，都应该重视冠心病患者的家庭康复管理，主动发现患者在家庭护理中存在的问题并积极探索发挥家庭关爱的促进因素，充分调动家庭支持系统，不断提升对老年人的关爱程度。冠心病患者家庭层面的健康问题主要包括家庭关怀、家庭功能、家庭主要照顾者及家庭经济负担。

（一）家庭关怀

家庭作为个体生活的重要环境，是人类社会最基本、最重要的生活单位，为个体的社会化提供了必要的物质环境和情感环境。家庭关怀程度可以影响家庭成员的健康状态和生活质量，相关家庭关怀度对不同人群社会心理状况的影响已有报道。家庭关怀能使患者获得关心、爱护、理解、照顾，同时家庭提供的经济、信息和情感支持，可以增强其自尊、自信，提高其自我效能感，进而促使患者社会交往增多，正性情感丰富，应激反应较少，能有效激励患者采取积极的自我管理态度，秉持正确的健康信念和行为，不断提高自我管理能力，从而维持更好的带病生存状态。

研究结果显示，冠心病患者家庭关怀处于较低的水平，其中亲密度方面得分最低。这与患者大多为老年人，子女多处于事业、生活压力最大的中年阶段，大多没有充足的时间精力与老人进行深层次交流沟通有关，因而家庭亲密度方面给予患者的关怀最少。徐燕等的调查结果显示，农村老年冠心病患者家庭关怀良好者仅占 27.9%，明显低于城市老年冠心病患者的家庭关怀度水平。此外，家庭关怀度越高冠心病患者的服药依从性越高，反之则越差。原因主要在于药物治疗是冠心病患者最为常用且简单有效的治疗手段，但坚持长期规律服药对老年冠心病患者来说是一项巨大的挑战。冠心病患者中服药数量在 6 种及以上的患者占 60.8%，且冠心病患者的服药依从率仅为 50%～60%。良好的家庭关怀有助于提高患者服药依从性，家庭和社会关心程度较差是冠心病患者服药依从性差的独立危险因素。因此，家庭关怀度越高的冠心病患者，他们的家人对其疾病的关注度越高，越能听从医生的嘱咐，越了解按时服药对冠心病患者的重要性，更能在日常生活中关注、督促冠心病患者按时按量正确服药。家庭关怀度低的患者，往往与家人沟通较差，遇到问题时不能得到及时处理、反馈及帮助，不利于治疗。

（二）家庭功能

家庭功能主要包括解决、沟通、角色、情感反应、情感介入、行为控制和总的功能等方面。家庭功能是家庭作为一个整体满足家庭成员各种需求的能力，体现在家属间相互爱护、相互支持、彼此间情感沟通及共同承担对生活事件和压力源的能力等方面。家庭功能与家庭成员疾病的发生、健康状况有着紧密的相关性，并影响着疾病的疗效、转归及预后。

老年冠心病住院患者家庭功能越差，其患病行为越严重，家庭功能较差家庭的患者更容易出现情绪障碍、依从性差、过度的情感压抑等不适症状，并倾向于将所有的问题归结于疾病等不良患病行为。其原因可能是：家庭是老年人生活的主要场所，家庭功能出现障碍，会导致患者产生负面情绪，从而对其生存质量造成严重影响。胡建等的研究表明，冠心病患者的家庭沟通能力明显弱于正常人群，这就导致冠心病患者已对家庭成员之间的亲密度造成一定的影响，致使家庭成员与患者的沟通欲望减少。

经过文献分析后发现，冠心病患者家庭功能总体水平低于正常，冠心病对患者的家庭功能有一定的影响。冠心病患者在问题解决维度得分最低，说明与家庭其他功能相比，冠心病对家庭问题解决能力影响程度较小。冠心病患者的家庭沟通能力明显弱于正常人群，原因可能是冠心病患者身体状况及本身疾病影响会导致个性比较偏激，对家庭成员之间的亲密度造成一定的影响，致使家庭成员与患者的沟通欲望减少。冠心病患者的情感介入得分最高，可能是由于受中国的传统文化的影响，家属想患者所想，急患者所急，为了能更多地表达对患者的关心和爱护，而过分关注和干涉患者的生活；冠心病患者的家庭情感反应得分次之，原因可能是患者由于疾病而情绪不稳定，给家庭成员之间的交流造成较大障碍。因此，医护人员应鼓励患者及家人积极表达自己的内心情感，勇敢说出，对家人的爱与关怀，指导患者及家属要调整家庭成员的兴趣，建立移情式的情感介入方式以维持家庭功能的稳定性。

针对以上结果，我们应积极帮助患者改善家庭功能，发挥家庭对老年人社会支持、健康促进和缓解压力方面的重要作用，故提出以下建议：①医护人员应对患者的家庭功能进行评估，从各个方面了解患者家庭的功能，与家属协同制订康复计划。②应将患者及家属共同纳入健康教育体系中来，帮助患者及家属发现问题、解决问题；同时，协助患者及家属尽快适应家庭角色的转变，并建立新的家庭分工和责任行为模式。③指导患者及家属重视有效沟通对健康行为的影响，指导患者正确的沟通技巧；鼓励患者主动与家庭成员进行有效沟通，获得有益于身心健康的资讯和信息。④指导家属理解患者的情绪变化与疾病的关系，要体谅患者；同时鼓励患者及家属之间要积极勇敢地表达爱与关怀。⑤指导患者及家属要互相尊重彼此的生活空间、个性及爱好差异，同时又要协调好家庭成员之间的兴趣，增加家庭内部的文化娱乐，努力建立移情式的情感介入方式。⑥院外康复期间，针对患者家庭功能方面存在的问题给予指导，促进家庭成员间的情感及沟通等，使者家庭能有效提高成员对生活事件的应对能力。

（三）家庭主要照顾者

目前，国内外研究对主要照顾者（primary caregivers）的定义尚无统一标准。国外学者认为主要照顾者是在患者进食、沐浴、如厕时等日常生活中，维护患者的权益且给予最多帮助的人。国内研究者认为，主要照顾者每天提供照顾时间应不少于 4 h，或不少于 6 h，但大体与国外一致，指与其他照顾者相比，为患者提供照顾的时间最长，承担主要照顾和陪护工作的家属。冠心病作为一种慢性病，其预后与患者的生活方式有着密切的联系。出院后家庭是患者疾病康复的主要场所，而主要照顾者是患者健康管理的"守门人"，在患者康复过程中担任重要的角色。研究结果表明，冠心病患者主要照顾者不仅承受繁重的照顾任务，而且还承受巨大的经济压力，导致照顾者的心理压力过大，不利于照顾者的身心健康，降低照顾者的生活质量。冠心病作为应激事件可影响家庭健康格局，导致家庭主要照顾者出现不良情绪，从而影响家庭功能。同时，调查显示，患者在治疗期间得到家庭成员，尤其是配偶的支持，其治疗依从性也会相对提高，因此，可通过社区的力量与家庭成员的力量来控制病情进展，促进患者康复。赵巍等的研究显示，冠心病患者主要照顾者的知识得分和患者的知识和行为得分间均呈正相关，即随着照顾者知识得分的增加，患者的知识和行为得分也相应提高。

然而，文献分析显示，当前冠心病患者家庭主要照顾者存在多方面的问题。

1. 冠心病患者主要照顾者的家庭功能水平较低

冠心病主要照顾者家庭功能总评分较低，按照得分情况从高到低依次为问题解决、情感反应、角色、情感介入、行为控制、沟通，提示冠心病主要照顾者家庭功能水平较低。胡建等指出，家庭首要目标是有效完成各项日常任务，包括确定问题、思考及解决问题、评估问题解决效果。冠心病患者住院期间医护人员可指导家庭照顾者对患者实施照护，但患者出院后主要照顾者由于缺乏专业护理指导，不能有效处理患者存在的问题，影响主要照顾者问题解决能力，导致其解决问题能力较弱。刘腊梅等指出，家庭的情感反应功能可影响家庭成员间沟通，进而影响家庭成员间关系，情感交流障碍可影响主要照顾者情绪，不利于照顾者身心健康。王漾漾等指出，良好的沟通是共同解决问题的基础，家庭成员间建立良好的沟通将有助于主要照顾者正确、顺利地处理患者居家照护过程中遇到的问题，且家庭成员沟通功能越好，越有利于提高主要照顾者照护信心。

2. 冠心病主要照顾者抑郁情绪较明显

调查结果显示，冠心病在沮丧情绪、躯体抱怨、积极情绪 3 个维度中，积极情绪评分最低。家庭月收入、主要照顾者学历、每天照顾时间与主要照顾者抑郁情绪相关，可能原因为：冠心病属于慢性病，患者需要长期用药控制病情，家庭月收入越低，家庭经济压力越大，因此，导致主要照顾者心理压力大，容易产生不良情绪。主要照顾者的学历越低，其对照顾信息掌握越不熟悉，在照护过程中容易出现各种问题，增加照顾者心理压力，易发生抑郁情绪。照护时间越长，主要照顾者工作量越大，负担越重，精神压力越大，越容易出现抑郁情绪。因此，护理工作者应关注主要照顾者家庭功能中沟通、问题解决及情感介入等方面问题，通过改善家庭功能减轻主要照顾者抑郁情绪。

3. 冠心病主要照顾者对冠心病疾病相关知识的知晓率较低

随着对慢性病患者的照顾者关注的增加，发现照顾者由于缺乏疾病相关知识，对疾病的不确定感增加，表现照顾行为欠佳，导致照顾者产生负面情绪，影响照顾者的身心健康。研究结果显示，照顾者中大专及以上文化程度的人数不足20%，而文化程度的高低直接导致照顾者对知识接受的差异。同时，由于医护人员的健康教育观念尚未得到扩展，其健康教育对象还主要围绕着患者，而忽略对照顾者进行健康教育，致使照顾者缺乏深层次的有关知识。侯丽娟等对老年冠心病患者家属健康教育需求进行研究，也发现类似的现象。此外，冠心病患者健康教育知识的内容过于集中在日常生活保健，对疾病相关知识告知得少，导致照顾者的治疗性知识知晓率低。因此，医务人员需要根据不同文化家庭背景、不同个性有针对性地行健康教育，医院也应组织科室编写相关疾病的科普手册，以满足患者及其家属所需，使患者和照顾者始终处于医护人员关怀之中，以提高照顾者的应对能力。

（四）家庭经济负担

冠心病患者家庭负担以经济负担为主，62.8%的农村老年人家庭经济支出用于冠心病诊疗。这可能与冠心病患者需要长期接受药物治疗、康复锻炼和营养支持，而老年患者多已退休，大部分患者的医疗费用需要家庭承担相关。经济负担对照顾者的生理健康、情感职能均有显著影响。因此，医务人员须向患者及其照顾者实施系统的健康教育，提供防治知识，以提高患者遵医依从性和服药依从性，进而提高冠心病患者治疗的临床疗效，降低复发率，令患者早日康复出院，对减轻经济负担有帮助。

第四节 冠心病患者医联体护理与管理模式

随着医疗模式的发展及人民群众对健康需求的日益提高，患者出院后的生存质量及健康结局越发受到关注，越来越多的冠心病出院患者有延续性护理服务的需求。但由于院外管理的不连贯和无效对接，冠心病患者非计划就诊和再入院情况比例较高。全球急性冠状动脉事件登记（Global Registry of Acute Coronary Events，GRACE）的研究数据表明，冠心病患者出院后6个月内病死、卒中和再住院的发生率高达25%。国内研究结果显示冠心病心力衰竭患者1年内再入院率为40.63%。《中国护理事业发展规划纲要（2011—2015年)》明确指出，将逐步建立和完善以医疗机构为支撑，居家为基础，社区为依托的长期护理服务体系，提高对慢性病患者等人群提供长期护理、康复、健康教育等服务的能力。冠心病作为最常见的慢性病，需要终生的治疗与康复及长期的医疗保健服务，不仅要重视住院治疗，更要注重院外管理。

《国务院办公厅关于推进医疗联合体建设和发展的指导意见》指出，要逐步形成多种形式的医联体组织模式。在医联体模式下，患者在医联体上级医院术后及急性期后早期出院，可转往医联体下级医院接受康复治疗。这不仅有利于患者术后康复，还能缩短在上级医院的住院天数，降低医疗费用，有利于缓解医疗资源紧张的局面，优化医疗配置。同时可借助医联体模式下机构成员间技术合作支持优势，对冠心病康复人员开展专业培训，以提高社区医院专业水平。医联体护理与管理模式，以区域内三级甲等医院冠心病治疗团队为中心，对社区冠心病患者形成管理闭环，由上级指导、提供技术支持，下级实施、反馈，上级根据实际情况修改管理方案，上下级紧密联系，提高对冠心病患者出院后的健康管理的覆盖面，保持患者出院后护理干预的连续性，增加患者对二级预防的认知，提高对疾病因素的重视程度，形成良好的健康行为。同时也形成较好的督促作用，及时纠正患者的不良生活方式，进而达到控制或减缓疾病发展的目的。研究结果表明，医联体模式能够积极控制心血管危险因素，降低冠心病患者主要不良心脏事件的发生。刘曼等的 meta 分析结果显示，延续性护理能降低冠心病患者抑郁评分，基于延伸护理的心脏康复能提高患者生活质量。郝云霞等的研究结果也表明，对冠心病患者进行延续的、患者参与的、循序渐进的康复指导和训练，可提升其心脏功能，改善生活质量，且患者对延伸护理也有强烈需求。

一、文献研究的数据来源

本研究以中国患者的研究文献为研究对象，采用文献计量分析进行文献的检索、整理和归纳总结。检索的数据库包括：①中文数据库，如中国知网、万方、维普、中国生物医学文献数据库；②英文数据库，如 PubMed、Embase 数据库。检索时间是从各个数据库收录期刊起始时间至 2021 年 4 月。中文数据库采用篇名和摘要途径检索，英文数据库以主题词结合自由词的方式检索。中文检索词有冠心病、冠状动脉硬化性心脏病、心肌梗死、心绞痛、医联体、护联体、三位一体、医院－社区－家庭、延续护理、连续护理、过渡期护理、一体化、分级诊疗。英文检索词有 coronary artery disease、hospital-community-family management、medical association、nursing association、hierarchical medicalcontinuing care。

文献的纳入标准：①研究对象，为中国冠心病患者；②研究的议题，为医联体或护联体管理。

文献的排除标准：排除会议论文、征文、声明、通知和重复发表的文献。

以中国知网数据库为例，文献检索策略为：1#TI ＝ 冠心病 AND 医联体，2#TI ＝ 冠心病 AND 护联体，3#TI ＝ 冠心病 AND 三位一体，4#TI ＝ 冠心病 AND 医院－社区－家庭，5#1#OR2#OR3#OR4#。

二、医护综合团队管理模式

（一）冠心病患者医护综合团队管理模式概述

文献分析结果显示，目前我国较成熟的医护综合团队管理模式主要有 2 种。一种是以医院为主导的医院－社区－家庭医护综合团队管理模式，形式包括出院前健康指导、再入院风险评估、制订出院计划，以及出院后社区家庭访视、电话随访、康复锻炼、健康教育指导、专业建议及技术支持等。另一种是以社区为主导的服务模式，如全科－专科团队协同管理，以及专科医师－社区医师医联体序贯式管理模式。该模式属于分级管理体制，包括筛查、随访、宣教、转诊等内容。通过建立健全转诊制度，可以为慢性病患者（尤其是冠心病患者）提高规范化诊疗服务。医联体背景下冠心病患者医护综合管理的主要模式如表7－6所示。

表7－6　医联体背景下冠心病患者医护综合管理的主要模式

管理模式	主体机构	人员构成	服务模式内容
远程平台的区域协同管理	郑州大学第一附属医院＋周边基层医院	心血管介入医生、专科护士、院前转运护士、康复治疗师、信息工程师	建立远程支持平台。基层医院需寻求上级医院帮助时，启动面对面远程会诊。对于基层医院不能处理的患者，启动转诊流程。患者病情稳定转至基层医院，由基层医院按照上级医院的康复计划对患者实施康复
医院－社区－家庭一体化护理管理	北京大学第三医院延庆医院＋社区医院	护士长、专科护士、护理骨干、专科医生	①建立患者信息档案、微信群；②出院1个月内，由一体化护理管理团队成员对患者进行随访；③出院1个月后，社区护士对转诊到社区医院的患者继续随访跟踪
基于医联体的"1+N"驿站管理	阳江市人民医院＋基层医疗卫生机构	医联体协调科联络员、心内科专科医师、专科护士、医务社工	①患者出院时心内科专科医师和护士制定出院评估单，总站点联络员根据评估单信息为患者建立健康档案并录入信息化管理平台；②分站点接到总站点患者出院信息后及时进入信息化管理平台对患者进行评估，并在患者出院1周后对其进行电话随访；③总站点和分站点每月举行1～2次医疗、护理联合义诊和健康讲座，分站点管理小组每月对患者进行1次上门随访
医联体模式	东南大学附属盐城医院＋社区服务中心	胸痛中心心内科副主任医师、主任护师、社区医师	①每周电话回访患者1次，了解患者日常生活管理、饮食及服药管理、疾病自我监控、存在的问题；②社区医师督导患者参与运动康复治疗，每隔2周调整运动处方；医院医师定期社区访视，每月访视1～2次，了解运动康复组患者心理精神状态、对康复锻炼的态度及方法掌握情况、日常活动、自身对疾病的认识、自理能力恢复、坚持服药等情况

续表7-6

管理模式	主体机构	人员构成	服务模式内容
基于专科医师-社区医师医联体序贯式管理模式	首都医科大学大兴教学医院+社区医院	专科医生、社区全科医生	经社区医生介绍给专科医生进行序贯治疗，包括筛查、随访、宣教、转诊等内容
医院-社区-家庭三元联动护理模式	西电集团医院心血管内科	医生、护士、社区护士、家属	①建立互联网平台。平台内设置患者一般资料、专家会诊情况、疾病知识库、交流论坛等模块，并由专人进行维护。②医院护理。医生、护士通过收集患者住院时的资料，依据患者自身病情，制订三元联动护理模式的居家护理计划。③社区护理。社区护士定期上门回访，了解患者疾病恢复情况，并上传平台。④家庭护理。家属通过互联网平台了解三元联动护理模式居家护理知识，提升自身护理技能

目前，国内实施医联体护理与管理模式的主要形式是以医院为主的服务模式，该模式由院内医护人员为主导对患者在出院前和出院后采用一种或多种的干预措施进行延续护理指导，大多聚焦于冠心病术后患者的延续护理，未参与手术的冠心病患者的医联体管理模式较少见。以社区医院为主导的医联体管理模式研究较少，可能与国内社区医院发展不足、患者对社区医护人员缺乏信心、信任相关。万建成对出院2周内的冠心病患者的调查结果显示，79.25%病情稳定后的患者不愿意转到社区就诊。但随着我国对社区卫生服务中心逐渐重视，相信社区卫生服务中心将会成为延续护理的主力军。

（二）冠心病患者的医护综合管理团队的人员组成

建立医护综合管理团队是冠心病患者医联体护理与管理开展的基础。黄峥等对农村冠状动脉介入治疗患者实施远程平台管理团队。该团队成员由心血管内科主任、心血管介入医生、心血管内科护士长、心血管专科护士、院前转运护士、康复治疗师、信息工程师组成。专科护士负责平台的日常管理。院前急救护士负责一次性物品、备用药品、急救药品的准备。介入专家负责会诊，动态调整治疗方案，填写会诊记录，追踪患者治疗情况。康复师负责与医生共同制订院内、基层医院康复方案并给予早期康复指导。敖梅等成立"1+N"驿站管理团队，成员包括医联体协调科副主任、医联体联络员、心内科专科医师、专科护士、医务社工。分站点小组成员包括全科医师、基层医疗卫生机构护理人员、慢性病管理专员。曹癸兰等建立社区冠心病管理中心，组建由三级医院副主任医师、主治医师、联动护士、营养师、康复技师、心理咨询师和社区专科医护人员及患者照顾者组成的医患联动管理团队。然而，多数医护综合团队管理模式的成员仅由住院医生和护士及社区医生和护士组成。

（三）冠心病患者医护综合团队管理模式开展方式

基于文献研究，目前医联体护理与管理模式主要包括以医院为主导的医院－社区－家庭医护综合团队管理模式和以社区为主导的医护综合团队管理模式。

1. 以医院为主导的医院－社区－家庭医护综合团队管理模式

以医院为主导的医院－社区－家庭医护综合团队管理模式主要包括基于互联网平台、基于微信平台及基于电话及短信随访的管理模式。

（1）基于互联网平台医护综合团队管理模式。

A. 基于医联体的"1＋N"驿站管理模式。熬梅等开展基于医联体的"1＋N"驿站管理模式。"1＋N"驿站管理即在医联体核心医院设立1个疾病管理总站点，在医联体内的基层医疗卫生机构设立N个分站点，为医院和基层医疗卫生机构搭建沟通桥梁，实现医联体内资源共享、信息互通、双向转诊和分级诊疗。总站点主要负责沟通协调和人力资源调配，承载医联体核心医院与医联体内基层医疗卫生机构间患者上转、下转的对接，并为其提供技术帮扶。总站点与分站点之间通过信息化管理平台、微信、电话等手段，实现居民电子健康档案共享和医联体内医院间协同、医疗团队和护理团队间协作，以及医生、护士、患者间的有效沟通，从而形成慢性病"预防、治疗、管理"三级综合服务平台和智慧医疗、智慧护理分级管理新模式。该驿站管理工作流程如下。

总站点工作流程为：患者出院时心内科专科医师和护士制定出院评估单，并由总站点联络员根据评估单信息为患者建立健康档案且录入信息化管理平台。总站点负责与患者对应的分站点取得联系，并将双方信息相互告知。总站点联络员在患者出院1周后进行电话随访，指引患者到对应的分站点进行复诊。

分站点工作流程为：分站点负责通过信息化管理平台对总站点出院患者进行评估，了解患者治疗及护理过程，并在患者出院1周后对其进行电话随访，指引患者来分站点复诊。总站点和分站点每月举行1～2次医疗、护理联合义诊和健康讲座。分站点管理小组每月对患者进行1次上门随访。

B. 医院－社区－家庭三元联动护理模式。张丹凤等采用医院－社区－家庭三元联动护理模式对冠心病经皮冠状动脉介入术后的患者进行居家护理，其团队成员主要包括医生、护士、社区护士及家属。通过互联网平台设置患者一般资料、专家会诊情况、疾病知识库、交流论坛等模块，并由医生和护士将患者住院时的资料及居家护理计划传至互联网平台，定期在平台上推送冠心病基本知识、急救知识、用药注意事项及饮食等内容，并由值班护士在微信交流群内及时回复患者及家属的疑问。社区护理人员负责定期上门回访，了解患者疾病恢复情况，并对患者日常饮食、锻炼等进行现场指导，叮嘱患者按计划进行护理，同时社区医生应及时将患者病情恢复情况上传至互联网平台。经过3个月的干预研究，干预组的遵医意识、用药态度和治疗态度评分均得到显著的提高。

C. 基于出院评估单的医院－社区－家庭联动延续护理。该模式由护士长担任出院准备服务小组组长。组员包括中级以上职称心内科医生、中级以上职称护理人员及出院准备专职护士。出院评估单的内容主要包括住院经过、出院带药、个性化出院指导、社区/家庭监测重点（重点监测BMI、持续观察指标与体征、患者出院后的护理需求等）。

由医院专科医生和专业护士评估患者并填写出院评估单，由出院准备专职护士负责建档、上传信息平台，与所属地域基层医疗机构联系，对患者后续的治疗护理进行对接，对出院准备度评分低的患者重点关注。基层医院医护人员从信息平台获取患者转回属地基层医疗机构的相关信息，了解患者治疗及护理需求。患者出院2周后进行电话回访，了解患者需求并及时给予指导。患者和家庭成员可根据出院评估单提供的个性化出院指导进行自我健康管理，也可以在社区医护人员的指导下，完成日常生活管理、不良嗜好管理、疾病知识管理、症状管理、急救管理、治疗依从性管理、情绪认知管理等。

（2）基于微信平台的医护综合团队管理模式。当下是互联网的世界，近些年我国提出"互联网＋"的理念，倡导各行各业应该充分利用互联网的便利性提高工作效率和工作效果。基于微信等应用程序进行延续性护理是我国医务人员进行工作的微"互联网＋"，是一种创新的工作方式，这种工作方式的效果目前有一定的争论。

韩雪等基于中国知网、万方数据库、维普、中文生物医学期刊数据库等中文数据库进行文献检索的meta分析显示，微信延续性护理组与常规护理组在提高患者运动依从性、患者满意度等方面差异无统计学意义，而在提高冠心病患者的服药依从性方面有显著的差异，说明基于微信的延续性护理对提高冠心病患者服药依从性有良好的效果。张嘉等对稳定期冠心病术后患者实施医院－社区－家庭护理干预模式管理，医院、社区与家庭之间通过微信群或公众号的方式进行健康相关信息的传递，由医院的专科护士为主导，社区医护人员进行监督的方式来对冠心病患者进行干预。干预6个月后，冠心病术后患者不良心血管事件的发生率显著降低。

李君等对冠心病术后患者实施基于微信平台的医院－社区－家庭一体化管理模式，并由医院内的干预小组对患者实施统一管理。具体内容包括手术前的管理和术后早期康复管理。患者出院后，由社区卫生服务中心对其实施健康干预，借助医联体、专科联盟及学术交流会议等平台，与医院内的干预小组进行交流与信息互通，统筹安排院外干预计划和实施方案。冠心病患者的术后家庭干预主要由医院干预小组通过微信群进行冠心病康复健康宣教。家属也可通过微信私信方式与医护人员沟通，共同制订患者家庭干预计划。在进行为期1年的干预后，干预组冠心病危险因素指标和健康生活方式达标率均优于对照组，且患者再入院的发生率显著降低。

王秀峰等构建以社区为主导的冠心病患者术后微信延续护理管理方案。社区微信延续性护理干预团队主要由社区护士、家庭医师、信息科人员及医联体内三级医院心内科主任医师和专科护士组成，由社区医护人员通过微信群或公众号指导患者及家属进行相关健康指导。每周1次固定时间由全科医师在线答疑互动，每月1次由三级医院心内科专家在线答疑互动。由社区护士以语音、视频等形式每月对患者开展个体化微信访视，了解患者术后各项指标达标情况、治疗依从性、生活方式、定期复查情况等，从而有针对性地改进护理干预，并记录到电子档案，以便追踪随访。

（3）基于电话及短信的医护综合团队管理模式。依托互联网、远程医疗、电子设备、手机软件等快速发展，基于电话及短信的医护综合团队管理模式越来越被临床所摒弃，但也有一些学者进行基于电话及短信的医护综合团队管理模式的研究。

段永莉等基于电话和短信的方式对冠心病患者实施三位一体的健康管理模式。冠心病患者在出院时由医院人员建立电子档案，并对患者每周电话随访 1 次，记录有无严重并发症发生；社区医护人员每月家访 1 次并为患者讲解疾病管理方案，每月进行健康讲座，每月将随访记录反馈给家庭照顾者，以指导其工作。进行为期 6 个月的干预后，冠心病患者不良心血管事件发生率显著降低且患者的生活质量得到显著改善。

曾彩虹等对干预组的冠心病心力衰竭患者于出院后 3 个月、6 个月、12 个月进行 3 次电话随访。随访的研究结果显示，干预组与对照组患者出院后 3 个月的复检依从性、遵医嘱服药、适度运动、合理饮食、心电图监测的差异显著；出院后 12 个月，两组患者心绞痛次数、血浆 B 型钠尿肽、QRS 波时限、心功能分级对比的差异显著，说明延续性护理的干预措施有助于提高冠心病心力衰竭患者提高出院后的复检依从性，提升其健康自我关注行为，进而改善病情，提高患者生命质量。这可能是因为：①冠心病患者多为老年人，不能很好地使用微信等新媒体工具，影响护理人员对老年人进行健康教育；②基于微信等移动平台的延续性护理大部分是以微信群等为主的团体沟通，目前护理人员工作繁忙，很难有大量时间了解患者的习惯和个性，难以做出针对性的指导；③微信等移动平台很难和电话等传统工具一样做到一对一的交流，这也提示在使用微信等移动平台进行延续性护理的时候应该注意如何做到对每位患者的个性化服务。

（4）以社区为主导的医护综合团队管理模式。以社区为主导的医护综合团队管理模式主要包括全科 - 专科团队协同管理模式，以及专科医师 - 社区医师医联体序贯式管理模式。

赵继华等对社区冠心病患者实施医联体框架下全科 - 专科团队管理。该团队由全科医生首诊、管理，定向精准转诊，然后专科医生从专科的角度提出管理的意见，协同管理，实施冠心病社区团队协同管理规范。具体内容为：①根据医联体文件要求在医联体内（高碑店社区 - 朝阳医院）组建全科医生与专科医生团队。②在区卫生局的统筹协调下，由社区办公室 - 朝阳医院医务处建立联络机制，如组建微信群、院级协调电话，三级医院给予社区全科医生权限可以直接转诊挂号。③全科医生在社区接诊过程中筛查高危人群、识别冠心病和等危征患者，建立登记制度，然后给予评估和分类进行相应的处理，慢性稳定期患者在社区进行诊疗和管理。如果出现急性发病情况如不稳定心绞痛、急性冠脉综合征，或者出现严重的合并症等（符合上转诊指征），全科医生与专科医生联系、转诊到专科医院就诊。专科医生将治疗的方案和建议转达给全科医生，或留在专科医院诊治。病情稳定后，专科医生将病情稳定的冠心病患者（符合下转指征）转回社区，由全科医生进行规范管理。④优质资源下沉。派驻三级医院专家到社区出诊，帮助社区打造影响力，为社区急性患者上转开放绿色通道。在医联体框架内全专团队每年定期开展病例讨论和同质化培训班。

郭丽敏等对社区冠心病患者实施基于专科医师 - 社区医师医联体序贯式管理。社区 - 专科医师序贯管理模式，相当于分级管理体制，是一种新型的管理模式。患者由社区医生介绍给心内科专科医生进行治疗，包括筛查、随访、宣教、转诊等内容。患者定期至社区、专科门诊行随访复查，社区医师给予全面的健康宣教并组织开展形式多样的各种健康教育活动，如发放冠心病知识宣传手册，反复号召患者戒烟、限酒、低盐低脂饮食，并定期检测患者血压、血糖。社区医师管理的冠心病患者定期至专科医师门诊进行专业诊疗，专科医师根据每个冠心病患者不同情况制定合理的治疗方案并根据血压、血糖、血脂情况及时调整冠心病二级预防用药。

以社区为主导的医护综合团队管理模式使社区医师、专科医师、患者能够全面配合，能帮助患者加强对冠心病高危因素的管理，降低冠心病患者主要不良心脏事件发生，节约医疗资源，降低患者致死率等，提高患者药物治疗依从性，同时有利于医务人员有序地开展工作，提高工作效率，并且提高患者的生活质量，提高冠心病患者自我管理满意度，提高心血管病防控水平，改善我国心血管病患者的生活质量和远期预后，达到医患互动，医患和谐的局面。

（四）冠心病患者医护综合团队管理模式效果评价指标

冠心病患者医护综合团队管理模式效果评价指标主要涉及以下方面：服药依从性，血压、血脂、血糖控制程度，心功能改善度，卒中、心律失常、休克、猝死等不良事件发生率，再入院次数，冠心病预防及康复相关知识掌握度，饮食运动等健康相关生活方式改变度，自我护理能力，生活质量改善度，对出院护理服务的满意度，等等。

段永丽等对冠心病患者实施医院－社区－家庭三位一体管理后发现，患者住院不良心血管事件发生率显著低于对照组，而患者的住院满意度和生活质量较干预前显著改善。张丽等对冠心病心绞痛患者实施医院－社区－家庭三位一体护理后发现，患者遵医依从性、治疗总有效率、生活质量及护理满意度显著高于对照组。李君等对冠心病介入术后患者实施一体化干预，结果显示，术后 1 年，观察组冠心病危险因素指标和健康生活方式达标率均优于对照组的，而心血管意外事件发生率及再入院率低于对照组的。白严峰等的研究结果显示，实施延续护理的冠心病术后患者，其自我管理水平、出院后的服药及时率和复诊及时率均明显优于对照组的。此外，赵红梅等采用医院－社区－家庭联合建立的公众心肺复苏培训体系对冠心病患者家属进行教学和在线答疑，相比于传统的健康教育方法，干预组冠心病患者家属的心肺复苏知识成绩、操作技能考核成绩均高于对照组的。

三、护联体管理模式

护士作为与患者接触最密切的一个群体，在冠心病患者健康管理的过程中起到举足轻重的作用。由医院专科护士为主导的医联体健康管理团队在冠心病的防治和康复过程中发挥重要的作用。文献分析结果提示，由科室护士长带头，医院各级别护士、社区护士及专科护士共同组成的护联体管理团队在冠心病患者医联体护理与管理中占了较大的比例。

高娟等对冠心病 PCI 术后患者实施护联体管理模式。该模式由三甲医院冠心病延续性护理小组牵头，与区域内 8 家区镇医院、社区服务中心的冠心病二级预防护理治疗团队，通过微信平台或实地会诊，规范化管理 PCI 术后冠心病患者。该模式由三甲医院的冠心病延续性护理小组将患者的档案资料、PCI 治疗的住院病历、手术治疗记录、术后恢复情况、联系电话及 PCI 术后个体化康复计划，转至当地医疗机构的联络员。该团队建立微信交流平台，社区工作人员和患者均可通过微信平台与三甲医院的延续护理小组成员进行病情交流。微信平台中的冠心病防治微信公众号会定期推送冠心病相关健康内容，主要包括基本医学知识、PCI技术、用药、预防、保健及康复知识等，方便患者随时学习。由专科医护人员每季度进行冠心病二级防治知识健康讲座，每个讲座最后设置激励活动，包括疾病相关知识抢答、疾病控制经验分享、急救演示，激发患者的积极性，让患者能够正确地认知自身疾病，并增强自我管理能力，达到亦患亦医的目的。此外，下级医疗机构冠心病二级预防联络员作为所在机构小组负责人组织护理人员定期前往三甲医院进修学习，从而形成医疗体内成员机构之间的同质化护理服务。干预3个月后的结果显示，护联体延续性护理组的冠心病患者在疾病危险因素控制方面取得明显进步，二级预防用药依从性也明显提高。

曹教育等以冠心病术后患者为研究对象，构建三主体双轨道交互式医院延续护理干预轨道。三主体双轨道交互式护理干预作为一种新型护理方法，通过对医院专科护士、社区护士、患者三主体进行综合管理，旨在增强治疗效果、改善患者不良预后。患者出院后，医院专科护士与社区护士进行及时有效对接，帮助社区医师及社区护士建立患者个人档案。临床专科护士与社区护士制定统一的护理规范标准。患者出院后由社区护士为患者进行个性化护理、健康教育等内容时严格遵循规范标准，同时及时与临床专科护士沟通交流，便于临床专科护士对患者开展针对性的随访工作。当社区护士、医院临床专科护士对患者进行家庭访视后，双方及时交流，反馈患者目前情况，从而为患者提供动态、延续性的护理措施。社区医师及社区护士依据患者个人档案对患者进行定期家庭访视，具体时间安排为出院后15天内即完成首次家庭访视，然后每月对患者进行家庭访视1次，连续3个月。

张丽等对冠心病心绞痛患者实施医院－社区－家庭三位一体护理管理模式。在该模式中，三位一体护理小组由护士长、护师、护士、社区人员组成。网络平台的建立，包含医院、社区、家庭3个端口，内容包含患者健康档案、冠心病心绞痛知识等。患者、家属均可通过该平台查询治疗完成阶段、复查结果、疾病防治相关知识等。患者住院期间，由专科护理人员开展专业护理干预。患者出院前医院护理人员提前与社区医护人员联系，社区医护人员积极配合做好患者双向转诊。

第八章　医联体背景下卒中患者护理与管理模式

卒中是由于脑部血液循环不畅而造成的神经功能缺损，是一种需要长期治疗和预防的慢性病，又被称为"中风""脑血管意外"，分为出血性卒中和缺血性卒中。该疾病一般急性起病，具有发病率高、致残率高、死亡率高和复发率高的特点。

全球疾病负担（Global Burden of Disease，GBD）研究数据显示，卒中是我国居民死亡的首位病因。随着我国经济的飞速发展，居民生活不断变化，卒中的危险因素普遍暴露，发病率也呈现逐年上升趋势。2010—2019年，缺血性卒中的发病率由2010年的129/10万上升至2019年的145/10万，缺血性卒中的患病率由2010年的1 100/10万上升至2019年的1 256/10万。我国卒中现患人数高居世界首位。我国心血管病大数据平台统计数据显示，我国卒中的发病率、患病率、复发率和死亡率均居高不下，防治形势依然严峻。

第一节　流行病学现状

一、概述

（一）概念

卒中，中医称为"中风"，是大脑的血管突然破裂出血或堵塞造成的大脑缺血、缺氧，包括出血性和缺血性两大类。出血性卒中即通常说的"脑出血"或"脑溢血"，其死亡率较高，多表现为剧烈头痛、呕吐甚至昏迷不醒等症状；缺血性卒中，又被称为"脑梗死"、"脑血栓"或"脑栓塞"，其发病率较出血性卒中高，常见症状包括突发一侧肢体无力或麻木、一侧面部麻木或口角歪斜、反应迟钝、失去平衡、吞咽困难、言语困难、意识障碍或抽搐等。

卒中是我国居民首位的致残、致死病因，是一种严重危害国民健康的重大慢性非传染性疾病。随着社会人口老龄化及城镇化进程的加速，卒中危险因素流行趋势明显，卒中疾病负担日益增加。

（二）卒中危险因素

卒中初次发作或复发与多种因素或疾病密切相关，这些因素或疾病统称为"卒中危险因素"，分为可干预与不可干预。不可干预因素主要包括年龄、性别、种族、遗传因素等，可干预因素主要包括高血压、糖代谢异常、血脂异常、心脏病、动脉粥样硬化或脑血管病史和生活方式等。

1. 可干预因素

（1）年龄。年龄为卒中风险最重要的因素。每 10 年，55 岁以上人群的发病率翻一番。

（2）性别。由于妊娠和口服避孕药的影响，绝经前女性的卒中风险与男性一样，甚至更高。而在老年患者中，男性的卒中发生率略高。

2. 不可干预因素

（1）高血压。高血压是导致卒中最重要的独立危险因素。约 50% 的卒中患者及更大比例的脑出血患者均有原发性高血压史。即使在那些没有被定义为高血压的人群中，血压越高，卒中的风险也越高。

（2）糖尿病。糖尿病为卒中的独立危险因素。卒中患者占糖尿病患者死亡总数的 20%。

（3）心源性因素。心肌梗死（主要来自房颤）是最严重的缺血性卒中亚型，其致残率和死亡率较高。房颤与卒中的发生具有显著相关性。房颤患者的卒中患病率明显高于非房颤患者的，80 岁以上患者中 20% 的卒中是由房颤引起的。抗凝治疗可使房颤患者的卒中相对风险降低约 2/3，未接受抗凝治疗的房颤相关性卒中发病率则更高。

（4）动脉粥样硬化或脑血管病史。颅内外动脉粥样硬化可造成颈动脉管腔狭窄或硬化斑块脱落，导致卒中的发生。有过卒中或一过性脑缺血发作史者，再次发生卒中的风险明显增高。

（5）短暂性脑缺血发作。短暂性脑缺血发作是缺血性卒中的类型之一，可以作为脑梗死的先兆或前驱症状，应及时治疗。

（6）血液流变学紊乱。特别是在全血黏度增加时，脑血流量下降，红细胞比积和纤维蛋白原水平增高，是缺血性卒中的主要危险因素。

（7）高脂血症。缺血性卒中的发生与血脂异常相关。血中总胆固醇和甘油三酯水平升高会增加缺血性卒中的发生风险。研究结果表明，总胆固醇每升高 1 mmol/L，卒中发生率就会增加 25%；非空腹甘油三酯水平每增加 1 mmol/L，缺血性卒中风险增加15%。高密度脂蛋白胆固醇水平升高则会降低缺血性卒中的发生风险。在二级预防中使用他汀类药物似乎可降低缺血性卒中的风险及其功能结局和死亡率，但不会明显增加脑出血的风险。相反，总胆固醇与脑出血风险呈负相关。

（8）炎症。炎症生物标志物的升高与动脉硬化和卒中风险增加有一定的相关性。

（9）吸烟。吸烟使卒中的风险增加 1 倍。戒烟能迅速降低风险，戒烟 2 年后卒中风险几乎消失。

（10）饮酒和药物滥用。据报道，轻度和中度饮酒（小于 4 单位/天）与缺血性卒中的风险降低呈相关性，较大量饮酒与卒中风险的相关性明显增加。饮酒与脑出血风险呈线性关系。可卡因、海洛因、安非他命、大麻和摇头丸等与卒中风险增加相关。

（11）肥胖和久坐行为。体重指数对卒中风险的影响大部分是由血压、胆固醇和葡萄糖浓度所介导。与缺乏活动的人相比，常进行身体活动的人群卒中发生和死亡风险较低。

二、流行现状

根据《全国第三次死因回顾抽样调查报告》，脑血管病目前已跃升为国民死亡原因之首，其中卒中是单病种致残率最高的疾病。以下流行现状来自王陇德等发表的《中国脑卒中防治报告 2020》概要及马林等发表的 2007—2017 年中国卒中流行趋势及特征分析。

（一）卒中发病率、患病率、复发率、死亡率及伤残调整寿命年

1. 卒中发病率

我国卒中发病率呈现逐年上升趋势。2019 年 GBD 数据显示，我国卒中发病率由 2005 年 222/10 万下降至 2019 年 201/10 万，缺血性卒中发病率由 2005 年 117/10 万升高至 2019 年 145/10 万，出血性卒中发病率由 2005 年 93/10 万下降至 2019 年 45/10 万。

2. 卒中患病率

我国卒中患病率整体趋势与发病率趋势相似。GBD 数据显示，2019 年我国缺血性卒中患病率为 1 700/10 万（年龄标化患病率 1 256/10 万），出血性卒中患病率为 306/10 万（年龄标化患病率 215/10 万）。2019 年"脑卒中高危人群筛查和干预项目"数据显示，我国 40 岁及以上人群的卒中人口标化患病率由 2012 年的 1.89% 上升至 2019 年的 2.58%，2019 年我国 40 岁及以上人群现患和曾患卒中人数约为 1 704 万人。

3. 卒中复发率

根据国家脑血管病大数据平台登记数据，国家卫生计生委脑卒中防治工程委员会于 2017—2018 年组织了一项专项调查，对来自 30 个省份、222 家卒中基地医院的 304 935 例首发卒中患者进行调查随访，结果显示，发病 3 个月内，脑梗死、脑出血和蛛网膜下腔出血的复发率分别为 2.81%、5.05% 和 4.72%；发病 1 年内，卒中患者复发率为 5.48%，其中，脑梗死、脑出血和蛛网膜下腔出血的复发率分别为 5.59%、11.65% 和 10.25%。

4. 卒中死亡率

我国卒中死亡率仍处于较高水平。《中国卫生健康统计年鉴 2019》显示，2018 年我国卒中死亡率农村居民为 160/10 万，城市居民为 129/10 万；根据第六次人口普查数据估算，2018 年我国约有 194 万人死于卒中；卒中已成为我国农村居民的第二位死因，占所有死亡病因构成比 24.16%，是城市居民的第三位死因，占所有死亡病因构成比 20.53%。

5. 伤残调整寿命年

伤残调整寿命年（disability adjusted life year，DALY）是疾病导致死亡损失的健康生命年和导致伤残损失的健康生命年相结合的指标。DALY 综合考虑了死亡和残疾两种健康损伤，是衡量疾病整体负担的重要指标。GBD 数据显示，2005—2019 年，我国缺血性卒中的 DALY 自 2005 年的 1 268/10 万下降到 2019 年的 1 148/10 万，出血性卒中的 DALY 自 2005 年的 2 068/10 万下降到 2019 年 1 142/10 万，但仍远高于英国、美国、

日本等发达国家的同期水平。

（二）经济负担

《中国卫生健康统计年鉴 2019》显示，我国卒中的出院人数和人均医疗费用增长明显。2018 年，我国缺血性卒中出院人数为 3 732 142 人；出血性卒中出院人数为 564 131 人，相比 2008 年 10 年间分别增长了 7 倍和 2 倍。该数据一方面反映随着老龄化增长和危险因素的流行，卒中发病率持续上升；另一方面也表明，随着卒中相关科普宣教广泛开展，人民群众对于卒中的认识程度增高促进了卒中患者就诊率。2018 年，我国缺血性卒中和出血性卒中患者人均住院费用分别为人民币 9 410 元和 19 149 元，相比 2008 年分别增长 56% 和 125%。

（三）流行特征

主要流行特征如下。

1. 年龄特征

我国卒中患者群的年轻化趋势逐步明显。我国卒中患者平均发病年龄在 65 岁左右，相比发达国家早 10 年左右。GBD 数据显示，中国卒中人群中，70 岁以下患者比例由 2007 年的 61.85% 增长至 2017 年的 62.48%。"卒中高危人群筛查和干预项目"数据显示，2011 年度筛查出的 40～64 岁年龄段卒中高危人群比例为 62.06%，卒中患者占 47.52%，至 2017 年分别升高至 73.88% 和 52.11%。

2. 性别差异

男性卒中发病率、患病率及死亡率均高于女性的。GBD 数据显示，2007—2017 年，我国男性卒中年平均发病率为 264/10 万，女性为 200/10 万；男性卒中年平均死亡率为 160/10 万，女性为 109/10 万。"卒中高危人群筛查和干预项目"数据显示，2011—2017 年男性卒中年平均患病率约为 2.30%，女性的为 1.77%。

3. 城乡差异

农村卒中发病率、患病率及死亡率均高于城市的。《中国脑卒中流行病学专项调查报告》显示，2013 年，我国农村卒中发病率约为 298/10 万，高于城市的 204/10 万。国家卫生健康委员会每 5 年发布 1 次的《国家卫生服务调查》显示，2003—2018 年，农村脑血管病患病率增长迅速，并于 2013 年超过城市，我国农村脑血管病总体患病率由 2008 年的 830/10 万上升到 2018 年的 2 670/10 万，年均增长 12.4%；城市脑血管病总体患病率由 2008 年的 1 360/10 万上升到 2018 年的 1 950/10 万。"卒中高危人群筛查和干预项目"数据显示，2011—2017 年，我国农村 40 岁及以上人群的人口卒中年平均患病率约为 2.20%，高于城市的 1.84%。《中国卫生健康统计年鉴》发布的数据显示，2007—2017 年，我国农村脑血管病年平均死亡率约为 145/10 万，高于城市的 124/10 万。

4. 地域分布

我国卒中发病率、患病率、死亡率总体表现为"北高南低"的特点。中国卒中流行病学专项调查发布的 2012—2013 年卒中流行病学数据显示，我国东北地区卒中发病率与死亡率均最高，分别为每年 365/10 万和 159/10 万，其次为中部地区（发病率每年 326/10 万，死亡率每年 154/10 万），南部地区均最低（发病率为每年 155/10 万，死亡率为每年 65/10 万）；在患病率方面，中部地区最高（1 550/10 万），其次为东北地区（1 450/10 万），南部地区最低（625/10 万）。"卒中高危人群筛查和干预项目"数据显示，2017 年，我国卒中标化患病率最高的地区是东北地区，为 4.08%；其次是华北地区，为 3.49%；最低是华南地区，为 1.15%。

5. 危险因素的流行特征

2013 年中国脑血管病流行病学专项调查结果显示，在全国七大区 7 672 例存活卒中患者中，高血压现患率为 74.03% ～ 88.69%，糖尿病现患率为 9.8% ～ 17.95%，血脂异常现患率为 12.01% ～ 27.49%，房颤现患率为 1.48% ～ 4.36%，冠心病现患率为 3.51% ～ 25.89%，吸烟率为 42.90% ～ 56.62%，饮酒率为 35.10% ～ 52.23%，表明卒中相关危险因素的控制情况不容乐观，防控形势严峻。2013 年，一项纳入我国 12 个省 4 个自治区 56 家医院的多中心注册研究显示，缺血性卒中患者的低密度脂蛋白胆固醇达标率仅为 27.4%。以房颤为例，我国人群房颤现患率（1.48% ～ 4.36%）远低于首发缺血性卒中或短暂性脑缺血发作住院患者的房颤患病率（11.45%），且这一数据明显低于国外的（17.8% ～ 24.6%），提示我国卒中患者房颤检出率普遍偏低。此外，卒中后患者的长期管理也令人担忧。一项卒中观察研究结果显示，92% 的大动脉粥样硬化、91% 的小血管堵塞和 72% 的心源性卒中患者院内接受抗血小板治疗，但 1 年后仅有不足 50% 的患者仍在坚持。在房颤合并卒中的患者中，仅有 10% 在 1 年后坚持服用抗凝药物。更为严重的是，存活卒中患者的吸烟率和饮酒率分别为 42.90% ～ 56.62% 和 35.10% ～ 52.23%，远高于中国 15 岁及以上人群 26.6% 的吸烟率和 18 岁以上成年人 30.5% 的饮酒率。

6. 并发症的流行特征

卒中患者常遗留躯体功能障碍（后遗症）和并发症，常见如下：

（1）运动功能障碍。卒中后，70% ～ 80% 的患者因残疾而不能独立生活。

（2）感觉障碍。感觉障碍可分为躯体感觉（如触觉、痛觉、温觉、压觉、震动觉、本体感觉、实物觉和图形觉）、视觉和听觉障碍等。躯体感觉障碍（占 45% ～ 80%）是最常见的类型，一般会在卒中数月后恢复。约 30% 的患者存在视觉障碍，视野恢复在卒中后 3 个月内最为明显。

（3）言语困难或障碍。言语障碍包括构音障碍和失语。卒中急性期和康复期的失语症的发生率分别为 30% 和 34%，急性卒中后构音障碍的发生率为 42%。

（4）吞咽障碍。据报道，卒中后患者吞咽困难发生率为 27% ～ 64%，其中 50% 的患者吞咽困难在 2 周内好转，约 50% 的患者在卒中后 1 个月仍有吞咽困难。吞咽困难会导致误吸，进而导致肺部感染或肺炎，致使患者住院时间延长甚至死亡。

（5）抑郁和焦虑。卒中后患者常出现严重的情绪、社会心理和认知问题。约 23% 的卒中患者在 1 年内、11% 的患者在 1 年后表现创伤后应激障碍。据统计，17% 的患者在卒中后 1 个月内、20% 的患者在卒中后 6 个月内、12% 的患者在卒中 6 个月后出现假性延髓情绪，通常表现为强哭强笑。约 30% 的患者在卒中后 5 年内出现抑郁，而并发抑郁的患者运动及功能障碍常恢复慢，通常病死率较高。焦虑也是卒中后常见的并发症，其发病率为 13% ～ 27%。

（6）认知功能障碍。认知功能障碍包括注意力、记忆力、定向力、创造力、计划和组织能力、解决问题能力、大脑的灵活性和抽象思维。临床上以目标导向行为、情绪和认知能力下降为特征的卒中患者多表现卒中后冷漠，这类伴有抑郁和认知障碍的缺血性或出血性卒中患者所占比例为 34.6%。一项对北京和上海社区人群的调查结果显示，依据 MoCA、MMSE 和 Hachinski 缺血指数量表等对社区存活患者的认知功能进行评估，结果显示卒中后的认知障碍和痴呆的总体患病率高达 80.97%，其中非痴呆的卒中后患者认知障碍患病率为 48.91%，卒中后患者痴呆患病率为 32.05%。

此外，大小便失禁、睡眠障碍、性功能障碍等也是卒中患者的常见并发症。住院患者中约 33% 患者发生卒中后尿失禁，1 年后的发生率仍高达 25%。发病 10 天内、3 个月和 3 年时约有 30%、11% 和 15% 的卒中患者表现大便失禁，而卒中后 3 个月仍存在大便失禁则意味着需要长期住院治疗，这也增加了患者 1 年内病死率。睡眠呼吸暂停是卒中患者的常见症状。对 29 项包含 2 343 例卒中和短暂性脑缺血发作患者的睡眠呼吸障碍研究的荟萃分析发现，72% 的卒中患者有睡眠呼吸障碍，其呼吸暂停低通气指数（apnea hypopnea index）大于 5；38% 的患者的 AHI 大于 20；而 7% 的睡眠呼吸紊乱主要是中枢性呼吸暂停。虽然性功能障碍患者多讳疾忌医，但卒中后常表现有性功能障碍，且患病率高达 20% ～75%。

第二节　卒中患者个人层面的健康问题

一、文献研究的数据来源

考虑到国内外文化差异及医疗卫生服务体系的不同，本研究以中国患者的研究文献为研究对象，采用文献计量分析法进行文献检索、整理和归纳总结。检索的数据库包括：①中文数据库，如中国知网、万方数据知识服务平台、维普网、中国生物医学文献数据库；②英文数据库，如 PubMed、Embase 数据库。检索时间从各个数据库收录期刊起至 2021 年 4 月。中文数据库采用篇名和摘要途径检索，英文数据库以主题词结合自由词的方式。中文检索词有"脑卒中""卒中""中风""脑溢血""脑出血""脑梗死""脑血栓""缺血性卒中""护理""问题""诊断""健康问题""护理需求"。英文检索词有 stroke、cerebral apoplexy、ischemic cerebral stroke、cerebral hemorrhage、cerebral infarction、cerebral thrombosis、apoplexy、infarct of brain、nursing、problem、diagnosis、health problem、nursing needs。

文献的纳入标准：①研究对象，为中国卒中患者；②研究的议题，为护理问题或护理诊断。

文献的排除标准：排除会议论文、征文、声明、通知和重复发表的文献。

以中国知网数据库为例，文献检索策略为：1#TI = 护理 AND 问题，2#TI = 护理 AND 诊断，3#TI = 护理 AND 评估，4#TI = 健康 AND 问题，5#1#OR 2#OR 3#OR 4#，6#卒中 OR 卒中 OR 中风 OR 脑溢血 OR 脑出血 OR 脑梗死 OR 脑血栓 OR 缺血性卒中，7#5#AND 6#。

二、卒中患者健康问题的评估方法

(一) 卒中患者常规的临床护理评估

在临床上，大多数护理工作者采用询问病史、身体状况评估、社会和心理状况评估、实验室检查及其他辅助检查的方法收集卒中患者的健康相关资料，从而分析患者存在的健康问题，并提出相应的护理诊断。具体评估步骤如下。

1. 缺血性卒中

(1) 病史评估。首先评估起病情况，若患者突然出现以下任一症状时应考虑卒中的可能：①一侧肢体（伴或不伴面部）无力或麻木；②一侧面部麻木或口角歪斜；③说话不清或理解语言困难；④双眼向一侧凝视；⑤一侧或双眼视力丧失或模糊；⑥眩晕伴呕吐；⑦既往少见的严重头痛、呕吐；⑧意识障碍或抽搐。

询问病史时，向患者询问症状出现的时间最为重要。特别注意睡眠中起病的患者，应以最后表现正常的时间作为起病时间。其次评估病因和危险因素，询问患者：①有无原发性高血压史（血压不低于 130/80 mmHg）或正在服用的降压药；②房颤和心瓣膜病；③吸烟；④血脂异常或未知；⑤糖尿病；⑥有无体育锻炼（体育锻炼的标准是每周锻炼不少于 3 次，每次不少于 30 min、持续时间超过 1 年；从事中重度体力劳动者视为经常有体育锻炼）；⑦肥胖（BMI 不小于 26 kg/m^2）；⑧卒中家族史。

评估生活方式与饮食习惯，询问患者：①饮食是否清淡；②有无适当体力活动；③有无不良的嗜好，如吸烟、饮酒、久坐等；④是否有过度劳累、用力过猛；⑤老年人是否过快改变体位、有无便秘；⑥是否注意气候变化；⑦每天饮水是否充足；⑧看电视、上网是否太久；⑨是否保持情绪平稳；⑩是否定期进行健康体检。

(2) 身体评估。首先，进行意识状态的评估。临床上将意识的状态分为意识清楚和意识障碍。意识障碍又分为嗜睡、昏睡、浅昏迷和深昏迷等。意识障碍轻重程度常用的评估方法有临床分类法，主要是给予言语和各种刺激，观察患者反应情况并加以判断，如呼唤其姓名、推摇其肩臂、压迫眶上切迹、针刺皮肤、与之对话和嘱其执行有目的的动作等。其次，进行瞳孔检查。正常的瞳孔为圆形，黑色透明，两侧等大，直径为 2～5 mm。除生理调节变化外，若出现瞳孔直径小于 1.5 mm 或大于 5 mm、边缘不规则、色泽异常、对光反应迟钝或消失等，常常预示着一些疾病的发生。直接对光反射通常用手电筒直接照射瞳孔并观察其动态反应，正常情况下人眼受光线刺激后瞳孔立即缩小，移开光源后瞳孔迅速复原。间接对光反射是指用光线照射一眼时，正常情况下，另一眼瞳孔立即缩小，移开光线瞳孔扩大。再次，进行生命体征监测。监测内容包括患者的体温、脉搏、呼吸、血压、疼痛。最后，进行身体其他部位的体格检查及功能状态评估。其他查体可采用美国国立卫生院卒中量表（National Institute of Health Stroke Scale, NIHSS）。进行功能状态评估可采用肌力分级的评估、注田饮水实验、MRS 评分。

（3）心理 – 社会状况。卒中患者常由于不适应个人角色转变，担忧疾病预后情况，经济负担过重，缺乏家庭和社会支持等因素，易产生焦虑甚至恐惧等不良情绪。应根据卒中患者的广泛需求和具体情况制定个体化的心理干预方案，加强人文关怀，提高卒中患者的心理健康水平。

（4）实验室及其他检查。应根据患者病情、医院条件及治疗方案选择合适的检查方法，切忌因检查而延误治疗时机。检查方法主要包括影像学检查、脑血管检查及实验室检查。①影像学检查，是所有疑似卒中患者必须完成的检查项目，常用检查方法包括 CT 及 MRI。②脑血管检查，常用检查包括颈动脉超声、经颅多普勒、磁共振脑血管造影、CT 血管造影和数字减影血管造影等。③实验室检查，包括血常规、血生化、凝血常规、血型检查等，主要检查指标包括血糖、肝肾功能、电解质、心肌缺血标志物、全血计数、血小板计数、血浆凝血酶原时间/国际标准化比值和活化部分凝血活酶时间等。

2. 出血性卒中

（1）病史评估。首先，评估起病情况。询问患者是否突然发病、剧烈头痛、呕吐、出现神经功能障碍等临床症状体征。其次，评估病因和危险因素。询问患者有无高血压、脑淀粉样血管变性、脑动静脉畸形、脑动脉瘤、肿瘤卒中、凝血功能障碍等。最后，评估生活方式与饮食习惯，询问患者有无定期监测血压、血糖、血胆固醇等指标，有无吸烟和大量饮酒，有无食低盐、低饱和脂肪酸饮食及水果、蔬菜、富含纤维素食物的食用情况。

（2）身体状况评估。评估方法同缺血性卒中。首先，进行意识状态评估。其次，进行瞳孔检查。再次，进行其他查体，包括格拉斯哥昏迷评分、肌力分级的评估、注田饮水试验等。最后，监测体温、脉搏、呼吸、血压等生命体征。注意对突发意识障碍、偏瘫、昏迷、去皮质强直、生命体征紊乱等患者的实时评估。

（3）实验室及其他检查。若出现出血性卒中，须进行影像学检查和血液检查。影像学检查包括脑 CT、MRI 和脑血管造影等。CT 及 MRI 能够反映出血的部位、出血量、波及范围及血肿周围脑组织情况，对出血性卒中的诊断及治疗极为重要。血液检查包括血常规、血生化、凝血、血型及输血前全套检查等。

（4）心理 – 社会状况。出血性卒中由于发病急骤、病情变化快，一旦发病易出现偏瘫、失语等并发症，患者及家属常因毫无心理准备而出现焦虑、恐惧不安等情绪。护理人员应及时评估患者及家属的心理状况，宣教疾病相关知识，使其对该疾病及其治疗方案有充分了解，同时通过有效的心理护理干预，尽可能减轻患者及家属的不安情绪。

（二）对卒中患者基于奥马哈问题分类系统的评估方法

护理评估是护理程序中首要的、关键的一步，护理人员能否全面而准确地收集、整理和分析资料，形成系统的护理问题，是执行护理程序的基础和关键。卒中是一种常见的心身疾病，其发生、发展及发生后的情绪、行为等问题都与心理、社会因素相关。长期以来，由于缺乏标准化的护理语言体系和科学的评估框架，护士主要关注患者当前的需求和病情，对心理、社会方面需求的关注不足，收集资料缺乏整体性和全面性。奥马哈系统是一种简化了的护理程序运作系统，依托问题分类表的评估框架，可以全面、有效地规范评估范围，克服护士收集资料的主观性和随意性，正确引导护士的诊断思路，为护士做出正确诊断奠定基础。此外，在问题分类表的引导下，根据患者的症状和体征提出问题，能清楚地看到护理问题的分布。

黄淑芳等以奥马哈问题分类表为依据，通过系统观察、访谈、护理体查、查阅患者的实验室检查和辅助检查资料等方式，全面收集了患者环境、生理、心理社会及健康相关行为 4 个领域的护理问题。针对患者存在的问题，采用 NIHSS、MoCA、洼田饮水试验、跌倒风险评估表、Braden 压疮风险评估表等护理专科评估工具进行深入评估。在此基础上，研究人员用修饰语对相关健康问题进行描述。针对患者存在的护理问题，在 42 个健康问题下的 336 种症状或体征条目中，选择合适的条目对患者现有的症状或体征加以描述。当患者存在多个护理问题时，运用马斯洛的人类基本需求层级论，结合患者个体情况，判断患者护理问题解决的优先次序。此研究使用奥马哈问题分类表评估卒中住院患者时，77 例患者共存在 621 个护理问题，平均每例患者存在 8.01 个护理问题，说明使用奥马哈问题分类表能够评估出卒中患者住院期间除神经系统症状以外的多个复杂护理问题。且患者住院期间存在的护理问题分布于奥马哈问题分类表的 4 个领域，说明奥马哈问题分类表在评估应用时能关注到卒中患者身体和结构功能的损伤，同时还能关注到患者心理社会、健康相关行为和环境领域的护理问题对患者健康的影响，有助于系统、全面地反映卒中患者的健康状况。

三、卒中患者常见的护理问题

(一) 住院卒中患者常见的护理问题

卒中住院患者常见的护理问题有躯体活动障碍、吞咽障碍、语言沟通障碍、焦虑/抑郁，有废用综合征的危险、潜在并发症（如肺部感染、尿道感染、压疮、下肢静脉血栓）等。卒中住院患者的常见护理问题异于社区居家患者的。

1. 常规护理评估发现的健康问题分析

（1）吞咽困难的护理。吞咽困难（dysphagia）是指由于下颌、双唇、舌、软腭、咽喉、食管等器官结构和/或功能受损，不能安全有效地把食物输送到胃内。广义的吞咽困难包含认知和精神心理等方面的问题引起的行为异常导致的吞咽和进食问题，即摄食 – 吞咽困难。吞咽困难在卒中患者中的发生率为 22% ～ 65%，可引起误吸、吸入性肺炎、营养不良、脱水等并发症，不利于疾病的转归，增加患者病死率和致残率。因此，建立一个包括患者本人及临床相关科室医师、护士、康复治疗师、营养师、放射科技师、耳鼻喉科技师、社会工作者等在内的吞咽困难多学科评估与治疗团队十分必要。护理人员在这个治疗团队中扮演着重要角色。

A. 吞咽困难筛查。筛查（screening）是一种快速有效并安全的检查方法，主要目的是找出吞咽困难的高危人群，以决定是否需要做进一步诊断性的检查。卒中患者在入院 24 h 内进食或饮水前应进行吞咽困难筛查。常用的吞咽困难筛查工具包括进食评估问卷调查工具 – 10（eating assessment tool-10，EAT-10）、反复唾液吞咽测试（PSST）、改良洼田饮水试验。几种筛查工具结合使用可提高筛查试验的敏感性和特异性，更好地反映吞咽时的病理生理学和机械学的变化，为吞咽困难的治疗提供有效指导。若筛查结果显示患者无吞咽异常，患者则可进食、饮水。如果筛查结果异常，应进一步请专业人员进行全面专业的评估并制定康复治疗方案。

B. 营养风险筛查。营养风险（nutritional risk）是指现存的或潜在的营养和代谢状况对疾病或手术有关的不良临床结局的影响。卒中患者是营养不良的高危群体，需要对其进行营养风险筛查，必要时应每周进行重复筛查。临床上推荐使用营养风险筛查（nutritional risks screening 2002，NRS-2002）。该工具适用于对成人住院患者的营养筛查。当 NRS-2002 总评分不少于 3 分时，即存在营养风险，应结合营养师对患者的全面营养状况评估，共同制定营养支持方案并实施。

C. 吞咽困难进食途径。吞咽困难多学科评估与治疗团队要根据患者的吞咽功能和营养状态制定相应的干预措施，为患者选择不同的进食途径，包括持续性经胃管或鼻肠管注食，间歇性经口/鼻至胃或食管注食，治疗性经口进食。对于长期留置胃管的患者，可以考虑经皮内镜下胃造口术（percutaneous endoscopic gastrostomy，PEG），实施前需要与患者及其家属充分协商。

D. 持续置管注食的护理。对不能经口进食的患者通过管饲提供营养物质、水分及药物以维持患者营养和治疗的需要。管饲方式包括胃管、鼻肠管、经皮内镜下胃造口术等，可根据患者的病情、置管时间等选择适宜方式。

（A）持续置管注食的基本原则：①床头持续抬高不小于 30°。②营养液容量从少到多，首日一般为 500 mL，尽早（2 ～ 5 天）达到全量。③速度从慢到快，首日肠内营养输注速度为 20 ～ 50 mL/h，次日起逐渐调节至 80 ～ 100 mL/h，12 ～ 24 h 输注完毕。④应用营养泵控制输注速度。⑤管道每 4 h 用 20 ～ 30 mL 温水冲洗 1 次，每次中断输注或给药前后均用 20 ～ 30 mL 温水冲洗管道。

（B）持续置管注食相关并发症的干预策略。患者出现呕吐或腹胀时应减慢输注速度和/或减少输注总量，同时寻找原因并对症处理，仍不缓解时改为肠外营养。出现腹泻（稀便大于 3 次/天或稀便大于 200 g/d）可减慢输注速度和/或减少输注总量，予以等渗营养配方。严格无菌操作，注意抗生素相关腹泻的诊断、鉴别诊断和治疗。出现便秘（即大便频次为 0 次/3 天以上）时注意加强补充水分，选用含有不可溶性膳食纤维的营养液配方，必要时予以通便药物、低压灌肠或其他辅助排便措施。若出现上消化道出血（隐血试验结果是阳性），患者可遵医嘱临时加用质子泵抑制剂。血性胃内容物少于 100 mL 时，可继续全量全速或全量减速（20 ～ 50 mL/h）输注，每天进行胃液隐血试验 1 次，直至连续 2 次正常；血性胃内容物大于 100 mL 时，暂停喂养，必要时改为肠外营养。

E. 间歇性置管注食的护理。间歇性置管适用于各种原因所致的经口摄食障碍。食管功能和胃肠功能正常，但需要短期或长期管饲营养支持者，间歇性置管或作为某些疾病的过渡期及终末期营养支持方式。间歇性置管可使消化道维持正常的生理功能，促进吞咽功能的恢复，手法简单、安全，且不会对皮肤黏膜造成压迫，避免长期置管所致的呃逆及反流性疾病等，减轻重病感，且不影响患者的吞咽训练及日常活动。护理重点包括置管操作的标准化，可培训家属和患者学会插管；注意合理搭配管饲流质食物的种类；注食量较持续置管相比可适当增加；注食频率根据患者营养和消化情况确定，一般为 4～6 次/天。

F. 治疗性经口进食的护理。当卒中患者经过吞咽评估后存在吞咽困难，通过直接摄食训练，可以安全有效地经口进食时，这被称为治疗性经口进食。护士应在康复治疗师和营养师指导下进行治疗性进口进食护理，护理内容包括食物改进、一口量的调整、代偿性方法（如吞咽姿势调整、进食工具改良、环境改造、进食体位调整）等，以确保患者安全有效地经口进食。注意在改进食物的同时做到营养均衡。富含单不饱和脂肪酸、膳食纤维和抗氧化营养素的地中海饮食（mediterranean diet）可作为降低卒中风险的一种饮食策略。特别注意，吞咽困难患者因唾液分泌减少或增多、口腔内自净能力下降、食物残渣存留、定植菌不能有效清除，更易导致误吸，进而发生肺部感染。因此，口腔护理在吞咽困难患者中尤为重要。常用的口腔护理方法包括含漱法、传统口腔护理、负压冲洗式刷牙法、冷热口腔刷洗等。

G. 误吸的防护。护理人员要特别注意不同进食途径下患者误吸风险及危险因素的识别，做好预防性护理工作，包括患者和照顾者的健康教育以及患者一旦出现误吸/窒息的急救处理。①对于管饲的患者，确保喂养管位置正确，注食时尽量选择坐位或半卧位，注意胃残余量监测，及时清除口腔内分泌物，避免口腔残留物导致误吸或下行感染。②当患者从管饲过渡到治疗性经口进食阶段，护士必须谨慎地逐步调整治疗计划，尤其注意在进食环境、进食体位、一口量、食物选择和调配、喂食中误吸防护等方面进行严格把控。③窒息紧急处理。在患者进餐时，应注意辨识窒息的先兆并及时给予有效处理，如迅速实施海姆利克急救法等。

H. 健康教育。健康教育包括对患者及其主要照顾者的知识教育和照护技能培训。教育内容涉及吞咽困难的危险因素、主要治疗与护理配合、用药、食物调整与工具选择、喂食技能与防误吸技巧、误吸/窒息的识别和急救、正确的口腔卫生保健方法、简单的康复训练方法、患者常见心理问题的疏导、返院复诊等。

（2）语言障碍的护理。70% 左右的卒中患者会伴有一定程度的语言障碍。语言障碍严重危害患者的身心健康。早期康复护理能有效促进卒中语言功能障碍患者康复。制订合理的训练计划进行语言功能锻炼，可提高患者的生活质量。临床上多采用两种及以上的方法进行联合治疗，如音乐疗法结合语言康复训练，中医针灸结合与先进仪器结合语言康复训练等。护理中常用的干预策略有手势、口头沟通、书面沟通和触摸。几种常见训练方法如下。

A. 听觉训练。可用听广播、录音机、看电视及读报等多种手段。

B. 交流能力训练。可指导患者在特定场合随口说出"早上好"等问候语，并逐渐转化为有意识地说出。

C. 命名性失语训练。重点训练口语、命令、文字和称呼。可用生活中常用的物品给患者看，并让其说出名称和用途，逐渐过渡到较少见的物品，同时还要注意反复强化已掌握的词汇。

D. 运动性失语的训练。训练内容主要是发音转换训练、文字和构音训练，由简单到复杂。可让患者用喉部发"啊"音，然后再说常用单字，如从"吃""喝""好"到"吃饭""喝水""好人"等单词。也可出示卡片，让患者读出上面的字，会说的词多了，再练习简单的语句，他人先说上半句，患者再说下半句，慢慢过渡到说整句话，然后再训练说复杂的句子，最后可让患者读简单的文章。

E. 轻度至中度构音障碍的训练。可依据构音器官评定的结果，按照呼吸→喉→腭和腭咽区→舌体→舌尖→唇→下颌运动的顺序一步一步地进行。构音器官评定结果越低的部位即是构音训练的重要部位。可采用构音改善、克服鼻音化、克服费力音、语调训练、音量训练等方式进行训练。

F. 重度构音障碍的训练。可通过手法、图片板等方式进行训练。训练的时间安排应该根据患者的状态决定，状态不佳时可提前结束，状态好时可以适当延长训练时间。训练时要注意环境，选择适宜的器材，以及需要根据患者的不同失语类型进行针对性的训练。

卒中语言障碍患者经过康复训练后，可通过各种测试判断康复护理的效果，如对语言知识、领悟、计算、词汇、看图、阅读理解、交流等能力进行测试，可以对语言表达能力评分：语言正常，记 0 分；能简单交流，记 2 分；能说出少量词汇，记 4 分；不能表达，记 6 分。根据得分高低评估语言障碍康复训练效果。也可结合中国康复研究中心制定的《构音障碍检查方法》通过对构音器官和普通话发音的检查评定构音障碍康复效果。

（3）运动与感觉障碍的护理。卒中是我国成年人致死、致残的首要病因。卒中后患者通常伴有弛缓性或痉挛性瘫痪、平衡障碍、共济失调等运动障碍和/或感觉障碍，导致患者日常活动能力受限。早期、有效的评估与训练能够加速患者肢体运动功能的康复，减轻功能上的残疾，改善生活质量，节约社会资源。康复训练是运动－感觉障碍患者的重要护理干预环节，必须建立感觉－运动训练一体化的护理方案。卒中后应尽早介入康复治疗，开始的时机为患者病情稳定，即生命体征稳定，症状体征不再进展时。轻度到中度的卒中患者，在发病 24 h 后可进行床边康复、早期离床期的康复训练，康复训练应循序渐进，必要时在监护条件下进行。训练的强度应考虑患者的体力、耐力和心肺功能，在条件许可的情况下，从每天至少 45 min 的康复训练开始，适当增加训练强度，对促进患者运动功能的恢复是有益的。

A. 运动与感觉障碍的评估。应用 Brunnsstrom 分期、Fugl-Meyer 评定量表进行整体运动功能和躯体感觉评定。通过 6 级肌力评定法、Ashworth 痉挛评定量表、Berg 平衡量表、威斯康星步态量表等进行肌力、肌张力、平衡协调能力及步行能力的评定。

B. 运动障碍的护理。早期卒中偏瘫患者的运动障碍类型多为弛缓性瘫痪。由于运动功能损害的持续存在，患者常常出现关节挛缩，易出现肩关节半脱位，发生率为 17%～81%。当体位摆放或活动不当还可诱发肩痛加重、肩－手综合征、肢体肿胀、失用综合征、压疮等并发症的发生。

（A）体位摆放。卒中后患者的体位摆放在不影响患者生命体征的前提下，应随时注意保护患肢，以良肢位摆放为主。健侧卧位时，患侧在上，身前用枕头支撑，患侧上肢自然伸展，患侧下肢屈曲；患侧卧位时，患侧在下，背后用枕头支撑，患侧上肢伸展，下肢微屈，健侧上肢自然位，下肢呈迈步位；仰卧位时，患侧臀部和肩胛部用枕头支撑，患侧上肢伸展，下肢屈膝，头稍转向患侧。鼓励患者通过患侧卧位增加患肢感觉刺激，减少肢体痉挛，同时适当健侧卧位。仰卧位因易出现颈紧张性反射，可能加重异常运动模式，应尽量减少。床上坐位时，患侧后背、肩部、手臂、下肢用枕头支撑，患侧下肢微屈。为对抗痉挛，应避免上肢屈曲，下肢过度伸展。痉挛期肢体置于抗痉挛体位，每 1～2 h 变换 1 次。必要时选择固定性手矫形器、腕矫形器、踝足矫形器。

（B）肢体活动。早期活动以锻炼上肢伸肌和下肢屈肌为原则，活动幅度和频率的选择依病情逐渐增加。入院后肢体需要摆放良肢位，适度将被动活动用于患肢各关节，依关节的功能确定活动方向。运动时由上到下、由健侧肢体到患侧肢体、由近及远，有顺序地进行肢体的内收、伸展、主动、抗阻训练，活动时注意从大关节开始过渡到小关节，动作轻柔缓慢。恢复期患者可以在康复师指导下进行床上活动、坐起、坐位训练，逐步到站立及站立平衡、迈步训练。康复的训练应由专业的治疗师根据患者功能障碍特点，综合应用多种理论和技术，制订个体化的治疗方案来提高康复治疗效果。

C. 感觉障碍的护理。卒中后感觉功能的康复对患者的功能康复有重要影响。触觉（浅感觉）和肌肉运动知觉（深感觉）可通过特定感觉训练而得以改善，感觉关联性训练有助于患者功能的改善。通过感觉刺激法、感觉再训练、中药等方法可在一定程度上增加患者的感觉输入，促进神经侧支建立，改善感觉功能。但各种康复训练都有其不足，应根据个体差异，针对性地制订治疗方案，强调感觉与运动的结合训练，提高卒中患者的整体康复疗效。

（A）浅感觉障碍的感觉再训练。浅感觉障碍训练以对皮肤施加触觉刺激为主，如使用痛触觉刺激、冰－温水交替温度刺激，选用恰当的姿势对实物进行触摸筛选等，也可使用多感觉刺激疗法（Rood 疗法）对患肢进行治疗。

（B）深感觉障碍的感觉再训练。进行深感觉障碍训练时须将感觉训练与运动训练结合起来，如在训练中对关节进行挤压、负重，充分利用健肢引导患肢做出正确的动作。

（C）复合觉障碍的感觉再训练。可在布袋中放入日常熟悉的物体，如手表、钥匙等。或用质地不同的布料卷成的不同圆柱体，让患者进行探拿，训练其实体感觉。此外，还可根据患者的具体情况采取再教育疗法、脱敏疗法和代偿疗法。

（D）中医康复护理。中医康复护理是在辨证施治的基础上运用穴位按摩法、针灸疗法、疏经通络操、中药外治疗法、太极拳运动等方法的个体化护理。将传统治疗与现代康复护理方法相结合，发挥各自优势，标本兼治，可以有效促进卒中患者肢体功能的恢复。

（E）自理能力康复训练。指导患者穿/脱衣服、进食用餐、修饰等均能达到对患肢进行反复感觉再训练的目的。指导患者在患侧肢体未恢复感觉前应用视觉与健侧肢体对其进行保护。例如，用健手测水温度，应用眼睛观察患侧周围的事物，避免压伤、烫伤等。由简单到复杂、由易到难，循序渐进，有针对性地进行上述感觉训练。

（F）心理护理。在卒中感觉运动障碍的患者中，心理护理尤其重要。患者因感觉缺失、运动不协调、无稳定性、缺乏安全感等，往往出现独立站立或行走过程中的恐惧感，诱发不正确的运动模式，影响完全康复的效果。由于生活不能自理及长期的病痛折磨，患者很容易产生各种不良情绪。护理人员要主动与患者进行沟通，了解其心理状态，认真倾听患者的想法，及时解决患者遇到的问题，增加患者的信任感。根据患者及其家属的接受能力与文化程度，详细讲解卒中疾病相关知识和康复过程中的注意事项，使患者正确认识疾病，增强康复信心。

（4）认知障碍的护理。卒中后认知障碍（post-stroke cognitive impairment，PSCI）是指在卒中临床事件发生后6个月内出现并达到认知障碍诊断标准的一系列综合征，包括多发性梗死、关键部位梗死、皮质下缺血性梗死和脑出血等卒中事件引起的认知障碍。卒中后认知障碍强调了卒中与认知障碍之间潜在的因果关系及临床管理的相关性。研究结果表明，我国65岁以上老年人群中，轻度认知功能障碍（mild cognitive impaireent，MCI）以血管因素相关MCI最多，占所有MCI的42.0%。卒中反复发作或存在脑部损伤时将增加认知障碍的发生风险。PSCI会导致精神行为症状，如抑郁、焦虑、妄想、幻觉、睡眠倒错、激越、冲动攻击行为等。年龄、性别、种族、遗传因素、教育水平是PSCI不可干预因素；高血压、2型糖尿病、心肌梗死、充血性心力衰竭、心房颤动、卒中病史、肥胖、代谢综合征、生活方式（如吸烟、饮酒、饮食结构、体力活动等），都是PSCI的重要可干预因素。此外，卒中类型、病变部位、病灶特点及卒中次数等是PSCI的相关危险因素。研究结果显示，脑梗死患者发生认知功能障碍的概率比脑出血患者的更高。因此，临床上需要做好预先的评估与护理干预。

对PSCI高危人群宜进行标准化筛查和评估，在采集病史或临床检查过程中关注认知相关主诉，及时识别患者是否存在显著的认知、感知异常或日常生活能力下降。临床医务人员可根据耗时长短和患者实际情况选用适合的筛查工具，进行单项或全认知域评估测试。例如，记忆障碍自评量表和简易认知评估量表（Mini-Cog）能在3～5 min完成评估，MoCA和MMSE可在5～20 min完成评估，其他相关的评估工具包括日常生活能力量表、神经精神症状问卷、汉密尔顿抑郁量表（Hamilton Depression Scale，HAMD）等。

A. 训练计划。卒中后认知功能的恢复依赖于受损神经细胞的修复和皮质重建，而强化功能训练可加速皮质重建过程。对患者的康复训练大致可分为补偿训练策略和直接修复认知训练。此外，交谈、护理支持、体育锻炼等积极的护理干预措施对改善卒中后认知障碍的精神行为症状具有积极作用。

B. 训练内容。训练内容主要包括直接修复认知训练和补偿训练。①直接修复认知训练应重点关注如何通过某种训练方法直接改善患者被损害的认知域，包括实践练习、记忆训练（如缩略词、歌曲），或者基于计算机针对特定认知域的训练方法等。②补偿训练策略应重点关注如何教育患者根据活动能力损害情况去管理自身认知障碍，促进生活自理能力的恢复，主要方法包括改变生活环境或做事方式。存在记忆障碍的患者可以借助外在方法（如一些辅助电子或非电子设备）和内在方法（如编码和检索策略、自我记忆训练）进行补偿训练。

（5）排泄障碍的护理。各种卒中相关性损害可引起卒中后膀胱和/或直肠功能障碍。患者一旦持续地出现排泄障碍，不仅会增加感染概率，住院时间和费用也会增加，还会影响到疾病的转归。

A. 排尿障碍的护理干预。排尿障碍主要包括尿频、尿急、尿失禁与尿潴留。对排尿障碍患者应进行早期评估和康复治疗，记录排尿日记，不建议常规留置导尿。

（A）尿失禁。根据国际尿控协会（International Continence Society，ICS）的定义，尿失禁（urinary incontinence，UI）是指客观上能证实的不自主的尿液流出。卒中后持续存在尿失禁是预后的不良指标之一，这也是卒中严重程度的敏感指标。严重的尿失禁会导致较差的功能恢复和较高的死亡率。我国数据显示，卒中后尿失禁的发生率为44%，住院卒中患者尿失禁发生率高达28%～79%。因此，应给予卒中排尿障碍的患者早期训练及护理干预。

首先，应常规进行膀胱功能评价。卒中后尿流动力学检查是膀胱功能评价的重要方法之一。其次，排尿日记也是临床膀胱功能评估的常用方法。护士可联合康复治疗师、卒中专家根据个体情况帮助尿失禁患者制定具体的干预方案，实施膀胱功能管理及训练，如行为疗法、中西医结合或者中医疗法、盆底肌训练，联合使用各种新型生物反馈训练仪等，以降低日间排尿频次。增加单次最大排尿量，减轻患者尿失禁程度。尿失禁者尽量避免留置尿管，可定时使用便盆或便壶，白天每2 h排1次，晚上每4 h排1次。应注意会阴部皮肤的护理。男性患者可使用集尿器或纸尿裤处理尿失禁，女性患者可垫护垫或穿纸尿裤。注意及时更换尿垫、尿裤、集尿器，每天用温水清洗会阴，保持会阴清洁干燥，防止发生臀红、湿疹等。

（B）尿潴留。急性期卒中患者经膀胱超声检查后诊断为尿潴留者，可留置尿管，但时间最好不超过1周，宜尽早改为间歇性清洁导尿和膀胱训练。多数患者经用抗胆碱能抑制剂及外置集尿器装置后即可维持自行排尿。待患者恢复自行排尿后，根据残余尿量制定治疗措施。排尿时可在耻骨上施压加强排尿来测定膀胱残余尿量，必要时采用间歇性导尿或留置导尿。间歇性导尿能促进患者膀胱功能恢复，降低膀胱残余尿量，导尿间隔时间一般为4～6 h，每次导尿量不超过患者的最大安全容量。留置导尿管期间，建议每天早晚冲洗会阴，按时更换尿管和尿袋。建议联合康复治疗师进行针灸，可有效改善卒中后尿潴留。使用福莱导尿管超过48 h将增加尿路感染的风险，应尽早拔除。推荐使用有抗菌作用的导尿管如银合金涂层导尿管，而且也应尽早拔除。拔除尿管的最佳时机应选择在膀胱完全充盈、有强烈尿意时，此时拔管可降低尿路感染发生率。

（C）导管相关性尿路感染。患者留置尿管后极易发生导管相关性尿路感染。留置尿管的时间越长，感染的概率越高，占医院获得性感染的40%。因此，应根据卒中患者病情稳定程度，早期拔除导尿管来预防患者导尿管相关性感染的发生。可采用间歇性导尿、外部导尿、失禁裤来替代留置导尿管。当患者意识改变但未发现恶化神经系统功能的其他原因时，应评估有无尿路感染。疑似尿路感染时应行尿液分析和尿培养。护士接触患者时应重视手卫生，防止患者之间出现交叉感染。可嘱患者多饮水，多排尿，加强外阴护理，可用温水进行清洁式会阴擦洗，不建议预防性应用抗生素。对于已发生导尿管相关性尿路感染的患者，应首先考虑拔除尿管而非局部或全身使用抗生素。对需要长期留置导尿的患者推荐使用间歇性导尿术。临床中也可使用长效抗菌材料的导尿管，但也应尽早拔除。护理管理者应制定标准完善的留置导尿护理制度，明确拔除和更换指征以及留置尿管维护准则与流程。

B. 排便功能障碍的护理干预。卒中后排便障碍即指卒中后发生的便秘、粪便嵌塞或大便失禁。便秘和肠梗阻的发生更常见。在卒中急性期发生便秘者可达 41.9%，这是卒中严重程度的标志之一。

（A）便秘。卒中后患者可能存在肢体瘫痪、卧床不动、吞咽不能、抑郁或焦虑、神经源性肠道或不能察觉的肠道症状、缺乏移动能力及认知缺陷，这些可能引起便秘和肠梗阻。

a. 评估。对便秘的诊断应详细询问病史，进行体格检查和诊断便秘的特殊检查，同时排除结直肠器质性病变和药物导致的便秘。诊断标准为符合罗马 III 标准的功能性便秘。强调对便秘患者进行有针对性的病史采集和体检。研究结果表明，便秘相关量表或评分系统对便秘的性质、严重程度和对生活质量影响的评估是有效的。临床评估时应适当结合便秘评估表、便秘评分系统、便秘症状调查问卷、中国便秘问卷调查等量表判断便秘严重程度。

b. 饮食控制。增加水和膳食纤维的摄入，建议给予高纤维素饮食（每天进食蔬菜多于 150 g、水果多于 100 g 或膳食纤维粉多于 15 g），加快胃肠蠕动。没有禁忌证患者每天进水量可维持在 2 000 ～ 3 000 mL。患者还可通过口服白萝卜汤、鲜梨汁或黑芝麻拌蜂蜜等联合腹部按摩以进行干预。对吞咽困难者尽早给予管饲喂养。

c. 为患者制订和执行肠道训练计划。指导患者定时排便，为患者提供充足的排便时间，创建舒适的排便体位，改善排便环境。帮助患者建立良好的排便习惯。结肠活动在晨起和餐后时最为活跃，应建议患者在晨起或餐后 2 h 内尝试排便。

d. 辅助用药。可使用大便软化剂、肠蠕动刺激剂或缓泻剂，如开塞露。开塞露深部给药法对患者心率影响小，对血流动力学影响小，更适合卒中患者使用。可采用开塞露纳肛深部给药法。将 14 号吸痰管用剪刀剪成 25 cm，以延长开塞露头端，加深药液进入肠管的深度 15 ～ 20 cm。同时用 50 mL 的注射器将 2 支开塞露（40 mL）全部吸入注射器中，接在修整好的吸痰管末端直接将药液打入肠管。

e. 适当运动。指导患者进行正确的运动训练、腹部按摩或足内踝按摩等，这有利于排便、排气。

f. 中医护理干预。临床亦可根据患者实际情况适当采用多种技术联合的方式进行中医干预。

（B）大便失禁。多数卒中患者会发生大便失禁，大多在 2 周后消失。持续的大便失禁是预后不良的指征。对卒中大/小便失禁的患者也应尽早干预。

a. 饮食调整。增加能够从结肠吸收水分的食物摄入，如谷类食物、苹果、香蕉等高纤维素食物，以减少大便次数。

b. 会阴皮肤护理。主要措施包括会阴皮肤清洁、应用皮肤保护剂等。

c. 辅助器具的使用。辅助器具可以使皮肤避免长时间接触刺激物从而保护皮肤，主要包括吸收型产品、收集型产品和引流收集装置。吸收型产品主要指的是一次性尿垫、布类、纸尿裤、卫生棉条等。目前，临床上已经不提倡使用尿垫。收集型产品指的是一次性肛门造口袋，其对大便失禁患者的效果明显。引流收集装置主要指各类导管型装置，如肛管等。辅助器具的选择要因人而异。

d．给予大便常规、大便球杆比例等检验，根据检验结果针对性用药。若患者失禁与其自身疾病或代谢相关，提示医师给予对症处理。

2．住院卒中患者奥马哈系统评估的护理问题分析

奥马哈系统源于美国社区护士的实际工作经历，因文化和地域差异，使用时会出现找不到吻合条目的问题，可结合实际情况在实际应用时增加、删除或修改。马瑞丽对奥马哈系统问题条目进行适当修改后应用于卒中患者的护理评估，并进行效果评价，结果报告如下。

（1）环境领域问题结局评价。该领域存在的主要问题是收入问题。研究对象中35.71%的患者存在收入问题，表现为无收入或低收入、无医疗保险等。从基线资料中可以看出，已退休患者和无业患者的主要经济来源于子女或低水平的退休金。卒中合并多种慢性病患者的医疗费高昂，这给患者及其家庭带来严重的精神和经济负担。研究结果显示，研究者对存在收入问题的卒中患者进行干预后，其认知、行为的改善均有统计学差异，患者在认知上的改变主要表现为意识到正确理财的重要性，在行动上主要表现为积极办理保险和理智地选择适合的药品。而状况的改善没有统计学差异。若出院时状况的评分低于住院第一天的，应考虑是高昂的医疗费、住院费所致。研究者认为，若要真正解决慢性病患者的收入问题需要社会成员、保险业、社会救助部门、政府相关部门等共同支持。

（2）社会心理领域问题结局评价。该领域主要存在的问题是联络社区资源、角色改变和精神健康。

A．联络社区资源问题。该问题主要表现为患者对服务不满意、获得的服务受限等。分析原因主要是我国社区服务发展较晚，宣传力度不够，患者的医疗保险实行定点制度等。护士向患者及家属介绍社区医院的便利性，使其形成小病进社区的意识，督促患者出院后去社区医院监测血压、血糖、测体重、取药等。研究者基于奥马哈系统对患者进行干预后发现，患者认知、行为、状况的评分均有提高，差异均有统计学意义。住院第一天与出院前一天的行为、状况的差异不明显，这可能与患者住院期间没有机会去社区医院相关。干预可能会增加卒中患者利用社区医疗资源的能力，可提高患者的社会支持度。

B．角色改变问题。该问题主要表现为患者失去先前的角色。从基线资料可以看出，卒中发生于在职者时，导致其暂时或永久失去工作的能力，患者无法接受这样的事实。护士通过介绍成功回归社会的案例鼓励患者积极配合治疗，早日回归工作。随着干预逐步进展，患者认知、行为、状况的评分逐渐提高。结果表明，患者认识到了重新回归社会并不是不能实现的，并愿意积极配合治疗，遵医行为明显提高。

C．精神健康问题。该问题主要表现为患者感觉忧伤、无望、忧虑，并有情绪波动。主要原因是疾病使患者活动受限，部分患者完全瘫痪在床，加之语言障碍等因素，这就造成患者的焦虑情绪。抑郁症状会降低患者的治疗依从性。护士教会患者应对技巧和放松呼吸技巧，告知患者成功案例，鼓励患者重树战胜疾病的信心。患者接受护理干预后，其认知、行为、状况评分均有不同程度的提高。出院前一天与出院四周的状况方面没有统计学差异。结果表明，患者战胜疾病和应对困难的信心增加，忧虑情绪有所缓解。

（3）生理领域问题结局评价。该领域存在的问题最多，主要表现为语言、视觉、疼痛、皮肤、神经－肌肉－骨骼功能、呼吸、循环、排便功能问题。

A. 语言问题，主要变现为说话或发声缺失或异常，清晰度受限，主要是由于脑部器质性损害使大脑语言区域受损，造成患者语言功能障碍或丧失，即卒中失语症，是卒中最常见的并发症和后遗症之一。卒中失语症使患者及其家属、社会不能正常交流，严重影响患者的情绪和生存质量。护士鼓励患者积极治疗原发病，配合针灸疗法及语言训练。干预后患者认知、行为、状况评分均有不同程度的提高，差异有统计学意义。两两比较发现，患者出院前一天的状况与出院2周的没有差异统计学意义，患者语言能力的恢复可能是长期的过程所致。结果提示，针对该问题的护理干预可促进患者及家属对疾病的认识、遵医行为及疾病康复。

B. 视觉问题，主要表现为同向视野缺损，原因为患者视束或外侧膝状体以后的通路损害，致使一侧鼻侧与另一侧颞侧的视野缺损。偏盲为卒中后常见并发症之一，尚无特效疗法。护士应介绍视觉问题的原因，积极对患者进行视觉训练，如按时钟走行放置饮食法。可在餐桌上按顺时针方向放置食物，如在12点处位置放置粥，在3点处放置炒菜，在6点处放置鱼肉，在9点处放置米饭及筷子，让患者养成定点放置食物的习惯。干预后患者认知、行为、状况评分均有提高，且差异有统计学意义。除行为、状况在出院前一天与出院2周之间的差异没有统计学意义外，其他均有统计学意义。结果提示，患者能较正确认识视觉问题的病因，并积极配合进行视觉训练。问题轻微的患者在出院时偏盲症状有所缓解，行为和状况在住院期间已有明显提高，进一步提高还需更长时间，应鼓励患者出院后继续用药，并配合针灸治疗。

C. 疼痛问题，主要表现为急性发病期患者诉头疼、痛苦面容。多由颅内压增高所致。护士应告知患者及家属头疼发生的原因，告知患者放松技巧，转移注意力，积极治疗原发病。干预后患者的认知、行为、状况的评分均逐渐提高。说明患者及家属掌握了头痛的原因及应对技巧，并随着药物的应用，病情有所缓解，头痛症状逐渐好转。

D. 神经－肌肉－骨骼功能问题，主要表现为活动范围受限、肌力减弱、协调减弱、感觉减弱、平衡减弱、步态或行走障碍等，由病灶压迫或损害相对应的功能区所致。护士告知患者病因，帮助患者消除紧张情绪，积极配合治疗原发病，循序渐进进行被动运动、主动运动、平衡训练、步态训练等。干预后患者的认知、行为、状况评分均有提高。结果提示，患者及家属认识到控制原发病及配合锻炼的重要性，并认真尝试各种治疗，有助于疾病状况改善，增加了患者及家属继续治疗的信心。

E. 呼吸问题，主要表现为患者咳嗽、咳痰，是患者长期卧床，形成坠积性肺炎、吸入性肺炎所致。多数有吸烟史的男性易出现呼吸系统症状。护士鼓励患者及家属勤翻身，有效拍背及咳嗽、喂食时避免患者呛咳等并配合药物治疗。干预后患者认知、行为的评分均有提高，状况的评分在出院前一天较住院第一天低，且差异有统计学意义。结果提示，患者及家属预防肺炎的意识逐渐提高，遵医行为较好，但患者在住院期间发生肺炎的情况，出院后随着认识的提高，病情及环境的改善，患者肺炎的状况好转。

F. 循环问题，主要表现为脑水肿、血压高等，主要由患者的原发疾病所致。护士讲解出现症状的原因，嘱咐患者控制情绪，积极治疗疾病，按时吃药，监测和控制血压等，出现不适及时告诉医护人员。干预后患者的认知、行为、状况的评分均有提高。结果说明通过干预，患者不仅在对疾病的认知上有改变，不再盲目焦虑，行为上也有改变，如按时坚持监测血压、脉搏，出现不适情况及时报告医护人员等。随着患者逐渐度过疾病急性水肿期，以及对疾病认识的逐渐深化和遵医行为的提高，状况方面也有改变，如血压基本可以控制在正常范围之内，头痛症状缓解或消失等。

G. 排便功能问题，主要表现为便秘，是患者长期卧床及疾病急性期禁食、饮食不均衡所致。护士对患者进行饮食、运动、肠部按摩的指导，必要时建议遵医嘱服药。干预后患者的认知、行为的评分均有提高，状况的评分有所下降。出院两周较出院前一天的行为评分有所提高，但是差异无统计学意义，考虑患者行为在住院期间已有明显提高，出院后提高幅度不大所致。与出院前比较，住院第一天和出院后4周的状况评分有差异统计学意义。这说明干预后患者对便秘的认知提高，并积极改变不良生活方式，便秘状况有所改善，但仍低于住院前水平。

（4）健康相关行为领域问题结局评价。健康相关行为领域主要包括营养、个人照顾、物质滥用、药物治疗方案问题。

A. 营养问题，主要表现为超重、高血糖、饮食不均衡等症状。与该研究中有多例糖尿病患者及患者的多荤少素的饮食方式相关。护士应发放饮食宣传手册，组织工休会进行饮食宣传，向患者讲解不良饮食嗜好的危害，帮助患者形成健康的饮食习惯。干预后患者的认知、行为、状况的评分均有提高，差异有统计学意义。结果显示，通过干预，患者认识到了不良饮食的危害，建立起健康的生活方式，状况也有所改善，如血糖基本稳定在正常范围。

B. 个人照顾问题，主要表现为洗澡困难、如厕活动困难、穿衣困难等，由原发疾病造成患者肢体活动障碍所致。护士指导患者进行自我照顾的技巧和方法，鼓励患者自我照顾，提高患者自尊心，并告知家属协助方式及注意事项。干预后患者的认知、行为、状况的评分均有提高，差异有统计学意义。结果显示，通过干预，患者自我照顾的意识有所提高，自我照顾状况逐渐改善。

C. 物质滥用问题，主要表现为抽烟、喝酒。护士告知患者及家属烟酒对自身疾病及他人的危害，劝导患者戒烟、戒酒。干预后患者的认知、行为、状况的评分均有提高，差异有统计学意义。结果显示，通过干预，患者提高了对烟酒危害的认识，并能积极配合戒除烟酒。

D. 药物治疗方案问题，主要表现为随意改变药物的剂量及服药时间。患者出院后，随着病情好转或缺乏监护，在血压、血糖变化时会认为随意改变剂量是正确的。护士讲解正确服药的知识及随意用药的危险性，帮助患者记忆吃药的时间、方式。嘱咐患者在血压、血糖变化时咨询医生后再改变药物剂量和服药时间。干预后患者的认知、行为、状况的评分均有提高。患者的行为和状况评分较出院前评分有所提高，但是差异无统计学意义，可能是因为患者的遵医行为和状况在住院期间已有明显提高，出院后要有明显差异还需更长时间或更大样本量。这说明通过干预，患者认识到正确用药的重要性，并能按时按量服药，遵医行为及状况良好。

该研究通过将奥马哈系统应用于卒中患者的护理实践，探讨了奥马哈系统在我国卒中患者护理中应用的可行性。奥马哈系统可对卒中患者环境、生理、社会心理、健康相关行为领域的问题进行全方位评估并评分，能够动态、连续地呈现患者问题改善的程度，量化护理效果，使医护人员全面了解患者病情，避免症状/体征的遗漏。根据评分高低，护士可根据问题优先顺序确定干预导向，制定干预方案，并根据评分的变化及时调整方案，避免护理计划与措施脱节等不足，从而实现"一位患者，一套方案"的设想，显著提高护理干预效率，使护士的社会价值得到认可。

（二）社区卒中患者常见的健康问题

1. 社区卒中患者常规护理评估发现的护理问题分析

文献分析结果显示，国内针对社区卒中患者常规护理问题的研究较少，社区卒中患者存在的护理问题与住院卒中患者的护理问题略有差异，主要包括躯体移动障碍、感觉障碍、吞咽障碍、自理缺陷、有受伤的危险等问题。

（1）躯体移动障碍，与上位运动神经元损伤引起的运动功能降低相关。躯体移动障碍指患者不能独立完成躯体的移动，是卒中患者最为常见的护理问题。卒中患者出院后应在社区医务人员指导下坚持社区康复锻炼，社区护理人员应指导患者及家属掌握正确的功能锻炼方法，如按摩、主动或被动运动、坐姿、站姿、卧位、日常活动技巧等，定期评估患者的躯体功能恢复情况。

（2）感觉障碍，与缺氧及脑组织的受压或移位相关。卒中会导致患者出现不同程度的运动功能障碍或/和偏身感觉障碍。调查结果显示，50%左右的卒中患者会出现偏身感觉异常，这一问题成为住院卒中患者和社区卒中患者的共性问题。基于卒中的疾病特征，社区医护人员应在患者出院后尽早评估患者感觉障碍情况，充分利用社区资源进行个性化干预。

（3）吞咽障碍，与上位运动神经元受损引起的肌肉麻痹或轻微瘫痪相关。吞咽障碍也是卒中患者常见的并发症之一，增加患者营养不良、吸入性肺炎等风险。多项研究结果表明，仅依靠医院康复解决卒中后的吞咽障碍远远不够，还必须由社区根据患者情况制定康复训练方案，给予健康口腔运动训练、吞咽电刺激等康复训练指导，保证延续性护理干预的有效实施，提高患者的吞咽能力，尽可能地帮助患者获得较好的训练效果，减少并发症的发生。

（4）自理缺陷，与躯体移动障碍或认知障碍相关。大部分卒中患者出院后依然面临进食、如厕、洗浴、行走等日常活动能力受限所导致的自理问题，社区康复训练对自理能力的恢复有重要意义，能够帮助患者最大限度地恢复自理能力、回归社会和家庭。

（5）有受伤的危险，与视野、运动及感知缺失相关。卒中患者由于平衡能力差容易发生跌倒，一旦跌倒可能造成不同程度的身心受损甚至死亡。社区护理干预在预防卒中患者跌倒发生的有效性已被证实。社区护理人员应加强卒中自理缺陷患者的管理，加强随访和宣教，指导并督促患者坚持康复训练，从而改善身心状况，减少受伤风险。

（6）有皮肤完整性受损的危险，与患者感知缺失、躯体移动障碍相关。卒中患者因大脑神经受损、肢体活动障碍等因素往往长期卧床，由于局部皮肤组织长期受压，皮肤完整性容易受损，形成压疮。严重的压疮一旦形成不易愈合，会给患者及家属带来很大心理负担。由于家庭护理不当或缺失，卒中患者的压疮大多发生在出院以后，社区护理人员应关注卒中患者的家庭照护者，指导其掌握正确的皮肤护理知识，最大限度降低压疮发生率，保护患者皮肤完整性。

2. 社区卒中患者奥马哈系统评估的护理问题分析

朱春梅等探讨了社区护士对居家卒中患者在访视中应用奥马哈系统评估出院后 1 周内卒中患者存在的护理问题。研究结果显示，176 例患者共存在 3 375 个护理问题，发生率超过 85% 的护理问题为联络社区资源、药物治疗方案、循环、消化 - 水合、居住环境、营养和个人照顾相关问题。

（1）联络社区资源。患者主要表现为对服务不满意、限制获得服务、不足/无法获得的资源等，发生率为 95.45%。主要原因为：①患者及家庭的资源有限，无法满足其康复需求；②社区卫生中心目前虽然已建立完善，但没有对居民充分宣传，患者对社区服务中心提供的服务项目不清楚，加上社区卫生服务的质量不够理想，患者及家属主观上认为卒中疾病只能在医院治疗才能彻底恢复，观念上没有形成在社区服务中心进行康复的理念；③医院和社区之间的连接不够紧密，双向转诊模式虽已经建立，但是医院的出院计划只有出院小结和出院指导，指导中只包括用药指导、饮食指导等内容，无延续护理的指导内容。以上原因导致该问题成为居家卒中患者的主要问题。社区应加大卫生中心的宣传，公示服务项目，提高服务质量，特别是社区护士走出社区进入家庭，切实为社区居民服务，通过与家属、患者单位及社区多方面沟通，帮助患者提供医疗资源。医院方面在出院指导方面增加延续护理内容，切实为患者出院后的康复提供保障。

（2）药物治疗方案。患者主要表现为服药系统不足、药物储存不当、药物副作用/不良反应、不遵从推荐剂量/时间表等，发生率为 95.45%。其原因是患者出院后需要长期服药且药物种类较多，不清楚药物的作用和副作用、药物服用时间和药物作用之间的关系，出现停服、漏服、不按时服药的情况。社区护士应根据患者情况向患者和家属讲解药物作用和副作用等基本知识，告诉患者正确服用药物的重要性，对其加强疾病相关知识的宣教，使患者掌握药物服用规律，按时按量用药，保证治疗的效果。

（3）循环。患者主要表现为水肿、眩晕、血压高等，占 93.18%。主要原因为：①患者不认识血压与卒中的关系及血压异常对身体的影响；②在控制血压的治疗过程中不能长期坚持正规治疗、按时服药，症状缓解或消失后出现擅自减量或停药的现象。社区护士对居家卒中伴原发性高血压患者应积极开展健康教育，使其了解控制血压对卒中的重要性，并指导患者积极治疗血管性疾病，按时吃药，建立健康的生活方式，学会自我监测血压和脉搏，使血压、血脂基本稳定在正常范围之内。

（4）消化 - 水合。患者主要表现为吞咽困难、呛咳，发生率 88.64%，是卒中患者意识障碍或延髓麻痹导致的重要并发症。社区护士应指导患者进食方式，并及早进行吞咽功能训练。葛明玉等的研究结果表明，及早开展吞咽功能训练能有效恢复吞咽功能，防止患者发生窒息、吸入性肺炎等并发症，使营养需要得到满足。

（5）居住环境。问题主要表现为楼梯陡峭或不安全、生活空间不足或狭窄、生活空间杂乱、地板和卫生间存在安全隐患等，发生率为 87.50%。其原因一方面与家庭和社会的支持度相关，另一方面与患者的经济条件有限相关。社区护士可通过社区资源给予保障，同时在现有的基础上进行环境改造，如更换有扶手且高度适合的座椅、加用床垫增加床高、更换坐便器、使用适宜的居家用品等，提高居住环境安全性。

（6）营养。患者主要表现为饮食搭配不均衡、体重指数高于正常值、高盐饮食等，发生率为 87.50%。主要原因在于患者长期高脂、高盐饮食，缺乏锻炼等不健康生活方式。社区护士应当首先对患者进行健康教育，说明高脂高盐饮食是卒中的危险因素之一，长期高脂饮食可以导致卒中复发。此外，社区护士需根据患者 BMI 制定减肥计划及营养饮食计划，要求患者及家属按照饮食计划进食，从而保持营养均衡。

第三节　卒中患者家庭层面的健康问题

一、文献研究的数据来源

本研究以中国患者的研究文献为研究对象，采用文献计量分析法进行文献的检索、整理和归纳总结。

检索的数据库包括：①中文数据库，如中国知网、万方数据知识服务平台、维普网、中国生物医学文献数据库；②英文数据库，如 PubMed、Embase 数据库。检索时间是从各个数据库收录期刊起始时间至 2021 年 4 月。中文数据库采用篇名和摘要途径检索，英文数据库以主题词结合自由词的方式进行检索。中文检索词有"脑卒中、卒中、中风、脑溢血、脑出血、脑梗死、脑血栓、缺血性卒中、家庭、居家、问题"。英文检索词有 stroke、cerebral apoplexy、ischemic cerebral stroke、cerebral hemorrhage、cerebral infarction、cerebral thrombosis、apoplexy、infarct of brain、family、home、health problem。

文献的纳入标准：①研究对象，为中国卒中患者；②研究的议题，为医联体或护联体管理。

文献的排除标准：排除会议论文、征文、声明、通知和重复发表的文献。

以中国知网数据库为例，文献检索策略：1#TI = 家庭 AND 问题，2#TI = 居家 AND 问题，3#1#OR 2，4#卒中 OR 卒中 OR 中风 OR 脑溢血 OR 脑出血 OR 脑梗死 OR 脑血栓 OR 缺血性卒中，5#3#AND 4#。

二、卒中患者家庭层面的健康问题分析

高发病率、高死亡率、高致残率、高复发率、经济负担重是卒中的主要特点。2017年美国心脏病协会统计结果显示，全球每年约 79.5/10 万人罹患卒中，平均每 4 s 有

1 人死于卒中。《中国卫生健康统计年鉴 2018》显示，脑血管病是我国居民的第三位致死病因。2015 年《中国卫生和计划生育统计年鉴》指出，2014 年中国脑出血和脑梗死住院总费用分别为 207.07 亿元和 470.35 亿元，经济负担沉重。卒中致残率高达 60%，约 40% 为中重度残疾。随着诊疗技术的提高，卒中幸存者增多。国家卫生健康委员会统计信息中心的数据显示，我国 2018 年上半年三级医院的平均住院日仅为 9.5 天，二级医院为 8.6 天，多数卒中患者出院后回归家庭或社区，需要长期照顾和支持。复发再入院卒中患者 30 天死亡风险（为 41%）约为初发卒中患者死亡风险（为 22%）的 2 倍；而卒中 1 年复发率达 17.7%，5 年复发率超过 30%。因此，为居家卒中患者提供持续、有效的长期照护至关重要，对降低居家卒中患者疾病复发率和再入院率，减轻家庭、社会负担均具有重要意义。

1. 卒中患者家庭护理研究现状

不同国家和地区对"家庭护理"一词有不同理解，其所包含的服务也有很大差异，"家庭护理"被认为是一个弹性术语。目前，尚未统一卒中患者家庭护理的确切定义。何兴月等回顾国内外文献，对卒中家庭护理的研究主要集中于居家评估系统、患者出院准备服务、家庭功能的开发和应用等。卒中患者出院准备服务是实现连续性护理照护的常用实践模式，国外已有不少相关研究，但我国居家护理机构组织尚不健全，缺乏相关法律法规及价格体系，全面推广出院准备服务与居家护理尚需时间。针对家庭功能，主要从家庭关怀指数、家庭环境、家庭亲密度与适应性几方面考虑，相关研究相对较少。最近的一项研究认为，卒中家庭护理内涵是指社区护士能够早期识别家庭护理的风险，指导患者及其家庭成员应对日常可能出现的状况。而我国针对卒中患者家庭护理的评估研究尚处于起步阶段，从出院到家庭的卒中"护理链"仍然薄弱，缺乏卒中疾病特异性、本土化、规范、全面的护理记录和效果评价方法。

2. 卒中患者家庭护理特异性评估工具

卒中对整个家庭来说是一种改变生活的、具有挑战性的疾病，其常导致患者身体、心理和社会功能独立性的丧失。长期的疾病意味着患者个体需要一个与疾病兼容的环境，社区护士早期评估获取家庭日常生活中有助于卒中后复原的因素，利于患者疾病的恢复。以下内容是何兴月等对卒中幸存者家庭护理评估的相关特异性评估工具的发展过程、结构维度、评分方式、信效度、应用情况和优缺点进行的相关报告。

（1）一般健康问卷。

A. 制定情况。1979 年，Goldberg 和 Hillier 开发了一般健康问卷（Health Questionnaire-28），其最初是用于筛查和评估精神症状和社会心理健康的工具。一般健康问卷有 28 个情绪困扰指标项目，涵盖 4 个主要领域：躯体症状（项目 1 ～ 7）、焦虑/失眠（项目 8 ～ 14）、社交功能障碍（项目 15 ～ 21）和严重抑郁症（项目 22 ～ 28）。评分有 2 种方法：①要求参与者使用行为得分（为 4 分制）来表明过去几周的整体健康状况，这些行为指标包括以下体验频率："一点都不""不超过平常""比平时更多"和"比平时多很多"，使用李克特评分法（0 ～ 3 分），该评分方法总分 0 ～ 84 分，总分越高表示患者苦恼程度越高。使用此方法，总分不低于 23 分的参与者被归类为非精神疾病患者，而总分高于 24 分的参与者应被归类为精神疾病患者。②使用二进制方法进行评分，其中"完全不行并且不超过平常"得分为 0 分，"比平常更多"得 1 分；该评分方法总分高于 4 分的表示存在困扰。一般健康问卷在各种人群中的可靠性和有效性较好，重测信度为 0.78 ～ 0.90，Cronbach's α 系数为 0.90 ～ 0.95，且与医院抑郁和焦虑量表及其他抑郁量度有很好的相关性。

B. 量表应用。一般健康问卷已被翻译成 40 余种语言。在 Kirkevold 等的研究中，一般健康问卷被用作评估社会心理干预对卒中居家患者幸福感影响的主要结局指标之一。挪威学者 Hjelle 等尝试将一般健康问卷用于捕捉卒中居家患者情绪压力并干预，结果证实卒中幸存者出院后 6 个月内的社会心理健康有所改善。目前，已有中文版的一般健康问卷，但尚无该问卷应用于我国卒中居家患者心理健康评估的文献报道。因此，建议在未来研究中可尝试采用一般健康问卷对中国卒中家庭护理患者心理健康功能进行实证研究。

C. 优缺点。一般健康问卷的优点在于：①评估内容针对心理疾病和健康之间的灰色区域，以识别卒中后心理健康失衡的患者与认为自己健康的患者；②问卷涉及最近几周内出现的令人痛苦的新现象；③评估只需 5 min 即可完成，具有针对性强、简单、高效的特点。

一般健康问卷的缺点如下：①一般健康问卷仅是一种筛选工具，尚未建立最小可测变化和最小临床重要差异方面的响应能力；②其仅对短期的健康问题敏感，对卒中居家患者长期心理健康属性并不灵敏；③两种评分方法可能会造成混淆，这对解释得分有一定影响；④问卷中严重抑郁症的分量表包括一些需要患者解释的问题，评估过程可能存在沟通的问题。

（2）卒中运动偏爱量表（the stroke exercise preference inventory，SEPI）。

A. 制定情况。2016 年，澳大利亚学者 BONNER 等首次编制 SEPI，旨在探讨卒中后的运动偏好和潜在障碍。SEPI 的开发经历内容开发和内容优化两个阶段，最终形成结构化问卷，其考虑的运动偏爱包括监督水平、环境、社会支持和健康福利等方面；探索的潜在障碍包括成本、交通、安全、健康问题、信息和疲劳等方面；评估方式为参与患者对每个陈述的同意程度从 0（"完全不同意"）到 100%（"完全同意"）。

B. 量表应用。SEPI 适合社区 – 家庭康复期持续锻炼的人群。2019 年，BLENNER-HASSETT 等调查了 42 名参与者，旨在研究卒中运动偏爱是否可行以及是否可以根据此制定卒中居家患者锻炼方案，帮助患者坚持锻炼，结果证实当运动条件与个人喜好更相称时，情感反应会更加积极，该量表可促进卒中幸存者在社区 – 家庭中的运动并为锻炼计划的设计提供信息。目前，SEPI 应用于澳大利亚公共资助的社区康复场所。在我国，尚未报道居住在社区 – 家庭的卒中患者运动偏爱和潜在障碍的情况，在未来的研究中可将 SPEI 进行跨文化调试，探讨其在中国的适用性。

C. 优缺点。SEPI 评估的优点在于：①问题简单，条目清晰，易于管理和理解，且内容和卒中疾病运动结局指标密切相关，可在居家早期康复阶段使用；②提供了一个结构化的访谈过程来探索运动习惯和解决运动障碍，在这个过程中评估者能够考虑患者运动偏好，有助于在制订运动计划时获取新的信息；③评估简单、迅速，评估者无须事先培训就可以确定患者运动体验的重要方面。

SEPI 评估的缺点在于：①未考虑卒中长期卧床患者的运动功能锻炼，只适用于日常能够独立行走的患者，无法推广到肢体功能障碍和认知障碍的人群中；②该量表可能会增加卒中居家患者锻炼的依从性，但无法保证患者是否能够遵守运动建议。

（3）卒中专门化生活质量量表（the Stroke Specificic Quality of Life，SS-QOL）。

A．制定情况。1999 年，WILLIAMS 等在美国发布第一版 SS-QOL。这是一种专门测量与健康有关的生活质量的评估工具，旨在评估卒中幸存者回归家庭后的基本需求和日常活动方面的能力。该量表共包括 3 个部分，共 62 个项目。前 2 个部分涉及身体活动（a）及感觉和情感（b），共涵盖 12 个域 49 个项目，包括流动性、能量、家庭角色、语言、情绪、个性、自我照顾、社会角色、思维、上肢功能、视觉和工作/生产力。第 3 部分比较了所有领域卒中前和卒中后的状态，包括对患者生活质量的总体评估，共 13 个项目。该量表评估参考时间是过去 1 周，并以李克特五分法进行评分（1 分 = 最低生活质量，5 分 = 最高生活质量），总分越高表明功能越好或越来越一致。

SS-QOL 的重点放在卒中幸存者认为的有意义的 3 个方面，即语言、四肢的活动使用和家庭角色，体现在：①与朋友和家人沟通的重要性；②能够提供帮助的重要性；③成为一个清晰的人并具有清晰的身份以供家人信赖的重要性。中文版 SS-QOL 具有良好的信度，不同时点总积分的 Cronbach's α 系数均为 0.98，分半信度范围为 0.93 ～ 0.95，重测信度的相关系数不小于 0.97（除视力项目），效度 KMO 值均为 0.97（$P <$ 0.01），敏感度（$P < 0.01$）。

B．量表应用。目前，SS-QOL 已被法国、土耳其、丹麦、墨西哥等多个国家翻译和验证，用于测量卒中幸存者居家的日常健康状况。我国学者蔡业峰等跨文化调试和验证中文版 SS-QOL，以门诊随访和家访的方式，多中心、多时点测评 536 例缺血中风患者。在此次研究中，中文版 SS-QOL 从心理、生理、社会功能等维度出发筛选评价指标，尤其是对与卒中疾病特征密切相关的语言、认知和视力等方面做了全面评价及测量，进一步证实 SS-QOL 能全面、客观地反映卒中患者出院后的生存质量。SS-QOL 已得到多元文化的检验，是目前发展成熟、应用最广泛的卒中专门化生活质量量表，值得进一步的推广研究。

C．优缺点。SS-QOL 的优点在于：①该量表与之前的 Barthel Index（BI）和 Short Form 36（SF-36）不同，其包含一些常用的卒中结局指标，并可以量化特定指标的意义；②能够评估卒中家庭护理患者潜在功能障碍的区域，如手臂/手或语言评估；③评估简单迅速，可行性和可接受性好，对患者内部敏感能力强，检测卒中患者居家健康相关生活质量的变化也优于一般工具。

SS-QOL 的缺点在于：①不适用于患有明显失语症或认知缺陷的卒中患者，进一步发展需要涵盖语言和认知的评估；②缺乏对卒中患者社交需求的测量，今后的研究中需要增加社交角色领域，并进行验证。

（4）卒中自我效能量表（the Stroke Self-Efficacy Questionnaire，SSEQ）。

自我效能感是支持卒中患者自我管理的理论基础。自我效能被认为可介导理想的健康行为，因此，具有较高自我效能感的卒中患者被认为具有更好的自我管理能力。

A．制定情况。2008 年，Jones 等研制了 SSEQ，用于评估卒中幸存者日常活动和自我管理水平，其开发经历 3 个阶段。最终版本的 SSEQ 包括活动功能、自我管理 2 个维度，共 13 个条目，其 Cronbach's α 系数为 0.90，内部一致性良好。该量表每个项目以 10 分制进行评分，其中 0 分为完全不自信，10 分为非常自信，量表得分越高，表示受试者的自我效能感越高。SSEQ 每个条目均是卒中后个体常见的功能障碍因素，因此，这些条目也是卒中幸存者从医院返回家中的自我管理任务。李鸿艳等对 267 例首发卒中患者进行施测，通过探索性因素分析、验证性因素分析、内部一致性检验等方法验证中文版 SSEQ 信效度，最终得到中文版 SSEQ 总量表 Cronbach's α 系数为 0.969，日常生活活动效能因子和自我管理效能因子 Cronbach's α 系数分别为 0.974 和 0.94，为我国开展卒中患者心理护理干预与个体化康复护理干预提供了依据。近年来，在 SSEQ 的基础上还发展了南安普顿卒中自我管理量表（the Southampton Stroke Self-management Questionnaire，SSSMQ）和参与策略自我效能感量表（Participation Strategies Self-efficacy Scale，PS-SES）。2016 年，我国香港学者 Lo 等将英文版 SSEQ 进行翻译、修订形成中国社区居民卒中自我效能感量表（Stroke Self-efficacy Questionnaire in Community-dwelling Stroke Survivors，SSEQ-C），SSEQ-C 具有较高的内部一致性，其 Cronbach's α 系数为 0.92，组内相关系数为 0.52，重测信度较好，是衡量中国卒中幸存者居家自我效能的有效工具。

B. 量表应用。SSEQ 在葡萄牙、意大利、土耳其、丹麦等国家已经进行跨文化调试并应用。学者 Frost 等采用 SSEQ 和其他日常生活工具对 50 名社区居民进行评估，研究社区卒中患者的自我护理的影响因素，结果证实卒中患者自我效能的提高有助于患者日常生活的独立性，应进一步研究关于卒中患者日常生活自我效能的补充问卷。在我国，传统文化强调适应因卒中等疾病导致的生活能力突然中断带来的挑战及保持个人独立性的重要性，这与国际上加强卒中幸存者自我管理能力的指导方针相一致。近年来，SSEQ 不断更新扩充评估领域，以弥补原始量表的缺陷，但我国基于国外原始版本编制的 SSEQ-C 只是小样本的信效度检验，在卒中社区－家庭护理患者中的适用性仍需要大样本、多中心的实证研究，以期卒中居家患者应对日常障碍和保持独立性方面的自我效能更具文化特定性。

C. 优缺点。在过去的 10 年中，SSEQ、SSSMQ、PS-SES、SSEQ-C 已得以编制并应用。在此对以上几种量表的优缺点进行总结，如表 8-1 所示。

表 8-1　卒中患者自我管理量表的优缺点

量表	优点	缺点
SSEQ	（1）适合于评估大部分首发卒中患者。 （2）从心理计量学角度衡量心理社会功能和自我效能	（1）对患者的认知水平和记忆力要求较高，以使个体充分反思过去的表现并做出关于不同功能活动的置信度判断。 （2）对时机的把控严格，需要对患者个人能力和执行特定任务的信心做出判断

续表 8 - 1

量表	优点	缺点
SSSMQ	（1）首次用结果指标来作为独立概念。 （2）从患者角度来衡量卒中自我管理的行为、态度和技能。 （3）可用于中度沟通障碍的卒中患者	缺乏卒中患者损伤程度的数据统计
PS-SES	（1）首次使用策略来管理家庭、工作和社区环境。 （2）采取的策略不仅涉及个人和社会层面管理问题，而且还涉及在社会层面的障碍。 （3）能够评估患者活动参与的频率、参与的促进因素和障碍因素以及满意度	（1）Cronbach's α 系数较高，评估项目可能存在冗杂。 （2）不适用于重度注意力和记忆障碍或失语症的患者
SSEQ-C	简单、易懂，具有本土化特征	不适用于社区 - 家庭卒中患者急性期或早期康复阶段的评估

近年来，研究者积极探索卒中患者家庭护理评估的工具，但我国尚处于起步阶段，因此，仍面临着许多问题，如评估时机的不确定性、评估工具选择困难及缺乏特异性的评估工具等。相关研究还指出一些标准化的工具可应用于患有卒中等慢性病患者的家庭护理评估，但标准化的评估工具条目较多，评估者使用该工具前需要经过统一的培训，在临床实际中开展工作较为复杂，未来有待深入探讨其可行性。

3. 卒中患者家庭层面的健康问题分析

（1）卒中患者家庭层面常规评估的健康问题分析。居家卒中患者由于发病部位和疾病种类的不同，其照护需求具有一定的特殊性，其在康复过程中大多存在不同程度的语言障碍、吞咽障碍、躯体残疾等，可出现下肢深静脉血栓、便秘、吸入性肺炎、压疮等并发症，同时可出现焦虑抑郁等不良心理问题。疾病复杂性势必会造成居家卒中患者护理需求的多样性。居家卒中患者的照护需求除基本生活护理需求外，还需要用药指导、康复训练、后遗症护理、社会支持、血糖监测指导、血压监测指导、血脂监测指导、心理辅导、家庭环境设施改造指导等。卒中患者出院后各项延续性护理需求率较高，均在 65% 以上，最高达 94.12%。孟蕙君等学者调查后发现，89.7% 的患者认为非常需要接受社区医务人员连续性的长期健康指导。丁春戈等对郑州市 428 例居家卒中患者的调查中发现，重度依赖专业化照护者占 41.6%，但社区卫生服务远不能满足其专业化照护需求，尤其以康复知识、功能锻炼、用药指导、病情监测及疾病复发预防等专业照护需求最高。而家庭照顾者普遍存在康复技能欠佳，用药行为盲目，照顾能力欠缺等问题。常红等学者也指出，目前居家卒中患者的照护服务存在针对性不强的问题。可见，居家卒中患者的照护需求呈多元化，但需求并未得到满足。

（2）卒中患者家庭层面奥马哈评估的健康问题分析。张菁等应用奥马哈问题分类系统在居家卒中压力性损伤高危患者进行评估。其研究依据奥马哈护理干预系统制定的随访指导内容如下。

A. 健康教育。①生理领域，选择合适的减压装置，患者卧位舒适，定时翻身；翻身或更换衣物时动作轻柔，仔细查看皮肤有无压红、水疱、破溃；加强肌肉按摩及关节松动训练，尽早从被动运动过渡到主动运动；制订语言锻炼计划，加强口腔护理宣教，促进日常生活能力、心肺功能、膀胱功能训练等。②社会心理领域，及时评估患者心理状态，进行个性化心理疏导，减轻负面情绪及其相互作用；鼓励家属给予患者关心和支持，满足爱与归属感；介绍社区功能，经济负担重者优化治疗方案减少支出。③健康行为领域，根据进食能力指导合适的膳食方案，必要时肠内营养；戒烟限酒，保证良好睡眠，若病情允许鼓励下床活动，加强肢体功能锻炼；加强药物知识宣讲，督促按时按量服药。④环境领域，室内环境保持清新干燥，指导家属有效收集大小便，勤换尿布床单，及时用温水清洁皮肤、棉布擦干、涂润肤露；每次翻身需检查有无其他部位新发压力性损伤。经济条件差者争取家属及亲友给予经济上支持。

B. 咨询监督。建立医患微信群便于沟通交流，鼓励家属护理中遇到困难及时向医护人员咨询，并督促患者采取健康行为；通过家属拍微信视频反馈给护士，以监测家属护理行为准确性，纠正错误护理行为；合理向医保、保险等支持源寻求经济帮助。

C. 个案管理。该组 2 例发生压力性损伤纳入个案管理，上门观察压力性损伤面积与情况，及时更新压力性损伤评分及针对性治疗护理。该研究结果显示，居家卒中压力性损伤高危患者主要存在 18 个护理问题，其中涉及生理领域 7 个（包括身体不适感、排便困难、皮肤问题、消化 - 水合问题、呼吸不畅、口腔问题、神经 - 肌肉 - 骨骼功能问题），社会心理领域 3 个（包括负面情绪、人际关系问题、自尊问题），健康行为领域 5 个（包括营养问题、生活自理问题、身体活动问题、睡眠和休息形态、药物治疗），环境领域 3 个（包括居住环境问题、收入问题、卫生问题），40 例患者共存在护理问题 465 个，平均每个患者存在护理问题 11.63 个。

韦月兰等在卒中患者延续护理中应用奥马哈系统，通过出院前后护理干预，探讨奥马哈系统在卒中患者延续性护理中的应用效果，具体内容如下：

A. 出院前的健康宣教。①卒中危险因素宣教。向患者及其家属讲解该疾病的危险因素，指导患者通过有效干预来降低其复发率，提高其生活质量。②日常饮食指导。指导患者控制食量，进低盐、低脂饮食，常吃降脂食物，食物合理搭配，多吃新鲜果蔬，及时饮水，戒烟戒酒，养成良好的饮食习惯。③生活作息指导。向患者宣教早睡早起的益处，不可熬夜、避免劳累，可适当运动，以增强自身免疫力。④心理健康指导。开导并鼓励患者出院后以轻松的心态面对生活，避免情绪激动，多参与社区活动，丰富其生活。⑤给每位出院患者发放相关护理手册。

B. 出院前评估。出院前 2 天，护理人员采用奥马哈系统对卒中患者进行全面评估，根据奥马哈分类系统来评估患者的健康问题，并根据评估对象的问题选择相应的干预目标与措施。

C. 出院后护理干预。①出院 2 周后，邀请患者及其家属返院参加"面对面回访"活动，由经验丰富护士负责活动的组织与主持工作，对患者及其家属提出的护理问题进行详细解答。护士可通过讲解成功案例来鼓励患者坚持康复训练，并教会患者简单、有效的康复训练动作。除此之外，让出院患者相互交流与学习，分享自我护理心得，相互鼓励与支持，以树立康复自信心。②出院 1 个月后进行电话回访，连续回访 3 个月，对患者康复情况进行询问，了解患者肢体功能恢复情况、心理状况及出院后的生活情况等。该研究结果显示，回访 3 个月，共发现 685 个护理问题，68 例干预组患者存在的共性问题，包括居住环境（环境领域），心理健康、社区资源（社会心理），神经功能、骨骼功能、血氧循环、消化 – 水合（生理健康状况），营养、药物治疗方案、身体活动情况及个人照顾（健康行为）。按照发生率高低排序，分别为社区资源（95.47%）、药物治疗方案（95.33%）、血氧循环（93.14%）、消化 – 化合（88.61%）、居住环境（87.45%）及营养（85.84%）。

第四节　卒中患者医联体护理与管理模式

随着我国人口老龄化进程的发展，卒中发病率也逐年增长；人们生活水平大幅度提高的同时，患者对于卒中发病后的生活质量及康复需求也相应地有所提高。卒中护理管理涉及多个学科、部门及内容。如何提高卒中患者护理效果，促使医疗资源分配更加合理是目前卒中护理管理研究的话题。相关研究显示，在医联体框架下实施一体化护理管理有利于卒中患者康复。

医联体模式属于临床新型医疗卫生体制改革方案，可以缓解现存就医难、看病贵的问题。卒中属于需要长时间康复的疾病，在康复过程中，不仅会诱发患者的不良心理情绪，更会增加患者的经济负担。而医联体模式的应用可以极大缓解卒中患者的经济负担，同时可以缓解医院资源短缺问题，有效提高患者的康复质量。

一、文献研究的数据来源

本研究以中国患者的研究文献为研究对象，采用文献计量分析进行文献的检索、整理和归纳总结。检索的数据库包括：①中文数据库，如中国知网、万方数据知识服务平台、维普网、中国生物医学文献数据库；②英文数据库，如 PubMed、Embase 数据库。检索时间是从各个数据库收录期刊起始时间至 2021 年 4 月。中文数据库采用篇名和摘要途径检索，英文数据库以主题词结合自由词的方式检索。中文检索词有脑卒中、卒中、中风、脑溢血、脑出血、脑梗死、脑血栓、缺血性卒中、医联体、护联体、三位一体、医院 – 社区 – 家庭、延续护理、连续护理、过渡期护理、一体化、分级诊疗。英文检索词有 stroke、cerebral apoplexy、ischemic cerebral stroke、cerebral hemorrhage、cerebral infarction、cerebral thrombosis、apoplexy、infarct of brain、hospital-community-family linkage management medical association、nursing association、hierarchical medical continuing care。

文献的纳入标准：①研究对象，为中国卒中患者；②研究议题，为医联体或护联体管理。

文献的排除标准为排除会议论文、征文、声明、通知和重复发表的文献。

以中国知网数据库为例,文献检索策略为:1# TI = 卒中 AND 医联体,2# TI = 卒中 AND 护联体,3# TI = 卒中 AND 三位一体,4# TI = 卒中 AND 医院 – 社区 – 家庭,5# T1 = 卒中 AND 延续护理,6# T1 = 卒中 AND 过渡期护理,7# T1 = 卒中 AND 一体化,8# T1 = 卒中 AND 分级诊疗,9# 1#OR 2#OR 3#OR 4#OR 5#OR 6#OR 7#OR 8#,10# 卒中 OR 卒中 OR 中风 OR 脑溢血 OR 脑出血 OR 脑梗死 OR 脑血栓 OR 缺血性卒中,11# 9# AND 10#。

二、医护综合团队管理模式

医护综合团队管理模式是由医生和护士形成医护综合团队,共同为患者实施全面医疗的一种工作模式,能有效提高医疗、护理水平,促进患者健康,预防疾病。其中包含四方面:①团队合作。整个医疗过程需要医生护士及其他医疗工作者的共同参与。②相互交叉的工作内容。医护的工作内容不再是两条平行线,而是彼此交叉、融合的。③尊重理解。医护一体化团队成员需要经常沟通,避免误解。④共同的目标。医护一体化模式需要医生和护士共同参加,进行有效沟通,通过有效的康复护理治疗方案,使患者获得最佳的医疗服务。医护一体化工作模式需要的是团队配合,树立团队意识,更加适应当前的社会医学环境。

医护综合团队管理模式在卒中患者中的应用将从实施团队的成立、干预方案、实施效果评价指标三个方面阐述,具体内容如下。

(一)医护综合团队管理模式实施团队的成立

胡义婷的研究为成立医护一体化多学科小组,由医生、护士、康复师组成医护一体化小组。根据分层级使用原则,将社区医院内科病房医护人员分为 2 个"医护一体化"小组,每组由不同层级的医生、护士共同组成。医护一体化小组由医疗组长、护士组长、责任医师、责任护士组成。患者康复治疗期间由固定的医护一体化小组分管。每个责任组的医生、护士和康复师捆绑固定,便于小组成员掌握患者病情,有利于相互沟通,为患者提供全程的护理服务。医护一体化小组共同进行医护一体化健康教育、医护一体化康复护理、医护一体化家庭康复护理和医护一体化集体健康活动。

田苹的研究为护士协调下的多学科合作团队的建立。以首都医科大学宣武医院 – 北京市回民医院 – 社区卫生服务中心医联体为依托,组建"卒中患者医院 – 社区 – 家庭照护团队",团队成员包含 2 名神经内科医生、1 名康复治疗师、1 名营养师、1 名心理医生、2 名神经内科护士、6 名社区医护人员和 8 名社区志愿者,由其中 1 名神经内科护士负责协调患者康复护理的整个过程。团队成立后,由相关专家(副高级及以上技术职称)针对卒中的康复要点对团队成员进行规范化培训以及技术指导,包括病情评估、居家康复护理技能、心理干预和现场沟通技巧等。

陈爽的研究是成立医院社区联动护理小组。小组成员包括神经内科医生 1 名、神经内科护士 1 名、康复治疗师 1 名,小组职责主要是对社区小组成员进行卒中康复知识及功能锻炼培训。社区小组成员主要由社区卫生服务站站长 1 名及社区资深护士 5 名组成，主要负责对患者及其家属进行卒中健康教育指导，并为患者进行在线咨询及答疑解惑。

杨湘英等的研究是成立医联体康复小组，小组成员由杭州市第一人民医院、浙江萧山医院和萧山区新湾街道社区卫生服务中心的人员组成。在杭州市第一人民医院选择主任/副主任护师 1 名、主管护师 2 名（均有专科康复护士资质）、护师 3 名，在浙江萧山医院选择主治医师 2 名、护师 2 名，在新湾街道社区卫生服务中心选择护师 2 名、慢性病档案管理员 2 名。团队成立后，由专科康复护士进行统一培训，包括入选标准、排除标准、管理方法、营养健康教育和营养风险筛查量表 NRS-2002 培训等，以确定管理流程的同质性。

周利丹等的研究是创建延续护理小组。由医院部门 1 名主治医师、1 名神经内科医生、1 名护士长、2 名护理人员；社区专科 1 名医生、1 名康复治疗师、2 名护士；成立延续护理小组，并建立微信交流平台。定期对小组成员进行卒中疾病相关治疗与护理知识培训工作，并指导护理人员进行临床实践，共同为患者制订适宜的护理计划。延续护理小组与患者家属共同建立微信交流平台，使患者家属实时掌握患者相关病情，配合护理小组完成护理工作，随时交流患者病情，探讨随访时间，也使医院、社区更加了解患者病情跟踪情况。

高丽梅等的研究是组建多学科团队。干预实施前研究团队先成立卒中康复期医护专业团队和微信群，团队成员包括医院资深的神经内科副主任医师 1 人、老年专科护士 6 人、康复理疗师 1 人及护理管理者 2 人；社区养老中心的全科医生 1 人、护士 2 人和社工 2 人。干预实施前，医院的医护团队对社区养老中心的参与人员开展 4 次卒中知识的培训与考核（时间为 1 个月），课程内容分别涉及卒中康复期患者的饮食、运动、康复理疗、心理咨询、家居评估、并发症观察等方面。

杨菲等的研究是组建家庭医师延续护理团队。该团队包括全科医师、预防保健医师、心理咨询师、社区康复师、社区护士。全科医师评估患者阶段性康复效果，结合其他成员分析其影响因素；预防保健医师负责患者在康复过程中宣传自我保健知识；心理咨询师负责长期康复训练过程，对患者和家属的心理特征和心理问题进行分析与疏导；社区康复师负责针对患者偏瘫程度拟定相应康复训练内容；社区护士负责监督和反馈各项计划实施过程中的效果。

刘必琴等的研究是组建医护联合病房。以江苏省苏北人民医院为主体，10 家公立乡镇一级医疗卫生机构为成员，组成区域性医疗联合体。在医联体双向转诊的政策支持下，在汤汪、湾头、施桥及双桥 4 家基层医疗卫生机构组建医护联合病房（4 个病房共 150 张床位）。医护联合病房的组织架构参照梅奥团队服务管理模式设置，医护联合管理病房的医师、护士主要为一级医疗卫生机构的医护人员；主体医院神经内科主治医师担任联合病房的驻点医师，主要负责将出院后需要继续康复治疗的卒中失能老年患者转诊至医护联合病房，并协助治疗方案的制订及医疗指导；主体医院派神经内科主任于每周二、周四、周六至医护联合病房进行查房，巩固患者的治疗方案；主体医院护理专家和护理骨干担任联合病房驻点护士，护理专家主要负责医联体成员单位的分阶段指导工作、督查护理骨干责任落实情况，护理骨干将出院患者健康档案与社区护士进行对接，由驻点护士与社区护士共同建立卒中失能老年患者的延续性健康护理档案，并在护理专家指导下协助社区医疗卫生机构护士长做好质控工作，确保落实患者各项安全护理措施。

陈双爽的研究是组建由 1 名神经内科医生、1 名康复师、2 名康复技师、神经内科和康复科专科护士各 2 名、神经内科和康复科护士长各 1 名、软件制作工程师 1 名与研究者共同组成的康复专家团队。制定以"知信行"理论模式为基础的"互联网 + 延续护理"干预方案，用于指导出院后卒中偏瘫患者进行运动功能康复锻炼。

祝小丹等的研究是在"互联网 +"延续护理平台下成立多学科管理小组。小组由神经内科护士长为组长，组员分别由神经内科医生 4 名、护士 7 名，康复治疗师 4 名、康复护士 6 名，营养专科护士 2 名承担。组长负责后台管理、人员排班、接单及指派护士上门服务，确保服务安全与质量；医生负责卒中出院患者复诊、线上专科问诊及答疑；神经内科护士负责卒中出院患者健康档案建立、健康教育、线上护理问诊、评估健康指标监测与康复转介；康复治疗师负责卒中患者在院康复指导与出院康复计划制订；神经内科、康复科护士负责线上护理问诊、居家康复指导、出院康复计划实施与效果评价；营养师负责线上居家营养咨询与答疑。小组成员均进行"互联网 +"服务培训并考核通过，护士按照"互联网 +"护理服务护士资质要求准入。

（二）医护综合团队管理模式干预方案

田苹的研究在住院康复阶段、医院 – 社区衔接阶段、社区 – 居家康复阶段这 3 个阶段进行干预。

1. 住院康复阶段的干预

患者住院期间的康复护理主要在卒中单元进行。患者经治疗病情稳定后，由神经内科护士进行详细的基线信息收集，在出院前 3 天组织医院团队成员对患者进行全面评估，包括患者的自理能力、神经功能恢复进展、对居家护理的需求等，制订初步的个体化院外康复护理计划，并建立包含出院计划在内的详细的个人电子信息档案。神经内科护士在院内对患者及其照顾者进行疾病健康宣教，协助康复治疗师对患者进行肢体功能训练。依据患者的吞咽能力，神经内科护士与营养师及患者照顾者共同制定食谱，详细交代出院注意事项并发放卒中健康教育宣传手册。

2. 医院 – 社区衔接阶段的干预

在患者经院内治疗后病情好转确定出院时，由神经内科护士将患者的个人电子信息档案传递至患者所在社区的卫生服务机构，并向社区护士交接患者的康复护理计划，与社区护士共同完成卒中患者及照顾者的社区护理服务，具体内容包括：①康复治疗师和神经内科护士每 3 个月在社区门诊举办 1 次卒中义诊咨询活动，评估患者病情，并根据患者情况修改康复方案。②神经内科护士和心理医生每 2 个月在社区活动中心举办 1 次"卒中患者及照顾者心理健康沙龙"活动，疏导患者和照顾者的不良情绪，鼓励患者和照顾者共同参与制订康复护理计划。③社区护士在社区门诊每月给予患者个体化的健康教育，包括饮食与运动指导、病情监测等，并且每周进行 1 次电话随访。④患者定期在社区门诊接受血脂、血压水平等检查，神经内科护士每月末收集当月检查数据，并及时将异常情况反馈给团队其他成员。神经内科护士定期将患者情况和需求反馈至团队，并根据团队综合意见与社区医护人员共同修改患者康复计划。此外，由神经内科护士协调康复治疗师、心理医生等团队成员的工作时间和安排，对医院－社区衔接阶段的康复活动进行统筹安排，灵活机动地开展各项活动。

3. 社区－居家康复阶段的干预

社区护士每月对辖区内的卒中患者进行 1 次入户访视，每次 30 ~ 60 min，向患者及其照顾者宣教康复相关知识，指导康复技能。前 3 个月的访视重点是与患者及照顾者建立信任关系，初步了解其居住环境及生活设施，主要内容包括：①评估患者的家庭居室环境，对于其中可改造的家庭设施提出合理建议；②根据患者家居环境，指导患者进行进食、更衣、如厕、转移等训练；③指导患者使用轮椅、拐杖等辅助器具，告知使用注意事项。后 9 个月的访视重点是在前期的基础上着重关注患者的功能恢复，主要内容包括：①评估患者吞咽功能，实地指导患者及其照顾者制作合适的膳食；②指导患者进行肢体功能训练，包括良肢位的摆放、肌力训练等，告知照顾者应重点预防在训练过程中发生意外伤害；③发放紧急联系卡，注明紧急联系电话或医护人员，指导患者及其照顾者如何应对突发意外事件，如跌倒、突发意识淡漠、误吸等。对于独居者，若有必要，则与社区志愿者协商安排定期上门给予生活照料。社区护士在访视后及时填写访视记录，并与神经内科护士联系，共同计划下一阶段康复护理计划，若有必要则与神经内科医生等进一步沟通。而袁修银等的研究相较于田苹的研究，建立医院临床－护理部－社区联系网络患者信息共享，便于医护人员对出院后患者的康复情况进行了解及询问。

刘必琴等的研究干预内容包括实施医护联合病房的专科护理培训，设立护理门诊，举办健康讲座和加强"医院、社区、家庭"联动。

（1）实施医护联合病房的专科护理培训。①专科疾病相关知识培训。由驻点护理专家制订卒中联合病房专科护理培训计划，培训内容主要包括卒中的基础知识、卒中后失能老年患者的健康生活方式、卒中引起失能的慢性病管理、卒中并发症的防治策略及正确的康复锻炼等，通过定期护理查房、讲座、疑难病例讨论、业务学习、床边交班等方式进行。②护理操作技术培训。由驻点护士对社区护士开展专科护理操作技术培训，包括静脉输液、各种注射法、鼻饲、吸氧、吸痰等一般护理操作技术，吸入性肺炎的预防及翻身扣背、压力性损伤识别及换药、四肢肌力的判断及肢体康复锻炼、吞咽困难的分级及康复护理、深静脉血栓的预防及下肢踝泵运动等专科护理技术。③急救理论和操作技能指导。由驻点护士组织医护联合病房的急救理论和操作技能培训，主要包括突发疾病的观察及急救措施、患者的转运及常用抢救仪器的使用维护等。

（2）设立护理门诊、举办健康讲座。驻点护理专家在基层医疗卫生机构开设如伤口造口、气道管道等护理门诊，以解决社区护士遇到的护理难题。由主体医院的脑心健康管理师定期在社区举办以"战胜卒中、再立人生"为主题的健康讲座，主题涉及卒中"中风 120"三步识别法、卒中并发症的预防和处理、卒中的康复锻炼等，相关讲座内容同步在各基层医疗卫生机构的微信公众号上推送。

（3）加强医院、社区、家庭联动。驻点护士指导社区护士根据卒中失能等级进行针对性的延续护理。对于轻度失能的老年患者，定期进行生命体征的测量，指导其改变不良的生活习惯、按时服药、功能锻炼、避免相关危险因素，防止跌倒、烫伤等意外事件的发生。对于中重度失能的卧床老年患者，做好皮肤护理、管道护理和心理护理等，以减少老年患者长期卧床导致的相关并发症发生。社区护士通过电话回访和上门回访的方式对出院老年患者进行延续性护理，建立健康档案，给予生活和心理指导，讲解意外事件发生的防范措施，做好正确的管道和皮肤护理。

（4）"互联网＋"延续护理干预。

A. 祝小丹等的研究设计了"互联网＋"延续护理平台，干预实施包括患者端口管理及医护人员管理端口。

患者端口管理包括：①出院前评估。评估病情情况及运动功能，制订居家康复训练计划，教会患者及家属掌握康复训练技能，熟练掌握"互联网＋"护理信息平台功能应用并遵守相关规则。②患者出院后管理。患者下载医院 App 患者端，按要求注册，掌握应用患者端信息平台的护理问诊、护理服务、健康记录及健康教育等服务功能。每周护理问诊 1 次，每次问诊前完成平台自动发送的由 MTD 管理小组自行设计的健康管理问卷（内容包括血糖、血压、体重、吸烟、饮食、服药、运动及生活方式等），要求糖尿病、原发性高血压患者按医嘱每天监测血糖、血压、体重等；有特殊病情变化及需要问诊者可线上预约护理服务；要求患者每周进入健康教育板块学习，提升其相关疾病知识及康复技能；为了鼓励患者积极性，设积分奖励，对按时问诊，填写健康问卷，在线学习者，每项目每次记 1 分，每月底统计分数，得分最高前 10 名者可免费优先复诊 1 次。

医护人员端口管理包括：①医护人员管理。按要求医护人员在线值班，护理问诊通过语音、图文、视频提供患者健康咨询及个性化康复指导，每次问诊时关注患者心理、运动康复、饮食、服药、生活方式等执行情况，监督患者自我管理行为，对不良行为习惯及时纠正。对缺乏防治知识及康复技能患者指引其进到健康教育板块学习；对有需要提供上门服务者提供预约上门服务指引；对指标异常及病情变化者提醒及时复诊。落实预约上门服务双评估，按要求提供护士上门服务，服务后记录，确保服务安全；每月更新健康教育板块内容，内容包括卒中的防治知识、饮食、运动、卒中的快速识别、"中风 120"判断法等救治知识、基本康复功能评估（徒手肌力评估分级法）、洼田饮水试验、偏瘫患者的居家康复训练等。上传偏瘫肢体康复训练视频，规范及提高患者康复技能，提高其康复依从性。每月开展线上义诊及安排专家轮番线上健康讲座，以提高患者相关疾病知识、康复训练技能及自我管理行为，改善患者生存质量。建立激励机制，每月统计医护人员问诊量，按照工作量给予绩效奖励，以便提高医护人员积极性，从而提升服务满意度，确保服务质量。②后台管理端。进行在线诊疗、护理问诊及出诊人员排班，护理服务接单并指派护士上门，记录健康管理数据，质控护理问诊记录及护理服务记录，收集患者服务满意度评价等，确保服务质量及安全。

陈双琴的研究干预方式包括电话随访、门诊随访、家庭随访、"互联网＋延续护理"平台管理。

A. 电话随访。护士通过电话与患者进行沟通，在患者出院后 3 个月内每周进行电话随访 1 次，每次时间不少于 30 min。首先收集患者的基本信息，如病情情况，有无不适，是否遵医嘱服药及服药的反应，是否坚持做康复锻炼，肢体功能恢复如何，是否做到合理膳食，睡眠情况，是否有负面情绪等。收集完信息后，预留时间给患者进行提问，工作人员应耐心解答患者提出的具体问题，并做针对性的指导。

B. 门诊随访。卒中偏瘫患者在出院后 1 月和出院后 3 月，携带出院小结到神经内科门诊进行复诊。每次复诊包括以下内容：①了解患者服药情况，根据患者病情调整用药，告知服药过程中可能出现的不良反应及应对方法；②了解患者肢体运动功能、日常生活活动能力等恢复情况，并根据患者的实际情况调整康复方案；③了解患者健康生活方式的遵医嘱行为，及时发现其不良行为并予以指导。

C. 家庭随访。家庭随访时间为出院后第 6 周和第 12 周，每次时间 1 ～ 2 h。每次由 2 名专家团队成员到患者家中，与患者和家属进行面对面的交流和沟通。采用日常生活活动能力评定量表、运动评估量表、慢性病管理自我效能量表、SS-QOL 和卒中功能锻炼依从性问卷对患者进行全面评定，了解患者肢体功能恢复状况、心理状况、生活质量和功能锻炼依从性等，同时收集患者相关数据和资料。指出患者康复训练过程中的错误，并亲自示范正确的训练方法。根据患者的居住环境（包括室内环境和社区环境）指导居家康复和日常生活活动能力训练；对有消极情绪的患者及时进行心理疏导，使患者保持良好的康复心态，从而提高患者的康复信心和功能锻炼依从性。

D. "互联网 + 延续护理" 平台管理。"互联网 + 延续护理" 平台是由提灯随访管理系统和 "神经内科延续护理病友群" 微信群组成。在手机微信上建立 "神经内科延续护理病友群" 微信群，把康复专家团队所有成员和干预组卒中偏瘫患者纳入微信群，医生、护士、康复治疗师和患者通过该微信群实现在线讲课和在线沟通。提灯随访管理系统是在某软件制作公司的协助下，由某医院信息科为神经内科安装提灯随访系统。该系统是由医护电脑端的提灯随访管理系统、医护手机端的 "提灯康康" 和患者手机端的 "提灯康康" 微信小程序共同组成。该系统的功能有档案管理、提醒功能、数据信息的收集和追踪，以及推送健康宣教视频、图片、文字、动画等。系统安装成功后，护士注册登录系统，在软件制作工程师的协助下把卒中疾病和肢体运动康复相关的健康宣教文档、视频、图片等全部导入系统的知识库内，并通过该系统与患者建立链接。

（三）医护综合团队管理模式实施的效果评价指标

1. 患者功能指标

患者功能指标包括日常生活能力、生存质量、肢体功能运动状态等。田苹采用 Barthel 指数评定表对患者日常生活能力进行评估。Barthel 指数共有 10 项内容，如进食、用厕、洗澡、穿衣、转移等，每项根据是否需要帮助或帮助程度分 4 个等级，总分为 100 分，得分越高说明独立生活能力越好。采用脑卒中专用生活质量量表（Stroke Specific Quality of Life Scale，SSQOL-100）对患者生活质量进行评估。SSQOL-100 包括精力、家庭角色、语言、活动能力、情绪、个性、自理、社会角色、思维、上肢功能、视力及工作能力等 12 个领域。将每个领域的计分转换为百分制后，评分范围为 0 ～ 100 分，得分越高说明生存状态越佳。该研究结果显示医院 – 社区 – 家庭护理干预模式有助于提高患者的日常生活能力及改善生活质量。李晗对卒中康复期患者分别实施常规随访护理、医院－社区－家庭对接的延续护理，在出院时两组患者运动功能及日常生活活动能力并没有差异，而在出院半年后应用医院－社区－家庭对接的延续护理患者运动功能及日常生活活动能力提升极为显著。医院与社区紧密联结，有效地解决患者出院后得不到专业指导的不足。医院制订康复锻炼计划，出院后由社区护理人员定期进行随访、指导。这不仅可以使医院随时掌握患者的康复情况，患者也能享受专业的护理。在随访中，护理人员根据患者的实际康复情况对康复锻炼进行调整，使康复锻炼更具有针对性，避免患者反复重复锻炼掌握技能。故医院－社区－家庭对接的延续护理在卒中康复期患者中有着重要意义，可有效地提高患者的运动功能。

祝小丹等采用王艳娇编制的卒中自我管理行为评定量表对自我管理行为进行评估，该量表共包括疾病管理（含 11 个条目）、用药管理（含 5 个条目）、饮食管理（含 9 个条目）、日常生活起居管理（含 8 个条目）、情绪管理（含 5 个条目）、社会功能和人际管理（含 6 个条目）、康复管理（含 7 个条目），共 7 个维度合计 51 个条目，采用 Likert 五级评分法（1 ～ 5 分），总分 51 ～ 255 分，得分越高代表自我管理行为越好。研究结果显示，"互联网 +" 延续护理干预模式能有效提高卒中患者自我管理行为。

2. 患者心理状态

袁修银等采用 HAMD 对卒中康复患者进行心理状态评估。研究结果显示，医院－社区－家庭整体护理能降低卒中患者的抑郁心理。卒中患者高度的残疾和心理障碍严重制约其身心健康和生活质量，尤其是急性期患者的应激反应强烈。急性期患者人群从健康人群突然转变为生活不能自理，需要依赖他人的人群，心理压力巨大，常出现抑郁、焦虑、恐惧等负性心理，甚至产生精神病性症状。医院－社区－家庭整体护理除给予患者日常生活上的康复锻炼指导外，还给予心理护理和健康教育，根据病情发展、康复能力、自理水平、文化知识、家庭社会支持程度等综合评估，制订个体化护理计划，有目的地进行疾病教育、心理疏导、康复锻炼、出院访视、交流沟通、及时反馈。一系列整体护理措施的有效落实，使患者形成主动康复的意识和持之以恒的耐心，从而逐步走上良性循环的康复之路。患者疾病得以治疗，康复得以指导，生活得以照顾，情感得以支持，心理得以安慰，康复的依从性提高，而功能锻炼等康复的效果取决于患者依从性。因此，医护人员与家属的关怀和指导对于卒中患者的身心健康有着十分重要的意义。

3. 患者依从性

患者依从性（patient compliance）是指患者执行医嘱的遵从程度。患者对干预措施的依从性是延续护理方案取得成效的重要影响因素。杨湘英等从药物治疗依从性、康复训练依从性、血压监测依从性、个人膳食遵守依从性 4 个维度对患者进行依从性评价，结果显示医联体康复模式下可提高卒中患者遵医依从性。

4. 患者满意度

在"以患者为中心"的医疗模式下，患者满意度被认为是评价医疗护理质量的最终标准。袁修银等根据患者对护士护理工作满意度调查表显示，经过医院－社区－家庭整体护理的卒中患者对护理满意度明显高于对照组，说明医护人员热情的服务、无微不至的关心、细致耐心的指导、深入家庭的随访，更加贴近患者，贴近社会。这种根据患者的个体情况制订和调整康复护理计划是对卒中患者进行优质护理的具体体现。相对于患者住院康复治疗，其低廉的费用、良好的康复使患者得到了实惠，对提升患者满意度也有较强的影响。

5. 危险因素控制情况、并发症和意外事件发生率

刘洋研究的观察指标为危险因素控制情况，危险因素指标包括体质指数、血压控制指标、血糖指标、血脂控制指标。研究结果显示，经过不同管理方法干预后，观察组危险因素控制情况显著优于对照组，这在一定程度上说明医联体模式下一体化护理管理可以更好地帮助卒中危险因素得到有效控制。

刘必琴等评价指标为并发症和意外事件发生率。并发症包括肺部感染、泌尿系感染、深静脉血栓等；意外事件包括跌倒、坠床、压力性损伤、误吸等。研究结果显示，医联体模式下医护联合病房的运作能够减少卒中后失能老年患者不良事件的发生。

除此以外，还有对基层医疗卫生机构慢性病规范管理情况、患者社区医疗卫生机构首诊意愿及三级医院再住院率进行研究等。刘必琴等的研究结果显示，三级医院以医联体为载体，加强与基层医疗卫生机构之间的分工合作，带动基层医疗卫生机构的医疗护理资源同质化，做好基层医疗卫生机构的业务指导及专科培训，保证护理服务的连续性，提高了社区护理服务能力，规范了慢性病管理，使患者首诊更倾向于基层医疗卫生机构，降低了患者三级医院的再住院率，使医疗护理资源得以合理配置，有利于卒中后失能老年患者延续护理的有效实施。

三、护联体管理模式

《全国护理事业发展规划（2016—2020年）》（国卫医发〔2016〕64号，2016年11月18日发布）指出，须推动优质护理资源向医联体成员单位辐射。护理管理水平是直接影响医联体整体管理质量的重要因素。我国优质护理资源依旧主要集中在三级医院，且医联体护理管理工作尚未形成成熟的模式。为更有效地促使优质护理资源下沉，作为医联体的重要分支，护联体应运而生。护联体整合护理资源，有望优化医联体内资源配置，协助医联体实现预防保健、卫生服务、医疗救治全程服务一体化。

由医院专科护士为主导的医联体健康管理团队在卒中患者的康复过程中发挥了重要的作用。由科室护士长带头，医院各级别护士、社区护士及专科护士共同组成的护联体管理团队在卒中患者医联体护理与管理中占了较大的比例。现将部分卒中患者护联体管理模式汇总如下。

（一）基于医院的护联体管理模式

吴志勤等将护联体模式的延续护理应用在居家卒中留置胃管的患者，具体内容如下。

1. 成立延续护理小组

小组成员均经过规范化培训，能熟练掌握个体化延续护理相关知识。

2．实施方案

制订延续护理方案，于出院前 1～3 天由延续护士对患者进行评估，根据患者具体情况制订个体化延续护理方案。①健康档案的建立。延续护士于出院当天建立患者随访登记本与电子健康档案，录入患者的基本信息、留置胃管依从性及吞咽功能恢复情况、管床医生等内容。②患者身心状态评估。患者出院前 1～3 天，由延续护士与患者沟通以了解其心理动态，对患者吞咽情况和生活自理能力进行评估，以了解患者的需求。③健康教育。患者出院前 1～3 天，由延续护士对患者及照顾者进行相关疾病护理和留置胃管鼻饲知识的强化指导。了解患者及照顾者对疾病知识知晓情况及需求，并实施个体化健康指导。④患者出院后延续护理干预指导实施内容。第 1 周进行环境评估，延续护士上门随访，评估患者居家环境、床单元护栏、床头抬高设施是否缺失、患者家庭、社会支持系统等，针对存在问题提出改善措施并督促落实。了解患者及照顾者对疾病和胃管相关知识的认知情况，通过亲身示教、书面资料等传授相关知识。第 2 周延续护士上门对患者及胃管情况进行评估，评估照顾者掌握相关知识要点情况，根据存在的危险因素及问题给予个体化指导及教育干预。第 3 周进行心理干预。延续护士通过电话或微信视频与患者交流，鼓励其表达内心感受，给予针对性疏导，指导家属多给予患者心理支持。以增强患者治疗疾病的信心，促进康复。1 个月延续护士上门对患者进行身心状态评估，针对患者及照顾者情况进行综合干预。随后延续护士每月电话或微信视频随访1 次，其中出院后 1 个月及以后每个季度上门随访 1 次至患者出院后 6 个月，遇特殊情况增加随访次数。

3．评价指标

（1）并发症发生率。统计出院 6 个月内意外拔管、堵管、反流、误吸、鼻黏膜机械性损伤发生率以及鼻饲并发症（如腹泻、便秘、胃潴留、营养不良等）发生率。

（2）评估照顾者出院 6 个月内知识知晓率、遵医行为和处理问题能力。知识知晓率包括疾病相关知识，鼻饲液配制，正确的注食方法，不良事件及并发症的防治，更换胃管的时间。

4．干预结果

该研究结果显示，护联体模式的延续护理对居家卒中吞咽障碍留置胃管患者的康复至关重要，既可降低患者并发症和不良事件的发生率，促进患者的康复，又可提高照顾者的技能水平和患者的生活质量，减少家庭与社会的压力及经济负担。

顾艳芬等以授权式教育的护联体模式对卒中患者实施延续护理，具体内容如下。

1．实施方案

（1）医院护理部成立管路护理小组。相关护理单元均有护理骨干参加，制定管路护理标准、固定规范、安全预案、带管出院告知书等，负责全院护理人员的管路知识培训、考核等。

（2）科室成立授权式教育小组。组员选择业务技术强、职业修养好、善于沟通、实践经验丰富的护理人员，确保其管路护理知识掌握全面，可及时发现、准确解决管路护理问题，保证延续护理质量；科室建立带管出院患者登记本。

（3）社区卫生服务中心、基层卫生院护士培训。授权式教育小组组员对社区和卫生院联络护士进行相关管路护理知识、技能培训，确保社区和卫生院护士掌握管路护理操作要点。

（4）患者家属培训。授权式教育小组组员主要针对患者家属进行日常护理培训演练，一般从准备出院前1周即开始，让家属全程参与管路护理，鼓励提出疑问，指出家属操作中存在的问题。

（5）定期随访。一般选择首次更换导管后的2～3天，授权式教育小组组员进行电话、微信联络或家庭随访，向患者所属辖区的社区、卫生院护士及家属访问了解患者康复情况，有无管路并发症发生，及时解决社区、卫生院护士及患者家属遇到的问题，征求患者及家属对此项护理工作满意度。

2. 评价指标

评价指标为并发症发生率及护理工作满意度。

3. 实施结果

该研究结果显示，实验组并发症发生率低于对照组，护理工作满意度高于对照组，充分说明对卒中带管出院患者予以授权式教育的延续护理，可显著降低患者并发症发生率，进一步提高护理工作满意度。

（二）基于医院－社区－家庭护联体管理模式

张冉等在卒中合并压力性损伤患者中实施医院－社区－家庭护联体管理模式，具体内容如下。

1. 实施方案

卒中合并压力性损伤患者出院前1天由医院管床护士和家属（照顾者）与对应的社区医疗机构护士进行床边交接，增加社区护士对患者和家属（照顾者）的熟悉程度，对改善压迫、营养支持、肢体功能锻炼、心理康复训练等方面的个性化护理计划三方进行沟通，尽可能做到理解一致，由家属提前备好气垫床，并在出院前学会使用。建立微信群组，及时沟通患者的动态、家属及照顾者的照护状况，确保正确地执行各项照护计划。患者出院后3天内，由社区医疗机构护士上门对患者随访，评估患者居住环境、监护人或照顾者状况，对其进行宣教，使其掌握居家压力性损伤的认知及防治要点、注意事项，并且使患者能够正确积极地判断自己病情及状态。然后制定个性化的护理方案及制订营养保健计划，使用减压装置（如用于抬高足跟部的枕头、气垫床、椅垫、定位垫）、助行器等离床活动工具、护肤品等。首次随访之后，每周随访1次，根据皮肤颜色、温度、临床表现及时调整方案，并再次对监护者或照顾者交待注意事项。由随访护士与医院主管医生联系，汇报患者情况，医生给出一定建议。若患者出现压力性损伤症状加深，家属可及时联系社区护士，并联系医院医生远程会诊。社区护士分阶段对患者情况进行评估，并全程实施质量控制。

2. 评价指标

（1）WHO生活质量测定量表简表。该表主要由生理、心理、社会关系、环境4个领域24个条目和2个独立条目构成。2个独立条目为自身生存质量的总体主观感受情况和自身健康状况的总体主观感受情况，按照严重程度共分为1～5分，得分越高说明生活质量越好。

（2）压力性损伤分期。参照 2016 年美国国家压疮咨询委员会确认的分期标准，确定压力性损伤出现的情况及分期。

3. 实施结果

医院－社区－家庭护理模式不同于常规病房护理，是以患者和家庭为单位，对其进行专业知识传授并及时监督改正。不同于医生，护士能够在患者的床边花很长时间了解患者与其家庭，解释不同的治疗方案，并进行专业指导。由于护士的定位和在患者护理中独特的作用，20 世纪 90 年代末，美国就已经开始研究如何对护士进行医院－社区－家庭护理模式教育培训，教导社区护士如何正确照顾长期卧床的患者并帮助家属或监护人了解病情与及时上报求助。该研究结果显示，在医院－社区－家庭护联体模式下，可以降低长期卧床的卒中患者压力损伤的发生率，提高治愈率和生活质量。

（三）医联体模式下的"互联网＋护理服务"在卒中患者中的应用

"互联网＋护理服务"是将临床护理、重症监护、护患关系、护理教学、护理科研、出院随访、康复指导、养老护理等传统护理工作与移动互联网、云计算、大数据交叉融合的护理模式。敖梅等在医联体内将"互联网＋护理服务"应用于卒中患者的居家康复，将护理服务从医院延伸到家庭，以满足出院后患者的居家护理需求，改善患者预后，具体内容如下。

1. 组建"互联网＋护理服务"专项小组

小组成员包括卒中专科护士 3 名，从事神经内科护理 10 年以上、主管护师以上的专业护士 6 名，医联体联络员、护理部干事各 1 名。

2. "互联网＋护理服务"实施方法

专科护士/专业护士指导责任护士完成患者出院前的康复指导；制订个体化的居家康复方案；负责社区护士的培训；接到护理订单后，评估患者，与社区护士共同上门为患者提供居家康复服务。社区护士根据我院提供的个性化的康复方案，积极跟进患者的院外康复，通过电话随访和家庭随访的方法对患者进行个体化指导。居家护理过程中，社区护士根据患者的康复情况和护理需求，协助家属在互联网医院提出上门服务需求，并与医院派出的专科/专业护士共同上门提供服务。医联体协调员负责医联体内各成员单位的互联互通，保证医联体内医院－社区护理团队的有效互动，保证出院患者与基层医院的无缝对接。护理部干事负责上门服务的护理质量监控。

3. "互联网＋护理服务"内容

专科护士/专业护士上门现场指导居家护理主要照顾者的康复技能，为社区护士的康复指导、健康教育和家访技能提供现场指引。专科或专业护士评估患者康复效果，进行肢体运动功能、日常活动能力评分，与出院前评分比较，评估患者的康复进展和效果，为下一步的康复提供指引。现场评估患者康复的物理环境与社会环境，为患者创造有利于康复的环境与条件，动员社会支持系统，促进患者早日回归社会。

4. 评价指标

（1）Barthel 指数。该量表包括修饰、进食、洗澡、穿衣、大便控制、小便控制、用厕、床椅转移、平地行走 50 m 和上下楼梯 10 项评定内容，总分为 0 ～ 100 分。0 ～ 20 分为日常生活完全依赖；21 ～ 40 分为日常生活重度依赖；41 ～ 60 分为日常生活中度依赖；60 ～ 99 分为日常生活轻度依赖，大部分自理；100 分为日常生活基本独立自理。得分越高，日常生活自理能力越高。该评定量表作为卒中患者日常活动能力评价及疗效判定的金标准，具有良好的信度和效度。

（2）肢体运动功能评定。应用运动功能评分量表（Fugl-meyer，FMA）评价肢体运动功能。FMA 各条目评分最高为 2 分，评定上肢功能的条目 33 项，评定下肢功能的条目 17 项，合计 50 个条目，共 100 分，得分越高，说明患者的肢体运动功能和康复治疗效果越好。根据评分结果，运动障碍分 4 级：96 ～ 99 分，轻度障碍；85 ～ 95 分，中度障碍；50 ～ 84 分，明显障碍；0 ～ 49 分，重度障碍。该量表是临床评定肢体运动功能的常用方法，量表的信度和敏感度较高。

（3）社区护士核心能力评价。社区护士核心能力评价问卷采用我国学者陈艳艳等研制的自评问卷，该问卷采用李克特五级评分法，包括社区护理实践能力、沟通协调能力、法律伦理实践能力等 5 个维度，共 56 个条目。医联体内社区护士在实施前和实施半年后完成社区护士核心能力自评问卷。

5．实施结果

该研究中，专科护士指导责任护士完成患者出院前的康复指导和制订个体化的居家康复方案，社区护士根据康复方案，积极跟进患者的院外康复，接到护理订单后，专科护士与社区护士共同上门为患者提供居家康复服务的医联体模式的"互联网＋护理服务"，实现了医院－社区－家庭的一体化联合干预，有利于患者居家康复方案的有效落实，提高了患者的肢体运动功能和日常生活能力。社区护士核心能力的评价结果显示，社区护士的各项能力都得到提升，特别是社区护理实践能力、沟通协调能力。社区护士的核心能力提升，将有利于卒中患者的居家康复。

第九章 医联体背景下 COPD 患者护理与管理模式

第一节 流行病学现状

一、概述

COPD 是一种常见的、可预防和治疗的疾病，其特征是持续存在的呼吸系统症状和气流受限，通常与显著暴露于有害颗粒或气体引起的气道和/或肺泡异常相关。慢性咳嗽、咳痰、呼吸困难、体力活动下降且症状反复不愈是 COPD 的主要临床表现，随着病程进展，患者的肺功能逐渐下降，COPD 可诱发营养障碍、呼吸衰竭等一系列并发症，严重威胁患者的健康甚至危及生命。

（一）临床表现

1. 症状

主要表现为慢性咳嗽、咳痰、气短或呼吸困难、喘息和胸闷等。

（1）慢性咳嗽。慢性咳嗽常为 COPD 的首发症状，初期为间断性咳嗽，早晨较重，以后早、晚或整日均有咳嗽，但夜间咳嗽并不显著。少数患者无咳嗽症状，但肺功能检查显示明显气流受限。

（2）咳痰。咳痰一般为白色黏液或浆液性泡沫状痰，偶可带血丝，清晨排痰较多。合并感染时痰量增多，常有脓性痰。少数患者咳嗽不伴咳痰。

（3）气短或呼吸困难。气短或呼吸困难是 COPD 的典型症状，也是造成患者焦虑不安的主要原因。早期仅在活动后出现，以后逐渐加重，严重时患者在日常活动甚至休息时也感气短，是 COPD 突出的临床症状。

（4）喘息和胸闷。部分患者特别是重度患者有喘息症状，而胸部紧闷感通常于劳累后发生。

（5）其他症状。晚期患者常有体重下降、食欲减退、外周肌肉萎缩和功能障碍、精神抑郁和/或焦虑等，合并感染时可咳血痰或咯血。

2. 体征

COPD 早期体征不明显，随着疾病进展可出现以下体征：

（1）一般情况。低氧血症者可出现黏膜及皮肤发绀，患者不时采用缩唇呼吸以增加呼出气量。呼吸困难加重时患者常取前倾坐位。患者可出现球结膜水肿、颈静脉充盈或怒张。

（2）呼吸系统。患者的呼吸浅快，需要辅助呼吸肌（如斜角肌和胸锁乳突肌）参与呼吸运动，严重时可呈胸腹矛盾呼吸。出现桶状胸，胸廓前后径增大，肋间隙增宽，剑突下胸骨下角增宽。双侧语颤减弱，肺叩诊可呈过清音，肺肝界下移。两肺呼吸音减低，呼气相对延长，有时可闻干性啰音和/或湿性啰音。

（3）心脏。可见剑突下心尖冲动；心脏浊音界缩小；心音遥远，剑突部心音较清晰、响亮，三尖瓣区可闻收缩期杂音。出现肺动脉高压和肺源性心脏病时，第二心音肺动脉瓣部分（P_2）大于主动脉瓣部分（A_2）。

（4）腹部。肝浊音界下移。右心功能不全时，肝颈静脉回流征阳性。出现腹水时，可有移动性浊音阳性。

（5）其他。长期低氧者可见杵状指/趾。高碳酸血症或右心衰竭病例可出现双下肢可凹陷性水肿。

（二）辅助检查

1. 肺功能检查

（1）第一秒用力呼气容积（forced expiratory volume in first second，FEV_1）占用力肺活量（forced vital capacity，FVC）的比例（FEV_1/FVC）下降。FEV_1/FVC% 是评价气流受限的一项敏感指标。FEV_1 所占预计值的百分比是中、重度气流受限的良好指标，常用于 COPD 病情严重程度的分级评估。FEV_1 变异性小，易于操作，故可作为 COPD 肺功能检查的基本项目。吸入支气管扩张剂后，FEV_1/FVC 的比例小于 70%，提示不能完全可逆的气流受限。

（2）肺总量（total lung capacity，TLC）、功能残气量（functional residual capacity，FRC）、残气量（residual volume，RV）是深呼气后肺内剩余的气量，其增高，而肺活量（VC）减低，提示肺过度充气。由于 TLC 增加不及 RV 增加程度明显，故 RV/TLC 值增大。

（3）肺一氧化碳弥散量（lung diffusion for carbon monoxide，DLCO）及 DLCO 与肺泡通气量（alveolar ventilation，VA）比值（DLCO/VA）减小，表明肺弥散功能受损，提示肺泡间隔破坏及肺毛细血管床丧失。

（4）支气管舒张试验。以吸入短效支气管扩张剂后 FEV_1 改善率不小于 12% 且 FEV_1 绝对值增加超过 200 mL 作为支气管舒张试验阳性的判断标准。其临床意义和注意点如下：①有助于 COPD 与支气管哮喘的鉴别，或提示两者可能同时存在。②不能可靠预测患者对支气管扩张剂或糖皮质激素治疗的反应及疾病的进展。③受药物治疗等因素影响，敏感性和可重复性较差。

2. 胸部 X 线检查

早期胸片无明显变化，以后出现肺纹理增多，紊乱等非特异性改变。发生肺气肿时主要 X 线征象为肺过度充气，可见肺容积增大，胸廓前后径增加，肋骨走向变平，肺野透亮度增高，横膈位置低平，心脏悬垂狭长，肺野外周血管纹理纤细稀少等，有时可见肺大疱形成。并发肺动脉高压和肺源性心脏病时，除右心增大的 X 线特征外，还可有肺动脉圆锥膨隆肺门血管影扩大，右下肺动脉增宽和出现残根征等。胸部 X 线检查对确定是否存在肺部并发症及与其他疾病（如气胸、肺大疱、肺炎、肺结核、肺间质纤维化等）鉴别有重要意义。

3. 胸部 CT 检查

高分辨率 CT 可辨别小叶中央型或全小叶型肺气肿及确定肺大疱的大小和数量，具有很高的敏感性和特异性，有助于 COPD 的表型分析，对判断肺大疱切除或外科减容手术的指征有重要价值，对 COPD 与其他疾病的鉴别诊断有较大帮助。

4. 血气分析

COPD 患者可表现为血气分析异常，首先表现为轻、中度低氧血症。随着疾病进展，低氧血症逐渐加重，并可伴有高碳酸血症。可根据血气分析来判断低氧血症、高碳酸血症、酸碱平衡失调、呼吸衰竭及其类型。

5. 其他检查

低氧血症时，红细胞计数及血红蛋白可增高。并发感染时，痰涂片可见大量中性粒细胞，痰培养可检出病原菌，如肺炎链球菌、流感嗜血杆菌和肺炎克雷白杆菌等，可帮助诊断细菌、真菌、病毒及其他非典型病原微生物感染。血液中的病原微生物核酸及抗体检查、血液培养可有阳性发现。病原菌培养阳性行药物敏感试验有助于合理选择抗菌药物。

（三）诊断与鉴别诊断

1. 诊断

对于任何有呼吸困难、慢性咳嗽或咳痰，且有暴露于危险因素病史的患者，临床上需要考虑 COPD 的可能。COPD 的诊断应根据病史、危险因素接触史（尤其是吸烟史）、临床症状、体征及肺功能检查等资料综合分析确定。存在不完全可逆的气流受限是 COPD 诊断的必备条件，吸入支气管扩张剂后 FEV_1/FVC 小于 70% 即可明确存在持续的气流受限，排除其他疾病后可确诊为 COPD。凡有逐渐加重的气急史者，肺功能测试结果示 RV/TLC 值增大，FEV_1/FVC 小于 70%，最大通气量（maximal voluntary ventilation, MVV）降低，气体分布不均。经支气管扩张剂治疗，肺功能无明显改善，诊断即可成立。

早期轻度气流受限时，COPD 患者可有或无咳嗽、咳痰、明显气促等临床症状。胸部 X 线检查有助于确定肺过度充气的程度及与其他肺部疾病鉴别，肺功能检查时发现 FEV_1/FVC 小于 70%，在排除其他疾病后，亦可诊断为 COPD。因此，持续存在的气流受限是诊断 COPD 的必备条件，肺功能检查是诊断 COPD 的基本条件。

2. 鉴别诊断

部分已知病因或具有特征病理表现的气流受限疾病，如支气管哮喘、支气管扩张症、肺结核纤维化病变、肺囊性纤维化、弥漫性泛细支气管炎及闭塞性细支气管炎等，有其特定的发病规律、临床特点和诊疗方法，不属于 COPD 范畴，故临床上须加以区别。

支气管哮喘的气流受限大多呈可逆性，但部分患者气道炎症持续存在，导致气道重塑，可发展为固定性气流受限，表现为兼有哮喘和 COPD 的临床和病理特点，这可能是

COPD 的临床表型之一。

（1）支气管哮喘。支气管哮喘多在儿童或青少年期起病，以发作性喘息为特征，发作时两肺布满哮鸣音，常有家庭或个人过敏史，症状经治疗后可缓解或自行缓解。哮喘的气流受限多为可逆性，其支气管舒张试验阳性。部分患者可能存在慢性支气管炎合并支气管哮喘，在这种情况下，表现为气流受限不完全可逆，从而使两种疾病难以区分。咳嗽变异型哮喘以刺激性咳嗽为特征，灰尘、油烟、冷空气等易诱发咳嗽，常有家庭或个人过敏疾病史。对抗生素治疗无效，支气管激发试验阳性可鉴别。

（2）支气管扩张。支气管扩张的典型表现为反复大量咳脓痰，或反复咯血。合并感染时咳大量脓性痰。查体常有肺部固定性湿性啰音。部分胸部 X 线片显示肺纹理粗乱或呈卷发状，高分辨率 CT 可见支气管扩张改变。

（3）肺结核。患者可有午后低热、乏力、盗汗及消瘦等症状，痰液检查可发现抗酸杆菌，胸部 X 线检查可发现病灶。

（4）弥漫性泛细支气管炎。大多数患者为男性非吸烟者，几乎所有患者均有慢性鼻窦炎；胸部 X 线片和高分辨率 CT 显示弥漫性小叶中央结节影和过度充气征，红霉素治疗有效。

（5）支气管肺癌。多数支气管肺癌患者有多年吸烟史，顽固性刺激性咳嗽或过去有咳嗽史，刺激性咳嗽、咳痰，可有痰中带血；或原有慢性咳嗽，咳嗽性质发生改变。有时表现为反复同一部位的阻塞性肺炎，经抗生素治疗未能完全消退。胸部 X 线检查及 CT 可发现占位病变、阻塞性肺不张或阻塞性肺炎。痰细胞学检查、纤维支气管镜检查及肺穿刺活检有助于明确诊断。

（6）其他原因所致呼吸气腔扩大。肺气肿是一病理诊断名词。呼吸气腔均匀，规则扩大而不伴肺泡壁破坏时虽不符合肺气肿的严格定义，但临床上也常习惯称为肺气肿，如代偿性肺气肿、老年性肺气肿、Down 综合征中的先天性肺气肿等。临床表现可以出现劳力性呼吸困难和肺气肿体征，但肺功能测定没有气流受限的改变，即 $FEV_1/FVC\%$ 大于 70%，与 COPD 不同。

（7）肺间质纤维化。肺间质纤维化的临床进展缓慢，开始患者仅有咳嗽、咳痰，偶有气短感。仔细听诊在胸部下后侧可闻爆裂音（Velero 啰音）。血气分析显示动脉血氧分压（arterial partial pressure of oxygen，PaO_2）水平降低，而二氧化碳分压（arterial partial pressure of carbon dioxide，$PaCO_2$）水平可不升高。

（四）COPD 的病程分期

1. 急性加重期

在疾病进展过程中，若病情超出日常状况，并持续恶化，则须改变 COPD 的日常药物治疗方案。患者常有短期内咳嗽、咳痰、气短和/或喘息加重，痰量增多，呈脓性痰或黏液脓性痰，可伴发热等炎症明显加重的表现。

2. 稳定期

患者的咳嗽、咳痰和气短等症状稳定或症状轻微，病情基本恢复至急性加重前的状态。

（五）治疗与护理

1. 稳定期 COPD 的治疗

短期目标为减轻当前症状，包括缓解症状，改善运动耐量和健康状况；长期目标为降低未来风险，包括减缓疾病进展，预防急性加重及降低病死率，防治并发症，减少不良反应发生。稳定期 COPD 的处理原则：根据病情的严重程度不同，选择的治疗方法也有所不同。

（1）处理原则。

A. 应依据患者病情严重程度的评价，以及患者对各种治疗方法的反应制订稳定期 COPD 治疗的总体方案。疾病的严重程度取决于症状和气流受限的严重程度及其他因素，如急性发作的频率和严重程度、呼吸衰竭、合并症（如心血管疾病、阻塞性睡眠呼吸暂停等）和患者的一般健康状态。治疗方案应依据患者的受教育水平，接受所推荐的治疗方法的意愿、习惯、当地医疗条件及药物供应的情况而定。

B. 对于 COPD 患者，健康教育既能改善患者应付疾病的能力和技巧及健康状态，也有助于实现包括戒烟等有益于健康的目标。

C. 目前任何一种治疗 COPD 的药物都不能改变肺功能持续下降的趋势，这种下降趋势正是 COPD 的主要特征。因此，COPD 的药物治疗目的是减轻和治疗其症状和/或并发症。

D. 支气管扩张剂在 COPD 的症状治疗中起主要作用，为改善症状，可以酌情给予支气管扩张剂。

E. 主要的支气管扩张剂有 β_2 受体激动剂、抗胆碱药、茶碱及上述药物的联合应用药物。

F. 仅在下列条件下使用吸入性糖皮质激素：有症状且经肺功能测定证实对糖皮质激素治疗有反应的 COPD 患者；FEV_1 占预计值的比例小于 50%；病情反复发作，需使用抗生素和/或口服糖皮质激素者。

G. 应避免长期的、全身性的糖皮质激素治疗——该治疗弊大于利。

H. 所有的 COPD 患者进行有计划的运动训练是有益的，可以改善运动能力和耐力，缓解呼吸困难，减轻疲劳感。

I. 对于慢性呼吸衰竭的患者，长期氧疗（大于 15 h/d）可以增加其生存时间。

（2）COPD 的药物治疗。

药物治疗用于预防和控制 COPD 的症状，降低急性加重的频率，减轻严重程度，增强运动能力和耐力，提高生命质量。根据疾病的严重程度，进行有针对性的治疗；若没有出现明显的药物不良反应或病情恶化，则应在同一水平维持长期的规律治疗。此外，应根据患者对治疗的反应及时调整治疗方案。

A. 支气管扩张剂。支气管扩张剂可松弛支气管平滑肌，扩张细、小支气管，缓解气流受限，这是控制 COPD 症状的主要治疗措施。短期按需应用可缓解症状，长期规律应用可预防和减轻症状，增强运动耐力，但不能使所有患者的 FEV_1 得到改善。与口服药物相比，吸入剂的不良反应轻，因此，多首选吸入治疗。主要的支气管扩张剂有 β_2

受体激动剂、抗胆碱药及茶碱类药物，根据药物作用及患者的治疗反应选用。短效支气管扩张剂价格较低，但不如长效制剂使用方便。如联合应用不同作用机制和作用时间的药物可以增强支气管扩张作用，减少不良反应发生。如联合应用 β_2 受体激动剂、抗胆碱药和/或茶碱，可以改善患者的肺功能与健康状况。

（A）β_2 受体激动剂。β_2 受体激动剂主要有沙丁胺醇和特布他林等，为短效定量雾化吸入剂，数分钟内起效，15 ～ 30 min 达到峰值，疗效持续 4 ～ 5 h，每次剂量 100 ～ 200 μg（每喷 100 μg），24 h 内不超过 8 ～ 12 喷，主要用于缓解症状，按需使用。福莫特罗为长效定量吸入剂，作用持续 12 h 以上，较短效 β_2 受体激动剂更有效且使用方便。吸入福莫特罗后 1 ～ 3 min 起效，常用剂量为 4.5 ～ 9.0 μg，每天 2 次。茚达特罗是一种新型长效 β_2 受体激动剂，2012 年 7 月已在我国批准使用。该药起效快，支气管扩张作用长达 24 h，每天 1 次，吸入 150 μg 或 300 μg 可以明显改善肺功能，缓解呼吸困难症状，减少慢性阻塞性肺疾病急性加重，提高生命质量。

（B）抗胆碱药。抗胆碱药主要有异丙托溴铵气雾剂，可阻断 M 胆碱受体，定量吸入时开始作用时间较沙丁胺醇等短效 β_2 受体激动剂慢，但其持续时间长，30 ～ 90 min 达最大效果，可维持 6 ～ 8 h，使用剂量为 40 ～ 80 μg（每喷 20 μg），每天 3 ～ 4 次。该药不良反应少，长期吸入可改善 COPD 患者的健康状况。噻托溴铵是一种长效抗胆碱药，可以选择性作用于 M_1 受体和 M_3 受体，作用长达 24 h 以上；吸入剂量为 18 μg，每天 1 次；长期使用可增加深吸气量，减低呼气末肺容积，改善呼吸困难，增强运动耐力，提高生命质量，也可降低急性加重频率。

（C）茶碱类药物。茶碱类药物可解除气管平滑肌痉挛，在 COPD 治疗中应用广泛。此外，该类药还有改善心排血量、舒张体循环血管和肺血管、增加钠水排出、兴奋中枢神经系统、改善呼吸肌功能及抗炎作用。每天口服 1 ～ 2 次缓释型或控释型茶碱就可以达到稳定的血浆浓度，对治疗 COPD 有一定效果。监测茶碱的血药浓度对预估疗效和不良反应有一定意义：血液中茶碱浓度大于 5 mg/L 即有治疗作用；当血液中茶碱浓度大于 15 mg/L 时，不良反应明显增加。吸烟、饮酒、服用抗惊厥药和利福平等均可引起肝酶受损并缩短茶碱半衰期。对于持续发热、心力衰竭和肝功能损害较重的老年患者，以及同时应用西咪替丁、大环内酯类药物（如红霉素等）、氟喹诺酮类药物（如环丙沙星等）和口服避孕药等的患者，茶碱在血液中的浓度均可增高。

B. 糖皮质激素。COPD 稳定期患者长期吸入糖皮质激素治疗并不能阻止 FEV_1 降低的趋势。长期规律地吸入糖皮质激素适用于有临床症状及反复加重，FEV_1 占预计值的比例小于 50% 的慢性阻塞性肺疾病患者。吸入糖皮质激素和 β_2 受体激动剂联合应用较分别单用的效果好，目前已有氟地卡松/沙美特罗、布地奈德/福莫特罗两种联合制剂。对于 FEV_1 占预计值比例小于 60% 的患者，规律吸入糖皮质激素和长效 β_2 受体激动剂联合制剂，能改善症状和肺功能，提高生命质量，降低急性加重频率。不推荐对 COPD 患者采用长期口服糖皮质激素及单一吸入糖皮质激素治疗。

C. 磷酸二酯酶 4 抑制剂。磷酸二酯酶 4 抑制剂的主要作用是通过抑制细胞内环腺苷酸降解来减轻炎症，其中罗氟司特已在部分国家批准使用。每天 1 次口服罗氟司特虽无直接舒张支气管的作用，但能够改善应用沙美特罗或噻托溴铵治疗患者的 FEV_1。罗氟司特联合长效支气管扩张剂可改善肺功能，但对患者预后，尤其是在急性加重方面的作用还存在争议。尚未见关于罗氟司特和吸入糖皮质激素的对照或联合治疗研究。本品常见的不良反应有恶心、食欲下降、腹痛、腹泻、睡眠障碍和头痛，常发生在治疗早期，并随着治疗时间的延长而消失。对照研究结果显示，在罗氟司特治疗期间，患者可出现不明原因的体重下降（平均下降 2 kg），因此，建议在治疗期间监测体重，低体重患者应避免使用。有抑郁症状的患者也应谨慎使用罗氟司特。此外，罗氟司特与茶碱不可同时应用。

D. 其他药物。

（A）祛痰药（黏痰溶解剂）。COPD 患者的气道内产生大量黏液分泌物，可促使其继发感染，并影响气道通畅。而应用祛痰药有利于气道引流通畅，改善通气功能，但其效果并不确切，仅对少数有黏痰的患者有效。常用药物有盐酸氨溴索、乙酰半胱氨酸等。

（B）抗氧化剂。COPD 患者的气道炎症导致氧化负荷加重，使其病理生理发生变化。应用抗氧化剂（N - 乙酰半胱氨酸、羧甲司坦等）可降低疾病反复加重的频率。

（C）免疫调节剂。该类药物对降低 COPD 急性加重的严重程度可能具有一定作用，但尚未得到确证，故不推荐作为常规使用。

（D）疫苗。流行性感冒（简称"流感"）疫苗有灭活疫苗和减毒活疫苗，应根据每年预测的流感病毒种类制备。该疫苗可降低 COPD 的严重程度和病死率，每年接种 1 次（在秋季）或 2 次（在秋季和冬季）。肺炎球菌疫苗含有 23 种肺炎球菌荚膜多糖，临床上已用于 COPD 患者，疗效有待进一步观察。

（E）中医治疗。对于 COPD 患者，也可根据中医辨证施治的原则进行治疗。部分中成药可祛痰，舒张细、小支气管，调节免疫等，值得深入研究。

（3）氧疗。长期氧疗的目的是使患者在海平面水平、静息状态下达到 PaO_2 水平不小于 60 mmHg 和/或使动脉血氧饱和度（arterial oxygen saturation，SaO_2）升至 90%，这样才能维持重要器官的功能，保证周围组织的氧气供应。COPD 稳定期患者进行长期家庭氧疗，可以提高有慢性呼吸衰竭患者的生存率，对血流动力学、血液学特征、运动能力、肺生理和精神状态都会产生有益的影响。长期家庭氧疗应在极重度 COPD 患者中应用，具体指征有：①PaO_2 水平不大于 55 mmHg 或 SaO_2 不大于 88%，合并或未合并高碳酸血症；②PaO_2 水平为 55～60 mmHg 或 SaO_2 小于 89%，并有肺动脉高压、心力衰竭水肿或红细胞增多症（血细胞比容大于 0.55）。长期家庭氧疗一般是经鼻导管吸入氧气，流量 1.0～2.0 L/min，每天吸氧持续时间大于 15 h。

2. 急性加重期 COPD 的治疗

COPD 急性加重的治疗目标是最大限度地减轻本次急性加重的影响，预防再次急性加重的发生。根据 COPD 急性加重和/或伴随疾病的严重程度，患者可以接受院外治疗或住院治疗。多数患者可以使用支气管扩张剂、糖皮质激素和抗生素在院外治疗。医护人员应重视预防 COPD 急性加重。减少急性加重及住院次数的措施有：戒烟，接种流感疫苗和肺炎疫苗，掌握吸入装置用法等与治疗有关的知识，吸入长效支气管扩张剂或联合应用吸入糖皮质激素，使用磷酸二酯酶 4 抑制剂。

主要治疗原则：根据患者的临床症状、体征、血气分析和胸部影像学检查等指标评估病情的严重程度，采取相应的治疗措施。

（1）院外治疗。慢性阻塞性肺疾病急性加重早期、病情较轻的患者可以在院外治疗，但需要注意病情变化，及时把握好运送医院治疗的时机。院外治疗包括适当增加以往所用支气管扩张剂的剂量及频度，单一吸入短效 β_2 受体激动剂或联合应用吸入短效 β_2 受体激动剂和短效抗胆碱药。对于较严重的病例，可给予较大剂量雾化治疗数日，如沙丁胺醇 2 500 μg、异丙托溴铵 500 μg，或沙丁胺醇 1 000 μg 加用异丙托溴铵 250 ～ 500 μg 雾化吸入，每天 2 ～ 4 次。

对于急性加重患者，短期口服或静脉滴注糖皮质激素和使用抗生素，可促进病情缓解，缩短康复时间，改善肺功能和动脉血气。对于症状较重及有频繁急性加重史的患者，除使用支气管扩张剂外，还可考虑给予糖皮质激素（口服）。给予泼尼松龙每天 30 ～ 40 mg，连续使用 10 ～ 14 d；此外，也可采用糖皮质激素联合速效 β_2 受体激动剂雾化吸入治疗。COPD 症状加重，特别是有脓性痰液时，应积极给予抗生素治疗。应依据患者急性加重的严重程度及常见的致病菌，结合患者所在地区致病菌及耐药菌的流行情况，选择敏感的抗生素，疗程为 5 ～ 10 d。

（2）住院治疗。病情严重的慢性阻塞性肺疾病急性加重患者需要住院治疗。到医院就医或住院治疗的指征有：①症状明显加重，如突然出现静息状况下呼吸困难；②重度 COPD；③出现新的体征或原有体征加重（如发绀、意识改变和外周水肿）；④有严重的伴随疾病（如心力衰竭或新近发生的心律失常）；⑤初始治疗方案失败；⑥高龄；⑦诊断不明确；⑧院外治疗无效或条件欠佳。

COPD 急性加重患者收入重症监护病房（intensive care unit，ICU）的指征有：①严重呼吸困难且对初始治疗反应不佳；②意识障碍（如嗜睡、昏迷等）；③经氧疗和无创机械通气低氧血症（PaO_2 水平小于50 mmHg）仍持续或呈进行性恶化，和/或高碳酸血症（$PaCO_2$ 水平大于 70 mmHg）无缓解甚至恶化，和/或严重呼吸性酸中毒（pH 小于 7.30）无缓解，甚至恶化。

A. 氧疗。氧疗是 COPD 急性加重期住院患者治疗的一个重要部分。调节氧流量以改善患者的低氧血症、保证88% ～ 92% 血氧饱和度为目标。氧疗 30 ～ 60 min 后应进行动脉血气分析，以确定血氧饱和度正常（血氧含量正常）而无二氧化碳潴留或酸中毒。Venturi 面罩（高流量装置）较鼻导管提供的氧流量更准确，但患者难以耐受。

B. 抗菌药物。虽然导致急性加重的病原体可能是病毒或细菌，但急性加重期是否应用抗菌药物仍存在争议。目前推荐抗菌药物治疗的指征有：①呼吸困难加重、痰量增加和脓性痰是 3 个必要症状；②脓性痰在内的 2 个必要症状；③需要有创或无创机械通气治疗。临床上应用何种类型的抗菌药物须根据当地细菌耐药情况选择。对反复发生急性加重、严重气流受限和/或需要机械通气的患者应进行痰培养——此时可能存在革兰阴性杆菌（如假单胞菌属或其他耐药菌株）感染并出现抗菌药物耐药。住院的 COPD 急性加重患者在病原学检查时，痰培养或气管吸取物（机械通气患者）可以替代支气管镜用于评价细菌负荷和潜在的致病微生物。药物治疗途径（口服或静脉给药）取决于患者的进食能力和抗菌药物的药代动力学特点，推荐给予口服治疗。呼吸困难改善和脓痰减少提示治疗有效。推荐的抗菌药物治疗疗程为 5 ～ 10 天。临床上选择抗菌药物须考虑有无铜绿假单胞菌感染的危险因素：①近期住院史；②经常（超过 4 次/年）或近期（近 3 个月内）抗菌药物应用史；③病情严重（FEV，占预计值比例小于 30%）；④应用口服类固醇糖皮质激素（近 2 周服用泼尼松超过 10 mg/d）。

初始抗菌治疗的建议：①对于无铜绿假单胞菌危险因素者，主要依据急性加重的严重程度、当地耐药状况、医疗费用和潜在的依从性选择药物。对于病情较轻者，推荐使用青霉素、阿莫西林加或不加克拉维酸、大环内酯类、氟喹诺酮类、第 1 代或第 2 代头孢菌素类抗生素，一般可口服给药。对于病情较重者，可使用 β - 内酰胺类/酶抑制剂、第 2 代头孢菌素类、氟喹诺酮类和第 3 代头孢菌素类。②有铜绿假单胞菌危险因素者如能口服，则可选用环丙沙星；需要静脉用药时可选择环丙沙星、抗铜绿假单胞菌的 β - 内酰胺类，不加或加用酶抑制剂，同时可加用氨基糖苷类药物。③应根据患者病情的严重程度和临床状况是否稳定选择口服或静脉给药，静脉给药 3 天以上，若病情稳定，则可改为口服。

C. 支气管扩张剂。短效支气管扩张剂雾化吸入治疗较适用于 COPD 急性加重期。对于病情较严重者，可考虑静脉滴注茶碱类药物。由于茶碱类药物的血药浓度个体差异较大，治疗窗较窄，故监测血清茶碱浓度对评估疗效和避免发生不良反应均有重要意义。β_2 受体激动剂、抗胆碱药及茶碱类药物的作用机制及药代动力学特点不同，且分别作用于不同级别的气道，因此，联合用药扩张支气管的作用更强。

D. 糖皮质激素。住院的 COPD 急性加重患者宜在应用支气管扩张剂的基础上口服或静脉滴注糖皮质激素。糖皮质激素给药剂量要权衡疗效及安全性，建议口服泼尼松 30 ～ 40 mg/d，连续使用 10 ～ 14 天后停药。对于个别患者，可视情况逐渐减量停药；也可以静脉给予甲泼尼龙 40 mg，每天 1 次，3 ～ 5 天后改为口服。

E. 辅助治疗。在监测出入量和血电解质的情况下适当补充液体和电解质，注意维持液体和电解质平衡。注意补充营养，对于不能进食者，须经胃肠补充营养要素或给予静脉高营养饮食。对于卧床、红细胞增多症或脱水的患者，无论是否有血栓栓塞性疾病史，均须考虑使用肝素或低分子肝素进行抗凝治疗。此外，还应注意痰液引流，积极排痰治疗（如刺激咳嗽、叩击胸部、拍背，体位引流和湿化气道等），正确识别并及时治疗合并症（如冠心病、糖尿病和高血压等）及并发症（如休克、弥散性血管内凝血和上消化道出血等）。

F. 机械通气。无创或有创方式的机械通气是生命支持的一种手段。在此条件下，通过药物治疗消除 COPD 急性加重的原因，使急性呼吸衰竭得到逆转。在进行机械通气时，应监测患者的动脉血气。

（A）无创机械通气。根据病情需要可首选此方法。COPD 急性加重期患者应用无创机械通气可降低 $PaCO_2$ 水平，减慢呼吸频率，减轻呼吸困难，减少呼吸机相关肺炎等并发症，缩短住院时间，更重要的是可降低插管率和病死率。无创机械通气要掌握合理的操作方法，提高患者的依从性；要避免漏气，通气压力应从低水平开始逐渐升至适当水平；还应采取其他有利于降低 $PaCO_2$ 水平的方法，提高无创机械通气的效果。

（B）有创机械通气。在积极的药物和无创机械通气治疗后，患者的呼吸衰竭仍进行性恶化，出现危及生命的酸碱失衡和/或意识改变时，宜采用有创机械通气治疗，待病情好转后，可根据情况再采用无创机械通气进行序贯治疗。在决定终末期 COPD 患者是否使用机械通气时，还需要充分考虑病情好转的可能性、患者及其家属的意愿，以及强化治疗条件是否许可。广泛使用的 3 种通气模式包括同步间歇指令通气（synchronized intermittent mandatory ventilation，SIMV）、压力支持通气（pressure support ventilation，PSV）和 SIMV 与 PSV 联合模式。COPD 患者广泛存在内源性呼气末正压，故可导致吸气功耗增加和人机不协调。因此，可常规应用适度的外源性呼气末正压，压力约为内源性呼气末正压的 70%～80%。COPD 患者的撤机过程可能遇到困难，需要安排和实施周密的撤机方案。无创机械通气也可帮助早期撤机，效果较佳。

二、流行现状

（一）COPD 流行现状概述

COPD 是一种高发病率和死亡率的常见病、多发病。由于世界各地区人群特征和暴露因素不同，且调查方法、诊断标准和分析方法存在差异，目前 COPD 患病率和死亡率的数据差异比较大。2016 年，全世界约 2.51 亿人受 COPD 影响，全球 40 岁及以上人群中 COPD 患病率达到 9%～10%。1990—2016 年，我国以 COPD 为常见病种的慢性呼吸系统疾病患病率逐年上升。在我国，2002—2004 年，一项在全国 20 245 名 40 岁及以上成人中开展的基于肺功能测试为基础的 COPD 研究结果显示，我国 COPD 患病率为8.2%。2014—2015 年，我国 COPD 总体患病率为 8.6%，40 岁以上人群由 8.2%上升为 13.7%，60 岁以上者已超过 27%。COPD 成为与高血压、糖尿病"等量齐观"的常见慢性病。据 WHO 统计，在 2016 年全球 5 690 万死亡人口中，300 万人死于 COPD，仅次于缺血性心脏病和卒中，居全球死因的第三位。中国卫生健康统计年鉴 2019 数据显示，2018 年城市居民主要疾病死亡率及构成中，呼吸系统疾病死亡率为 68.02/10万，位列第 4。WHO 预计，2030 年 COPD 将成为世界第三大死因。全球疾病经济负担研究显示，至 2020 年，COPD 位于世界疾病经济负担的第五位。同时，再次住院所产生的医疗费用高于初始入院的 18%。在我国，COPD 患者出院后 1 年的再入院率逐步升高，由 1 个月内的 7.35%增高至 12 个月内的 88%。COPD 因发病率、致残率、死亡率高，疾病负担沉重，目前已成为一个全球性的重大公共卫生问题。

（二）COPD 流行特点

1. 患病率特点

（1）COPD 患病率整体呈上升趋势。全球各地区关于患病率的报道各不相同，从2.1%到 26.4%。现阶段我国 COPD 的死亡患病率也有逐年上升趋势。2014—2015 年，我国 40 岁及以上人群的 COPD 患病率迅速上升至约 13.6%。随着发展中国家吸烟率的升高，高收入国家老龄化加剧，预计 COPD 的发病率在未来的 30 年内会持续上升，到2030 年每年可能有超过 450 万人死于 COPD 和相关疾病。

（2）我国不同地区、城乡之间 COPD 患病率情况存在差异。我国不同地区、城乡之间 COPD 的患病率有明显差异，这可能是不同的经济水平、生活方式、人口老龄化模式所致。我国于 1992 年在对北京、辽宁、湖北农村地区的 15 ～ 73 岁及以上的人群调查中，COPD 的患病率平均均为 3%，湖北和辽宁分别为 1.8% 和 1.6%，而北京市延庆区 COPD 患病率高达 9.11%。2009 年我国北京、上海、广东、辽宁、天津、重庆和陕西 40 岁以上人群 COPD 的患病率为 8.2%，各地患病率最高达 13.7%，最低为 3.9%。

我国城乡之间 COPD 的患病率也存在较为明显的差别。一项调查结果表明，北京、辽宁湖北及上海城区 60 岁以上人群 COPD 患病率为 11.9%，农村地区的为 15.2%。天津市城乡 COPD 流行病学调查分析结果提示，农村发病率明显高于城市的。广州市区 COPD 患病率为 7.49%，韶关农村的达 12%。

（3）患病率男性大于女性、随年龄增长而提高。我国 7 个省（自治区、直辖市）40 岁以上 COPD 流行病学调查显示男性患病率为 12.4%，女性患病率为 5.1%，40 ～ 49 岁、50 ～ 59 岁、60 ～ 69 岁和 70 岁及以上人群 COPD 患病率分别为 2.3%、5.0%、11.7% 和 20.4%。

2．病死率的特征

尽管 COPD 认知不足和诊断不足在一定程度上影响死亡率数据的准确性，健康管理数据库中登记的 COPD 诊断代码的准确性也不确定，但 COPD 仍然是多数国家的最重要的死因之一。COPD 死亡率增加主要与吸烟人群扩大、世界人口老龄化（尤其是高收入国家）、其他常见疾病死亡率降低（如缺血性心脏病，感染性疾病）及缺乏有效的疾病治疗方法相关。近年来，由于气候变化、环境污染等问题日益突出，COPD 死亡率呈明显上升趋势。随着我国人口老龄化趋势的加剧，以及庞大的吸烟人群和空气污染等因素，我国 COPD 的病死率还在逐年上升，总体来看男性死亡率高于女性，农村高于城市。2015 年全国死因监测数据显示，在我国城市人口十大死因中，呼吸疾病（主要是COPD）占 13.89%，居第 4 位，在农村占 22.04%，位居第 1 位，全国每年因 COPD 死亡的人数达 100 万人。

第二节　COPD 患者个人层面的健康问题

一、文献研究的数据来源

考虑到国内外医疗卫生服务体系的不同以及文化差异，本研究以中国患者的研究文献为研究对象，采用文献计量分析进行文献的检索、整理和归纳总结。检索的数据库包括：①中文数据库，如中国知网、万方、维普、中国生物医学文献数据库；②英文数据库，如 PubMed、Embase 数据库。检索时间是从各个数据库收录期刊起始时间至2021 年4 月。中文数据库采用篇名和摘要途径检索，英文数据库以主题词结合自由词的方式检索。中文检索词包括：慢性阻塞性肺疾病、慢阻肺、问题、护理、诊断、健康问题、护理需求；英文检索词包括 chronic obstructive pulmonary disease、COPD、nursing、prob-lem、diagnosis、health problem、nursing needs。

文献的纳入标准：①研究对象，为中国 COPD 患者；②研究的议题，为护理问题或护理诊断；③现况调查或队列研究。

文献的排除标准：排除会议论文、征文、声明、通知和重复发表的文献。

以中国知网数据库为例，文献检索策略：1#TI = 护理 AND 问题，2#TI = 护理 AND 诊断，3#TI = 护理 AND 评估，4#TI = 健康 AND 问题，5#1#OR 2#OR 3#OR 4#，6#慢性阻塞性肺疾病 OR 慢阻肺，7#5#AND 6#。

二、COPD 患者健康问题的评估方法

（一）常规的临床护理评估

在临床上，大多数护理工作者采用询问病史、身体状况评估、社会和心理状况评估、实验室检查及其他辅助检查的方法收集糖尿病患者的健康相关资料，从而分析患者存在的健康问题，并提出相应的护理诊断。

1. 病史评估

（1）了解患病及治疗经过。①了解患病经过，如了解患者患病的起始时间、主要症状及伴随症状，如咳嗽、咳痰、呼吸困难等的表现及其特点。询问有无诱因、症状加剧和缓解的相关因素或规律性等。②了解患者的诊治经过，询问患者曾做过何种检查，结果如何；曾用药物的名称或种类、用法、末次用药的时间，是否为医生处方后用药及用药后症状改善情况；患病期间有无长期氧疗等。③了解患者的目前状况。了解疾病对患者日常生活及自理能力造成的影响，如夜间频繁咳嗽、咳痰可影响睡眠质量。呼吸困难可影响患者日常进食、休息及排泄，甚至使生活自理能力下降。④了解患者的相关病史，与呼吸系统疾病相关的疾病史，如过敏性疾病、麻疹、百日咳及心血管系统疾病等。

（2）收集心理 - 社会资料。①了解患者对疾病的认识，如患者对 COPD 的发生、病程、预后及健康保健是否了解。②了解患者的心理状况。持续存在咳嗽、呼吸困难等症状，可能使患者产生不良情绪反应。③了解患者的社会支持系统。应了解患者的家庭组成、经济状况、教育背景等基本情况。还应询问患者的主要照顾者对 COPD 的认识及对患者的关怀和支持程度。明确医疗费用的来源或医疗负担水平及出院后继续就医的条件，包括居住地有无比较完备的初级卫生服务等资源。

（3）了解生活史与家族史。①了解患者的个人史，出生地和居住地环境情况、生活条件、工作环境。重点询问居住地是否长期处在污染环境中，如矿区；家庭、工作环境中患者是否有被动吸烟的情况。②了解患者的生活方式，了解患者日常生活、工作、学习、睡眠等是否规律。了解患者日常的活动量及活动耐力，即患者能否胜任目前的工作，患病后角色功能、社会交往、性功能等是否发生改变。COPD 患者逐渐丧失工作能力，可能影响家庭经济来源，甚至影响到日常生活的自理能力。③了解患者的吸烟史，

吸烟与 COPD 关系密切。应询问吸烟史、吸烟量及是否已戒烟或准备戒烟。吸烟量以"包年"（pack year）为单位，计算方法为每月吸烟包数 × 月数 × 年数。

（4）评估危险因素。从与 COPD 患病因素相关的流行病学研究的结论来看，目前已知的危险因素包括不可干预的遗传、呼吸道高反应性、肺的胚胎发育不良等因素，以及可干预因素吸烟、感染、职业环境不佳、空气污染和社会经济地位不高等。COPD 不同危险因素之间相互作用、相互影响，进一步加剧疾病的发生、发展。可干预因素中吸烟是引起 COPD 发生、发展的首要危险因素。研究者发现吸烟者中10% ～ 15% 的人最终患 COPD。有机和无机粉尘、化学物质、有害气体和烟雾在内的职业性暴露也是 COPD 的重要危险因素。现代社会人类生活和工作环境主要在室内，因此，室内空气污染的问题日益受到关注。已有横断面研究者发现，暴露于生物燃料烟雾（多为室内烹饪）者，较未暴露者 COPD 的患病风险相对较高，但笔者尚未发现纵向研究证据。多项研究结果已提示 COPD 具有家族聚集性，家族成员中存在呼吸系统疾病史是 COPD 危险因素之一。由于不同国家和地区的经济状况、生活习惯、污染情况、受教育程度等存在差异，危险因素的暴露等方面差别较大，因此，目前各国各地区的认识对 COPD 患病危险因素情况并不全面，也不完全相同。仅有少数的 COPD 危险因素（如 SERPINA1 基因、吸烟等）被完全确认，更多危险因素还需要进一步探究。针对可干预因素，在疾病评估中应重点关注，给予有效的干预措施。

2. 身体评估

（1）全身状态、皮肤、淋巴结评估。COPD 患者感染时，患者常出现体温升高、脉率增快，长期疾病消耗患者可有消瘦或体重下降，缺氧时会呈现皮肤及黏膜的发绀，存在二氧化碳潴留时皮肤出现潮红。

（2）头、颈部评估。评估患者有无鼻翼扇动、鼻窦压痛，牙龈、扁桃体、咽部有无充血、红肿，颈静脉充盈状况，气管位置是否居中等。

（3）胸部评估。应注意胸廓外形、两肺呼吸运动是否一致；肺部触诊有无语音震颤改变；肺部叩诊音变化；听诊呼吸音变化，有无干、湿啰音及其分布等。

（4）腹部及四肢评估。注意有无肝大、肝颈静脉回流征等。

3. 病情严重程度评估

COPD 病情严重程度评估在诊断、治疗、预后方面具有重要作用。根据不同需求对 COPD 的评估可以从不同方面进行单项评估，也可以进行综合评估。

（1）症状评估。在 FEV_1、症状、健康状况受损三者之间仅存在较弱的相关性。基于这个原因，我们还要对患者进行症状评估。目前有 2 种应用最广泛的症状评估方法。一是改良版英国医学研究委员会（Modified British Medical Research Council, mMRC）呼吸困难量表（表 9 - 1），作为评价呼吸困难的简单指标足以评价患者的症状。同时，mMRC 与反映健康状况的其他指标相关性良好，并能预测远期死亡风险。二是 COPD 评估测试，包含 8 条问题，反映 COPD 对患者生活质量的影响（表 9 - 2），评分范围为 0 ～ 40 分。很多文献显示 CAT 评分与圣乔治呼吸问卷有很好的相关性。

表 9 - 1　改良后的 mMRC 呼吸困难量表

等级	内容	结果
mMRC 0 级	剧烈活动时出现呼吸困难	☐
mMRC 1 级	平地快步行走或者爬坡时出现呼吸困难	☐
mMRC 2 级	由于呼吸困难，平地行走时比同龄人慢或需要停下来休息	☐
mMRC 3 级	平地行走 100 m 左右或者数分钟后即需要停下来喘气	☐
mMRC 4 级	因严重呼吸困难而不能离开家，或者在穿衣脱衣时即出现呼吸困难	☐

请在方框中选择一个最符合您的疾病等级（0～4 级）并打勾，仅能选择 1 项。

表 9 - 2　COPD 评估测试

内容（最低为 0 分）	分数						内容（最高为 5 分）
从不咳嗽	0	1	2	3	4	5	总是在咳嗽
一点痰都没有	0	1	2	3	4	5	有很多很多痰
没有任何胸闷的感觉	0	1	2	3	4	5	有很严重的胸闷感觉
爬坡或上一层楼候没有气喘感觉	0	1	2	3	4	5	爬坡或上一层楼的时候感觉严重喘不过气来
在家里能做任何事情	0	1	2	3	4	5	在家里做任何事情都受影响
尽管有肺部疾病，对外出很有信心	0	1	2	3	4	5	因肺部疾病对外出一点信心都没有
睡眠非常好	0	1	2	3	4	5	由于肺部疾病原因睡眠相当差
精力旺盛	0	1	2	3	4	5	一点精力都没有

请根据程度进行评分。

（2）气流受限严重程度评估。应用气流受限的程度进行肺功能评估，即以 FEV_1 占预计值的比例（FEV_1% 预计值）为分级标准。COPD 患者气流受限的肺功能分级分为 4 级（表 9 - 3）。

表 9 - 3　COPD 患者气流受限严重程度的肺功能分级

肺功能分级	气流受限程度	FEV_1 占预计值的比例（FEV_1% 预计值）
I 级	轻度	80% 及以上
II 级	中度	50%～79%
III 级	重度	30%～49%
IV 级	极重度	30% 以下

（3）急性加重风险评估。临床上评估 COPD 急性加重风险常用以下 2 种方法：①应用气流受限分级的肺功能评估法进行评估，气流受限分级 II 级或 IV 级表明具有高风险。当肺功能评估得出的风险分类与急性加重史获得的结果不一致时，应以评估得到的风险最高结果为准，即就高不就低。②根据患者急性加重的病史进行判断，上一年发生急性加重不少于 2 次，或上一年因急性加重住院 1 次，预示以后频繁发生急性加重的风险大。

（4）COPD 的综合评估。临床医生应了解 COPD 病情对患者的影响，综合症状、肺功能分级和急性加重的风险进行评估，目的是改善 COPD 的疾病管理。目前临床上采用 mMRC 分级或 CAT 评分作为症状评估方法，mMRC 分级不小于 2 级或 CAT 评分不小于 10 分表明症状较重，临床评估时通常选用两种评估方法中的其中一种。COPD 的综合评估见表 9-4 和图 9-1。

表 9-4　COPD 的综合评估

组别	特征		肺功能分级	急性加重/(次·年$^{-1}$)	mMRC 分级	CAT 评分
	风险	症状				
A 组	低	少	I 级～II 级	小于 2	小于 2 级	少于 10 分
B 组	低	多	I 级～II 级	小于 2	不小于 2 级	不少于 10 分
C 组	高	少	III 级～IV 级	不小于 2	小于 2 级	少于 10 分
D 组	高	多	III 级～IV 级	不小于 2	不小于 2 级	不少于 10 分

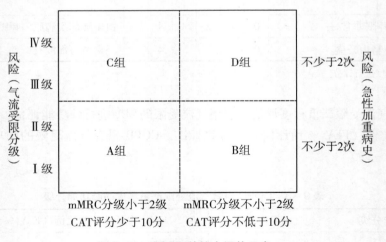

图 9-1　COPD 的综合评估示意

4. 实验室及其他检查

（1）肺功能检查是判断持续气流受限的主要客观指标，吸入支气管舒张药后 $FEV_1/FVC\%$ 小于 70% 可确定为持续气流受限。肺总量、功能残气量和残气量增高，肺活量减低，表明肺过度充气。

（2）影像学检查。COPD 早期胸片可无异常变化，以后可出现肺纹理增粗、紊乱等非特异性改变，X 线胸片改变对 COPD 诊断特异性不高，但作为与其他肺疾病的鉴别具有重要价值，明确自发性气胸、肺炎等并发症也十分有用。胸部 CT 检查可发现 COPD 小气道病变的表现、肺气肿的表现及并发症的表现，其主要作用在于排除具有相似症状的其他呼吸系统疾病。

（3）动脉血气分析对确定发生低氧血症、高碳酸血症、酸碱平衡失调及判断呼吸衰竭的类型有重要价值。

（4）其他 COPD 合并细菌感染时，外周血白细胞增高，核左移。痰培养可能检出病原菌。

（二）基于老年综合评估技术的 COPD 患者评估方法

老年综合评估（Comprehensive Geriatric Assessment，CGA）是揭示、描述和解释老年人的多重问题，必要时对老年人的资源和力量进行分类，评估其服务需求，并制订协调一致的护理计划，将干预措施的重点放在人的问题上的一项多学科评估。CGA 已经成为老年医学实践中不可缺少的工具之一，在全面评估基础上提出维持或改善功能状态的处理方法，能够最大限度地提高或维持老年人的生活质量。CGA 的内容主要包括全面的医疗评估、躯体功能评估、认知和心理功能评估，以及社会/环境因素评估等多方面。全面的疾病评估和管理是 CGA 的重要内容，与传统的内科诊治过程不同，CGA 除了评估老年慢性病的程度，更注重老年问题/综合征的筛查（如记忆障碍、视力和听力下降、牙齿脱落、营养不良、骨质疏松与跌倒骨折、疼痛和尿便失禁等），而这些问题常被误解为"正常衰老现象"未得到应有的处理。

国外使用较多的主要是综合评估工具，需要根据人群和目的进行选择，如美国老年人资源与服务（Older American Resources and Dservices，OARS）、综合评价量表（the Comprehensive Assessment and Referral Evaluation，CARE）、老年人评估系统（Care-elderly assessment system，EASY-Care）和 PGCMAI 量表（Philadelphia Geriatric Centre Multi-level Assessment Instrument，PGCMAI）等；而国内大部分采用的是单项评估量表的组合，单项评估量表种类和条目繁多。很少有研究检查患者报告的结果度量（proms）的作用，但有学者指出结果重度量可以测量对患者很重要的结果（如健康或生活质量），使用结果重度量可能甚至导致 CGA 重新调整患者护理的优先级。

在我国，CGA 技术也已经开始出现在慢性病评估及管理领域。郑虹等将 CGA 应用于 COPD 患者中，对患者从心理、生活质量、社会等多个方面进行综合评估。程娅楠将 CGA 应该在老年 COPD 患者评估中，从听力、营养、吞咽、便秘、睡眠、皮肤、疼痛、跌倒、咳嗽、咳痰、胸闷、运动、日常活动、情绪、精力、社交活动共 16 个方面对患者进行综合评估。相关研究也将 CGA 用于共病、衰弱等单项目评估中。

1. CGA 在 COPD 评估中的综合应用

（1）听力。听力评估采用老年听力筛查量表进行评估。应对评分不少于 10 分者进行记录。检查外耳道，以排除耵聍阻塞引起的听力下降。了解 COPD 患者的自我感受、听力问题对生活带来的影响。

（2）营养。营养评估采用微型营养评定法进行评估。应对评分不高于 11 分者进行记录；了解患者的饮食习惯、是否存在食欲下降及下降的原因。

（3）吞咽评估。采用洼田饮水试验进行评估。应对评级不低于 3 级者进行记录。

（4）便秘。采用便秘 Wexner 评分表进行评估便秘程度。根据表格内容了解老人便秘史、有无不良习惯、目前的排便情况及用药情况；了解有无使用可能加重便秘的药物。

（5）睡眠。采用匹兹堡睡眠质量指数量表评估睡眠情况。对评分不低于 16 分者进行记录。了解患者睡眠障碍的原因（生理及心理原因）。

（6）皮肤。采用 Braden 压疮评分表评估皮肤情况，评分不超过 12 分者加强观察、采取预防措施。动态评估患者体温变化、水肿程度、发绀程度及其他特殊皮肤问题，必要时请皮肤科会诊。

（7）疼痛。采用视觉模拟评分表评估疼痛情况，并记录。了解患者疼痛的位置、性质、时间等。

（8）跌倒。采用 Morse 跌倒危险因素评估量表评估跌倒情况。重点关注评分不低于 25 分者，对高危者进行动态评估。

（9）咳嗽、咳痰、胸闷、运动。该评估记录患者咳嗽程度、时间、咳痰量、颜色、性状；严格评估患者氧疗依从性；了解患者对运动的态度、耐受性及日常运动量；评估患者及家属对潜在的疾病诱发因素的了解和预防情况。

（10）日常活动。采用 Barthel 指数评定量表评估日常活动情况。重点关注评分不低于 60 分者。

（11）情绪。情绪评估采用焦虑自评量表、抑郁自评量表进行评估。焦虑评分不低于 35 分，抑郁严重指数不小于 0.5 时应进行记录。了解引起患者焦虑的主要原因，对症处理。

（12）精力社交活动。精力社交活动评估主要是仔细对患者及家属双方进行了解，评估患者院外及院内的精力状况；了解患者自身参与院外一般社交活动的意愿及实际参与量，尽可能地发现影响其社交活动的主观或客观问题。

2．CGA 在共病评估中的应用

老年患者因生活方式的改变、生理机能逐渐减退、全身各组织器官退化等，常同时罹患 2 种或 2 种以上慢性病，即共病。大量研究证实，老年群体中，COPD 共病发生率高达 50%，以合并心血管疾病、糖尿病多见。

COPD 并发心血管疾病在不同年龄的发生率存在差异。老年 COPD 合并心血管疾病通常普遍存在，可能与病情迁延性、环境污染、烟龄等因素关系密切，不仅严重影响患者的生活质量，还增加其急性加重频率和死亡风险。且老年患者因随年龄的增加，其肌肉含量减少，脂肪组织在肌肉和肝脏中堆积，活动量减少等，导致胰岛素抵抗。且随年龄增长，胰岛 β 细胞的增殖能力下降，胰腺分泌功能下降，容易引起血糖调节失衡。

老年 COPD 合并糖尿病时，一般病情较重，疗效欠佳，住院周期长且病情易反复，三多一少症状不明显。当并发肺部感染时较少出现发热，故易掩盖病情，造成漏诊。高血糖可致微血管通透性增加，损害肺部血管内皮细胞结构，使呼吸道屏障功能减弱、免疫功能紊乱；腺体分泌功能紊乱，正常生理反射（如咳嗽、喷嚏等）减弱，进而引起 COPD 急性发作；且糖尿病患者血液常处于高凝状态，可加重 COPD 患者缺氧状态，进而影响治疗进程。研究结果表明，合并症试验（COTE 指数）、Charlson 合并症指数（CCI）可有效预估 COPD 共病患者急性加重风险、病死率等。可根据评估结果，制定相应干预策略，帮助患者减少未来急性加重次数，降低病死率。

3. CGA 在心理状态评估中的应用

焦虑、抑郁均为 COPD 的常见并发症。随着"生物－心理－社会"医学模式的建立，躯体疾病与心理因素之间的相互影响也备受关注。心理症状可为某种躯体疾病的致病因素之一。老年人退休后，独居生活者较多，与社会交往及家属沟通都较少，易产生孤独感；老年 COPD 患者因病情迁延难愈、反复急性加重、频繁住院、经济压力等因素，易产生焦虑/抑郁的心理，可表现为不配合治疗，甚至对生活失去信心等，从而减缓治疗进程，影响生活质量。因此，及早发现老年 COPD 患者心理健康状况，及时采取相应干预措施至关重要，可采用 HAMA 和 HAMD 评估 COPD 患者的心理状态，准确掌握患者心理健康状况，根据评估结果尽早给予有效的干预措施，提高临床疗效及生活质量。

4. CGA 在衰弱状态评估中的应用

衰弱（frailty）是指因老年患者生理储备量不足，机体抗应激能力减退，维持稳态的能力下降，机体脆弱性增加的综合表现。增龄、躯体运动能力降低及营养不良等均可增加衰弱风险。其中，机体营养状况不良与 COPD 疾病的发生、发展及治疗转归有显著关联。老年 COPD 患者由于全身器官功能退化，食欲欠佳，加之长期进行性气流受限，呼吸做功增加，静息耗能增大，营养需求增加；此外，COPD 患者的部分骨骼肌纤维从 Ⅰ 型转变为 Ⅱ 型。较 Ⅰ 型而言，Ⅱ 型会产生额外代谢负荷，骨骼肌耗氧量增加，耗能增大。营养不良可较大程度上降低患者免疫力，增加病菌感染风险，增加急性发作次数。但营养不良是可防可治的，及早识别并制定干预策略至关重要。

临床中常用微型营养评价法（micro nutrition assessment，MNA）来评估患者的营养状态，由人体指标测量、整体评估、饮食评估、自我评价组成。MNA 值不少于 24 分，表示营养良好；MNA 值为 17.0 ~ 23.5 分，表示潜在营养不良；MNA 值小于 17 分，表示营养不良。根据营养评估状态可及时制定营养干预策略。

（三）基于 ICF 的 COPD 患者评估方法

《国际功能、残疾和健康分类》（International Classification of Functioning, Disability and Health, ICF）是国际健康分类标准，构建有关功能、残疾和健康分类的理论基础。ICF 建立在生物－心理－社会医学模式的基础上，旨在将针对健康的一些不同观点整合为一个统一和一致的标准。ICF 包括功能和残疾及背景性因素两部分。其中，功能和残疾部分包括身体结构和身心功能、活动与参与，背景性因素包括环境因素和个人因素。国际上很多专家学者构建基于 ICF 的针对各种慢性病的多学科评估体系，如关节炎、脑瘫、卒中等。

将 ICF 基本框架应用在 COPD 中，这即便在发达国家仍然处于起步状态。Stucki 等将 ICF 基本框架应用在 COPD 中，并研制出第一版 COPD 综合性和简明性 ICF 核心分类量表。由于文化和环境的差异，ICF 应用于不同国家的 COPD 患者会出现不同的问题。我国学者 Huang 等仅将 COPD 简明性 ICF 核心分类量表应用在我国 COPD 患者中，发现指标评定存在缺项，不能完全涵盖 COPD 患者的功能缺陷，如疼痛、消化和代谢系统功能、医护专家的支持等，且综合版综合性 ICF 核心分类量表条目较多。王岚等构建基于 ICF 的我国 COPD 综合评估指标体系，该体系包含"身心功能""身体结构""活动与参与""环境因素" 4 项一级指标、53 项二级指标的 ICF-COPD 综合评估指标体系。ICF-COPD 综合评估指标体系具有科学性、可靠性，且内容全面，实用性强。ICF-COPD 综合评估指标体系以 WHO 颁布的 COPD 中文版 ICF 综合版的全部评定内容为基本框架从多维层面关注人体的健康和发展变化中的功能。因此，ICF-COPD 综合评估指标体系保证了 COPD 患者综合干预方案前评估内容的全面性。

三、COPD 患者常见的护理问题

（一）住院 COPD 患者常见的护理问题

住院 COPD 患者病情处于急性加重阶段，即 COPD 急性加重（acute exacerbation of chronic obstructive pulmonary disease，AECOPD）。AECOPD 的重要护理问题是解决感染等造成的急性呼吸困难，因此，该期的护理核心问题是气体交换受损及清理呼吸道无效的问题。同时，一些新的方法和理论应用在 AECOPD 中，更全面关注该时期现存或潜在的护理问题。

1. 常规护理评估发现的健康问题分析

COPD 患者常见护理问题包括气体交换受损、清理呼吸道无效、焦虑、活动无耐力、营养失调、知识缺乏等。

（1）气体交换受损，与气道阻塞、通气不足、呼吸机疲劳、分泌物过多和肺泡呼吸面积减少相关。

（2）清理呼吸道无效，与分泌物增多而黏稠、气道湿度减低和无效咳嗽有关。

（3）焦虑，与健康状况的改变、病情危重、经济状况相关。

（4）活动无耐力，与疲劳、呼吸困难、氧供与氧耗失衡相关。

（5）营养失调，与低于机体需要量、食欲降低、摄入减少、腹胀、呼吸困难、痰液增多相关。

（6）知识缺乏，与缺乏 COPD 饮食相关的健康知识相关。

2. 以问题为导向发现的护理问题分析

以问题为导向的 COPD 患者护理问题分析与常规护理问题相比，前者可以激发患者对身体健康的关注度，提高患者对自身所患疾病的了解，形成一定的临床思维，提升医疗依从性，帮助患者掌控自我健康状况，从而能达到降低住院率，减少急性发作次数的目的。

相关研究者总结以问题为导向的住院 COPD 患者的护理问题，包括七大类问题：疾病相关知识问题、用药安全问题、家庭氧疗问题、呼吸机的使用问题、戒烟问题、心理问题、疾病预防问题。

（1）疾病相关知识问题。COPD 基本知识包括临床症状、诊断方法、治疗方法、急性加重的诱因和预防措施。以问题为导向的护理问题分析应可启发并鼓励患者提出问题。护士须详细倾听患者心中困惑，耐心解释患者所遇的问题。

（2）用药安全问题。用药安全问题包括呼吸兴奋剂的正确服用方法及可能发生的副作用，出院后患者是否规律服药，使患者明确服药时间、药物种类、剂量、服用次数，坚持服药，不可擅自减药或者停药，如有不适立即随诊等问题。

（3）家庭氧疗问题。使患者明确氧疗的目的、必要性、相关注意事项；使用过程中须注意安全，使用时须湿化，避免损伤呼吸道黏膜；吸氧装置须定期更换、清洁、消毒氧疗装置；长期低流量吸氧可以改善患者的血氧饱和度，缓解患者缺氧状态；询问患者及其家属氧疗的具体使用方法是否明确，一般情况下调整氧流量为 3 L/min，每天吸氧 3 次，每次吸氧时间 30 ～ 60 min 为宜；若为明显肺功能障碍，血氧分压低于 60 mmHg，则调整氧流量为 1 ～ 2 L/min，每天持续 15 h 以上。

（4）呼吸机的使用问题。使患者明确呼吸机使用的适应证和禁忌证。对于需要长期呼吸支持的患者，在出院前即可对家属进行呼吸机实际操作指导，教授患者及其家属呼吸器官生理和解剖知识，吸痰方法和相关物品准备，呼吸机的使用方法和可能出现的并发症的处理，脱机方法，气管内导管的相关护理等内容。

（5）戒烟问题。吸烟是 COPD 发病的重要病因，烟雾中的尼古丁等有害物质长期作用于患者的呼吸道，可使呼吸道黏膜受损，支气管痉挛，进而加重患者呼吸困难症状，还可能诱发 COPD 急性加重。

（6）心理问题。由于病情迁延，家庭负担重，患者往往存在战胜疾病的信心不足，容易烦恼、痛苦，情绪波动较大。

（7）疾病预防问题。患者从住院期的康复到社区居家康复，存在疾病预防知识缺乏的问题。

3. 基于 CGA 发现的护理问题分析

基于 CGA 的护理问题分析，可从 13 个领域对患者进行全面评估。该研究表明，CGA 可以发现常规护理评估较难发现的潜在健康问题，如情绪问题（占 85%）、社交障碍（占 83%）、睡眠障碍（占 66%）、营养问题（占 28%）等。全方位掌握患者的基本情况，筛查出高危患者，识别风险，并控制和预防风险，可使护理人员工作意识提高，促进患者疾病知识知晓率和疾病自我管理能力的提高，有助于患者改善患者的负面情绪；通过多个量表综合评估，可提高患者的配合度，从而准确规避风险，降低风险事件发生率，在改善患者临床症状的同时，促进患者生活质量的提高；同时，护理人员主动关注老年患者的生理、心理、功能、社交、经济等方面的潜在问题，在全面评估的基础上主动为医生提出建议，这成为 CGA 顺利进行的重要环节。具体评估问题如下：

（1）身体健康状况相关问题。主要调查老年人目前是否患有心脑血管疾病、糖尿病、慢性呼吸系统疾病、癌症等 26 种慢性病。

（2）日常生活自理能力问题。日常生活自理能力的评价主要有 13 项两大部分，即生理性日常活动能力指标共6项和工具性日常活动能力指标共7项。6项生理性日常活动能力包括进食、穿衣等日常活动。7项工具性日常活动能力包括打电话、使用交通工具、家务劳动、理财等。依据得分情况，日常生活自理能力可分为三级：一级即不需要任何帮助即可完成，二级即需要部分帮助才能完成，三级即需要完全帮助才能完成。该量表具有良好的信效度，通过各项问题评估能够发现患者在日常生活自理能力中存在的问题。

（3）精神状况问题。精神健康的主观评价主要评价老年人对自己心理各方面健康状况的主观感觉，了解他们在生活中有无常常感到忧虑，觉得生活是否有趣或觉得生活一成不变、无聊，对目前生活的满意度，等等。通过对以上问题的评估识别老年人的精神状况，并依次给予对应的干预及阶段性评价。

（4）经济状况问题。对老年人经济状况的调查主要包括有无稳定的经济来源、月收入、有无应付紧急需要的经济能力、能否收支平衡、是否参加健康及医疗保险等。经济状况对老年人身心健康产生显著影响，据此全面评估老年人的综合情况。

（5）社会健康问题。社会健康的评价主要调查三个主要方面：社会交往，社会支持和家庭支持程度，人际关系的好坏，具体如家庭及居住情况、婚姻状况、子女亲属的关系、朋友关系、与社区组织的关系。了解老年人一旦生病，能否得到短期照护或长期照护等。

（二）社区 COPD 患者常见的健康问题

社区 COPD 患者存在的健康问题与住院 COPD 患者的存在一定的差异。社区 COPD 患者已从医院康复进行居家治疗，其病情多处于稳定期，稳定期主要的健康问题是如何进行有效的管理，涉及的核心护理问题为因知识缺乏而存在的健康教育的问题及自我管理能力低下的问题。

1. 知识缺乏的护理问题分析

针对社区 COPD 患者的研究，众多学者将目光聚集于社区 COPD 患者知识缺乏的护理问题研究，为了能够有效应对知识缺乏，探索多种模式、途径、理论应用于社区 COPD 患者的健康教育领域。健康教育是通过对患者进行系统、有计划、有组织的教育活动，促使患者自觉采纳有益于健康的行为和生活方式。健康教育是社区公共卫生服务的主要内容，通过健康教育提高全民健康素养。知信行理论关于知识-信念-行为的系统理论，阐述从知识到行为改变的途径。该理论认为，只有当人们了解有关的健康知识，建立起积极、正确的信念和态度，他们才可能主动形成有益于健康的行为，达到最佳健康状态。国内多项研究结果表明，通过系统合理的健康教育，可以使患者获得更全面的 COPD 知识，提高治疗依从性，促使患者自觉改变不良生活方式，提高自我护理、健康行为及日常生活活动能力等，明显改善生活质量。国外研究者也发现，仅约50%数 COPD 患者能完全遵医嘱服药，仅 10% 的患者能正确使用吸入药物，不能够正确服用药物或使用不规范导致治疗失败、病情加重或反复发作等后果明显增加。而健康教育可以作为桥梁，可有效促进患者的服药依从性和正确使用吸入药物。因此，为应对社区 COPD 患者知识缺乏的护理问题，适时、有效、科学的健康教育成为核心的护理问题。

（1）社区 COPD 患者健康教育的主要内容包括：①呼吸系统介绍（如组成、结构、功能等）；②认识 COPD（如疾病症状、临床检查、治疗等）；③危险因素（如吸烟、空气污染、职业暴露粉尘吸入、呼吸道感染、生物燃料烟雾、遗传因素、营养状况不佳、气道高反应性）；④教育和劝导戒烟、脱离刺激性气体等污染环境；⑤指导有效排痰；⑥COPD 的临床治疗（药物、氧疗等）；⑦COPD 的呼吸功能训练、呼吸困难控制和保存体力；⑧让了解患者肺康复重点——运动疗法；⑨预防急性加重；⑩管理压力和焦虑；⑪健康饮食、养生。

（2）社区 COPD 患者知识缺乏的护理问题现状。

A. 社区 COPD 患者知识缺乏的总体情况。COPD 患者普遍存在知识缺乏的情况。国内一项城市 COPD 流行病学调查结果显示，COPD 普遍存在低知晓率，41% 患者不知道自己患有 COPD，仅 35% 的患者病情控制稳定，约 50% 患者遵医嘱用药。与城市相比，受制于经济、受教育程度、医疗资源可及性等问题，农村的情况更令人担忧。北京市延庆区的一项调查结果显示，在该县 5 个自然村 COPD 患病率及患者认知的调查结果显示，1 624 名受调查者中，COPD 患病率高达 9.1%，但没有人听说过或曾被诊断为 COPD，也没有人做过肺功能检查，更没有人明确知道 COPD 急性加重的含义和参加过任何形式针对 COPD 患者的宣传教育活动。

在 40 岁以上人群中，COPD 常处于被"忽视"的地位。安徽省 40 岁及以上的 COPD 患者中，COPD 知晓率仅为 0.4%；城乡居民 COPD 疾病名称知晓率分别为 6.14% 和 4.24%，城市的明显高于农村的；99.6% 的 COPD 患者不重视诊断结果。与 COPD 在所有慢性病疾病负担谱中排前四位形成鲜明对比的是，全社会对 COPD 的了解和认识还远远不够，甚至在 COPD 患者中，也仅有极少数知晓自己患有 COPD。COPD 早期症状并不明显，一些患者甚至不会出现任何症状，但一旦出现症状而就医时，疾病就进展为中重度。因此，疾病知晓率很低可能是中重度 COPD 患者比例偏高的重要原因。

肺功能检查作为 COPD 确诊的一项常规检查，并未像心电图、B 超等检查一样被广泛熟知。乌鲁木齐一项调查结果显示，83.8% 的老年人从未进行过肺功能检查；学者调查的新疆疾病监测点 40 岁以上人群中，仅有 11.9% 的居民做过肺功能检查；北京市 40 岁以上居民肺功能检测率为 7.5%。另一项涉及全国 11 家医院 653 例患者的调查结果显示，80% 以上的 COPD 患者不知道抗胆碱能药物、β_2 受体激动剂、吸入糖皮质激素、茶碱等有无不良反应，37.4% 的患者担心吸入糖皮质激素有不良反应；与之形成鲜明对比的是，由于经常性的呼吸道感染，42.2% 的 COPD 患者经常自行购买服用抗生素；氧疗能够提高 COPD 患者的生存质量，但 60.1% 的患者家中没有供氧设备，70.5% 的患者未接受过呼吸康复训练。

B. 社区 COPD 患者肺康复知识缺乏的情况。肺康复训练是提高患者的运动耐力、改善血氧状况和肺功能，减轻呼吸困难和疲劳症状，促进 COPD 康复的综合康复项目。而国内一项调查研究结果显示，94.7% 的 COPD 患者未接受过肺康复治疗，仅 5.3% 的患者接受短期肺康复治疗。黄仕明等的调查结果显示，COPD 患者对疾病知识的认知水平较低，尤其是肺康复训练的知识，87.78% 的患者处于低水平。国内的一项调查结果显示，社区 COPD 患者肺康复训练认知行为较好的患者仅占 3.0%，患者进行康复训练的行为不及体育锻炼的普及，经常参加体育锻炼的患者有 48.1%，而经常进行肺康复训练的频率仅有 23.4%。研究结果显示，COPD 患者肺康复训练行为的完全依从率仅为 32%。

甘肃省一项肺康复知信行水平调查显示，社区 COPD 患者肺康复训练知识维度合格率为 48.28%，知识水平较低。得分最低的 3 个条目依次是急性加重期缓解 2 周后患者能否进行肺康复训练，肺康复训练能减轻患者焦虑抑郁的症状，肺康复训练是肺康复的核心。这说明患者对肺康复训练的时机、肺康复训练的重要性及其效果缺乏了解。社区 COPD 患者肺康复训练态度维度合格率为 65.06%，说明其肺康复训练信念处于低等水平。社区 COPD 患者肺康复训练行为维度合格率为 24.14%，说明 COPD 患者肺康复训练的依从性差，行为处于低等水平。知信行理论认为，个体通过掌握健康知识，建立正确积极的健康，最终能够形成健康的行为。该项研究结果显示，COPD 患者肺康复训练知识、态度、行为两两之间均呈正相关。这说明 COPD 患者对肺康复训练知识情况掌握越好，其进行肺康复训练的健康态度就越积极，健康行为依从性就越好。这充分验证知信行模式的理念——知识决定态度，态度促进行为。因此，加强患者肺康复训练知识的培训和学习，可增强患者的健康信念，促进患者肺康复训练的行为。

C. 社区 COPD 患者知识缺乏的具体内容情况。乌鲁木齐的一项研究结果显示，社区 COPD 患者基本知识、危险因素、疾病症状、预防措施、总体知识知晓率分别为 22.6%、34.9%、38.4%、21.5%、18.2%，社区 COPD 患者各项知识内容的知晓情况不容乐观。基本知识中就"COPD 是否可逆"问题，仅有 37.0% 的知晓率；就"COPD 是否可防可控"问题，知晓率为 56.6%；就"肺功能检查能否确诊 COPD"问题，知晓率为 22.7%；就"COPD 是否危害老年人健康"问题，知晓率为 56.7%，社区 COPD 患者对基本知识严重缺乏了解。COPD 危险因素认知情况中对"吸烟"因素知晓率最高为 81.4%；对"空气污染"因素知晓率为 71.8%；对"职业暴露因素"知晓率为 51.0%；对"呼吸道感染"因素知晓率为 48.7%；对"生物燃料烟雾"因素知晓率为 31.6%；对"遗传"因素知晓率为 44.3%；对"营养状况不佳"因素知晓率为 39.6%；对"气道高反应性"因素知晓率为 31.7%。因现患病情况，社区 COPD 患者对疾病危险因素知晓率处于中等水平。COPD 疾病症状认知情况中，对"气短或呼吸困难"症状知晓率为 59.4%；对"慢性咳嗽"症状知晓率为 63.7%；对"咳痰"症状知晓率为 53.3%；对"喘息和胸闷"症状知晓率为 53.4%，可见社区 COPD 患者确了解目前疾病的主要表现。COPD 预防措施认知情况中对"适量运动"措施知晓率为 63.7%；对"戒烟"措施知晓率较高，为 74.3%；对"定期检测肺功能"措施知晓率 46.0%；对"保持室内通风"措施知晓率 51.3%；对"加强营养状况"措施知晓率 45.7%，虽然社区 COPD 患者基本知识缺乏，但有一定的预防知识和能力。

吸烟是目前公认的 COPD 发病最重要的危险因素。烟草燃烧过程产生的化学物质和细颗粒物是造成慢性支气管炎症和气道阻塞的主要原因，也是 COPD 重要的危险因素风险，还是一种中国男性中很常见的、既定且可预防的行为因素。2014—2015 年，Fang 等在全国 40 岁及以上人群中开展的 COPD 流行病学调查结果显示，COPD 患者的现在吸烟率为 47.7%，男性 COPD 患者的现在吸烟率为 62.5%。安徽省的一项研究结果显示，超过 50% 的 COPD 患者现在继续吸烟，男性 COPD 患者的现在吸烟率高达 70%，均高于全国平均水平；且 COPD 患者中的现在吸烟率远高于一般人群和非 COPD 患者的，这与患者缺乏对高危因素的认知有一定关系。吸烟者的 COPD 和呼吸道症状患病率较高，且吸烟包年和吸烟年数越多，COPD 和呼吸道症状患病风险越大。因此，应开展相应的健康教育和健康促进，降低吸烟率，减少吸烟对呼吸系统的健康损害，更重视已经存在呼吸道症状者或 COPD 患者中的吸烟问题，并加大吸烟人群中 COPD 的早诊早治力度。

值得注意的是，社区 COPD 患者除了存在知识缺乏的问题，还存在一定的认知误区，具体如下：①COPD患者存在不同程度的低血氧分压，给予家庭氧疗具有较大作用，但部分患者对装置消毒、吸氧指征、氧疗目的等认知不足；②吸烟可降低肺功能，大多患者认为只要不吸烟就可避免危险因素，但除吸烟外，粉尘、油烟、个体易感因素等也可诱发；③大多患者在院时服药依从性良好，出院后自觉症状缓解，自行中断治疗，引起反复发作，反复入院；④部分患者认为咳嗽、咳痰、气促是感冒常见症状，或中老年人上下楼梯常出现气喘、呼吸加重等现象，常被误认为正常现象，往往导致病情延误，并累及其他器官，严重者可危及生命安全。

综上所述，我国 COPD 患者普遍存在 COPD 知识缺乏的问题，但知识缺乏中存在一定的差异性，普遍存在缺乏疾病基本知识、肺康复相关知识，也存在一定的疾病认知误区。社区 COPD 患者具有一定的应对能力，在健康教育中应对知识缺乏的护理问题，有针对性地进行健康教育。

（3）社区 COPD 患者健康教育的需求现状。健康教育需求评估通常可从两方面进行评估：一方面，健康教育者（医护人员）直接向患者询问关于自身疾病想知道或了解的知识，或者让患者主动表达自己需要疾病相关的内容；另一方面，通过患者对问题的回答，医护人员根据自身的经验和专业知识判断患者知识缺乏的程度（如通过疾病知识问卷），来确定患者健康教育内容需求。社区老年 COPD 疾病知识调查结果显示，社区老年 COPD 患者对吸氧、呼吸功能锻炼、用药知识方面认知较差，因此，根据医护人员自身经验和专业知识判断，社区老年 COPD 患者对吸氧、呼吸功能锻炼及用药知识存在需求，应加强健康教育。此外，社区老年 COPD 患者健康教育需求调查表结果提示：①疾病知识方面。根据健康信念模式可知患者通过了解疾病基础知识，认识疾病对自身健康的影响和威胁可促使患者健康行为的转变。一项针对 235 名社区老年 COPD 患者开展的研究显示，仅 22.6% 的患者对疾病知识有需求，患者想了解疾病预后及对健康的影响。因为 COPD 早期症状不明显，患者缺乏对疾病进展的认知，所以患者认为 COPD 不会对个体健康造成损害而不愿意了解 COPD 相关知识，其本质是患者疾病知识缺乏的一种表现。②用药知识方面。一项调查结果显示，70% 社区老年 COPD 患者需要进行药物治疗，社区老年 COPD 患者中，59.9% 患者对用药知识有需求，患者提出当前的用药指导不能满足自身需求。针对社区老年 COPD 患者的用药教育应充分考虑患者的自身情况，开展切实有效的健康教育。随着年龄的不断增长，社区老年 COPD 患者均存在不同程度的记忆障碍，病程越长的患者记忆障碍程度越重。老年人的智力、记忆力、思维发生改变，使其学习和掌握复杂的药物名称和作用的能力下降。因此，应根据社区老年 COPD 患者健康需求调查分管社区老年 COPD 患者的生理特点和需求提供通俗易懂的用药知识，满足社区老年 COPD 患者需求。③体育锻炼方面。越来越多的研究表明体育锻炼对社区老年 COPD 患者生存质量的重要性，结果显示社区老年 COPD 患者中有57% 的对体育锻炼有需求，社区老年 COPD 患者需要了解体育锻炼的时间、频次、运动量及运动项目。社区老年 COPD 患者多存在不同程度的呼吸困难，患者活动耐力降低，多数社区老年 COPD 患者因为运动时出现呼吸困难，担心运动的安全性而停止运动锻炼。可见，社区老年 COPD 患者对体育锻炼方面的认识仍存在缺陷。因此，由于年龄的增加，肌力和活动耐力随之减退，体育锻炼指导时选择合适的锻炼方式、运动量及锻炼时间的控制对社区老年 COPD 患者尤为重要。④饮食方面。COPD 是一种慢性消耗性疾病，营养不良将影响患者的生活质量，加速病情进展。社区老年 COPD 患者中，56.6%患者在饮食方面有需求。社区老年 COPD 患者需要了解如何安排自己的饮食，日常生活中饮食的种类、摄入量、如何搭配仍是患者迫切需要知道的。因此，在饮食方面对社区老年 COPD 患者进行健康教育时，应避免一些宽泛的健康教育（如低盐低脂饮食，避免产气、辛辣刺激的食物，注意补充营养，保持健康饮食，等等）。⑤戒烟方面。烟龄越长，吸烟量越大，对肺功能的损害就越大，疾病进展越快，越不利于改善症状，然而社区老年 COPD 患者对戒烟方法的需求较低。健康教育时除建议社区老年 COPD 患者要戒烟外，还应提供戒烟的方法，帮助社区老年 COPD 患者戒烟。

（4）基于菜单式健康教育发现的护理问题分析。菜单式健康教育是将问题体系化，形成清晰明了的菜单。通过研究，学者将菜单式健康教育明确为三级指标，即一级指标的 7 个内容涵盖疾病知识、生活指导、康复指导、用药指导、症状管理、病情自我监测、心理指导；二级指标的 16 个内容涵盖病因与诱因、临床表现、并发症防治、饮食指导、活动指导、环境指导、氧疗指导、肺功能锻炼、防寒锻炼、药物用法指导、药物疗效及不良反应、咳嗽与咳痰、呼吸困难、肺功能监测、自我心理调适、放松训练指导。COPD 患者起病隐匿，发病的多为老年人群。老年患者大多需要反复住院治疗，虽在医院已接受过多次健康教育，但这些教育多以口头、缺乏针对性、不系统化的健康教育为主。受年龄、文化程度、记忆力等影响，患者接受知识能力有所不同，对疾病的认知程度存在差异，导致患者健康教育需求也不同。通过菜单式健康教育，患者可以清晰明了地选择、了解自身在疾病中存在的知识的问题，结合护理人员个体化的健康指导，逐渐学习 COPD 相关知识，能够逐步成为个人疾病的健康管理者，合理管理疾病症状，控制消极情绪，并有意识地主动寻找健康信息保持和增进健康。菜单式健康教育是将护理问题分析和护理干预相结合的一种护理问题分析方法。

（5）基于信息－动机－行为技巧模型的健康教育发现的护理问题分析。信息－动机－行为技巧模型是强调通过信息传递改善患者认知态度，以转变其特定行为的模型。在模型的信息阶段是通过信息发现护理问题的阶段，研究通过该模型发放健康问题引导卡，寻找现状或者潜在的护理问题。健康问题包括疾病知识、治疗知识、康复自护知识、注意事项四方面。其中，疾病知识有 2 个问题，包括"COPD 病因及危险因素""COPD 症状表现"；治疗知识共有 3 个问题，包括"COPD 检查手段""COPD 急性加重期治疗方法""COPD 稳定期治疗方法";康复自护知识共有 3 个问题,包括"COPD 患者饮食禁忌证""COPD 患者呼吸功能自测方法""COPD 康复训练方法";注意事项共有 1 个问题,为"COPD 患者康复自护注意事项"。通过问题引导患者自己发现护理问题,并进行分析,医护人员协助解决。

2. 自我管理能力低的护理问题分析

自我管理是指通过患者的行为来保持和增进自身健康,监控和管理自身疾病的症状和征兆,减少疾病对自身社会功能、情感和人际关系的影响,并持之以恒地治疗自身疾病的一种健康行为,是患者为了延缓病情发展、改善生活质量而主动进行的一系列健康行为。自我管理包括症状管理、日常生活管理、信息管理、情绪管理和自我效能管理等方面的内容。

在社区 COPD 患者护理问题中,多位学者关注社区 COPD 患者的自我管理能力。国内外 COPD 患者自我管理能力有所差异。一项横断面研究结果提示,加拿大社区居住的 COPD 患者对其自我管理行为的参与度较高,进行有氧运动和呼吸练习的患者比例分别占 74% 和 70%;并且 68% 的患者与他们的医疗专业人员进行协作管理决策,20% 的患者参加肺部康复治疗。Bucknall 等的研究结果显示,COPD 患者中,自我管理建议的依从率约为 40%;成功自我管理病情的患者更年轻,而且不是独自生活。我国一项针对全国 11 家医院的 2 072 例 COPD 患者调查研究结果显示,59.1% 的患者不清楚 COPD 的治疗目标,80% 以上的患者不知道治疗药物的不良反应,70.5% 的患者未接受过呼吸康复训练。杨敬平等的研究结果显示,仅 19.9% 患者只在气喘时应用药物,12.7% 患者坚持长期氧疗,28.6% 患者每年注射流感疫苗,20.9% 患者既往用过"偏方"治疗,55.8% 患者因疾病影响社交活动。因此,我国 COPD 患者缺乏自我管理的知识和技能。

(1) 症状管理的护理问题。症状管理是指 COPD 患者主动使用处置措施或求助他人的帮助处理呼吸困难、咳嗽、咳痰的行为,以缓解病情,包括足够的应对行为、用氧、治疗药物的依从性、注意疾病严重性的变化,以及疾病加重时药物的自我调整。症状管理采用问题形式,了解社区 COPD 患者存在的症状管理的护理问题,包括无气促时,患者是否会进行呼吸训练(如腹式呼吸、缩唇呼吸);当感到气促时,患者是否会吸入支气管舒张剂(如氨茶碱、沙丁胺醇、特布他林);感到明显气促时,患者会不会使用激素(如强的松、地塞米松等);感到明显气促时,患者会不会吃消炎药;感到明显气促时,患者会不会吸氧(1 ~ 2 mL/min);患者是否会自觉遵医嘱按时按量服药;气促急性加重时,患者是否会寻求帮助(如打"120"或叫家属送医院);咳嗽、咳痰时,患者是否会使用有效方法清除呼吸道痰液(如有效咳嗽法、胸部叩击法、雾化吸入);患者是否会每年注射 1 ~ 2 次流感疫苗。采用问题形式,能够有效了解患者现存症状问题。

(2) 日常生活管理的护理问题。日常生活管理是指 COPD 患者采用主动的方式进行适当的运动,并且在饮食、活动方面注意避免诱发 COPD 急性加重的因素。日常生活管理采用问题形式,以了解社区 COPD 患者存在的日常生活管理的护理问题,包括患者是否会进行防寒训练(如夏天、秋天开始用冷水洗脸);患者是否会避免吃生、冷、硬的食物;患者是否避免吃含糖过高、热量过多的食物(如汽水、可乐等);身体无水肿、痰较多时，患者是否会多喝水；在冷天，患者是否会使用供暖设施提高室温；患者是否会根据身体状况，调整运动情况（如出现不适时，在屋子附近活动）；病情稳定时，患者每周运动的时间是否会超过 2 h；冬天，为预防感冒，患者是否会穿足够的衣物保暖；患者是否会注意避免粉尘、烟雾或有害气体吸入；患者是否会选择适当的方式锻炼（如散步、慢跑、登梯、踏车、打太极拳等）；患者是否会根据身体状况，适量做家务（如打扫卫生、买菜等）；患者是否会根据身体状况，调整运动速度；患者是否会经常开窗通风，避免对着风吹。采用问题形式，能够有效了解患者现存症状问题。

（3）情绪管理的护理问题。情绪管理是指 COPD 患者通过对自己情绪的自我认识、自我控制、自我区分，主动采取与人交谈、转移注意力、求助专业人员等方法处理 COPD 所引起的忧虑、苦恼和抑郁等情绪变化。情绪管理采用问题形式，了解社区 COPD 患者存在的情绪管理的护理问题，包括患者是否认为控制症状，可以减轻家人负担；患者是否会尽力改变自己是家人负担的想法；患者是否会通过锻炼，调节自己的情绪（如悲观、抑郁、焦虑、恐惧等）；有烦恼的事情患者是否自己能够想得开；对于不安和烦恼的事情，患者是否会向医务人员倾诉；患者是否会尽量去看生活好的一面；心情不好时，患者是否会将注意力转移到其他想做的事情上；患者是否会与其他类似患者交换心理感受；患者是否会经常告诉自己要乐观；患者是否会控制自己不向别人发脾气；有烦恼的事情，患者是否会向亲属、朋友倾诉；心情不好时，患者是否会向朋友或家人寻求安慰和帮助。采用问题形式，能够有效了解患者现存情绪问题。

（4）信息管理的护理问题。信息管理是指 COPD 患者主动通过书籍、报刊、电视以及与医务人员沟通等获取与 COPD 治疗、康复、检查、保健、药物相关的知识并对相关资料进行整理保存。信息管理采用问题形式，了解社区 COPD 患者存在的信息管理的护理问题，包括患者是否会上网或查阅专业医学书籍获取相关信息；患者是否会经常看报纸，了解疾病相关信息；患者是否会将疾病相关资料保存完整（如门诊病历、检查结果等）；患者是否会与医护人员商讨与病情有关的其他问题（如这个病会不会传染）；对治疗上不明白的地方，患者是否会向医护人员咨询；对于检查结果不明白的地方，患者是否会向医务人员咨询；向医护人员咨询时，患者是否会将想问的问题列成清单以免遗漏；采用问题形式，能够有效了解患者现存信息管理问题。

（5）自我效能的护理问题。自我效能是指 COPD 患者对自己执行症状管理、日常生活管理、情绪管理、信息管理的能力的自信心。采用问题形式，了解社区 COPD 患者存在的自我效能的护理问题，包括患者是否觉得自己能进行有效的相关锻炼；患者是否觉得自己能主动坚持遵医嘱按时按量服药；患者是否觉得自己可以自己缓解不舒服的症状；患者是否觉得自己能控制由慢性阻塞性肺疾病引起的不良情绪（如悲观、抑郁、焦虑、恐惧等）；患者是否觉得自己可以乐观地看待慢性阻塞性肺疾病；当疾病反复发作时，患者是否觉得自己能找到解决的办法；患者是否觉得自己能够独立做家务活；患者是否觉得自己能有效地预防感染；只要想办法，患者是否觉得自己可以获得疾病相关信息。采用问题形式，能够有效了解患者现存自我效能的问题。

第三节　COPD患者家庭层面的健康问题

一、文献研究的数据来源

考虑到国内外医疗卫生服务体系的不同以及文化差异，本研究以中国患者的研究文献为研究对象，采用文献计量分析进行文献的检索、整理和归纳总结。检索的数据库包括：①中文数据库，如中国知网、万方、维普、中国生物医学文献数据库；②英文数据库，如PubMed、Embase数据库。检索时间是从各个数据库收录期刊起始时间至2021年4月。中文数据库采用篇名和摘要途径检索，英文数据库以主题词结合自由词的方式检索。中文检索词包括慢性阻塞性肺疾病、慢阻肺、家庭功能、照护者、家庭支持、问题、护理、健康问题；英文检索词包括chronic obstructive pulmonary disease、COPD、family function、caregivers、family support、nursing、problem、diagnosis、health problem、nursing needs。

文献的纳入标准：①研究对象，为中国COPD患者；②研究的议题，为家庭功能或家庭支持；③现况调查或队列研究。

文献的排除标准为排除会议论文、征文、声明、通知和重复发表的文献。

以中国知网数据库为例，文献检索策略：1#TI＝照护者，2#TI＝家庭功能，3#TI＝家庭支持，4#TI＝1#OR 2#OR 3#，5#慢性阻塞性肺疾病 OR 慢阻肺，6#4#AND 5#。

二、COPD患者家庭层面健康问题分析

COPD因其迁延不愈、反复发作且病情呈进行性发展的特点严重影响患者的日常生活及身心健康。晚期COPD患者除了忍受疾病带来的痛苦，还因气促的限制导致社会活动减少，社会支持力度下降，从而导致患者心理的不健康及生活质量严重下降。COPD患者的生理、心理及社会状态对疾病的康复起决定性作用。随着生物医学模式的转变，家庭功能和社会因素在疾病生存质量中起着重要作用。家庭是社会生活中不可缺少的核心单元，也是患者生活的主要场所。家庭成员给予患者的支持和帮助不足，或者家庭功能出现严重障碍，患者自然而然产生负面心理情绪，从而对其生存质量造成更加严重影响。经文献分析总结，家庭层面的健康问题，主要包括家庭支持不足、家庭功能障碍、照护者知识缺乏三个问题。

（一）家庭支持不足

家庭支持的概念最早开始于儿童社会性发展的研究，1960年代开始逐渐应用在精神病学的领域。家庭支持主要是尊重及满足家庭的个体化需求。根据家庭的需求、家庭积极的力量及资源，医护人员帮助家庭建立疾病干预的短期或长期的目标。通过与医护

人员的合作策略为家庭提供专业的帮助，从而提高家庭对患者的照护能力。家庭支持的系统可以分为正式的支持系统和非正式的支持系统。正式的支持系统是指正式的组织，如政府、福利机构、医疗机构及立法等的支持。非正式的支持系统是指家庭成员内部及社会团体等对家庭的支持。家庭支持是患者疾病的发展及康复过程中关键的影响因素。家庭的支持和参与使 COPD 患者重建对生理、心理和社会信任，对提高 COPD 患者自我管理能力、促进疾病康复都有积极促进作用。

目前，对家庭支持的研究主要采用家庭支持量表。家庭支持量表由美国 Procidano 和 Heller 设计，根据中国国情，研究者对家庭支持自评量表进行修改而成。该量表由 15 个问题组成：①我的家庭给予我所需的精神上的支持；②我能从我的家庭里得到如何去做一些事情的好主意；③其他大部分人与他们家庭的关系要比我的密切；④当我信任与我最为密切的家庭成员时，我感到这使他们不舒服；⑤我的家庭愿意听我在想什么；⑥我的家庭成员愿意和我分享很多我感兴趣的事；⑦我在感情上依赖家庭成员；⑧如果我情绪不好，有一个家庭成员可以帮助我；⑨我和我的家庭能够坦诚交谈我们对事情的看法；⑩我的家庭对我的个人需求敏感；⑪我的家庭成员善于帮助我解决问题；⑫我与其中一个家庭成员趣味相投；⑬当我依赖我的家庭成员时，这使我感到不舒服；⑭我与我的家庭成员之间的关系不如别人与家庭成员的关系那样密切；⑮我希望我的家庭与现在有很大的区别。答案为"是"和"否"。答案为"是"得 1 分，答案为"否"得 0 分。部分问题为反向计分，总分为 15 分。根据得分情况，将家庭支持水平分为低（0～5 分）、中（6～10 分）、高（11～15 分）3 个档次。梁敏余等的研究结果显示，家庭支持对自我感受负担无直接的影响，它通过屈服应对方式的中介作用，对自我感受负担产生间接负性影响，即家庭支持水平较低的患者趋于采取屈服的应对方式，加重患者自我感受负担。研究结果也表明，从家人、朋友等获得帮助支持较少的患者更趋向采取消极的方式应对，这间接对患者的结局产生不良的影响。良好的家庭支持是减轻自我感受负担间接的外部资源。提高家庭支持可使患者较少采取屈服应对方式，从而降低患者自我感受负担水平。COPD 患者家庭支持包括物质和情感支持，在护理工作中医务人员应了解患者的家庭支持情况，如患者家庭经济状况、社会活动状况、家庭成员情况。特别是对于主要照护者，针对患者家庭支持出现的问题应为主要照护者提供实际性帮助或指导，同时给予家庭照护者照护技能的培训，也要注重心理疏导、心理疗法等相关知识的宣传以减轻患者及家属的心理压力。另外，扩大家庭支持的形式，加强正式组织的支持。例如，通过政府、福利机构、医疗机构、立法等扩大家庭支持资源，帮助患者扩大支持网，最大限度地利用社会支持，通过与他人或群体接触，获得信息及心理支持。

（二）家庭功能障碍

家庭功能是指以家庭为单位为患者提供经济和情感支持。家庭功能及社会支持通过激起患者应急状态下的缓冲保护作用来缓解压力、通过调整人的思维和情感来维持良好的情绪体验，从而达到改善 COPD 患者身心健康及生存质量的最终目的。相关研究者关注 COPD 患者的家庭功能，采用 Smilkstein 家庭关怀度指数问卷，该量表评价家庭适应度（adaptation）、合作度（partnership）、成长度（growth）、情感度（affection）、亲密度（resolve），因而又被简称为家庭 APGAR 问卷。该问卷在国外广泛应用于临床研究和医疗服务中，用于筛选功能有障碍的家庭，共 5 个问题，总分 7 ～ 10 分表示家庭功能良好，4 ～ 6 分表示家庭功能中度障碍，0 ～ 3 分表示家庭功能严重障碍。王小仁等针对 237 例 COPD 患者进行家庭功能问卷调查，结果显示家庭功能得分（7.07±2.42）分，COPD 患者总体家庭功能良好；但疾病程度极重度患者家庭功能问卷得分（5.65±3.25）分，极重度患者家庭功能存在中度障碍，高龄组（不小于 70 岁）得分（6.63±2.63）分，高龄组患者家庭功能存在中度障碍。周卫华等针对 225 例 COPD 患者的调查结果显示，COPD 患者的家庭功能评分为（7.03±2.15）分，与前述研究结果相一致。吴雨梅对 280 名 COPD 患者的调查显示，家庭功能良好者、中度障碍者及严重障碍者分别占 57.9%、20.0% 和 22.1%，仍有 42.1% 的患者认为其家庭存在不同程度的功能障碍。COPD 患者家庭功能和社会支持与其生存质量密切相关。除关注患者个人生理外，应着重关注家庭功能障碍患者，特别是高龄、疾病程度重的 COPD 患者，鼓励家庭成员给予患者更多的关注和支持，改善患者的社会支持水平，帮助患者建立一个舒适、愉快的生活环境，更好地提高患者的生存质量。

（三）照护者知识缺乏

COPD 患者家庭照护者的主体人群是患者的配偶及子女。国内外多项研究结果表明，照护者主要为配偶及子女。Gautun 等对 823 名 COPD 患者及 545 名照护者的研究发现，71% 的 COPD 患者有 1 个或多个照护者，照护者主要为家庭成员，其中，配偶为照护者占 69.7%，子女为照护者占 21.2%。贾秀芬等对上海市 84 个社区 COPD 家庭（84 例患者和 84 名照护者）调查后发现，照护者中患者配偶为 66 人，患者子女 15 人。承担 COPD 患者家庭照护者的文化水平偏低，台湾一项研究指出，承担照护者的学历在高中及以下者占 71.4%。贾秀芬等的研究结果显示，照护者的学历在高中及以下者占 84.5%，疾病管理相关知识的平均得分率为 38.99%，处于中低水平。缺乏相关的专业知识，这显著影响照护者承担照护者的角色。史素丽等的研究结果提示，当前在 COPD 家庭中，患者与照护者的疾病管理知识存在一定的差距，总体而言，患者的疾病管理的知识水平明显高于其家庭照护者的水平，包括疾病的病因与疾病的预防、药物使用、肺康复训练及家庭氧疗等知识。对照护者的研究分析结果显示，照护者对疾病相关知识及照护相关综合技能的掌握与其照顾行为有明显的相关性，特别是稳定期药物的使用、排痰的技巧、康复锻炼的方法、情绪管理的技巧等方面的知识掌握；并且照护者疾病管理知识的水平越高，其识别患者病情变化和帮助患者及时就医的能力也就越高。因此，提高照护者疾病管理的相关知识水平非常有必要。照护者疾病管理的相关知识水平提高了，其对患者的照护能力相应就会提高，对患者病情急性加重的识别与判断能力也会相应增强，有助于提高家庭对疾病的应对能力。照护者虽然具有一定水平的营养相关知识和疾病预防的相关知识，但其照护行为并没有改善，特别是非配偶的照护者，但对照护者的照护态度可能是非常重要的影响因素。照护者掌握呼吸功能训练方面的知识，有利于提高照护者参与督导的行为，即使照护者掌握的呼吸功能训练方面的知识水平不高，但其参与督导的行为优于所掌握的知识水平。照护者即使没有掌握缩唇式及腹式呼吸等呼吸功能训练的技巧，但如果了解到呼吸功能训练对患者的康复有积极促进作用，部分对患者很关心的照护者就能主动督促患者坚持进行呼吸功能训练。但如果照护者没有掌握呼吸功能训练的基本方法和技巧，便无法对患者的呼吸功能训练进行有效的监督和指导。综上所述，照护者的知识水平与患者的康复有直接关系，应采取多种措施加强照护者的对疾病相关知识的健康教育。

目前，国内大多数的研究是对 COPD 患者的家庭经济及 COPD 对照护者的心理影响进行研究。照护者及 COPD 患者的心理状态，对疾病康复有直接的影响。COPD 患者由于肺功能的逐年下降，导致活动能力逐渐丧失，使患者的生活方式和生活质量发生根本性改变，导致患者和照护者处于一种机体、社会和心理失衡的应急状态，从而他们容易出现紧张、恐惧、愤怒和其他情感改变的强烈感觉。因此，焦虑、抑郁等不良情绪是 COPD 患者常见的合并症，并且焦虑和抑郁症状与 COPD 患者的主要临床症状（如呼吸困难）及健康相关的生活质量具有相关性。焦虑和抑郁对 COPD 疾病的进展有重要影响，而家庭关系对 COPD 患者不良情绪（如焦虑及抑郁）的发生、发展也有重要影响。COPD 患者的照护者心理压力主要存在于以下几点：①对患者恢复情况过于担忧。该症需要较长时间治疗才能恢复，这促使照护者在日常护理中存在较大心理负担。②对病症缺乏综合性认识。照护者对该类疾病缺乏有效认识，在日常护理中很担心因护理工作不到位而影响最终护理效果。在有效社会支持的作用下，照护者则能对患者病症情况及护理中需要注意问题进行详细了解，进而使照护者确信自身各方面护理操作的有效性，达到帮助患者恢复的效果，实现对其心理压力的改善。

因此，关注 COPD 患者照护者知识缺乏及不良心理状态，给予照护者科学的、合理的健康教育及心理干预，对提高 COPD 患者生活质量、促进疾病康复均具有重要意义。

第四节　COPD 患者医联体护理与管理模式

一、文献研究的数据来源

考虑到国内外医疗卫生服务体系的不同以及文化差异，本研究以中国患者的研究文献为研究对象，采用文献计量分析进行文献的检索、整理和归纳总结。检索的数据库包括：①中文数据库，如中国知网、万方、维普、中国生物医学文献数据库；②英文数据库，如 PubMed、Embase 数据库。检索时间是从各个数据库收录期刊起始时间至 2021 年 4 月。中文数据库采用篇名和摘要途径检索，英文数据库以主题词结合自由词的方式检索。中文检索词包括慢性阻塞性肺疾病、慢阻肺、医联体、护联体、三位一体、医院 - 社区 - 家庭、延续护理、连续护理、过渡期护理、一体化、分级诊疗；英文检索词包括 chronic obstructive pulmonary disease、COPD、medical cluster、conjoined nursing、hospital-community-family、linkage management medical association、nursing association、hierarchical medical-continuing care。

文献的纳入标准：①研究对象，为中国 COPD 患者；②研究的议题，为医联体或护联体管理；③现况调查或队列研究。

文献的排除标准为排除会议论文、征文、声明、通知和重复发表的文献。

以中国知网数据库为例，文献检索策略：1#TI = 慢阻肺 AND 医联体，2#TI = 慢阻肺 AND 护联体，3#TI = 慢阻肺 AND 三位一体，4#TI = 慢阻肺 AND 医院 - 社区 - 家庭，5#1#OR2#OR3#OR4#，8#7#AND 6#。

二、医护综合团队管理模式

医护综合团队管理模式是患者、医务工作者和医疗政策协同干预的管理模式，需要社区资源和政策支持、卫生系统支持、临床信息系统的数据管理、卫生服务提供系统设计（团队成员任务、随访计划制订等）、共同决策、患者自我管理六大要素进行重塑和整合，以促进患者以及医疗团队的有效交互作用。

（一）基于家庭医生签约服务 COPD 患者管理模式

家庭医生签约服务模式在 20 世纪初期首次被提出。家庭医生签约服务应用于 COPD 患者中是指在社区运用家庭医生来建立多个多层次、规范化的 COPD 服务模式，以及一套信息化与家庭化结合的 COPD 个性化综合管理方案，以利于患者在社区进行治疗和康复。随着我国卫生服务能力的提高，家庭医生签约服务可以进一步完善基本医疗服务功能，规范医务人员执业行为，提高常见病、多发病和慢性病诊疗能力。具体而言，家庭医生签约服务是家庭医生主导的延伸管理。在社区管理的基础上，患者与家庭医生签订服务协议，建立患者个人健康档案，由家庭医生担任疾病管理者，为 COPD 患者实施医院延续至出院后社区家庭环节的一系列管理措施。部分学者关注到将家庭签约服务与 COPD 患者社区管理相结合能够发挥良好管理效果。现将部分学者相关研究内容阐述如下。

1. 家庭医生签约服务在 COPD 患者自我管理中的应用

徐红雨等将家庭医生签约服务应用于 COPD 患者中，其具体应用为：①健康宣教，给予患者集中宣教和个别宣教；②家庭氧疗指导；③用药指导；④康复锻炼；⑤随访方式。研究结果显示，该模式能够减轻患者焦虑、抑郁程度，提高患者自我管理行为水平和依从性，管理效果较为理想。该研究通过健康日记等多种方式的定期随访，为患者提供行为咨询改变服务，通过与家庭医生探讨自我管理行为改变的利弊，发现并克服心理问题，从而引发自我行为改变。定期随访结合康复锻炼等管理措施可以有效地增强患者运动的积极性，从而改善日常生活质量，提高戒烟率。集体健康宣教的方式是以患者为主体，在团体的情景下激发患者互动与成长的体验性学习方式，定期开展交流会，给予患者同伴支持，使具有共同语言的患者共同分享关于 COPD 的相关知识，充分发挥对该疾病的指导作用和榜样力量，使患者之间互相分享自身知识和经验，提供相应的实践和情感支持，均有利于 COPD 患者建立健康行为，从而改善患者家庭氧疗、康复锻炼和服药等依从性，显著地增强患者自我效能，提高自我管理行为水平。

李超等将家庭医生签约服务应用于 COPD 患者的自我管理中。研究结果显示，使用家庭医生主导的管理模式能够显著提高患者的症状管理、日常生活管理、情绪管理、信息管理、自我效能管理以及自我管理总分。

2. 家庭医生签约服务在 COPD 患者肺康复中的应用

高文娟等实施家庭医生制度下康复管理模式，主要通过健康教育、结合中西医结合运动疗法训练（如呼吸肌训练、呼吸训练、缩唇 - 腹式、阻力呼吸训练、呼吸体操、复合呼吸肌肉、呼吸肌训练法、运动锻炼）方式，家庭医生团队成员根据患者的具体情况，研究实施差异化的呼吸训练方案。研究结果显示，该模式能够提高 COPD 患者的运动耐力、生活质量，改善患者肺功能状态。

黄岳岳等将家庭医生式服务细节化、具体化。患者须与社区卫生服务团队家庭医生签订健康服务协议书。家庭医生担任疾病管理者，建立智能化家庭医生式服务模式，构建老年 COPD 知识库，完善家庭医生工作站信息，设置提醒功能和转诊功能，将讲座等信息发送给患者，提高家庭医生式服务的效率。家庭医生针对患者建立健康档案，评估患者健康情况，制订计划、目标，用档案信息卡的形式记录医生姓名、治疗相关信息，患者可预约就诊，与家庭医生咨询、交流，定期随访、体检。该研究结果表明，家庭医生式服务在出院后的肺康复中可有效降低老年患者的心率，促进肺功能各项指标好转，改善患者肺功能，提高患者生活质量。

3. 中医药融入家庭医生签约服务 COPD 患者健康管理新模式

陆新建等的研究结果指出，传统中医的诊疗模式与家庭医生签约服务模式存在诸多契合。家庭医生需要为家庭成员提供综合性医疗服务，既注重整体性、又需要个体化，中医诊疗的"天人合一""天人相应"的整体观及辨证论治与全科特色相一致。家庭医生应重视患者的生理病理变化和与行为心理的关系，这与中医诊疗将情志调理融入疾病诊治的"形神合一"又不谋而合。因此，中医药工作和家庭医生工作相结合有其天然的优势，为中医药融入家庭医生工作提供理论基础。中医药融入家庭医生工作是家庭医生在医疗保健服务过程中，除常规西医综合服务外，还要结合签约居民个体化特点，提供中医体质辨识、中成药服务、中医适宜技术、中医养生保健等基本服务，从而实现以签约居民为中心的全程、综合、负责式、中西医融合的家庭医生服务模式。通过德尔菲专家咨询法，将 COPD 中医融合家庭签约服务模式量化为 COPD 中医药知识培训（技术指导）、COPD 患者名单汇总、COPD 患者检查评估费/健康档案完善、COPD 患者中医体质辨识（通过中医挂号）、COPD 患者中医适宜技术（如针刺、拔罐、刮痧）、雾化吸入、健康教育、随访、中医健康档案更新完善、中医汤剂或中成药治疗、中医适宜技术质控、记录单或健康档案资料完整性质控。该模式以 COPD 为例，将中医药融入家庭医生制工作，符合国家提倡的大力发展中医药事业，实行中西医并重的方针，也符合家庭医生连续性、综合性、协调性、个体化和人性化的服务特点。

（二）基于互联网的门诊 - 病房 - 家庭三位一体管理模式

门诊 - 病房 - 家庭三位一体护理模式作为传统护理模式的延伸，其将护理工作从院内延伸至院外，从门诊、病房、家庭全方位对患者进行管理，能够更好地培养患者的自我管理能力和提高对 COPD 疾病的认识。这有利于减少 COPD 急性发作次数和住院天数，临床上具有较好实用性和推广性。

冯琼等将门诊－病房－家庭三位一体管理模式应用于 COPD 患者中，探讨该模式对 COPD 患者肺功能及生活质量的影响。具体应用为建立档案（采用慢性阻塞性肺疾病评估测试、肺功能评估该模式应用效果）；由呼吸专科医师接诊，门诊复诊采取一条龙服务，即首诊诊断、治疗、咨询、建立防治 COPD 档案、由护士进行定期随访（上门或电话）和健康指导的门诊－病房－家庭三位一体的模式。该研究结果表明，门诊－病房－家庭的三位一体新型护理模式能够提高患者生活质量，改善肺功能，同时提高患者对自身疾病的认知程度，增强其治疗的信心，治疗的依从性也得到改善。另外，戒烟率和接受规范治疗、坚持康复锻炼的人数有所增加，正确规范使用吸入剂的人数明显增多。

陈雪等将门诊－病房－家庭三位一体模式应用于 COPD 患者中，护理措施为成立专职护理分队，以月为单位，对患者实施随访，同时行健康指导；每月 1 次面向患者开展健康讲座，让其能够更加全面地认识 COPD；让患者佩戴腕带式计步器，并维持 7 天；叮嘱患者定期来院接受复诊，同时为其提供三位一体护理服务，包括首诊诊断、治疗、咨询、建立 COPD 防治档案、随访、健康指导。研究结果显示，该模式广泛用于 COPD 中，能促进医患间良好合作关系的建立，帮助患者提高生活质量。

（三）医院－社区－家庭－个人管理模式

医院－社区－家庭－个人管理模式是一种连续、协调、综合的管理模式。该模式由三级甲等医院专家组提供专业支持，以社区医护人员对患者的健康教育为主导，体现以患者为中心的理念，同时家属也参与其中。

1. 医院－社区－家庭－个人管理模式概述

（1）模式构成。①医院管理方面，以三级医院呼吸内科专家为主的技术支持团队，利用专家的专业知识管理疾病。COPD 患者易合并心理、营养问题，故需要纳入内分泌科、精神科、营养科、康复科等进行多学科协作管理。②社区管理方面，以社区医护人员为主体的教育团队，定期开展健康教育讲座、组织患者观看相关视频进行疾病健康教育，内容包括病情监测、饮食和用药指导等。③个人管理方面，以患者及其家属为主组成支持小组。大多数 COPD 患者存在不同程度的心理问题，家属缺乏疾病照护知识、经验，故对家属进行相关知识培训对提高家属照护能力以及患者生活质量具有重要意义。

（2）医院－社区－家庭－个人管理模式具体内容如下：

A. 成立延伸管理小组。①呼吸内科医生 2 名，主要职责是负责为社区患者制订个体化的 COPD 诊疗方案，并对社区医院的医护人员开展指导、培训、考核。②社区医生 2 名，其主要职责是负责定期对 COPD 患者进行一般体检筛查、肺康复训练指导、专项健康教育等，组织 COPD 患者间进行经验分享、小组活动、交流慢性病控制经验等。③社区护士 2 名，其主要职责负责建立并完善患者的健康档案及患者的随访工作。④研究小组联络员 1 名，负责呼吸内科医生和社区医生的联络，准确记录患者的具体情况，及时向医生反馈信息并且帮助患者进行自我管理。

B. 管理模式与内容。首先，家庭要与对点帮扶的社区医院进行签约，由社区主管护士详细收集患者的一般资料和疾病相关状况等，建立并完善患者的健康档案。具体实施方法：①分组管理，主管护士将 COPD 患者进行分组，给每人发放一本健康管理手册，将患者集中起来进行健康教育，如组织观看 COPD 健康教育视频，演示呼吸康复技能训练方法，培训吸入装置操作等。每月 1 次，共进行 6 次，每次 30 ～ 45 min。个别患者因病情较重导致行动不便时，由家属或主要照护者代替患者进行深入学习、交流，或由社区护士入户管理。②采取"互联网＋"的模式。社区医生将 COPD 患者纳入微信群，或者通过指导帮助患者下载相关 App 等方式与患者进行互动与联系。每天推送相关知识，提高 COPD 患者的自我管理能力。

（3）管理模式的优势。医院 - 社区 - 家庭 - 个人管理是近年来广泛应用的慢性病管理模式，属于院外延续性服务范畴，符合医院分级诊疗原则。医院 - 社区 - 家庭 - 个人管理坚持把患者放于中心位置，社区、家庭协同服务。两级医院信息共享，紧密衔接，不仅注重专科治疗，而且通过双向转诊可以更好地实现随访，能够为 COPD 患者提供连续、全面的预防及治疗。我国对 COPD 患者的管理由单一模式逐渐向综合模式转变，更注重医院、社区、家庭、个人的一体化管理，更加注重多学科协作。尽管当前对 COPD 的管理模式日趋完善和多样，内容基本涵盖症状及用药管理等内容，但很难做到以患者为中心的个性化干预，同时也为 COPD 管理提供新的方向。①制定个体化管理模式。国内研究在进行干预前，对患者的生理、心理、社会状态的评估较少；而国外在近几年的研究中，注重了解患者的心理状态、生活方式、所处环境对行为的影响等。无论采取哪种管理模式，只有了解患者在不同阶段的状态与需求，才能够制订合理的、个体化的 COPD 管理计划。②完善 COPD 患者管理的评价体系和评估工具。衡量 COPD 管理的有效性，国内大多数采用生存质量和自我管理能力指标；而国外研究者更多地采用双重评价标准，既有行为改变、生存质量等综合评价指标，又有患者心理状态评价指标。我国可借鉴国外这种系统、直观的评价方式，提高我国 COPD 管理水平。③与高血压、糖尿病相比，基层医生对 COPD 的防治能力处于较低水平，与目前慢性病防治工作对基层医生的要求不符。社区医生是居民健康的"守门人"，是向本社区服务辐射区域的居民提供常见病、多发病、慢性病等诊疗服务的主体。因此，切实提升他们对 COPD 的防治能力和水平是推动我国慢性病整体防治工作的关键。加强对社区医生的培训，提升社区服务能力，加强医院与社区基层的对接将是今后的努力方向。④将"互联网＋护理服务"融入 COPD 患者日常管理工作中。为贯彻《国务院办公厅关于促进"互联网＋医疗健康"发展的意见》（国办发〔2018〕26 号，2018 年 4 月 25 日发布），截至2019 年 2 月 25 日，全国有 6 个省（自治区、直辖市）开展试点工作。呼吸系统慢性病的管理思路，是必须充分利用"互联网＋"的优势。在患者住院期间，以专科护士的健康教育与资深医师的专业管理为主；出院后连续、全面、个体化记录患者信息资料；通过互联网进行随访；定期进行效果评估。⑤加强医联体建设。在三级甲等医院与社区卫生服务中心之间进行"牵线"，促进医疗卫生工作重心下移，推动资源下沉，提升基层服务能力，更好地实施分级诊疗，充分发挥三级甲等医院的辐射带动作用，努力实现"小病在社区，大病去医院，康复回社区"。

2. 医院－社区－家庭－个人管理模式在 COPD 患者中的应用

陶爱伟等将医院－社区－家庭－个人管理模式应用于 COPD 无创通气患者。结果显示，这有利于改善患者肺功能，提高患者生活质量。席明霞等采用院内评估与指导、社区护理服务、家庭肺康复联动的方式，对 COPD 患者实施医院－社区－家庭护理服务。该模式构建一个多维的延续护理模式，将护理重心转移到社区与家庭，使患者能得到连续的治疗与康复指导，有效地提高了患者肺功能和生活质量。同时，在医院与社区间形成良性互动。但该研究未能建立与社区卫生服务网络共享的信息系统，其中很多信息采集及宣教内容等有所重复，且干预人群仅限于有条件的社区周边患者。熊波等也探讨基于医院－社区－家庭－个人的 COPD 慢性病管理模式。该模式在推行过程中发现一些因素仍制约 COPD 管理的开展：目前部分地区医疗保险仍未将 COPD 纳入门诊特殊疾病管理，这增加患者的经济负担，降低患者的依从性；相对高血压、糖尿病、冠心病等，社会及个人对 COPD 管理重要性认识不足；在实际工作中，社区医院开展慢性病管理工作时偏重数量发展，忽视质量提高；全程参与慢性病管理的患者家属较少，对患者的经济及心理支持不足；在"互联网＋"时期，慢性病管理面临新的发展机遇及挑战，如何建立"互联网＋"COPD 综合管理模式仍需要进一步研究。

（四）"互联网＋"在 COPD 患者管理中的应用

随着互联网的普及，"互联网＋"的发展打破传统医疗服务模式在时间和地域上的限制，弥补传统医疗服务模式在自我报告上的不足，是未来疾病管理模式发展的趋势。社交媒体是基于互联网的访问、信息发布的工具和平台，可实现信息的共享和交流，为疾病管理提供新机遇。美国的一项研究结果表明，大多数卫生机构通过 YouTube 视频渠道，以视频形式对 COPD 患者进行用药管理、自我管理、戒烟等健康指导。STELLEFSON 等开发 COPDFlix 社交媒体资源中心，通过 YouTube 为 COPD 患者提供更多基于证据的健康教育视频。在我国，互联网在 COPD 管理中的形式主要依托微信、QQ 等即时通信技术对 COPD 患者开展个体化的延续性护理干预。陈贵华等、余静珠等、黄晓琼等、梁磊等的研究结果表明，采用基于 QQ 或微信为平台的延续管理模式可以提高 COPD 患者生活质量、自我护理能力及患者的遵医行为，减少急性加重再入院的次数，节省医疗费用。国内学者赵东兴等构建 COPD 社区综合防治管理平台，结果表明基于该平台的 COPD 综合防治可以有效改善 COPD 患者的肺功能，提高运动耐量及减少急性发作。马伟光等建立 COPD 网络信息平台并对患者进行自我管理干预，结果显示干预前后患者在症状认知和医患沟通维度的自我管理行为方面有差异，证明通过该平台进行护理干预能提高 COPD 患者的自我管理能力。虞芬构建一种患者自我管理与社区管理相结合的社区 COPD 患者网络自我管理干预平台，以期高效管理社区 COPD 患者。陆浩南等建立 COPD 患者网络辅助诊疗平台，招募了 100 名自认为是 COPD 稳定期患者的志愿者，让患者在平台上填写 COPD 诊疗问卷并上传检查等，网站后台自动筛查是否符合 COPD 诊断，结果显示基于网络问卷调查和上传资料诊断为 COPD 的患者中，约 50% 为非 COPD 患者，COPD 诊断符合率不高。

2016 年，国家卫生和计划生育委员会和国家中医药管理局办公室联合下发《关于印发 COPD 分级诊疗服务技术方案的通知》（国卫办医涵〔2016〕1414 号），为此本研究研发 "COPD 分级诊疗移动互联网信息平台（D2P-COPD 平台）"，目的是探讨 D2P-COPD 平台在 COPD 早期诊断和规范化治疗方面的可行性。通过数据交换系统，松江区区域内各级医院、社区卫生服务中心的门诊、住院 COPD 患者资料实现自动上传并储存。呼吸专科医生与社区全科医生随时可以通过手机终端查阅 COPD 患者的诊治资料。D2P-COPD 平台主要包括基本健康档案信息系统、筛查与诊断病情综合评估系统、治疗方案推荐与实际治疗情况记录随访系统、全科医生继续教育系统。但该平台仅纳入医师，未纳入护理人员，社区护理人员不再是以往依附于医师的医疗执行者，而是转变为公卫护理，承担慢性病管理、健康教育、随访等多项工作。这不但导致人力资源浪费，也增加社区医师工作量。分级管理的落实存在着执行难的问题。

三、护联体管理模式

（一）"互联网＋护理服务" 管理模式

1. "互联网＋护理服务" 管理模式概述

"互联网＋护理服务" 主要是指医院用本机构或其他医疗机构的注册护士，依托移动互联网技术，将出院随访及健康照护与促进等护理工作充分融合，以 "上门服务" 的模式，为居家患者或自理能力缺陷的特殊人群、慢性病患者提供上门护理服务。"互联网＋护理服务" 是依托互联网技术的新兴护理模式。随着 "互联网＋护理" 概念的提出，国内涌现大量互联网居家护理服务平台，如护加平台、金牌护士、医护到家等，他们将各类互联网技术与患者的临床护理、出院随访、康复指导和养老照护相结合，改变传统以医院或社区为主的护理服务模式，开辟新型居家护理服务先河。

2. "互联网＋护理服务" 管理模式应用现状

医护到家是动脉网合作发展的我国第一个互联网医疗服务项目，其以类似滴滴打车模式，预约距离较近的医生、护士，为患者提供护士上门服务。动脉网 2017 年发布的数据显示，医护到家项目开展伊始，提供上门服务的主体以初级职称的护士居多，主管护士较少，上门输液是主要服务内容，其次是留置导尿、伤口护理换药等，自理能力较差的老年患者是其主要服务对象。受医保政策及多点执业政策开放先后的客观因素影响，北京与广东是网约护士发展的先驱地。广东省是我国首先开放护士多点执业的省份，也因开放式政策的发展带动，该省涌现 "U 护" 等多种网约护士 App 平台。然而，由于医疗服务的特殊性及网约护士平台自身管理存在不足，同时为适应老龄化时代的要求，国家卫生健康委员会先后出台《关于促进 "互联网＋医疗健康" 发展的意见》（国办发〔2018〕20 号）及《关于开展 "互联网＋护理服务" 试点工作的通知》（国卫办医函〔2019〕80 号），以规范网约护士市场，促进高质量的护理服务供给。全国各地纷纷响应号召，多种 "互联网＋护理服务" 项目涌现，包括依托医院的 "熙心养护" "护士到嘉" "健康中山" 及依托民营机构的 "金牌护士" 等。从试点模式和发展方式剖析，基本是在发挥当地大型医院护理资源的基础上，联合医疗集团及社区进行 "互联网＋护理服务"的发展。从服务内容来看,"互联网＋护理服务"包括生命体征监测、静脉采血、氧气雾化吸入等基本的临床操作、PICC 的维护或腹膜透析等专科护理、中医护理及母婴护理、卒中或骨科的居家康复等项目,基本囊括临床常规操作、慢性病管理、院后康复及健康指导、专科专项护理等内容。失能老人、居家姑息治疗患者或行动不便的人依然是重点服务对象。

3."互联网＋护理服务"管理模式在 COPD 患者中的研究现状

目前,以"互联网＋护理服务"管理模式进行相关干预研究的文献资料较为有限。一项 COPD 无创通气患者"互联网＋护理服务"意愿调查结果显示,50.52% 的患者同意或非常同意选择"互联网＋护理服务",31.77% 的患者对是否选择"互联网＋护理服务"持不确定态度,17.71% 的患者不同意或非常不同意选择"互联网＋护理服务";78.65% 的患者非常同意或同意"互联网＋护理服务"可节约时间成本,10.94% 的患者对此持不确定态度,9.65% 的患者并不认为如此;56.77% 的患者觉得通过"互联网＋护理服务"平台获得的护理质量与住院能获得的护理质量无差异,32.29% 的患者对此意见持怀疑态度,10.94% 的患者不同意或非常不同意该意见;大多数 COPD 患者认为,"互联网＋护理服务"具有一定的风险。综合而言,家庭无创通气的 COPD 患者"互联网＋护理服务"的意愿尚可,但还未达到较高水平。促进 COPD 患者行家庭无创通气患者"互联网＋护理服务"可从以下几个方面着手:注重"互联网＋护理服务"政策、平台及系统的宣传,明确"互联网＋护理服务"具体项目的收费报销标准,推进移动医疗发展进程,加强"互联网＋护理服务"人才建设,以"问题和需求"为导向精准对接患者护理服务需求。

4."互联网＋护理服务"管理模式在 COPD 患者中应用存在的问题

COPD 患者分为稳定期和急性加重期。急性加重期 COPD 患者需要住院治疗,稳定期 COPD 患者需要居家治疗。稳定期患者病情趋于稳定,容易忽视个人护理服务需要,忽视对疾病的管理。洪丹的研究结果显示,"互联网＋护理服务"的宣教在护理工作中未实现常态化,即使是参与到"互联网＋护理服务"平台中的注册护士也未表现较强的宣传意愿。因此,"互联网＋护理服务"平台在 COPD 服务中应拓宽护理服务的内涵,可提供有针对性的健康教育、自我管理服务;同时,应通过多渠道宣传"互联网＋护理服务"政策信息,尤其是增加"互联网＋护理服务"政策在新闻媒体及互联网平台的曝光率,减少政策层面的陌生感,增加群众对"互联网＋护理服务"的认知;此外,上门护士的专业及资质越高,患者选择"互联网＋护理服务"的意愿就越强,"工欲善其事必先利其器"。COPD 的家庭无创通气护理具有专科性强、操作复杂的特点,因此,建议从呼吸与危重症学科中选入主管护师级别及以上的上门护士,医院应设计详细的关于无创呼吸机使用管理的操作规范与流程,对所有符合纳入标准的护士进行岗前培训,护士经考核合格后方可上线接单。针对 COPD 患者实施肺康复综合管理也应纳入专业的、经过培训的主管护师级别的护士提供上门服务。"互联网＋护理服务"项目的收费和报销一直是阻碍其发展的两座大山。研究显示,"互联网＋护理服务"项目的具体收费及报销比例是影响患者"互联网＋护理服务"意愿的影响因素。就目前各地开展"互联网＋护理服务"现状来看,将居家护理纳入医保报销的区域屈指可数。

2018 年 4 月，浙江台州率先出台政策，明确居家收费标准并将居家护理纳入医保报销范畴。后来东中部的上海、天津、武汉等地，陆续发文拟将"互联网＋医疗服务"纳入医保支付范畴，但都未完全实现。于国家医保局意见而言，目前在医保统筹地区可部分实现"互联网＋医疗服务"的医保报销。但考虑到目前"互联网＋护理服务"处于试点阶段，不可实行一刀切。因此，仍倡议各地根据自身条件建立医保报销范畴。湖州地区虽已设立"互联网医院"，但目前开展范围小，全自费与"1 元上门"并存。在未来，可考虑参考浙江杭州、台州经验，出台相关医保报销办法，惠益人民。同时，互联网时代带来医疗方式的改革，也催生医保支付方式的不断更新。由于"互联网＋护理服务"居家的特殊性，电子医保卡和移动医保支付将是医保领域的新革命。既往研究者称，诸多获得居家护理的患者仍需要来院进行费用结算，极大打消患者选择居家护理的意愿。同时，当日费用的隔日支付，完全不利于医保的核算。采用手机或移动终端进行医保审核和医疗费用支付是最方便快捷的办法。

（二）"互联网＋远程护理"管理模式

1. "互联网＋远程护理"管理模式概述

网络信息技术的不断发展，全球新冠疫情的发生，都体现远程护理的优势。老年 COPD 患者出于多种原因，无法前往社区、医院进行治疗或康复，而远程护理能够有效服务于出行不便、地处偏远地区及经济条件有限的老年 COPD 患者。"互联网＋远程护理"是护理人员借助通讯平台（如微信、QQ）等网络信息技术对患者进行远程监管的管理模式。该模式中不需要护理人员上门，患者足不出户就可以获得医疗保健服务，获得需求上的满足。

国外医疗服务领域的信息支持技术发展较早。美国最早将双向电视系统应用于医疗服务体系。随后，逐步提出"远程医疗"这一名词，伴随着多媒体网络通信技术的发展，远程医疗在临床中逐渐应用于治疗、康复、护理等多领域，能够跨区域、跨距离解决临床中的问题。远程护理伴随着远程医疗接踵而至。1999 年美国护士协会将远程护理纳入护理实践标准中，指导临床护士在传统的护理程序工作基础上开展远程护理，并服务患者。美国门诊护理协会将远程护理定义为"在护理实践中，护理人员通过电子通信技术对院外患者进行组织管理而进行的一种新式的保健与护理模式"。2008 年，美国远程医疗协会颁布了远程护理白皮书，为远程护理提供了可参照的政策、程序及标准。美国逐步形成较为完善的远程护理服务。远程护理包括远程护理实践活动。欧美的一些发达国家将远程监护、远程急救、远程咨询指导等运用于远程护理实践中，并积累一定的经验，相关配套设施及体系日渐成熟。目前，远程护理在国外主要运用于手术室、精神科、老年家庭护理、康复、外科手术、肾内科等领域。

我国于 1995 年发表关于远程护理的首篇文献。近几年相关文献的数量增长较快，特别是在新型冠状病毒肺炎疫情暴发后，相关远程护理的文献呈现爆发趋势。2018 年，杨凯涵等在对近 5 年国际护理领域的研究热点进行统计后提到，远程护理系统是新近热点。王浪等指出，我国远程护理偏重于理论性研究；研究地域不均匀，偏向于发达地区；欠缺合作机构；无专业期刊。由此可见，我国远程护理不论在研究数量还是质量上都有很大的发展空间。

2."互联网＋远程护理"管理模式在 COPD 患者中的应用

成立并充实随访小组成员，由医生、护士、康复师、营养师组成随访小组。囿于条件，可不必局限远程护理团队，全科医生及社区护士便可以组成管理团队。通过对小组成员进行相关专业知识培训，借鉴国外远程管理的经验，观看远程护理平台及其操作的相关视频，可提高小组成员的知识及技能，保证远程管理的效果；建立患者信息档案，以智能化电子随访系统作为居家照护计划的传播媒介，将患者全部纳入电子化随访系统统一管理；佩戴微型感应器患者出院后，通过佩戴微型感应器可对患者实时监测，根据远程监测及远程评估提供的及时准确的信息结果，医护人员为居家 COPD 患者做出更好的治疗护理决策，为复诊就医和早期预警提供依据。受制于经济等因素，缺乏可穿戴设备的患者可以采取自我检测，或通过量表评估自己的疾病变化，并进行信息回传；电话回访除了远程监测，随访小组还要定期实施电话回访，全面评估患者，包括临床症状评估、肺功能评估、自我管理能力、生活质量、心理及营养评估等，并针对性制定相应计划。根据居家康复计划，随访小组运用电子随访系统智能推送相关知识，定期随访，进行护理效果强化。医护通过微信、网络视频等技术工具推送 COPD 疾病的相关知识，强调戒烟等健康行为的重要性，指导用药、家庭氧疗、无创机械通气等健康教育项目的落实。根据远程系统反馈的患者饮食情况，营养师进行营养评估，制定营养处方，动态调整，远程指导。康复师根据患者的运动习惯及康复行为的落实情况，制订肺康复计划，提高患者居家锻炼的依从性，并可一定程度地转移患者注意力，疏导心理问题。

陈海燕等探讨"互联网＋远程护理"对 COPD 患者症状及远程照护感知的影响。结果显示，远程护理可改善 COPD 患者症状，患者对远程护理的感受较为积极。李嘉仪等探讨远程护理干预对 COPD 患者康复的影响。研究结果显示，实施远程护理能改善 COPD 患者呼吸困难症状，能提高 COPD 患者的生活质量，能减少 COPD 患者的发病次数；采用电话、QQ 和邮件的方式可实施远程护理；对于部分沟通比较困难的患者，须加强对患者家属的教育，患者家属的积极参与对远程护理实施的效果非常重要。罗琴等将远程护理应用于 1 例无创通气的 COPD 患者中。研究结果显示，远程护理可减少稳定期的 COPD 患者往返医院的频率，与住院治疗相比，既节约费用，又方便患者。

3."互联网＋远程护理"管理模式在 COPD 患者中的应用优势

护理服务的广度被进一步拓宽。该模式不受时空限制，保证了延续护理服务的有效落实，缓解紧张的医患关系。网络技术发展迅速，方式多样，能够依据患者具体情况而采取相适应的远程护理方式。护理人员可利用微信、电子随访系统等网络技术对患者进行远程干预，将居家 COPD 患者与医院专业护理紧密连接在一起，提供便捷的衔接式服务，缩小医护患间的时空距离。通过远程护理系统为医护人员提供更准确和最新的信息，有助于医护人员为居家 COPD 患者做出更好的个性化治疗护理决策，使其能快速获得照护支持。据统计，22.64% 的门诊患者与 20.02% 的住院患者认为"医患沟通不足"是目前医患关系紧张的主要原因。护理人员通过远程交流平台，避免了与患者交流时的空间和时间限制，保证了医护患及时、有效的沟通，增强了个人安全感及患者对医护人员的信任。远程护理不受时空限制的便利性是 COPD 居家患者延续护理服务顺利推进的基础；可以动态、实时地进行远程监测及远程评估 COPD 居家患者相关数据的动态及时反馈，有利于医护人员对 COPD 居家患者进行健康监管的把控。居家患者通过佩戴微型感应器实时监测各项指标，及时反馈信息。医护人员通过远程评估，提供早期、有效的治疗、护理措施，发挥早期预警作用，有助于降低急诊就诊率，既减少医疗资源的过度使用，也减轻患者的家庭经济负担。此外，家庭访视耗时耗力，远程护理既可以动态实时地监管 COPD 居家患者的健康信息，又避免人力资源的浪费；通过远程健康教育和照护支持，可有效提高居家患者的生活质量。COPD 患者除急性期住院治疗，还可进行居家照护和治疗。通过远程护理，患者能够得到有效的医疗服务支持。同时，良好的居家照护有利于稳定患者病情，从而提高居家生活质量。通过远程系统，护理人员可及时、便捷地获取患者相关信息，以提供针对性的远程指导，提高居家患者的自我管理能力。

4."互联网 + 远程护理"管理模式在 COPD 患者中的应用局限性

（1）我国互联网近年取得长足的发展，远程护理在医学服务领域也得到相应应用。但是，我国经济发展存在不平衡，导致信息网络发展不均，一定程度上制约远程护理在全国范围内的拓展延伸。智能手机在老年人群中并未得到普及，部分偏远地区，移动网络信号覆盖缺乏，远程护理能够长足发展，并普惠于广大老年人，需要强有力的互联网信息储备工具。互联网信息技术依然是影响远程护理在我国发展、推广的最主要制约因素。改变这种局面需要政府的全力大力支持。国家现已下发有关"互联网 +"文件与政策，相信随着信息技术的发展，以科技为支点的远程护理在后期配置完善的硬件设备后，会顺利上升一个台阶，为后期 COPD 居家延续护理服务体系的拓展与完善奠定基础。同时，各研发企业需要根据老年人的特点开展易操作、简明的设备及移动 App，与互联网信息技术的发展相匹配。

（2）远程管理人员的知识储备有待进一步提高。诚然，我国护理人员素质大幅度提高，硕士和博士学历护理人员在临床中的投入，带动临床护理人员的整体发展。但是，作为新近研究热点的远程管理模式在临床中应用时，护理人员除需要过硬的专科知识水平外，还需要具备一定的计算机水平。跨学科、多学科背景的护理人员的需求不断提高。提高护理人员计算机水平是成功开展远程医疗的关键。目前，我国信息技术发展迅速，为提高医护人员的计算机水平奠定基础。

（3）经济效益不显著。我国社区卫生服务正处于发展阶段，服务体系的建设不够完善。虽然慢性病居家照护延续性护理的重要性已得到明确，但是，慢性病居家的一系列体系尚不健全。国家的医疗保险及商业保险对居家延续护理方面的费用未纳入其中。面向的群体大多无力承担延续性护理服务的费用。因此，前期的尝试性投入应用是国家资金的投入，并无利润可言。这在一定程度上限制了远程护理的发展。

（4）受社会经济背景、健康状况、教育程度、就医习惯的制约。随着网络通信技术的发展、人工智能的进步，越来越多的人感受到信息化带来的便利，越来越多的人受益。医疗卫生体系信息化的进步亦不可忽视。近年来创办的就医挂号平台、公众号、电子随访等系统，取得一定成效，为院外患者进行信息化管理提供一定基础。但是，远程居家照护系统面对的主体是居家的老年慢性病患者，该群体接受新事物的能力较弱，健康状况较差，通信知识缺乏，自我执行能力弱，远程管理的落实难以保证，这在一定程度上制约远程护理的发展。

参 考 文 献

[1] 敖梅，陈日喜，阮舒华，等. 基于医联体的"1+N"驿站管理在冠心病患者中的应用 [J]. 上海护理，2020，20（11）：7-10.

[2] 敖梅，莫素莹，颜玉贤，等. 医联体模式的"互联网+护理服务"在卒中患者中的应用 [J]. 护士进修杂志，2021，36（3）：210-213.

[3] 敖梅，阮舒华，陈日喜. 冠心病患者基于出院评估单的医院-社区-家庭联动延续护理 [J]. 护理学杂志，2020，35（18）：99-102.

[4] 柏荣伟，叶赟，倪静玉. 二元应对在糖尿病患者及其配偶中的应用进展 [J]. 护理管理杂志，2020，20（7）：496-501.

[5] 毕建芬. COPD患者感知的慢性病管理水平、自我管理能力与生活质量的相关性研究 [D]. 济南：山东大学，2017.

[6] 蔡晖娟. 基于授权理论的家庭访视护理和心理护理对社区老年糖尿病患者积极度及家庭功能的影响观察 [J]. 心理月刊，2020，15（22）：126-127.

[7] 蔡盈. 淮海经济区儿科医联体儿童慢性病护理同质化平台构建 [J]. 中国护理管理，2019，19（S1）：189-191.

[8] 曹癸兰，梁静，陶宝明，等. 医院-社区-家庭联动管理方案的制订及其在冠心病患者二级预防中的应用研究 [J]. 中华护理杂志，2018，53（10）：1157-1162.

[9] 曹毛毛，陈万青. GLOBOCAN 2020全球癌症统计数据解读 [J]. 中国医学前沿杂志（电子版），2021，13（3）：63-69.

[10] 曹琼雅，林进，朱志强，等. 医联体模式下全膝关节置换术患者转诊康复效果的回顾性研究 [J]. 中华现代护理杂志，2017，23（16）：2115-2120.

[11] 曹岳蓉，杨靖华，朱晓燕. 基于医联体以专科护理为核心的模块推进式护联体实践与思考 [J]. 江苏卫生事业管理，2020，31（7）：838-841.

[12] 查震球. 安徽省慢性阻塞性肺疾病流行现状及其危险因素研究 [D]. 合肥：安徽医科大学，2019.

[13] 常红，乔雨晨，孟茜，等. 卒中延续护理研究现状 [J]. 护理研究：上旬版，2017，31（10）：3489-3492.

[14] 陈晨，戴新娟，杨亚，等. 疾病管理理论在炎症性肠病患者中的应用进展 [J]. 护理学杂志，2015，30（17）：109-112.

[15] 陈承立. 青少年糖尿病患儿生活质量与家庭环境的相关性研究 [J]. 糖尿病新世界，2017，20（23）：58-60.

［16］陈海燕，管癸芬，郭月，等．远程护理对慢性阻塞性肺疾病患者症状及远程照护感知的影响［J］．护理学杂志，2021，36（6）：95－97.

［17］陈虹，纪娇，高本林．医联体建设助推分级诊疗实施策略［J］．现代医院，2018（8）：1103－1104，1108.

［18］陈莉．基于奥马哈系统为框架的延续性护理干预对老年冠心病患者治疗依从性及生活质量的影响［J］．黑龙江中医药，2020，49（1）：177－179.

［19］陈丽方．基于老年综合评估的护理协调计划在老年慢性阻塞性肺疾病患者中的应用效果评价［D］．太原：山西医科大学，2013.

［20］陈丽丽．延续护理在控制 2 型糖尿病患者血糖水平中的效果观察及满意度分析［J］．中国冶金工业医学杂志，2021，38（2）：156－157.

［21］陈丽梅，王月华，黄霞，等．糖尿病患者家庭照顾者照顾负担与生活质量的相关性研究［J］．护理研究，2015，29（14）：1692－1695.

［22］陈丽梅．2 型糖尿病患者家庭照顾者照顾负担与生活质量的相关性研究［D］．长沙：湖南师范大学，2015.

［23］陈丽娜，张伟峰，周焕芳，等．基于奥马哈系统的心脏康复方案在 PCI 术后患者中的应用［J］．中华现代护理杂志，2019，25（11）：1336－1340.

［24］陈平，张伟，马燕，等．2 型糖尿病患者生存质量与家庭成员糖尿病防治知信行的关系［J］．社区医学杂志，2015，13（1）：66－68.

［25］陈倩，李令岭，陈茉弦．卒中患者出院前家访及居家环境评估的研究进展［J］．中国康复医学杂志，2019，34（10）：1245－1248.

［26］陈双琴．"互联网＋延续护理" 干预方案对卒中偏瘫患者运动功能康复效果的研究［D］．衡阳：南华大学，2019.

［27］陈爽．医院社区联动护理管理模式对卒中患者康复效果及生活质量的影响［J］．蚌埠医学院学报，2018，43（1）：110－113.

［28］陈素锦，丁玉兰，朱王晓嘉，等．"互联网＋护理服务" 的研究现状及思考［J］．中华现代护理杂志，2021，27（25）：3361－3366.

［29］陈香娟，刘爱红．社区护理学［M］．北京：化学工业出版社，2013：125－128.

［30］陈向宇，香梅，李辉，等．社区管理原发性高血压患者心理健康状况及其影响因素分析［J］．中国慢性病预防与控制，2018，26（6）：416－420.

［31］陈小芳，刘海波．跨理论模型在健康教育中的研究进展［J］．医学与哲学（B），2016，37（9）：73－75，83.

［32］陈也立，杨一恺，贺勇，等．华西－成华区紧密型医联体下检验设备共享模式［J］．预防医学情报杂志，2018，34（10）：1344－1345.

［33］程洁，徐向天，王哲，等．医联体 "专全结合" 慢性病管理模式及其对开展分级诊疗的作用研究［J］．中国全科医学，2018，21（34）：4178－4182.

［34］程娅楠．护士主导的老年综合评估技术在老年 COPD 患者中的应用［D］．太原：山西医科大学，2019.

［35］程宇，郑林林，韩卫星，等．医联体基层医疗机构远程心电图的应用［J］．临床

心电学杂志，2020，29（6）：428 – 430.

[36] 褚书冰. 奥马哈问题分类系统及干预类别在社区 2 型糖尿病自我管理中的应用 [J]. 中国医药指南，2019，17（10）：79 – 80.

[37] 崔瑾，郑显兰，李双子，等. 基于文献分析法的奥马哈系统在我国应用和推广现状研究 [J]. 护理管理杂志，2017，17（8）：562 – 565.

[38] 崔庆庆. 家庭支持系统对空巢偶居老年糖尿病患者的影响 [J]. 循证护理，2017，3（6）：628 – 631.

[39] 戴慧敏，刘伟，吴培红，等. 2 型糖尿病"全科 – 专科"分级诊疗协作管理模式及开展现状研究 [J]. 中国全科医学，2018，21（10）：1188 – 1192.

[40] 戴志敏. 老年糖尿病足患者家庭自我护理效能的影响因素及护理对策探讨 [J]. 中国老年保健医学，2019，17（3）：144 – 146.

[41] 邓晶，刘俐，冷瑶. 医联体实施保障机制研究 [J]. 中国农村卫生事业管理，2020，40（2）：102 – 105.

[42] 邓明，张柠. 医联体服务模式下慢性病患者社区首诊意愿分析 [J]. 中国全科医学，2017，20（36）：4534 – 4538.

[43] 丁春戈，张振香，曹莹，等. 中国居家卒中患者的照护现况及对策 [J]. 中国实用神经疾病杂志，2019，22（1）：67 – 67.

[44] 丁春戈. 居家卒中患者护理分级评估指标体系构建研究 [D]. 郑州：郑州大学，2019.

[45] 丁继玲. 系统化健康教育在原发性高血压患者中的应用效果 [J]. 护理研究，2019，33（5）：898 – 900.

[46] 丁玲，王金柱，姚惠萍，等. 医护一体化科研模式提高三甲医院护理团队科研水平的效果分析 [J]. 现代实用医学，2019，31（8）：1111 – 1113.

[47] 丁蓉霞，戴琳峰. "医院 – 社区 – 家庭"延续性护理对卒中患者遵医依从性的影响 [J]. 解放军护理杂志，2016，33（7）：65 – 67.

[48] 董波，余浏洁，洪学智，等. 新医改环境下公立医院收支风险分析与应对策略 [J]. 中国卫生经济，2018，37（11）：83 – 85.

[49] 董晓楠，张敬敬. 基于奥马哈系统的延续性护理干预对急性 ST 段抬高型心肌梗死行 PCI 患者的影响 [J]. 齐鲁护理杂志，2020，26（11）：12 – 15.

[50] 杜宁凯. 慢性病管理路径建模方法研究与系统应用 [D]. 杭州：浙江大学，2018.

[51] 杜雪平，于晓松. 紧密型医联体和县域医共体新型冠状病毒性肺炎疫情防控指导建议 [J]. 中国全科医学，2020，23（8）：889 – 892.

[52] 段瑞莹. 医联体模式下医疗资源整合策略探究 [J]. 管理观察，2018，38（19）：187 – 188.

[53] 段永丽，喻晓雨，张淑影. 医院 – 社区 – 家庭三位一体管理模式对冠心病患者危险因素及不良心血管事件的影响 [J]. 中国循证心血管医学杂志，2020，12（3）：337 – 338.

［54］方利文，王临虹，吴静．慢性阻塞性肺疾病患者诊断、治疗与管理状况监测评估［J］．中华流行病学杂志，2020，41（7）：1009－1013.

［55］方轩．社区卫生双向转诊在区域性医疗联合体建设中的应用［J］．中医药管理杂志，2021，29（2）：198－199.

［56］方英，贡浩凌，贾悦．以专科护士为主导的健康管理在糖尿病前期患者中的实践研究［J］．护理管理杂志，2019，19（11）：794－798.

［57］房静远，杜奕奇，刘文忠，等．中国慢性胃炎共识意见精简版（2017年，上海）［J］．上海医学，2017，40（12）：705－708.

［58］冯琼，郭莉，徐满丽，等．应用CAT量表评价门诊－病房－家庭三位一体护理模式对COPD患者生活质量的影响［J］．护士进修杂志，2015，30（17）：1547－1549.

［59］冯斯特，李秀芝，李莉，等．我国关于护士处方权的研究进展及建议［J］．护理研究，2020，34（1）：101－104.

［60］符霞军，周凌燕，李春芳，等．“医院－社区－家庭”模式在糖尿病患者延续性护理中的应用［J］．中华现代护理杂志，2019，25（34）：4496－4499.

［61］符晓婷，赵列宾，郭薇薇，等．英国儿科转诊模式及启示［J］．中国卫生资源，2017，20（4）：356－359.

［62］付阿丹，王莉．基于互联网的门诊－病房－家庭三位一体管理模式在2型糖尿病患者中的应用［J］．中国护理管理，2019，19（S1）：75－78.

［63］付瑶，杨敏．老年冠心病冠状动脉支架置入术后预见性护理干预对并发症的影响［J］．中国药物与临床，2021，21（12）：2218－2220.

［64］甘利民．延续性中医护理在慢性伤口中的应用效果［J］．中国社区医师，2021，37（21）：119－120.

［65］甘文云，赵兵，李海明，等．豫南地区慢性阻塞性肺疾病患者稳定期的自我管理［J］．中国老年学杂志，2016，36（24）：6184－6186.

［66］甘勇，杨婷婷，刘建新，等．国内外卒中流行趋势及影响因素研究进展［J］．中国预防医学杂志，2019，20（2）：139－144.

［67］高娟．医联体模式下的延续性护理对冠心病PCI患者术后危险因素及二级预防用药依从性的影响［J］．全科护理，2021，19（7）：1001－1003.

［68］高丽梅，王明珠，梅婷，等．医生、护士、社工三位一体长期护理对卒中患者日常生活活动能力和主观健康感受能力的影响［J］．全科护理，2019，17（34）：4355－4358.

［69］高强，肖锦铖．资源配置视角下的医联体建设探讨［J］．卫生软科学，2019，33（10）：11－14.

［70］高擎擎，万巧琴，尚少梅．应用奥马哈系统进行糖尿病患者家庭访视健康问题评估的实践［J］．中国护理管理，2017，17（5）：672－675.

［71］高圆圆，居蓉，毛荣，等．医联体模式下全科师资队伍建设探索［J］．中国毕业后医学教育，2021，5（2）：186－189.

[72] 葛均波，徐永健. 内科学［M］. 9版. 北京：人民卫生出版社，2018：21.

[73] 葛明玉，邱定金，钱国利，等. 居家卒中吞咽障碍患者的社区护理干预体会［J］. 护理与康复，2012，11（6）：588-589.

[74] 宫芳芳，孙喜琢，李亚男. 建设中国特色国际一流整合型优质医疗服务体系：以深圳市罗湖医院集团为例［J］. 中国全科医学，2021，24（19）：2408-2411，2417.

[75] 龚伟伟，赵太宏，朱一俊. 不同医联体管理模式下医师能力提升的探究［J］. 中国卫生质量管理，2018，25（2）：120-123.

[76] 顾艳芬，田小英，陆叶. 卒中患者带管出院的延续护理［J］. 实用临床医药杂志，2018，22（24）：113-115.

[77] 郭红民. 基于奥马哈系统的产褥期延续性护理方案的构建及其在产妇中的应用研究［D］. 唐山：华北理工大学，2021.

[78] 郭辉，沙丽艳，蒲丛珊，等. "互联网+"应用于术后患者延续性护理的研究进展［J］. 中国护理管理，2019，19（7）：1045-1049.

[79] 郭丽敏，马莉，佟子川，等. 基于专科医师-社区医师医联体序贯式冠心病患者管理新模式［J］. 中国研究型医院，2018，5（2）：21-24.

[80] 郭燕青，陈四萍，彭方依. "互联网+"技术优化医养护模式对老年糖尿病患者的干预效果［J］. 中国当代医药，2021，28（13）：123-126.

[81] 国家基层高血压防治管理指南2020版［J］. 中国医学前沿杂志（电子版），2021，13（4）：26-37.

[82] 国家卫生计生委关于开展医疗联合体建设试点工作的指导意见［J］. 中华人民共和国国家卫生和计划生育委员会公报，2016，14（12）：47-50.

[83] 国家卫生计生委疾病预防控制局. 中国居民营养与慢性病状况报告［M］. 北京：人民卫生出版社，2015.

[84] 杨璞. 最新版《中国脑卒中防治指导规范》发布［N］. 家庭医生报，2021-11-29（001）.

[85] 国家心血管病中心. 中国心血管病报告2018［M］. 北京：中国大百科全书出版社，2018：1-224.

[86] 韩凌. 医护一体化模式结合临床路径在糖尿病患者健康教育中的应用效果评价［J］. 青海医药杂志，2020，50（5）：35-37.

[87] 韩胜昔，潘常青，袁骏毅，等. 基于肺癌早期筛查及防治一体化的医联体体系化建设［J］. 中国医院管理，2019，39（12）：8-10.

[88] 韩世范，孟伊霏，曹妍. 在健康中国战略下实施护士处方权的必要性［J］. 全科护理，2019，17（33）：4198-4199，4234.

[89] 韩雅玲. 健康中国健康心脏［J］. 中华心血管病杂志，2020，48（1）：1-2.

[90] 韩晔，杨静，郑磊，等. 医联体内药品供应保障统一管理及临床合理用药衔接模式探析［J］. 中国医院，2020，24（6）：42-43.

[91] 郝云霞，周政，刘庆荣，等. 从心血管专科发展看护理在心脏康复中的作用

　　　　［J］. 中华护理杂志，2015，50（6）：645 – 649.

［92］何国平，赵秋利，王健，等. 社区护理理论与实践［M］. 北京：人民卫生出版社，2018：183.

［93］何鹤，陈银海，何井华，等. 我国医联体进展现状研究［J］. 实用医学杂志，2017，33（24）：4193 – 4196.

［94］何兴月，郝佳琪，杨辉，等. 卒中患者家庭护理评估工具的研究进展［J］. 中国全科医学，2021，24（12）：1564 – 1569.

［95］何玉琢，徐伟，王海波，等. 安徽省 40 岁及以上人群慢性呼吸道症状流行及慢性阻塞性肺疾病认知现状［J］. 中国慢性病预防与控制，2021，29（3）：172 – 177.

［96］洪丹，余巧敏，戚维芬，等. 互联网 + 注册护士上门服务现状及原因分析［J］. 中医药管理杂志，2020，28（10）：27 – 30.

［97］胡建，许庆超，李萍，等. 冠心病患者家庭功能状况及其影响因素分析［J］. 国际护理学杂志，2017，36（24）：3348 – 3352.

［98］胡建利，盛芝仁，张涛，等. 宁波市"互联网 + 护理服务"居家服务模式的探索和实践［J］. 中华医院管理杂志，2019，（35）：1023 – 1026.

［99］胡庆花，洪爱英. 医院 – 社区 – 家庭三元联动护理模式在老年 2 型糖尿病患者中的应用效果分析［J］. 全科护理，2021，19（21）：2909 – 2911.

［100］胡胜寿. 中国心血管健康与疾病报告 2020 概要［J］. 中国循环杂志，2021，36（6）：521 – 545.

［101］胡义婷. 社区医院缺血性卒中医护一体化护理模式的构建和应用研究［D］. 成都：成都中医药大学，2017.

［102］黄波霞，江敏，吴莹. 门诊早期 2 型糖尿病患者引入奥马哈系统理论的效果分析［J］. 徐州医科大学学报，2019，39（4）：306 – 309.

［103］黄淑芳，管玉梅，黄宴萍，等. 奥马哈问题分类表在卒中住院患者评估中的应用［J］. 护理学杂志，2014，29（9）：33 – 36.

［104］黄显官，王林智，余郭莉，等. 医联体模式及其发展的研究［J］. 卫生经济研究，2016，33（3）：10 – 12.

［105］黄玉玲. 区域性医联体药学服务发展问题与思考［J］. 中南药学，2018，16（10）：1492 – 1495.

［106］黄跃师，袁长蓉，宋晓萍，等. "互联网 + 护理服务"的发展现状［J］. 护理研究，2020，34（8）：1388 – 1393.

［107］黄站梅，余瑾. 胰岛素强化治疗结合综合护理干预在老年糖尿病患者中的应用效果［J］. 中国当代医药，2019，26（32）：227 – 229，232.

［108］黄峥，白井双，蔡立柏，等. 基于远程平台的区域协同管理在农村患者冠状动脉介入治疗中的应用［J］. 护理学杂志，2021，36（14）：19 – 22.

［109］霍少娟. 慢性阻塞性肺疾病患者的肺康复训练知信行问卷编制及应用［D］. 兰州：兰州大学，2019.

[110] 王一然，王奇金. 慢性病防治的重点和难点：《中国防治慢性病中长期规划（2017—2025 年）》研读 [J]. 第二国医大学学报，2017，38（7）：828 – 831.

[111] 贾秀芬，王君俏，杨雅，等. 社区 COPD 患者家庭疾病管理现状调查 [J]. 护理学杂志，2014，29（19）：11 – 14.

[112] 蒋恩，严娟，郑逸飞，等. 新医改背景下紧密型医联体模式初探 [J]. 江苏卫生事业管理，2021，32（6）：711 – 714.

[113] 蒋继泽，倪睿涵，楚兰. 轻 – 中度饮酒与卒中发病相关问题的研究进展 [J]. 癫痫与神经电生理学杂志，2021，30（3）：185 – 188.

[114] 蒋维芃，宋元林. 家庭无创正压通气治疗稳定期慢性阻塞性肺疾病：现状与展望 [J]. 北京医学，2020，42（12）：1278 – 1280.

[115] 蒋文晶. 安徽某三甲医院医联体建设与管理 [J]. 中医药管理杂志，2020，28（17）：9 – 11.

[116] 焦梦映. 高血压慢性病管理路径的设计与应用 [D]. 杭州：浙江大学，2017.

[117] 金玲芝，林文华，黄丹倩，等. 基于 SWOT-CLPV 理论下的"医联体"发展现状与管理对策 [J]. 中医药管理杂志，2021，29（8）：231 – 232.

[118] 金央波. 建立标准化医护沟通方法对心血管内科管理质量的影响 [J]. 中医药管理杂志，2020，28（16）：170 – 172.

[119] 康静波. 癌症是一种可控可治的慢性病 [J]. 慢性病学杂志，2015，16（4）：360 – 361，366.

[120] 孔灵芝. 健康中国 – 使命与责任 [J]. 首都公共卫生，2019，13（3）：113 – 114.

[121] 雷凯春，岳红梅. 吸烟对慢性阻塞性肺疾病患者肺功能的影响 [J]. 中国药物滥用防治杂志，2021，27（3）：294 – 297.

[122] 雷诗琪，黎雅思，王前强. 我国"互联网 +"医联体的发展现状及存在问题 [J]. 卫生软科学，2018，32（12）：15 – 17，35.

[123] 雷祎，赵捷宇，黄瀠姗，等. 医联体模式下慢性病药品对接现况分析 [J]. 中国医院管理，2017，37（10）：52 – 54.

[124] 李超. 探讨家庭医生主导的延伸管理在慢性阻塞性肺疾病（COPD）患者自我管理中的应用效果 [J]. 中国社区医师，2021，37（24）：140 – 141.

[125] 李春玉，姜丽萍. 社区护理学 [M]. 北京：人民卫生出版社，2017.

[126] 李凡，高臻，盛春风，蒋炯，等. 移动互联网信息平台在慢性阻塞性肺疾病分级诊疗中的应用效果研究 [J]. 中国全科医学，2018，21（30）：3730 – 3734.

[127] 李海平. 医联体模式下一体化护理管理在卒中患者康复中的应用分析 [J]. 中国医药科学，2021，11（14）：139 – 142.

[128] 李晗. 医院 – 社区 – 家庭对接的延续性护理在卒中康复期患者中的应用 [J]. 山西医药杂志，2020，49（13）：1748 – 1750.

[129] 李继平，李李. 医护一体化优质服务模式探索 [J]. 中国护理管理，2012，12（12）：5 – 7.

［130］李佳梅，成守珍，张朝晖，等．延续护理对慢性阻塞性肺疾病患者生存质量的影响［J］．中华护理杂志，2012，47（7）：603－606．

［131］李嘉仪，段鸿露，刘雪琴．慢性阻塞性肺疾病患者的远程护理干预［J］．护理学杂志，2014，29（19）：8－10．

［132］李杰，张玛丽，赵聪聪，等．医院－社区－家庭延续护理模式在2型糖尿病患者中的应用效果［J］．世界最新医学信息文摘（连续型电子期刊），2020，20（A1）：140－141．

［133］李洁琼，张蜜，惠沼沼，等．奥马哈系统应用于冠心病患者护理描述的对比分析［J］．中国实用护理杂志，2019，35，（25）：1956－1960．

［134］李精健，苟菊香，周倩，等．非试点省份护士对"互联网＋护理服务"意愿调查［J］．中华护理杂志，2020，12：1825－1830．

［135］李君．医院－社区－家庭一体化干预在冠心病PCI患者疾病控制中的效果［J］．中国临床护理，2020，12（1）：43－46．

［136］李露露．医护一体化合作模式在幼儿经纤支镜支气管异物取出术围术期的应用效果研究［D］．郑州：郑州大学，2019．

［137］李美婷．医联体－家庭签约及个性化中医养生干预在慢性病中的应用效果［J］．中国当代医药，2015，22（15）：141－143．

［138］李梦斐．我国"医联体"发展现状与对策研究［D］．济南：山东大学，2017．

［139］李敏，孙小平，邓扬嘉，等．探讨在三级甲等中医院急诊－发热门诊－感染病房一体化运行机制模式［J］．中国中医急症，2021，30（10）：1844－1847．

［140］李明燊．2018年长春市居民四种慢性病患病现状及其影响因素研究［D］．长春：吉林大学，2020．

［141］李念念，赵允伍，尹红艳，等．医联体发展困境与策略浅析［J］．中国卫生事业管理，2017，34（8）：561－562．

［142］李强．冠脉介入治疗术后患者药物依从性调查及影响因素分析［D］．长春：吉林大学，2018．

［143］李清．老年糖尿病患者老年综合评估量表观察与干预探讨［D］．广西：广西医科大学，2017．

［144］李蓉．医联体模式下家庭医生团队服务对社区老年糖尿病患者自我管理能力及健康状况的影响研究［D］．广州：南方医科大学，2019．

［145］李婷婷，邵蕾．医护一体化模式对提高手术室护理质量的影响［J］．国际护理学杂志，2021，40（8）：1351－1353．

［146］李小莹，周永建．我国分级诊疗实施过程中的问题及对策［J］．中国集体经济，2019（3）：166－168．

［147］李彦蓉，林平，陈巍，等．基于奥马哈系统的心脏康复管理方案在经皮冠状动脉介入治疗患者中的应用［J］．解放军护理杂志，2018，35（12）：59－63．

［148］李艳，王永琼，王安琪，等．老年慢性病家庭照顾者研究现状［J］．全科护理，2019，17（33）：4131－4134．

[149] 李艳茹，吴亚，冯月梅，等. 反式脂肪酸与慢性非传染性疾病关系研究进展 [J]. 中华疾病控制杂志，2020，24（11）：1332-1337.

[150] 李莹爽，张振香. 社区卒中患者照护需求的研究进展 [J]. 中国实用神经疾病杂志，2017，20（14）：114-116.

[151] 李莹爽. 基于 ADL 评分的居家卒中患者专业化照护需求的工具研制及应用 [D]. 郑州：郑州大学，2017.

[152] 李园，骆蓉，张普洪. 减盐防控慢性病进展 [J]. 中华预防医学杂志，2018，52（7）：757-761.

[153] 梁丹，车荣飞，范冠华. 基于新技术模式运用的同伴连带教育在糖尿病管理中的研究进展 [J]. 中国健康教育，2021，37（2）：149-152.

[154] 梁建群. 华阴市卒中患者长期照护现状与需求研究 [D]. 西安：第四军医大学，2015.

[155] 梁思园，何莉，宋宿杭，等. 我国医疗联合体发展和实践典型分析 [J]. 中国卫生政策研究，2016，9（5）：42-48.

[156] 梁茵. 中老年 2 型糖尿病患者家庭支持、心理韧性与糖尿病痛苦的关系 [D]. 北京：北京中医药大学，2018.

[157] 梁宗强，赵延红，黄若文，等. 基于慢性病管理和双向转诊的区域分级诊疗信息化建设实践与探讨 [J]. 中国数字医学，2017，12（6）：16-18.

[158] 廖安琪，阮丽娟. 奥马哈系统在糖尿病临床护理中的应用进展 [J]. 天津护理，2019，27（3）：373-375.

[159] 廖茂，程潇艺，王燕. 基于问题导向的慢性病护理干预行为对提高老年慢性阻塞性肺疾病（COPD）患者自我管理能力、负面情绪及生活质量的效果 [J]. 中国健康心理学杂志，2018，26（11）：1697-1702.

[160] 林燕羡，郑振佺，提童博，等. 我国医疗联合体绩效评价研究综述 [J]. 福建医科大学学报（社会科学版），2019，20（4）：20-24，71.

[161] 凌涛，李嘉琪，计成，等. 我国医疗联合体政策梳理及现状分析 [J]. 中国医院，2020，24（7）：29-32.

[162] 刘必琴，顾志娥，胡娅莉，等. 基于医联体的卒中后失能老年患者延续护理实践 [J]. 上海护理，2020，20（9）：32-35.

[163] 刘春红，赵惠芬，胡蓉芳. 2 型糖尿病患者自我管理行为与健康信念及家庭功能的相关性 [J]. 解放军医学杂志，2018，43（11）：989-990.

[164] 刘国栋，王桦，汪琦，等. 四大类主要慢性病流行现状与应对策略 [J]. 中国社会医学杂志，2017，34（1）：53-56.

[165] 刘嘉，汪沙，司景革，等. 医护患一体化护理在子宫腺肌病患者高强度聚焦超声治疗围术期疼痛管理中的应用 [J]. 中国医药导报，2021，18（13）：164-167，180.

[166] 刘可慧，李安琪，吉慧，等. 淮安农村地区糖尿病患者家庭灾难性卫生支出分析 [J]. 南京医科大学学报（社会科学版），2019，19（1）：58-61.

［167］刘俐，冷瑶，邓晶．美国整合医疗对我国医联体建设的启示［J］．卫生软科学，2021，35（2）：93 - 97．

［168］刘曼，刘晓亭，董博，等．延续性护理对冠心病患者抑郁情绪影响的系统评价［J］．护理学报，2017，24（1）：47 - 52．

［169］刘敏，何蕾，潘爱红，等．基于互联网的延续护理模式在 2 型糖尿病患者中的应用［J］．中国护理管理，2021，21（11）：1655 - 1659．

［170］刘明月．慢性病高危人群健康素养、医疗风险感知对健康行为的影响［D］．延边：延边大学，2019．

［171］刘其兰．以自我管理能力为核心的过渡期护理模式在 COPD 患者中的应用研究［D］．遵义：遵义医科大学，2019．

［172］刘巧艳，蒋青青，陈帆，等．我国医疗联合体建设 SWOT 分析［J］．解放军医院管理杂志，2019，26（7）：616 - 619．

［173］刘芹，刘伟，朱慧君．高血压自我管理小组在社区健康教育中的应用［J］．中国初级卫生保健，2020，34（9）：109 - 111．

［174］刘庆，孙妙，邹余粮，等．西安市雁塔区医联体双向转诊运行机制探索［J］．现代医院管理，2018，16（3）：57 - 61．

［175］刘胜兰，娜荷芽，张欣，等．糖尿病患者家庭支持情况及其对运动行为的影响［J］．中华疾病控制杂志，2018，22（8）：781 - 785．

［176］刘婷阳，邓桂元，赖娟．冠心病支架植入术后患者运动恐惧调查及影响因素分析［J］．齐鲁护理杂志，2020，26（8）：109 - 112．

［177］刘旺菊．门诊 - 病房 - 家庭三位一体护理干预对慢性阻塞性肺疾病患者生活质量的影响［J］．慢性病学杂志，2017，18（5）：536 - 538．

［178］刘晓娜，张华，赵根明，等．我国慢性病预防与控制发展历程［J］．公共卫生与预防医学，2015，26（2）：79 - 83．

［179］刘旭莹，刘力瑞，樊霞．2 型糖尿病家庭照顾者知信行及其对患者自我管理行为的影响［J］．中国慢性病预防与控制，2018，26（2）：159 - 161．

［180］刘旭莹．延安市 2 型糖尿病家庭照顾者知信行与患者自我管理行为的相关性研究［D］．延安：延安大学，2018．

［181］刘学英，陈冰，阮小玲，等．伤口造口门诊的标准化管理［J］．护理学杂志，2017，32（22）：41 - 43．

［182］刘艳，余雨枫，易文琳，等．2010—2019 年中国孕妇焦虑检出率的 Meta 分析［J］．中西医结合护理（中英文），2020，6（10）：74 - 79．

［183］刘洋．医联体模式下一体化护理管理在卒中患者康复中的应用分析［J］．按摩与康复医学，2020，11（14）：64 - 65，71．

［184］刘样．2 型糖尿病老年患者自我效能与其家庭功能间的相关性分析［J］．基层医学论坛，2017，21（12）：1580 - 1581．

［185］刘颖，奚春花，孙艳霞．糖尿病视网膜病变患者残障接受度与家庭亲密度和适应性的关系研究［J］．护理学杂志，2019，34（10）：76 - 79．

［186］刘玉龙，孙燕，李璘，等. 基层医疗机构医联体药事管理发展的现状与思考 ［J］. 安徽医药，2020，24（9）：1884－1887.

［187］刘志强，何斐，蔡琳. 吸烟、被动吸烟与肺癌发病风险的病例对照研究 ［J］. 中华疾病控制杂志，2015，19（2）：145－149.

［188］陆浩南，郑则广，刘妮，等. 慢性阻塞性肺疾病网络辅助诊疗平台的应用探讨 ［J］. 中国全科医学，2016，19（31）：3799－3802.

［189］陆琴. 冠心病患者性知识认知现状及性健康教育需求的调查研究 ［D］. 杭州：浙江大学，2012.

［190］陆舒婷. "医院－社区－家庭"三位一体原发性高血压微信管理平台的构建及验证 ［D］. 南京：南京中医药大学，2018.

［191］吕芳. 松原地区成人慢性病患病现况及其影响因素分析 ［D］. 长春：吉林大学，2013.

［192］吕霞. 基于奥马哈系统的延续护理在 PCI 患者心脏康复早期的应用及评价 ［D］. 重庆：重庆医科大学，2017.

［193］罗莎. iPad 视频宣教结合健康日记对 2 型糖尿病住院患者健康管理效果的研究 ［D］. 成都：成都中医药大学，2019.

［194］罗艳，陈卓. 冠心病住院患者常用护理诊断、结局和措施分析 ［J］. 临床医学研究与实践，2016，1（19）：181－182.

［195］马长娥. 医联体环境下慢性病的管理模式研究 ［D］. 北京：北京中医药大学，2015.

［196］马晨，刘晓迪，修璟威，等. 我国慢性病防治体系的发展与现状 ［J］. 职业与健康，2018，34（8）：1136－1139.

［197］马程程. 远程家庭血压监测结合手机 App 在社区高血压管理中的初步探讨 ［D］. 合肥：安徽医科大学，2019.

［198］马冬花，丁萍. 安徽省护士处方权职权范围实践性研究 ［J］. 护理研究，2018，32（1）：6－7，12.

［199］马林，巢宝华，曹雷，等. 2007—2017 年中国卒中流行趋势及特征分析 ［J］. 中华脑血管病杂志（电子版），2020，14（5）：253－258.

［200］马瑞丽. 奥马哈系统在卒中患者护理中的应用 ［D］. 郑州：郑州大学，2015.

［201］马伟光，郭爱敏，崔英，等. 基于网络的自我管理模式在慢性阻塞性肺疾病患者中的应用研究 ［J］. 中华护理杂志，2015，50（8）：901－905.

［202］马伟红. 医院－社区联动干预对慢性伤口患者延续性护理的研究 ［J］. 中国社区医师，2021，37（2）：150－151.

［203］马晓峰，张华. 县级医院医疗联合体建设探索与思考 ［J］. 中国医院，2018，22（2）：36－39.

［204］马秀华，马新翠，吴利纳. 托管模式下医疗联合体内部运行机制实践与思考 ［J］. 中国卫生质量管理，2021，28（5）：98－101.

［205］马亚，张敏敏. 基于 PEST-SWOT 模型的医联体发展策略研究 ［J］. 江苏科技信

息，2020，37（35）：49－51.

［206］慢性阻塞性肺疾病急性加重抗感染治疗中国专家共识编写组. 慢性阻塞性肺疾病急性加重抗感染治疗中国专家共识［J］. 国际呼吸杂志，2019，39（17）：1281－1296.

［207］孟德平. 应用奥马哈系统对冠脉搭桥术后患者延续护理干预及效果评价［D］. 青岛：青岛大学，2019.

［208］孟茜，乔雨晨，刘媛，等. 卒中居家护理评估的研究进展［J］. 现代临床护理，2016（4）：55－60.

［209］倪婷娟，郭航远. 医联体架构下心脏康复模式的构建［J］. 中国全科学，2019，22（12）：1 400－1404.

［210］聂圣肖，王蕾. 全国 743 家医院 PICC 专科护理门诊开设情况的调查研究［J］. 中华现代护理杂志，2019，25（29）：3728－3732.

［211］聂小莺，倪鑫，马薇，等. 公立医院托管模式探索：北京儿童医院托管保定市儿童医院实践［J］. 中国医院，2017，21（10）：31－33.

［212］宁新惠，杨帆，王文君，等. 医联体对社区原发性高血压患者的分级诊疗和规范化管理的作用［J］. 岭南心血管病杂志，2018，24（5）：576－580.

［213］牛萌. 社区老年原发性高血压患者综合评估指标体系的构建研究［D］. 银川：宁夏医科大学，2020.

［214］钮娅丽. 医院－社区－家庭联动模式护理对冠心病患者自我管理行为及生活质量的影响［J］. 中国校医，2021，35（4）：287－288，291.

［215］潘广辉，王金枝，何琼. 医院－社区－家庭一体化管理对慢性阻塞性肺疾病高龄患者生命质量的影响［J］. 中国当代医药，2019，26（3）：215－219.

［216］庞国明. 糖尿病诊疗全书［M］. 北京：中国中医药出版社，2016：98.

［217］彭晶. 基于互联网技术的延续护理在肺癌化疗患者中的应用研究［D］. 长沙：湖南中医药大学，2020.

［218］彭丽娟，陈颖，徐飞. 以奥马哈系统为指导的个体化护理对老年冠心病患者的影响［J］. 护理实践与研究，2017，14（12）：7－9.

［219］彭闵，许景灿，周秋红，等. 基于个人与家庭自我管理理论的 2 型糖尿病患者足部自我管理行为的情境因素分析［J］. 解放军护理杂志，2019，36（2）：21－25.

［220］彭易，王岚，邹静. 奥马哈系统在慢性病管理中的应用研究进展［J］. 中国护理管理，2015，15（12）：1499－1502.

［221］钱彦蕾，罗朋立. 慢性病患者用药依从性问题及信息技术在依从性管理中的应用［J］. 当代医学，2019，25（4）：180－183.

［222］钱珍光，王艳羣，朱艳娇. 医联体制度下患者就医模式转变的困境与应对策略［J］. 中国医院，2019，23（2）：20－22.

［223］秦江梅. 国家基本公共卫生服务项目进展［J］. 中国公共卫生，2017，33（9）：1289－1297.

［224］秦莉．"互联网＋"慢性病管理模式在 2 型糖尿病患者中的应用［J］．中国药物与临床，2019，19（18）：3265－3266．

［225］秦玉霞．基于医院的延续性护理对慢性心力衰竭患者自我护理能力及生活质量的影响［D］．合肥：安徽医科大学，2014．

［226］曲星，叶芳．我国医联体医务人员诊疗能力现况研究［J］．中国医药导报，2016，13（18）：188－192．

［227］任安霁，潘思，邓海骏，等．基于医护到家平台的护士参与"互联网＋护理服务"现状调查［J］．护理学杂志，2020，35（5）：56－59．

［228］任海燕，宋瑰琦，韦学萍，等．综合医院高年资护士进社区方案的构建与实践［J］．中华护理杂志，2018，53（10）：1174－1178．

［229］任孟尧，曹晓婧，王恩宇，等．基于 SWOT-CLPV 理论下的"医联体"发展现状及对策探讨［J］．中国卫生产业，2020，17（1）：86－89，92．

［230］荣健，戈艳红，陈贵梅，等．2010－2019 年中国 40 岁及以上成人慢性阻塞性肺疾病患病率的 meta 分析［J］．现代预防医学，2020，47（13）：2305－2309，2336．

［231］荣健，戈艳红，孟娜娜，等．2010—2019 年中国老年人抑郁症患病率的 Meta 分析［J］．中国循证医学杂志，2020，20（1）：26－31．

［232］阮舒华，敖梅，林凤，等．医联体内四元联动对改善慢性心力衰竭患者预后的影响［J］．护理学报，2020，27（20）：17－19．

［233］申桂芳．医护小组联合查房在规避 ICU 患者护理缺陷中的应用［J］．中西医结合护理（中英文），2016，2（1）：45－47，50．

［234］申倩，祝楠波，余灿清，等．中国成年人吸烟与心血管疾病发病风险的关联及其性别差异分析［J］．中华流行病学杂志，2018，39（1）：8－15．

［235］沈宛颖，曾昱兴，李文豪，等．基于 GBD 大数据的中国抑郁负担现状和趋势分析［J］．职业与健康，2021，37（8）：1087－1092．

［236］沈小娟，孙绍荣．分级诊疗制度下中西医防治慢性阻塞性肺疾病管理模式探讨［J］．中国农村卫生事业管理，2020，40（5）：373－376．

［237］沈忆光．保健人群重点慢性病监测信息系统设计与实现［D］．北京：中国疾病预防控制中心，2013．

［238］施华秀，林玉妹，陈集商，等．分级诊疗背景下慢性胃肠病管理模式的探索［J］．福建医药杂志，2019，41（3）：145－147．

［239］施秀霞，刘雨青，苏进晓．医院－社区－家庭护理模式在慢性阻塞性肺疾病患者中的应用及效果分析［J］．中国初级卫生保健，2018，32（7）：47－49．

［240］石志宜，张盼盼，程秋泓，等．人文关怀能力在规范化培训护士职业认同感与离职意愿间的中介效应［J］．全科护理，2019，17（35）：4365－4369．

［241］史素丽，曹凤英，罗永伟，等．老年慢阻肺患者疾病知识和社区干预需求调查［J］．现代预防医学，2013，40（2）：257－261．

［242］史宇颖，陈秀芹，等．奥马哈系统对冠心病 PCI 术后患者实施延续护理干预的

影响［J］. 国际护理学杂志，2018，37（12）：1585 – 1590.

［243］中国卫生编辑部. 四种医联体组织模式［J］. 中国卫生，2017，33（5）：15.

［244］宋安琪. 医疗保险对慢性病患者就医行为及医疗负担的影响［D］. 哈尔滨：哈尔滨医科大学，2017.

［245］隋伟玉，魏丽丽，闫甜甜，等. 以奥马哈系统为指导的早期 T2DM 患者全程化护理管理模式的构建与实施［J］. 护士进修杂志，2015，30（15）：1347 – 1351.

［246］孙锟. 新华 – 崇明区域医疗联合体建设实践与思考［J］. 中国医院，2018，22（11）：21 – 23.

［247］孙漫菲，童丹，冯志仙. 医护沟通状况及其影响因素的研究进展［J］. 护理学杂志，2018，33（6）：110 – 113.

［248］孙涛，殷东，张家睿，等. 我国区域医疗联合体的理论研究现况与实践进程［J］. 中国全科医学，2019，22（31）：3871 – 3875.

［249］谭均莲，郑玲玲，张宇，等. 眼外伤门诊急诊与住院病房一体化管理的实践与探讨［J］. 眼科学报，2017，32（3）：143 – 147.

［250］唐玉侠. 高年资护士对社区 2 型糖尿病患者血糖控制的效果研究［D］. 合肥：安徽医科大学，2019.

［251］唐志红，于卫华，饶晓岚，等. 医养结合 – 四元联动整合照护模型的实践［J］. 中华护理杂志，2017，52（1）：40 – 43.

［252］滕云，刘美丽，张雪梅. 医院 – 家庭一体化延续性护理在老年糖尿病患者中的应用效果［J］. 护理研究，2018，32（21）：3461 – 3462.

［253］田露，陈英. "互联网 +" 延续护理的研究进展［J］. 护理学杂志，2019，34（17）：17 – 20.

［254］田苹. 医院 – 社区 – 家庭护理干预模式在卒中患者康复中的应用［J］. 中国护理管理，2015，15（10）：1157 – 1159.

［255］万素馨，方伟，孙秋艳. "互联网 + 医联体" 一体化药学服务体系的构建及实践［J］. 中国药房，2019，30（23）：3199 – 3204.

［256］王冰花，汪晖，王成爽. 出院准备服务评估工具的研究进展［J］. 护士进修杂志，2020，35（4）：330 – 333.

［257］王传中，陈德炤，李平，等. 运动对慢性病干预效果的研究进展［J］. 现代预防医学，2021，48（4）：710 – 713.

［258］王东博，李建，卢九星，等. 我国医联体发展现状及对策探讨［J］. 中国医院，2019，23（1）：47 – 48.

［259］王芳，袁丽. 居家糖尿病足患者核心护理问题的确定［J］. 护理学杂志，2018，33（11）：100 – 102.

［260］王海丰，修可鹏，张楠，等. 区域医联体模式下探路分级诊疗的实践与思考——以青岛市即墨区医联体为例［J］. 中国卫生产业，2019，16（4）：193 – 196.

[261] 王海花，张彩虹，王秀华，等. 慢性阻塞性肺疾病患者自我管理量表的编制策略及条目筛选［J］. 现代预防医学，2012，39（21）：5577 – 5580.

[262] 王海玉. 共享经济视角下医联体资源共享平台的构建［J］. 市场周刊（理论研究），2018，41（4）：156 – 158.

[263] 王虎峰. 我国医联体的功能定位与发展趋势——以罗湖医疗集团为例［J］. 卫生经济研究，2018，376（8）：3 – 6.

[264] 王景，于洋，张海丽，等. 中医医联体家庭医生团队慢性病管理模式的探讨［J］. 中国医院管理，2020，40（7）：94 – 96.

[265] 王菊艳，高砚珠. 医院 – 社区 – 家庭一体化护理模式在冠心病 PCI 术后患者中的应用效果［J］. 慢性病学杂志，2019，20（5）：699 – 700，703.

[266] 王岚，郑金萍，沈悦好，等. 基于 ICF 的慢性阻塞性肺疾病综合评估指标体系的构建研［J］. 中国全科医学，2021，24（10）：1289 – 1293.

[267] 王莉，付阿丹，黄艳，等. "互联网 +" 医院 – 社区 – 家庭合作型护理服务模式的建立与实践［J］. 中国护理管理，2019，19（11）：1617 – 1621.

[268] 王莉斐，廖晓阳，刘长明，等. 医联体内"全专联合"的心房颤动一体化管理模式建设［J］. 中华全科医师杂志，2020，19（10）：957 – 961.

[269] 王丽，舒春梅. 基于文献计量学的中国日间病房管理研究现状与趋势分析［J］. 中华现代护理杂志，2016，22（21）：3069 – 3072.

[270] 王丽，王志中，杜婷. 医联体背景下健康社会工作服务模式构建研究［J］. 中国卫生事业管理，2020，37（9）：718 – 720.

[271] 王丽亚，于素贞，辛庆锋. 冠心病 PCI 术后患者心理健康分析与护理对策［J］. 循证护理，2017，3（1）：59 – 61.

[272] 王临虹，周脉耕，马吉祥，等. 慢性非传染性疾病预防与控制［M］. 北京：人民卫生出版社，2018：1 – 32.

[273] 王陇德，吉训明，康德智，等. 《中国卒中中心报告 2020》概要［J］. 中国脑血管病杂志，2021，18（11）：737 – 743.

[274] 王陇德，彭斌，张鸿祺，等. 《中国卒中防治报告 2020》概要［J］. 中国脑血管病杂志，2022，19（2）：136 – 144.

[275] 王璐，马文君，张伟丽，等. 基于 ICCC 框架的医联体模式下高血压健康管理实践分析［J］. 中国初级卫生保健，2021，35（4）：14 – 18.

[276] 王蜜源，刘佳，吴鑫，等. 近十年中国大学生抑郁症患病率的 meta 分析［J］. 海南医学院学报，2020，26（9）：686 – 693，699.

[277] 王敏. 乌鲁木齐市不同养老模式下老年人 COPD 健康相关认知及需求调查研究［D］. 乌鲁木齐：新疆医科大学，2021.

[278] 王瑞娟. 甘肃省三市养老机构老年慢性病患者服药依从性研究［D］. 兰州：兰州大学，2020.

[279] 王少玲，黄金月. 延续护理实践的现状与发展趋势［J］. 中国护理管理，2017，17（4）：433 – 438.

［280］王胜琴. 医护一体化管理模式在慢性伤口治疗中的效果研究［J］. 当代护士（上旬刊），2019，26（9）：80-81.

［281］王诗镔. 吉林省成人慢性病及其危险因素现况研究［D］. 长春：吉林大学，2015.

［282］王守锋，王佐卿. 专科医生在全科医学培训基地建设中的作用探讨［J］. 中国医院管理，2015，35（7）：56-57.

［283］王帅颖. 基于互联网平台的4C延续性护理模式在肠造口患者中的应用效果评价［D］. 昆明：昆明医科大学，2021.

［284］王霞，林芳，庞媛媛. 医院延续性护理的应用现状［J］. 护理实践与研究，2018，15（4）：18-20.

［285］王晓丽，顾铭忠，王莉莉，等. 医联体模式在胸痛中心经皮冠状动脉介入术术后患者运动康复管理中的应用［J］. 中华医学杂志，2020，100（24）：1877-1880.

［286］王秀峰，罗卫华，丁燕，等. 社区微信延续性护理对冠心病PCI术后患者健康行为及生活质量的影响［J］. 上海医药，2020，41（16）：50-53，56.

［287］王秀华. 分级诊疗下优质医疗卫生资源下沉共享措施探讨［J］. 河南医学研究，2019，28（16）：2957-2958.

［288］王燕，崔慧敏，李胜玲，等. 家庭功能与社区老年糖尿病患者糖化血红蛋白的相关性研究［J］. 临床护理杂志，2017，16（4）：2-4.

［289］王以坤，李少冬，任泽强，等. 分级诊疗制度在紧密型医疗联合体中实施情况分析［J］. 中国医院管，2018，38（8）：8-10.

［290］王毅盟，李继光，陈远惠，等. 对慢性非传染性疾病中文简称的商榷［J］. 中华健康管理学杂志，2013，7（3）：206-207.

［291］王拥军，李子孝，谷鸿秋，等. 中国卒中报告2019（中文版）（1）［J］. 中国卒中杂志，2020，15（10）：1037-1043.

［292］王拥军，李子孝，谷鸿秋，等. 中国卒中报告2019（中文版）（2）［J］. 中国卒中杂志，2020，15（11）：1145-1155.

［293］王拥军，李子孝，谷鸿秋，等. 中国卒中报告2019（中文版）（3）［J］. 中国卒中杂志，2020，15（12）：1251-1263.

［294］王永兵，方伟敏. 医联体牵头医院在慢性病管理中的引领实践与思考［J］. 中国医学创新，2017，14（30）：132-135.

［295］王兆霞，刘娟，刘乐. 冠心病患者延续护理的研究进展［J］. 中国研究型医院，2020，7（1）：96-99，226-230.

［296］韦武燕，刘娇，莫璐露. 多元化延伸性护理模式在卒中患者中的应用与效果［J］. 当代护士（中旬刊），2021，28（2）：130-133.

［297］韦月兰，黄青霞，邱奇婵，等. Omaha系统在卒中患者延续护理中的应用［J］. 国际护理学杂志，2018，37（24）：3364-3367.

［298］卫生部疾病预防控制局，中国疾病预防控制中心. 卫生部疾控局公布《健康生

活方式核心信息》[J]. 上海预防医学, 2011, 23 (9): 437.

[299] 卫生健康委. 中医药局关于印发医疗联合体管理办法 (试行) 的通知 [J]. 中华人民共和国国务院公报, 2020, 69 (30): 68-72.

[300] 吴成云. 慢性阻塞性肺疾病社区管理规范手册 [M]. 上海: 上海交通大学出版社, 2019: 10-27.

[301] 吴海燕, 钱钧, 李树雯, 等. 心肺康复运动训练对 COPD 稳定期患者肺功能的影响 [J]. 中国康复医学杂志, 2016, 31 (3): 351-353.

[302] 吴明秀, 向姣. 健康赋权对卒中患者创伤后成长及焦虑、抑郁水平的影响 [J]. 中国医药科学, 2019, 9 (23): 270-273.

[303] 吴淑容, 林桂春, 郑玉珍. 家庭支持对妊娠期糖尿病患者饮食依从性的影响 [J]. 糖尿病新世界, 2016, 19 (15): 77-78.

[304] 吴晓琼, 唐永艳, 余贺皋. 以奥马哈系统为框架的延续性护理在糖尿病患者中的应用 [J]. 护理实践与研究, 2017, 14 (9): 37-39.

[305] 吴志勤, 陈延芳, 黄德燕, 等. 延续护理在居家卒中留置胃管患者中的应用 [J]. 全科护理, 2018, 16 (14): 1772-1774.

[306] 武俊呈, 杨娜, 姚志鹏, 等. 经皮冠脉介入治疗术后死亡率与冠心病危险因素的研究进展 [J]. 中国老年学杂志, 2018, 38 (6): 1529-1532.

[307] 夏述旭. 纵向紧密型医疗联合体人力资源共享机制研究 [D]. 武汉: 华中科技大学, 2018.

[308] 肖适崎. 基于奥马哈系统的出院指导在非介入治疗心绞痛患者中的应用及出院指导信息模块的构建 [D]. 沈阳: 中国医科大学, 2019.

[309] 肖雪, 张婧, 施素华, 等. 医院-社区-家庭一体化护理管理模式应用于维持性血液透析患者的效果分析 [J]. 中外医学研究, 2019, 17 (36): 120-122.

[310] 肖轶, 刘珍珍, 杨天伦. 由百年高血压诊断标准的变迁引发的思考 [J]. 中华高血压杂志, 2017, 25 (3): 204-206.

[311] 熊季霞, 崔婷婷, 宋晓庆, 等. 医联体的共生要素分析与可持续发展对策 [J]. 中国卫生事业管理, 2021, 38 (7): 484-486.

[312] 徐冰, 黄晨笑, 蒋振, 等. 医院制度建设的实践与思考 [J]. 医院管理论坛, 2019, 36 (12): 58-60.

[313] 徐红雨, 周红, 朱杰. 家庭医生主导的延伸管理在慢性阻塞性肺疾病患者自我管理中的应用效果分析 [J]. 中国初级卫生保健, 2018, 32 (1): 51-52.

[314] 徐建德. 医联体的模式及未来发展趋向研究 [J]. 中国卫生标准管理, 2019, 10 (2): 29-32.

[315] 徐琼花, 詹达谋, 何露媚. 分级诊疗视域下的医联体内医师资源配置影响因素及策略 [J]. 中国卫生事业管理, 2019, 36 (5): 354-356, 376.

[316] 徐雪莹. 糖尿病患者家庭主要照顾者心理健康状况及其影响因素分析 [J]. 中国护理管理, 2015, 15 (10): 1170-1173.

[317] 徐艳玲. 慢性阻塞性肺疾病 [M]. 北京: 中国中医药出版社, 2010: 25.

[318] 徐益荣，于朝阳，孙海燕，等. 基于"健康小屋"的跨理论模型在老年人健康体检行为干预中的应用 [J]. 护理研究，2019，33（18）：3231 – 3233.

[319] 徐永健，王辰著，葛均波. 内科学 [M]. 8 版. 北京：人民卫生出版社，2017：227 – 235.

[320] 许丽娴，邱桂芳，黄慧玲，等. 2 型糖尿病患者家庭功能与自我管理、自我效能感相关性研究 [J]. 护理实践与研究，2017，14（18）：4 – 6.

[321] 薛秋芬. 老年慢性病患者心理状态分析与护理措施总结 [J]. 世界最新医学信息文摘，2019，19（27）：222 – 223.

[322] 闫静，刘英. 老年综合评估的应用及研究进展 [J]. 医学综述，2017，23（17）：3419 – 3423.

[323] 闫如玉，刘晓洁，高镜雅. 我国"医联体"实施现状效果的系统综述 [J]. 管理观察，2017，670（35）：166 – 168.

[324] 闫文昊. 远程医疗法律和制度构建初探 [J]. 中国卫生法制，2020，28（4）：61 – 64.

[325] 严玉洁，徐望红，秦国友，等. 基于社区登记管理 2 型糖尿病患者全死因的回顾性队列分析 [J]. 中国糖尿病杂志，2021，29（1）：20 – 24.

[326] 杨超，郑雪倩，高树宽. 立法推进分级诊疗制度建设的思考 [J]. 中国医院管理，2018，38（2）：21 – 23.

[327] 杨菲，王龙珍，钱叶红. 基于家庭医师团队的延续护理在居家卒中患者中的应用 [J]. 护理实践与研究，2019，16（21）：153 – 155.

[328] 杨光. 长春市成年居民慢性病患病率及其相关危险因素研究 [D]. 长春：吉林大学，2017.

[329] 杨俭，李远庆，陈晓禹，等. 我国中老年慢性病患者疾病直接经济负担研究 [J]. 中国卫生经济，2019，38（5）：71 – 73.

[330] 杨娟，李琴，袁萍，等. 启东医联体模式下家庭医生对 COPD 患者分级管理的疗效分析 [J]. 中国卫生产业，2019，16（12）：83 – 85.

[331] 杨凯涵，江智霞，王万玲，等. 近 5 年国际护理领域有关创新研究热点的共同词分析 [J]. 护理学杂志，2018，33（3）：97 – 101.

[332] 杨莉，田侃，吴厚新，等. "两点论"思想对中医医联体发展的思考 [J]. 中国全科医学，2016，19（36）：4442 – 4445.

[333] 杨利娟，朱记芬，祝巾玉，等. 医院 – 社区 – 家庭一体化护理管理方案的构建与实施 [J]. 护理研究，2020，34（3）：519 – 521.

[334] 杨青. 冠心病患者病例对照研究的危险因素分析 [D]. 天津：天津医科大学，2018.

[335] 杨叔禹，陈粮. 慢性病先行 三师共管 分级诊疗改革让群众得实惠——厦门市推进分级诊疗改革探索之路 [J]. 现代医院管理，2016，14（4）：1，2 – 6.

[336] 杨舜欣. 冠心病介入治疗术后常见并发症及奥马哈系统护理研究进展 [J]. 中国老年保健医学，2020，18（4）：118 – 120.

[337] 杨文英. 中国糖尿病的流行特点及变化趋势 [J]. 中国科学：生命科学，2018，48（8）：812－819.

[338] 杨湘英，徐月花，金建芬，等. 医联体康复模式下卒中后吞咽障碍患者营养管理效果评价 [J]. 健康研究，2020，40（3）：311－314.

[339] 杨彦萍. 延续性护理对老年原发性高血压患者生活质量的影响 [D]. 新乡：新乡医学院，2016.

[340] 杨艳艳，潘聪聪，黄少杰. 社区老人家庭病床智慧化服务研究 [J]. 佳木斯职业学院学报，2020，36（8）：73－74.

[341] 杨珍娇，崔妙玲，谭桂蓉，等. 互联网在慢性阻塞性肺疾病管理中的应用进展 [J]. 中国全科医学，2019，22（24）：3011－3015.

[342] 姚静静，王海鹏，黄小敏，等. 山东省 2 型糖尿病患者家庭支持现状及对自我管理行为的影响 [J]. 中华疾病控制杂志，2019，23（5）：573－577.

[343] 叶江峰，姜雪，井淇，等. 整合型医疗服务模式的国际比较及其启示 [J]. 管理评论，2019，31（6）：199－212.

[344] 叶磊，李红，刘司寰. 应用"医护一体化模式"改进现代急诊入院流程管理的研究 [J]. 护理研究，2013，27（31）：3552－3553.

[345] 叶蕊，苗秀欣，陈汉文，等. 老年 2 型糖尿病患者护理问题评估体系的构建 [J]. 护理学报，2017，24（4）：6－10.

[346] 叶蕊，苗秀欣，陈汉文. 奥马哈问题分类系统在社区老年 2 型糖尿病患者护理问题评估中的应用 [J]. 护理学杂志，2017，32（19）：31－33.

[347] 叶蕊. 奥马哈问题分类系统在老年 2 型糖尿病患者护理问题评估中的应用 [D]. 青岛：青岛大学，2017.

[348] 叶蕊. 奥马哈问题分类系统在社区老年 2 型糖尿病患者护理问题评估中的应用 [J]. 天津护理，2019，27（6）：635－637.

[349] 叶瑞英，吴婷婷. 基于 IMB 模型的健康教育对 COPD 患者 KAP 水平及康复训练依从性的影响 [J]. 齐鲁护理杂志，2020，26（9）：89－91.

[350] 叶诗华，陈丽飞. 中老年糖尿病患者自我管理行为与其家庭支持功能的相关性分析 [J]. 中国医药科学，2018，8（18）：185－188.

[351] 尹庄. 医疗联合体的发展困境与对策建议 [J]. 现代医院管理，2019，17（3）：13－15.

[352] 尤黎明，吴瑛，孙国珍，等. 内科护理学 [M]. 6 版. 北京：人民卫生出版社，2016：73－83.

[353] 于大玲，王聪，刘敏，等. 微信联合"微糖"管理软件在 2 型糖尿病患者院外延续血糖管理中的应用 [J]. 护理研究，2016，30（18）：2273－2275.

[354] 于红典，夏保京，谢鹏. 医疗团队视角下新型医护关系的构建 [J]. 医学与哲学（人文社会医学版），2010，31（2）：34－35，46.

[355] 于辉，张静雯. 医护一体化护理模式在国家临床重点专科建设项目中的应用效果 [J]. 中华现代护理杂志，2015，21（27）：3315－3317.

[356] 于艳华. 医护一体化模式对神外重症昏迷患者的临床应用价值 [J]. 辽宁医学杂志, 2020, 34 (4): 63 – 65.

[357] 余梅, 戴夫, 于卫华, 等. 三级医院专科护士开设社区慢性病护理门诊的实践 [J]. 中国护理管理, 2019, 19 (6): 933 – 937.

[358] 余梅. 三级医院专科护士开设社区慢性病护理门诊工作模式的实践 [J]. 中国护理管理, 2020, 20 (S1): 22 – 23.

[359] 余文霞, 唐青, 李海艳, 等. 以三级综合性医院为主导的护联体内"互联网 + 护理服务"模式构建与实施 [J]. 中国临床研究, 2020, 33 (12): 1740 – 1744.

[360] 俞婷婷, 赵若华, 许碧香, 等. 糖尿病患者家庭功能与健康行为的相关性研究 [J]. 中国全科医学, 2018, 21 (19): 2308 – 2312.

[361] 虞芬. 基于网络的社区慢阻肺患者自我管理平台模块内容的构建研究 [D]. 南昌: 南昌大学, 2018.

[362] 袁蕙芸, 蒋宇飞, 谭玉婷, 等. 全球癌症发病与死亡流行现状和变化趋势 [J]. 肿瘤防治研究, 2021, 48 (6): 642 – 646.

[363] 袁莎莎, 贾梦, 王芳, 等. 不同医联体模式下基层医疗机构与上级医院协作机制比较分析 [J]. 中国卫生事业管理, 2019, 36 (2): 81 – 83, 128.

[364] 袁修银, 任俊翠, 刘畅, 等. 医院 – 社区 – 家庭整体护理在卒中康复中的应用 [J]. 中华全科医学, 2016, 14 (3): 491 – 493, 514.

[365] 曾兰, 杨亚. 护理诊断、护理结局分类和护理措施分类链接在冠心病住院患者健康教育中的应用 [J]. 现代临床护理, 2017, 16 (12): 37 – 41.

[366] 曾莉, 朱晓萍, 陈亚梅, 等. 我国"医院 – 社区 – 家庭"慢性病连续性照护服务制约因素的研究进展 [J]. 护理研究, 2015, 29 (11): 1281 – 1284.

[367] 曾杉, 夏芳, 王斌. 医联体模式下糖尿病分级诊疗的实施对策研究 [J]. 护理管理杂志, 2021, 21 (7): 520 – 524.

[368] 翟海昕, 史妍萍, 洪成伟, 等. 全国三甲医院青年护士离职意愿现状及影响因素分析 [J]. 中华现代护理杂志, 2022, 28 (3): 281 – 288.

[369] 张博, 陈肖敏. 我国"互联网 +"延续性护理的 Meta 分析 [J]. 浙江临床医学, 2020, 22 (5): 677 – 679.

[370] 张彩虹, 何国平, 李继平, 等. 慢性阻塞性肺疾病患者自我管理量表的编制与考评 [J]. 中国全科医学, 2011, 14 (28): 3219 – 3223.

[371] 张聪美, 梁妙丽, 富静, 等. 基于 SWOT 模型分析丽水市医联体模式实施现状与管理对策 [J]. 中医药管理杂志, 2021, 29 (10): 51 – 53.

[372] 张翠玉. 医院 – 社区 – 家庭一体化护理模式对老年冠心病患者生活质量的影响 [J]. 中国社区医师, 2016, 32 (5): 151 – 152.

[373] 张洪波, 王杰萍, 佟秀梅, 等. 分级诊疗背景下三级医院与社区协作慢性病管理分析 [J]. 解放军医院管理杂志, 2019, 26 (9): 815 – 817.

[374] 张欢, 杨小玲, 赵顺金. 医联体分级诊疗模式对 COPD 患者预后的影响 [J].

医院管理论坛，2019，36（8）：29 – 31.

[375] 张嘉. 医院 – 社区 – 家庭护理干预对稳定性冠心病患者 PCI 术后心血管事件发生的影响 [J]. 护理实践与研究，2020，17（17）：69 – 71.

[376] 张进，王亦南，张淑娥，等. 我国医联体实践的现实困境与发展策略 [J]. 中国卫生产业，2019，16（27）：196 – 198.

[377] 张菁，张翠平. 奥马哈问题分类系统在居家卒中压力性损伤高危患者评估中的应用 [J]. 中国现代医生，2021，59（10）：170 – 173.

[378] 张立斌，陈力，肖明朝，等. 重庆市首家医联体"重医一院医联体"探索和思考 [J]. 重庆医学，2014，54（32）：4394 – 4396.

[379] 张丽，李萍. "医院 – 社区 – 家庭"三位一体护理对冠心病心绞痛患者的干预效果 [J]. 临床医学研究与实践，2020，5（26）：184 – 186.

[380] 张璐，乔建歌，解薇，等. 老年慢性阻塞性肺疾病患者的健康教育需求现状 [J]. 中国老年学杂志，2016，36（16）：4079 – 4081.

[381] 张梦，冯薇，阮永兰，等. 基于奥马哈问题分类系统的门诊妊娠期高血压疾病患者护理问题分析 [J]. 当代护士（下旬刊），2018，25（1）：94 – 96.

[382] 张敏，刘刚，侯万里，等. 医联体内双向转诊下转意愿及其影响因素研究 [J]. 中国社会医学杂志，2021，38（4）：396 – 401.

[383] 张敏，汪友兰，刘蕾，等. 卒中患者的延续性护理效果评估 [J]. 护理学杂志，2015，30（5）：30 – 32.

[384] 张强，何妍卉，李兴，等. 新医改背景下北京"医联体"的实践与思考——以北京市朝阳医院为例 [J]. 社会福利（理论版），2015（5）：23 – 26.

[385] 张冉，路云，张闪闪，等. 中国老年人慢性病共病患病模式及疾病相关性分析 [J]. 中国公共卫生，2019，35（8）：1003 – 1005.

[386] 张冉，吴媛. 医院 – 社区 – 家庭护理模式在卒中合并压力性损伤患者中的应用效果 [J]. 中华现代护理杂志，2018，24（33）：4065 – 4068.

[387] 张珊珊. 基于奥马哈问题分类系统的社区原发性高血压患者护理问题评估工具的构建及应用 [D]. 新乡：新乡医学院，2019.

[388] 张书凡，韩翔，吴丹红，等. 基于智慧医联体平台的卒中区域性管理新模式的建立 [J]. 复旦学报（医学版），2018，45（6）：805 – 810.

[389] 张素，韩春燕. 中国成人慢性呼吸疾病患者护理管理指南 [M]. 北京：人民卫生出版社，2018：11 – 23.

[390] 张婷. 常熟市医联体下高血压慢性病管理模式研究 [D]. 苏州：苏州大学，2018.

[391] 张伟，陈春娟，曹凯峰，等. 医联体"专全结合"模式下儿童哮喘合并过敏性鼻炎分级管理与疗效评价 [J]. 中国儿童保健杂志，2020，28（6）：710 – 713.

[392] 张小燕，许继晗，苏永静，等. 初发卒中患者延续性护理需求的调查研究 [J]. 中华护理教育，2012，9（7）：294 – 296.

[393] 张亚琳，廖晓阳，赵茜，等. 基层整合型医疗服务的国际经验和中国实践 [J].

中华全科医学，2021，19（6）：887－891.

［394］张艳红，邵丽香，郑晓丹，等. 急性心肌梗死 PCI 术患者并发心律失常的影响因素分析及护理对策［J］. 护理实践与研究，2020，17（6）：1－4.

［395］张怡琳. 以奥马哈系统为框架的慢性心力衰竭患者延续性护理方案的制定及应用效果研究［D］. 镇江：江苏大学，2020.

［396］张雨薇，张卫东，师闻欣. 医院护理人力资源配置及优化研究［J］. 管理观察，2016（2）：187－190.

［397］赵东兴，陈淑云，周玉民，等. 慢性阻塞性肺疾病社区综合防治管理平台的建立及应用效果评价［J］. 中华结核和呼吸杂志，2017，40（2）：102－107.

［398］赵红艳，陈军玲. 医院－社区－家庭护理干预模式在老年原发性高血压患者中的应用分析［J］. 中国老年保健医学，2017，15（3）：87－88.

［399］赵继华，赵文淑，赵付英，等. 全科－专科团队协同管理冠心病的实践体会［J］. 慢性病学杂志，2021，22（7）：1001－1004，1008.

［400］赵琨，赵锐. 2020.《医疗联合体管理办法》专家解读［J］. 中国实用医学杂志，2020，27（8）：10－11.

［401］郑虹. 老年慢性阻塞性肺疾病患者应用老年综合评估护理的效果［J］. 吉林医学，2020，41（3）：727－728.

［402］郑伟. 心房颤动合并血栓栓塞事件患者的临床研究［J］. 继续医学教育，2022，36（3）：81－84.

［403］国务院办公厅关于推进医疗联合体建设和发展的指导意见［J］. 中华人民共和国国务院公报，2017，1588（13）：14－18.

［404］中国疾病预防控制中心慢性非传染性疾病预防控制中心. 中国慢性病及其危险因素监测报告（2013）［M］. 北京：军事医学出版社，2016.

［405］中国老年糖尿病诊疗指南（2021 年版）［J］. 中华老年医学杂志，2021，40（1）：1－33.

［406］中国心血管健康与疾病报告编写组. 中国心血管健康与疾病报告 2019 概要［J］. 中国循环杂志，2020，35（9）：833－854.

［407］中华人民共和国国家卫生健康委员会. 国务院新闻办公室 2020 年 12 月 23 日新闻发布会文字实录［EB/OL］.（2020－12－23）.［2022－04－07］. http://www.nhc.gov.cn/xcs/s3574/202012/bc4379ddf4324e7f86f05d31cc1c4982.shtml.

［408］中华人民共和国国家卫生健康委员会. 国新办《中国居民营养与慢性病状况报告（2015）》新闻发布会文字实录［EB/OL］.（2015－06－30）.［2022－04－07］. http://www.nhc.gov.cn/xcs/s3574/201506/6b4c0f873c174ace9f57f11fd4f6f8d9.shtml.

［409］中华人民共和国国家卫生健康委员会. 中国医疗健康数据年鉴.（2019－06－13）.［2022－04－07］. http://www.nhc.gov.en/guihuaxxs/s10748/201905/9b8d52727cf346049de8acce25ffcbd0.shtml（accessed Sept 11，2019）.

［410］钟春连，陶云娜，徐叶萍，等. 医护一体化健康教育对垂体瘤术后患者健康行

为及症状困扰的影响 [J]. 中国医药导报，2021，18 (4)：184 - 188.

[411] 钟映飞. 医护间 4 + X 沟通模式在提升普外科护理质量中的作用 [J]. 中医药管理杂志，2020，28 (24)：51 - 52.

[412] 周恩豪，杨春. 饮酒对慢性乙型病毒性肝炎进展为肝硬化的影响 [J]. 重庆医学，2021，50 (16)：2787 - 2793.

[413] 周丽丹，王晓燕. 医联体模式下专科护士参与家庭医生团队对糖尿病患者的影响 [J]. 齐鲁护理杂志，2019，25 (13)：66 - 69.

[414] 周利丹，唐芳，刘春艳，等. "医院 - 社区 - 家庭" 延续性护理对卒中患者康复效果的影响 [J]. 中西医结合心血管病电子杂志，2020，8 (3)：110 - 111.

[415] 周青梅. 医联体的探索浅析 [J]. 现代医院，2013，13 (9)：95 - 97.

[416] 周卫华. 家庭功能和社会支持对慢性阻塞性肺疾病患者生存质量的影响 [J]. 中华现代护理杂志，2020 (9)：1227 - 1230.

[417] 周潇. 冠心病患者围手术期护理问题及对策 [J]. 中国循证心血管医学杂志，2013，5 (5)：536 - 537.

[418] 周雅，赵梅，宇寰，等. 医联体在社区慢性病管理中的现状及展望 [J]. 中国医院，2019，23 (4)：25 - 27.

[419] 周莹，马志敏，陈志航，等. 区域居民健康的慢性病管理模式探索：以医联体糖尿病管理为例 [J]. 中国卫生质量管理，2020，27 (4)：150 - 152.

[420] 朱碧帆，李芬，陈多，等. 整合医疗卫生服务体系筹资激励机制现状、问题和优化策略 [J]. 中国卫生资源，2019，22 (6)：410 - 414.

[421] 朱春梅，谬雪梅，陈国富，等. 奥马哈问题分类系统在居家卒中患者评估中的应用 [J]. 实用临床医药杂志，2015，19 (12)：11 - 13.

[422] 朱晓玲. 医护一体化人工肝小组在护理重型病毒性肝炎中的应用 [J]. 当代护士（下旬刊），2021，28 (5)：51 - 53.

[423] 诸葛毅，王小同，俎德玲，等. 慢性阻塞性肺疾病社区管理实务 [M]. 杭州：浙江大学出版社，2017：7 - 13.

[424] 祝小丹，张莉，陈书人，等. "互联网 +" 延续护理平台在出院后卒中患者中的应用 [J]. 现代临床护理，2020，19 (8)：66 - 73.

[425] 邹颋，季宏，史青凌，等. 老年综合评估及高血压管理在住养高血压老人中的应用研究 [J]. 实用老年医学，2020，34 (11)：1150 - 1152，1156.

[426] 左旭，甄诚，叶小琴，等. 北京市医联体内医务人员参与医联体工作现状及效果评价研究 [J]. 中国卫生政策研究，2018，11 (2)：37 - 43.

[427] BENZO R, VICKERS K, NOVOTNY P J, et al. Health coaching and chronic obstructive pulmonary disease rehospitalization：a randomized study [J]. American journal of respiratory and critical care medicine, 2016, 194 (6)：672 - 680.

[428] BERGLUND C B, GUSTAFSSON E, JOHANSSON H, et al. Nurse-led outpatient clinics in oncology care-Patient satisfaction, information and continuity of care [J]. European Jounal of Oncology Nursing, 2015, 19 (6)：724 - 30.

［429］ BUCKNALL C E, MILLER G, LLOYD S M, et al. Glasgow supported self-manage-ment trial（GSuST）for patients with moderate to severe COPD：randomised con-trolled trial［J］. British Medical Journal, 2012, 344（61）：e1060.

［430］ CATTADORI G, SEGURINI C, PICOZZI A, et al. Exercise and heart failure：an update［J］. ESC Heart Failure, 2018, 5（2）：222 - 232.

［431］ DEJONGHE L A L, BECKER J, FROBOESE I, et al. Long-term effectiveness of health coaching inrehabilitation and prevention：a systematic review［J］. Pational Education Counseling, 2017, 100（9）：1643 - 1653.

［432］ EARDLEY D L, KRUMWIEDE K A, SECGINLI S, et al. The Omaha System as a structured instrument for bridging nursing informatics with public health nursing educa-tion：a feasibility study［J］. Computers, informatics Nursing, 2018, 36（6）：215 - 283.

［433］ GAUTUN H, WERNER A, LURAS H. Care challenges for informal caregivers of chronically ill lung patients：results from a questionnaire survey［J］. Scandinavian journal of public health, 2012, 40（1）：18 - 24.

［434］ GBD 2016 Risk Factors Collaborators. Global, regional, and national comparative risk assessment of 84 behavioural, environmental and occupational, and metabolic risks or clusters of risks, 1990 - 2016：a systematic analysis for the Global Burden of Disease Study 2016［J］. Lancet, 2017, 390（10100）：1345 - 1422.

［435］ GEORGE L K, PALMORE E, COHEN H J. The Duke Center for the study of aging：one of our earliest roots［J］. Gerontologist, 2014, 54（1）：59 - 66.

［436］ Global Burden of Disease Stud Collaborators. Global, regional, and national age-sex specific all-cause and cause-specific mortality for 240 causes of death, 1990 - 2013：a systematic analysis for the Global Burden of Disease Study 2013［J］. Lancet, 2015, 385（9963）：117 - 171.

［437］ KERR MADELEINE J, FLATEN C, HONEY MICHELLE L L, et al. Feasibility of using the Omaha System for community-level observations.［J］. Public health nurs-ing, 2016, 33（3）：256 - 263.

［438］ LEEGAARD M, UTNE I, HANORSRUD · L. et al. A review of self - rated gener-ic quality of life instruments used among older patients receiving home care nursing ［J］. Health and social care in the community, 2018, 26（3）：e321 - e328.

［439］ MARQUES G F M, REZENDE D M R P, SILVA I P D, et al. Polypharmacy and potentially inappropriate medications for elder people in gerontological nursing［J］. Rerista brasileira de enfermagem, 2018, 71（5）：2440 - 2446.

［440］ MILLER K K, LIN S H, NEVILLE M. From hospital to home to participation：a po-sition paper on transition planning poststroke［J］. Archives of physical medicine and rehabilitation, 2019, 100（6）：1162 - 1175.

［441］ MORRIS S, RAMSAY A I G, BOADEN R J, et al. Impact and sustainability of centralising acute stroke services in English metropolitan areas: retrospective analysis of hospital episode statistics and stroke national audit data [J]. The BMJ research, 2019, 364: I1.

[442] NAGAE H. Identifying structure and aspects that 'continuing nursing care' used in discharge support from hospital to home care in Japan [J]. International journal of nursing practice, 2013, 19 (S2): 50 – 58.

[443] OLIVIER C L, PHILLIPS J, ROY D E. To be or not to be? A caregiver's question: the lived experience of a stroke family during the first 18 months poststroke [J]. Scandinavian journal of caring sciences, 2018, 32 (1): 270 – 279.

[444] PARKER S G, MCCUE P, PHELPS K, et al. What is comprehensive geriatric assessment (CGA)? An umbrella review [J]. Age and ageing, 2018, 47 (1): 149.

[445] RAN YF, GAO HG, HAN D. Comparison of inpatient distribution amongst different medical alliances in a county: a longitudinal study on a healthcare reform in rural China [J]. International journal for equity in health, 2020, 1 (91): 142 – 151.

[446] RINNE S T, GRAVES M C, BASTIAN L A, et al. Association between length of stay and readmission for COPD [J]. Amedican journal of managed care, 2017, 23 (8): e253 – e258.

[447] STELLEFSON M, CHANEY B, OCHIPA K, et al. YouTube as a source of chronic obstructive pulmonary disease patient education: a social media content analysis [J]. Chronic respirbry disease, 2014, 11 (2): 61 – 71.

[448] The Lancet. The Astana Declaration: the future of primary health care? [J]. Lancet, 2018, 392: 1369.

[449] VOGELMEIER C F, CRINER G J, MARTINEZ F J, et al. Global strategy for the diagnosis, management, and prevention of chronic obstructive lung disease 2017 report [J]. American journal of respiratory and critical care medicine, 2017, 53 (3): 557.

[450] VONCKEN-BREWSTER V, TANGE H, VRIES H, et al. A randomized controlled trial evaluating the effectiveness of a webbased, computer-tailored self-management intervention for people with or at risk for COPD [J]. International journal chronie obstructive pulmonary disease, 2015, 10 (1): 1061 – 1073.

[451] WANG C, XU J, YANG L, et al. Prevalence and risk factors of chronic obstructive pulmonary disease in China (the China Pulmonary Health [CPH] study): a national cross-sectional study [J]. Lancet, 2018, 391 (10131): 1706 – 1717.

[452] WANG K Y, SUNG P Y, YANG S T, et al. Influence of family caregiver caring behavior on COPD patients'self-care behavior in Taiwan [J]. Respiratory care, 2012, 57 (2): 263 – 273.

[453] WANG Z, CHEN Z, ZHANG L, et al. Status of hypertension in China: results from

the China hypertension survey, 2012 – 2015 [J]. Circulation, 2018, 137 (22):
2344 – 2356.

[454] WILLIAMS B, MANCIA G, SPIERING W, et al. 2018 ESC/ESH guidelines for the
management of arterial hypertension [J]. European heart journal, 2018, 39 (33):
3021 – 3104.

[455] WONG F K, YEUNG S M. Effects of a 4-week transitional care programme for dis-
charged stroke survivors in Hong Kong: a randomised controlled trial [J]. Health
and social care in the community, 2015, 23 (6): 619 – 631.

[456] XIAO S, FAN L, DAI H. Omaha System-based discharge guidance improves knowl-
edge and behavior in Mainland Chinese patients with angina who are not receiving inter-
ventional treatment: A randomized controlled trial [J]. Japan journal of nursing sci-
ence, 2019, 16 (4): 355 – 363.

[457] YANG F, QIAN D F, HU D. Prevalence, awareness, treatment, and control of hy-
pertension in the older population: resules from the multiplenational studies on aging
[J]. Journal of the American society of hypertesion, 2016, 10 (2): 140 – 148.

[458] YUSUF S, WOOD D, RALSTON J, et al. The world heart federation's vision for
worldwide cardiovascular disease prevention [J]. Lancet, 2015, 386 (9991):
399 – 402.

[459] ZHAN Q M, SHANG S M, LI W K. Bridging the GP gap: nurse practitioners in
China [J], Lancet, 2019, 394 (10204): 1125 – 1127.

[460] ZHANG J, LEE D T F. Meaning in stroke family caregiving in China: a phenomeno-
logical study [J]. Journal of family nursing, 2019, 25 (2): 260 – 286.

[461] ZHOU M, WANG H, ZENG X, et al. Mortality, morbidity, and risk factors in
China and its provinces, 1990 – 2017: a systematic analysis for the Global Burden of
Disease Study 2017 [J]. Lancet, 2019, 394 (10204): 1145 – 1158.